The Family Nursing Care of Elders

实用
老年家庭护理
操作指南

主编　王东旭　金　霞　刘令仪

天津出版传媒集团
天津科技翻译出版有限公司

图书在版编目(CIP)数据

实用老年家庭护理操作指南 / 王东旭,金霞,刘令仪主编 . — 天津 : 天津科技翻译出版有限公司,2017. 5
ISBN 978 - 7 - 5433 - 3683 - 4

Ⅰ. ① 实…　Ⅱ. ① 王…　② 金…　③ 刘…
Ⅲ. ① 老年人-护理-指南　Ⅳ. ①R473 - 62

中国版本图书馆 CIP 数据核字(2017)第 066544 号

出　　版: 天津科技翻译出版有限公司
出 版 人: 刘 庆
地　　址: 天津市南开区白堤路 244 号
邮政编码: 300192
电　　话: 022-87894896
传　　真: 022-87895650
网　　址: www.tsttpc.com
印　　刷: 天津泰宇印务有限公司
发　　行: 全国新华书店
版本记录: 787×1092　16 开本　31.25 印张　500 千字
2017 年 5 月第 1 版　2017 年 5 月第 1 次印刷
定价: 68.00 元

编者名单

主　编

王东旭　中国人民解放军第二五四医院

金　霞　中国人民解放军第二五四医院

刘令仪　天津市人民医院

常务副主编

张素娟　中国人民解放军第二五四医院

副主编

周舒頔　中国人民解放军 66008 部队卫生队

杜宏伟　中国人民解放军第二五四医院

张　雷　中国人民解放军第二五四医院

迟凤玉　中国人民解放军第二五四医院

高　昂　中国人民解放军第二五四医院

杨　杰　中国人民解放军第二五四医院

张鑫杨　中永诺信投资有限公司

沈友辉　天津泰达医院

王书阁　中国人民解放军第二五四医院

李　佳　中国人民解放军第二五四医院

编　者

李　伟　中国人民解放军第二五四医院

张　靖　中国人民解放军第二五四医院

田　戬　中国人民解放军第二五四医院
朱宏斌　中国人民解放军第二五四医院
宋旭峥　中国人民解放军第二五四医院
王　丹　中国人民解放军第二五四医院
张永敏　中国人民解放军第二五四医院
王其立　中国人民解放军第二五四医院
薛敏敏　中国人民解放军第二五四医院
马冬红　中国人民解放军第二五四医院
柏　君　中国人民解放军第二五四医院
黄　卫　中国人民解放军第二五四医院
李　京　中国人民解放军第二五四医院
苏　玲　中国人民解放军第二五四医院
李静梅　中国人民解放军第二五四医院
熊伯芳　中国人民解放军第二五四医院
刘一唯　天津医科大学临床医学院护理系

前　言

生、老、病、死是人类不可抗拒的自然规律，是任何人都要经历的过程。目前的医学和相关科学虽然进步很快，可以控制生育、延缓衰老、预防和减少疾病，但是并不能消灭疾病，更不能让人长生不老，避免死亡。

现代家庭基本呈"4　2　1"的倒金字塔结构，人口高度老龄化，对老年人的照顾能力明显不足。因此，护理人员照顾老年人的方式是发展的必然趋势。

据我们所了解的情况，不论是在医院、养老院还是家里的老年人，大多数需要请临时护工帮助照顾和护理。这些从业人员绝大多数没有经过正规的培训，而且缺乏护理基础知识。为了提高相关护理人员的护理知识和技能，我们编写了这本《实用老年家庭护理操作指南》。

在本书编写过程中，我们参考了国内外相关的书籍和文献，包括基础生理知识和实际护理技术，前者从简，后者略详，以切合实际、易于操作为目的。

本书共包括七章内容。

第一章讲述了当前老龄化的现状、退休后的心理和社会角色的变化、生理功能的改变、生活住所的选择和对他们的健康评估。

第二章讲述了如何在生活、活动中避免受到伤害，并提供住院注意事项和安全措施。

第三章讲述了老年人的基本护理。从生活、生理、病理等12个方面阐述如何照顾老年人，尤其是患病的老年人(当然也包括患病的非老年人)。

第四章讲述了老年人或是患者特殊时期——围术期和急救护理的措施。

第五章讲述了常见的8种疾病的护理。

第六章讲述了临终关怀事业的发展概况及我国临终关怀的现状。

第七章讲述了临终期的心理、生理的变化，从不同情况提供不同的护理方法，直到最终，让他们有尊严地走完人生的旅程。

这里需要强调的是：在各种操作过程中，要特别注意被护理人员的卫生，避免出现新的感染，同时护理人员也要注意保护自己。

疾病的药物治疗或是其他治疗固然重要，但护理得当，照顾合理，对于缩短康复时间，减轻病痛程度也是不可缺少的。老年人或是患者，不论是请护工照顾，还是家人照料，都应该正确掌握基本护理知识。希望本书能够帮助那些有需要的人们，运用提供的技能，为老年人或患者服务。

由于我们的水平所限，漏误之处在所难免，恭请读者指正。

在编写此书的过程中，阿斯利康公司张占超、夏志欣，中国人民解放军第二五四医院徐晓丽、王建文、王菲、郭丽、刘兆宽、刘红姝、肖树春及多名员工在图文制作方面给予了大力协助，王雪瑞、贾书英协助审核，特向他们表示感谢！

编者（刘令仪执笔）

2017年4月

目录

CONTENTS

第一章 老年基础护理指导 …………………… 1

第一节 老年年龄的划分标准与我国老年人现状 ……… 1
第二节 老年人退休后面临的各种改变 ………………… 2
第三节 老年人的健康评估 ……………………………… 16

第二章 预防护理 ……………………………… 35

第一节 老年人安全用药 ……………………………… 35
第二节 意外伤害的防范 ……………………………… 40
第三节 安全约束老年患者 …………………………… 55
第四节 传染病的预防 ………………………………… 67
第五节 个人卫生 ……………………………………… 87
第六节 房间布置和床的整理 ………………………… 113
第七节 老人的体位、搬动、转运及避免受伤 ………… 123
第八节 适当的身体活动与锻炼 ……………………… 148

第三章 患病老年人的基本护理 ……………… 163

第一节 协助检查身体 ………………………………… 163
第二节 收集和化验标本 ……………………………… 166
第三节 排尿 …………………………………………… 173
第四节 排便 …………………………………………… 185
第五节 营养与液体 …………………………………… 199
第六节 生命体征的测定 ……………………………… 221

第七节 舒适、休息与睡眠 …… 235
第八节 吸氧和保持呼吸通畅 …… 247
第九节 听力与视力问题 …… 265
第十节 常见的疾病问题 …… 272
第十一节 精神心理问题 …… 298
第十二节 神经精神障碍 …… 305

第四章 老年患者围术期及急救护理 …… 319

第一节 围术期护理 …… 319
第二节 伤口护理 …… 334
第三节 急救护理的实施 …… 350

第五章 康复护理 …… 365

第一节 康复护理总论 …… 365
第二节 常用康复护理技术 …… 368
第三节 肿瘤患者的康复护理 …… 382
第四节 糖尿病患者的康复护理 …… 395
第五节 冠心病患者的康复护理 …… 405
第六节 偏瘫患者的康复护理 …… 417
第七节 慢性支气管炎患者的康复护理 …… 432
第八节 老年痴呆患者的康复护理 …… 440
第九节 高血压患者的康复护理 …… 447
第十节 肥胖症的康复护理 …… 455

第六章 临终关怀 …… 471

第一节 概述 …… 471
第二节 临终关怀的组织形式 …… 473
第三节 临终和临终关怀的定义 …… 473
第四节 临终关怀教育与科研 …… 475

第五节 开展临终护理在我国面临的难题 …………………… 476

第七章 临终老年人的评估及护理 …………………… 479

第一节 临终患者各阶段的心理、生理反应及护理 ……… 479
第二节 临终老年人的权利 ………………………………… 483
第三节 临终老年人的护理原则 …………………………… 485
第四节 老年人死亡后身体的护理 ………………………… 486
第五节 临终老年人家属的反应及护理 …………………… 487

参考文献 ……………………………………………………… 489

第一章　老年基础护理指导

第一节　老年年龄的划分标准与我国老年人现状

一、WHO(世界卫生组织)老年划分新通用标准

由于全世界的人均年龄呈普遍增高，世界卫生组织对老年人的划分提出新的标准:将44岁以下的人群称为青年人,45到59岁的人群称为中年人,60到74岁的人群称为年轻的老年人,75以上的才称为老年人,把90岁以上的人群称为长寿老人。

我国历来称60岁为“花甲”,并规定其为退休年龄。同时由于我国地处亚太地区,因此目前我国老年人的划分沿用亚太地区标准:以60岁为划分老年人的通用标准,凡年满60岁及60岁以上的人统称为老年人。我国对各年龄组的划分标准是:0~24岁为生长发育期,25~44岁为成熟期(成年期),45~59岁为老年前期(初老期),60~89岁为老年期,90岁以上为长寿期,100岁以上为百岁老人。

二、人口老龄化发展的现状与趋势

人口老龄化是指总人口中因年轻人口数量少、年长人口数量增加而导致的老年人口比例相应增长的结果。国际上通常把60岁以上的人口占总人口比例达到10%,或65岁以上人口占总人口的比例达到7%作为国家或地区进入老龄化社会的标准。人口老龄化因人口年龄结构变化产生,而人口年龄结构的变化取决于出生、死亡和迁移三个因素。决定人口老龄化最主要的因素是生育率下降。老龄化有两个含义:一是指老年人口相对增多,在总人口中所占比例不断上升的过程;二是指社会人口结构呈现老年状态,进入老龄化社会。目前,全世界60岁以上的老年人口总数已达6亿，有60多个国家的老年人口达到或超过人口总数的10%,进入了人口老龄化的社会行列。

改革开放以来,随着我国社会的稳定和进步、经济建设的飞速发展、人民生活水平的改善,我国国民的身体素质随之明显提高,平均寿命延长,老年人的数量在逐年递增。到1999年,我国已经进入人口老龄化的行列,许多城市已进入人口老龄化状态。截至2011年底,我国60岁及以上老年人口达1.85亿,到“十二五”期末,全国老年人口增加了4300多万,达到2.21亿,届时80岁及以上的高龄老人将达到2400万,65岁以上空巢老人将超过5100万。到2050年,中国老龄人口将达到总人口的三分之一。老年人口的快速增加,特别是80岁以上的高龄老人和失能老人以年均100万的速度增长,使社会对老年人的生活照料、医疗保健、康复护理、精神文化等供需矛盾日益凸显,养老问题日趋严峻。人口老龄化已成为当今及未来社会的一大重要问题,老年人的身心健康,已越来越成为社会关注的重要话题。

第二节　老年人退休后面临的各种改变

一、心理变化

老年人退休后由于生活以及社会地位、家庭地位的转换会出现一些心理、生理的变化,常见心理变化类型包括孤独自卑、丧失感、衰老感、多疑等。

(一)孤独自卑心理

据资料显示,老年人由于生活或生理的变化、社会及家庭地位的变化,约三分之一的人有或经常有孤独感,与子女住在一起的人孤独感相对较轻。其主要表现是自我评价过低、生存意识消极、经常对他人不满及抱怨。长此以往,有此情况的老年人就会加强对自我行为的约束、强化自我内心的封闭,逐渐地疏远社会,最终会形成孤独的生活习惯和行为模式,并将默默地承受孤独带来的痛苦。这类老年人既希望别人关心照顾,又害怕由于过分期望而出现过大的心理落差和失望,于是常常拒绝与他人交往,进而会变得行为孤独、性情孤僻,与周围人的距离越来越远。

(二)丧失感和衰老感

老年人由于感觉功能减退,如视力、听力减退而影响语言交流及对外界事物的接受,另外老年人的味觉、嗅觉功能也有不同程度的减弱。这些感觉功能减退,易使老年人对外界事物的感知、接受、应变能力减退,产生丧失感、衰老感。

(三)多疑心理

老年人认识能力下降,往往不能正确处理外界事物和自己的关系,从而产生多疑甚至不能自拔。有些老人因身体有病而多疑,常表现为无病也疑,有病更疑。即使自己有一些轻伤小

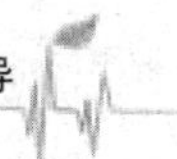

差也自以为是病入膏肓、无药可救。间或谈病色变、反复咨询病情、求医换药不断。这种疑病可令其对衰退的功能极度敏感，对一般人感觉不到的体内变化或体验不到的痛苦也都会有所感觉，如对心脏的跳动、胃肠的蠕动等方面的变化也能感觉到。这些过度的敏感更容易加重其疑心病。

（四）功勋思想

部分老年人，尤其是男性老年人，权威思想严重，认为自己在家庭中功不可没，对小辈经常指手画脚，表现为易兴奋、激动，喜欢唠叨。但又由于老年人记忆力减退、精力不足，对新事物接受较慢，对家庭管理不善，因而常造成矛盾，引起年轻人的不满。

（五）生活满意感减低

生活满意感降低是指一个人感到自己生活得不愉快。老年人由于健康状况衰退、经济收入减少、在家庭中地位的下降以及丧偶等原因，常表现出生活满意感下降。常不顾周围的条件，过高地要求他人对自己服务，达不到目的就抱怨。

（六）抑郁心理

有些老年人心理比较脆弱，面对衰老的客观事实既惧怕又无奈，这种心态如果不及时调整，极易导致抑郁。这种抑郁比较顽固，很容易使人丧失生活的兴趣，令人感到疲惫。因而这种人很容易情绪激动，动不动就发火，常常自卑自责、自怨自叹，严重者可有自杀的倾向和行为。

（七）恐惧死亡心理

老年人害怕衰老的核心是恐惧死亡。有些老年人惧怕谈论死亡，不敢探视患者，害怕经过墓地和听到哀乐，有的甚至看到一只死亡的动物也备受刺激，不敢正视。

二、社交变化

（一）退休生活

我国通常情况下的退休年龄是60~70岁，退休是工作一生的回报，它的好处是人们可以放松地享受生活、旅行、娱乐，做一些他们想做的事情。有些退休的人想继续工作，或去做兼职或当志愿者。工作能够满足人们对爱、归属感和自尊的需求，使人感到满足并有价值。工作还可以和同事分享日常生活乐趣，建立友情，一起度过业余时间，进行娱乐活动。而有人却没有这么幸运，他们可能多病或者残疾，退休生活则因为身体不佳和医疗费用支出变得十分困苦。

(二)收入减少

退休通常意味着收入会减少,多数人只有退休金。而退休的人仍然需要正常开销,诸如房租或者房贷、食物、衣服、物业、家电维修、医药、健康护理、娱乐和礼物的费用等。收入减少迫使生活方式的改变,例如:

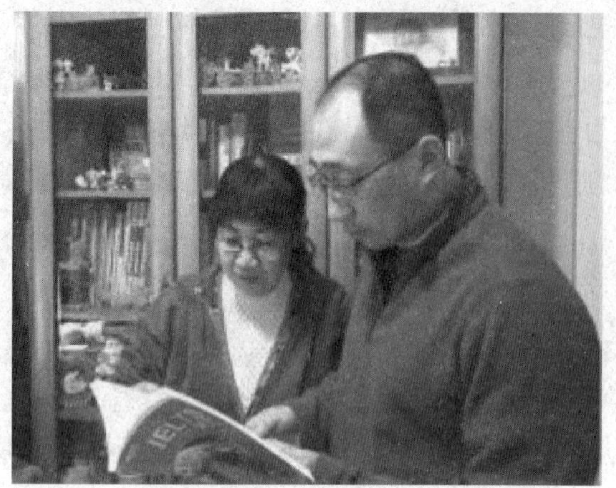

图 1-2-1　退休夫妇共同阅览书籍

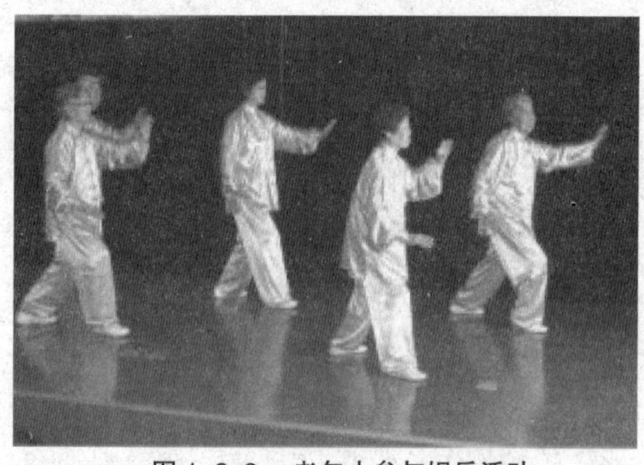

图 1-2-2　老年人参与娱乐活动

- 娱乐休闲活动(见图 1-2-1 和图 1-2-2)受到限制。
- 购买便宜的食物、衣服和家居用品。
- 搬入便宜的房子。
- 和孩子或者其他亲人同住。
- 减少医药保健费用支出。
- 经济来源依赖孩子或者其他的亲人。

(三)社会关系

社会关系的改变贯穿人的一生。孩子长大离家,建立自己的家庭,有的甚至会远离老年人。虽然大部分老年人和家人朋友们会有定期的接触,但随着年龄的增长,年迈的亲人、朋友或同龄人逐渐搬迁、不能自理或离世,一部分老年人会倍感孤独。对于亲友的离世更觉悲观,甚至于有厌世之感。

许多老年人能够适应这些改变,培养兴趣爱好、参加社区活动、结交新朋友都能够帮助他们远离孤独。但我国传统上对于家庭观念十分看重,儿孙辈为老人们带来的爱和快乐是其他方式难以取代的,家庭时光能够帮助他们远离孤独,使他们感到自己有价值和被需要(见图 1-2-3)。亲情往往是他们最大的慰藉。

(四)子女赡养

有些家庭由子女照顾年迈的父母,这样的老年人会更有安全感;而其他那些未被子女照顾的老年人则感到不被需要、没有价值,丧失了尊严和自尊。由子女照顾老年人有时也会使子女、父母和其他家庭成员之间

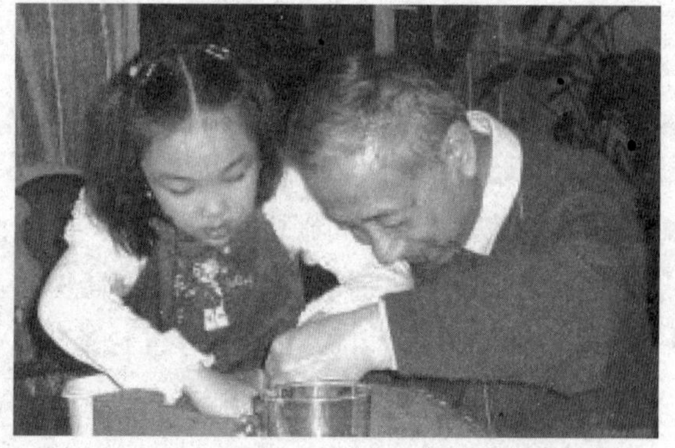

图 1-2-3　老年人和晚辈一起做智力游戏

的关系变得紧张，缺少隐私，家务、育儿、做饭和交友方面的分歧都可能成为矛盾的原因。

（五）伴侣离世

随着年龄的增长，伴侣离世的概率逐渐增大（由于女性通常比男性长寿，因此许多女性变成了遗孀），老年人应该尝试着做好伴侣离世的准备。当其发生时，身心的伤感十分巨大。人们失去朋友、爱人、伙伴、知己，痛彻心扉的同时会产生严重的生理和心理健康问题；一些人失去了活着的希望，还有一些人企图自杀。面对随之而来的空虚和变化，如果没有充分的准备就难以克服。

三、生理功能的改变

随着年龄的增长，人体组织器官日趋老化，生理功能也逐渐减退。下面归纳介绍一下各系统生理功能的改变。

生理变化随着年龄的增长而发生，每个人都会经历动作变缓、精力不足和效率下降等过程。变化的程度往往因人而异，而影响的因素包括饮食、健康、运动、压力、环境和遗传因素。这种改变通常较缓慢，常常经过很长一段时间才会被人察觉，但有一些由疾病和伤害造成的改变则可能在短时间内突然出现。

（一）皮肤系统

1. 皮肤外观变化

随着年龄的增长，皮肤失去弹性、张力和脂肪组织，皮肤变薄下垂，出现皱褶和皱纹，油脂和汗腺的分泌减少，皮肤变得干燥脆弱，容易受伤。老年人的皮肤表面会出现褐斑，被称为老年斑或者黄褐斑，在手腕和手背处很常见。老年人的指甲会变得又厚又硬，头发会变白或变灰，头部和腋下的毛发都会变稀疏，女性面部毳毛也会变得稀疏。

皮肤和外观的改变显而易见，比如灰发、脱发、褐斑和皮肤松垂，这些改变会影响老年人的自信和形象。

2. 感知力下降

老年人皮肤的神经末梢减少，对冷热疼痛的感知能力也会下降。老年人皮肤脂肪组织的缺失会使他们更加不能耐受寒冷，而毛衣、毯子、袜子等用品和空调、暖气等设施都会对御寒保暖有所帮助。

3. 容易受伤

老年人皮肤血管数量减少导致皮肤破裂、撕裂和压迫性溃疡的风险加大。干燥的皮肤很容易瘙痒和受伤，一周两次淋浴或者泡澡就足够了，而其他时间做局部清洁即可。温和的香皂或香皂代替品可用于清洁腋下、生殖器和乳房。通常情况下，并不用肥皂来清洗胳膊、双腿、背部、胸部和腹部。涂抹一些乳液和乳霜能够减轻皮肤的干燥、瘙痒。此外，因为老年人的双脚经常血液循环不良，所以任何小划伤或伤口都可能会引起严重的感染。老年人也常会抱怨脚冷，其实袜子就足可以保暖，不要用热水瓶和电热毯，以免造成烧伤。

老年人衰老过程中皮肤系统的变化见表 1-2-1。

表 1-2-1　老年人皮肤系统的变化

• 皮肤开始缺乏弹性 • 皮肤不再紧致 • 手部和腕部出现褐色斑点（“老年斑”或“雀斑”） • 血管因硬化而血流减少 • 脂肪组织层丢失 • 皮肤变薄并有皱纹 • 皮肤变得脆弱，容易受伤 • 褶皱和皱纹出现	• 油脂和汗液分泌减少 • 皮肤变干 • 皮肤瘙痒 • 对冷热更加敏感 • 对疼痛的敏感性降低 • 指甲变得厚韧 • 头发变白变灰 • 女性的面部毳毛变得稀疏 • 毛发变少、干燥

（二）肌肉骨骼系统

1. 肌肉力量减弱、运动能力下降

老年人的肌细胞数目减少，肌肉萎缩，强度下降。此外，他们的骨质会有不同程度的疏松，变得脆弱，而且容易骨折，有时上床睡觉都会导致骨折。关节则变得僵硬甚至疼痛。老年人的脊椎变短，髋关节和膝关节微微弯曲。这些变化导致老年人身高降低、力量丧失和运动能力减弱。

2. 活动、锻炼与保持活力

老年人需要保持活力，活动、锻炼和饮食有助于防止骨质疏松和肌肉力量减弱。步行是不错的锻炼方式，全关节运动也是非常有益的。摄取一些含蛋白质、钙和维生素高的饮食十分必要。

晒太阳往往是被忽略的健骨因素，在适当的季节，每天上午、下午应分别晒半小时太阳。但应注意，在阳台隔玻璃晒太阳的效果并不大。

3. 容易骨折，谨防跌伤

老年人容易跌倒和受伤，要小心轻缓地转动和移动他们的身体。有些老年人需要帮助和扶持才能下床，而有些人需要帮助才能走路。

老年人衰老过程中骨骼系统的变化见表 1-2-2。

表 1-2-2　老年人骨骼系统的变化

• 肌肉萎缩 • 强度下降 • 骨质疏松 • 骨强度变低 • 骨骼变脆，易骨折	• 脊椎缩短 • 关节开始僵硬疼痛 • 髋关节和膝关节逐渐弯曲 • 身高逐渐降低 • 关节灵活性降低

（三）神经系统

1. 反应速度变慢

老年人的神经细胞减少或萎缩，因此神经传导和反射迟缓、反应速度较慢，例如，一个老年人出现打滑，传入神经将即将跌倒的信息缓慢通知大脑，而大脑又将防止跌倒信息缓慢通过传出神经发生，于是，跌倒就不可避免地发生了。这是造成骨折和卒中的重要原因。

2. 脑部血流量减少

老年人的脑部血流量降低，可能会导致头晕，家人要提醒老年人从床上或者椅子上起身要缓慢，从而防止头晕。同时头晕增加了跌倒的风险，所以需要练习一些防止摔倒的方法。提醒老年人早上起床时做到 3 个 30 秒，即清醒后平卧 30 秒、坐起来停留 30 秒、站在地上等待 30 秒后再行走。这样可以避免因脑缺血引起的眩晕或跌倒。

3. 性格和心智改变

随着时间的推移，老年人的脑细胞减少。这会影响他们的性格和心智，使大脑血流量减少，变得记忆力差、健忘、反应慢，还可能发生精神错乱、头晕和疲劳现象。比起容易忘记最近发生的事情（近记忆力），老年人对于很久之前的事情（远记忆力）反而印象更深刻。也有一些老年人很有活力，思维活跃，善于接受新鲜事物，他们的性格和心理变化相对较少。

4. 睡眠模式改变

老年人的睡觉模式也在改变。他们往往难以入睡，且睡眠时间较短；总是会在半夜醒来，难以进入深睡眠；只需要较少的睡眠，而且习惯早睡早起。因此睡眠不足常会导致体力缺失，再加上脑血流量减少会导致疲劳现象，不过老年人可通过白天的休息或打盹补充一些体力。

老年人衰老过程中的神经系统变化见表 1-2-3。

表 1-2-3　老年人的神经系统变化

• 神经细胞减少 • 神经传导变慢 • 神经反射迟钝 • 大脑的血流量减少 • 脑细胞数量逐渐减少	• 记忆力变差 • 反应能力变慢 • 思维混乱 • 头晕 • 睡眠模式改变

(四)感觉的变化

1. 衰老对感觉的影响

衰老影响着触觉、嗅觉、味觉、视觉和听觉。老年人的味觉和嗅觉迟钝,所以常会食欲缺乏。因为舌头可感知酸甜苦咸,而对甜和咸的感觉会最先减弱,因此老年人经常抱怨食物没有味道,往往偏爱较甜和较咸的食物。

2. 感觉减弱的危害和防范

老年人的触感、痛感、抗压性和冷热感知能力都在减弱,这些都增加了他们受伤的风险。由于老年人痛感的减弱,常常感觉不到伤病引起的疼痛,从而延误疾病的诊治。而护理员要做的是:保护老年人免受伤害,遵循安全法则,适度保暖或降温,检查有无皮肤破损的迹象,提供良好的皮肤护理,防止压疮。

(五)眼睛

1. 泪液、瞳孔的改变及其影响

老年人眼皮变薄,泪液分泌减少,因此,灰尘和污染物容易刺激眼睛。老年人的瞳孔变小,对光亮的反应减弱,在夜晚或黑暗的房间里,视力会变得很差。由于老年人的眼睛需要比普通成人更长的时间来适应光的变化,当从一间漆黑的屋子走进一间明亮的屋子时,或从光亮处走进黑暗处时,都会出现短时间的视力障碍。

2. 晶状体的改变及其影响

老年人眼内的晶体变黄,所以很难辨认绿色和蓝色。一旦老年人视线不再清晰,则需要佩戴眼镜。随着年龄的增长,老年人眼里的晶状体会逐步失水硬化,失去弹性,变得僵硬,眼睛的调节功能减弱,出现老视,可以看清远处的物品,但看近处物品则显得模糊,也很难由远及近或者由近及远地随意移动视线, 这些变化增加了摔倒和意外的风险。在光线很暗的时候,老年人走楼梯非常危险,因此有必要佩戴眼镜。此外,要尽量保持房间光线充足,晚上则需要开启夜明灯。

(六)听觉

老年人不仅听觉神经会发生变化,而且耳膜也会萎缩,难以听到高调的声音。一旦这些变化不断进展,将会出现严重的听力受损现象,最终中、低频率的声音也难以听到。此时,需要佩戴助听器,而助听器必须干净正确地戴在耳朵上。

此外,老年人耳垢变得越来越厚,不易软化,很容易堵在耳朵里,导致听力减弱。这种情况下,必须在医生或者护士的帮助下去除耳垢。

老年人衰老过程中感觉的变化见表 1-2-4。

表 1-2-4　老年人感觉的变化

• 触觉灵敏度降低 • 疼痛敏感性降低 • 嗅觉和味觉减弱 • 眼皮变薄，出现皱纹 • 泪液分泌减少 • 光刺激时，瞳孔反应不灵敏 • 在夜晚或黑暗的房间视力变差	• 弱视 • 听觉神经功能减退 • 耳膜萎缩 • 难以听到高调的声音 • 耳垢分泌物减少 • 听力变差

（七）心血管系统

1. 心脏功能减弱

老年人的心肌肌力减弱，所以心脏泵血能力随之减弱。休息时，往往不会表现出心脏疾患的症状；但在活动、运动、兴奋和生病时，身体对氧气和营养物质的需求都会增加，而病态或者脆弱的心脏无法满足这种需求。这时，心脏疾患常常就会表现出来。

2. 血液循环不良

老年人的动脉会变狭窄，弹性也会变差，循环血流量减少，这就导致身体许多部位的血液循环不良。因此，心脏就必须更加努力地泵血，使血液通过狭窄的血管。

3. 休息和运动

老年人每天都需要足够的休息，循环系统变化较严重的老年人更要避免过度劳累，不能走得太远、爬太多楼梯或者提太重的东西。要把老年人的个人护理用品、电视、电话和其他必需品放在容易取得或是容易操纵的地方。

运动能够维持老年人的健康。运动可以促进血液循环，并可以防止下肢静脉血栓。老年人需要尽可能地坚持运动。可采用以下一种或多种运动形式，比如散步、慢跑、打高尔夫球、骑自行车、徒步旅行、打乒乓球、游泳，或做一些其他的运动。对于需要待在床上的老年人，也应做一些关节运动，保持必要的血液循环，维持机体功能。医生根据病情也许会对一些运动和活动做一定的指导和限制。

老年人衰老过程中心血管系统的变化见表 1-2-5。

表 1-2-5　老年人的心血管系统变化

• 心脏泵血能力减弱 • 动脉狭窄，弹性降低	• 流经狭窄动脉的血液减少 • 心脏更加努力地泵血，使血液通过狭窄的血管

（八）呼吸系统

1. 肺功能减弱

老年人的呼吸肌肌力减弱，肺组织变得缺乏弹性。肺部的变化在休息时往往不易察觉，而活动时则会出现呼吸困难等症状。老年人往往无力咳嗽,也就是通过咳嗽清除呼吸道分泌物的能力降低了,所以容易形成呼吸道感染等呼吸道疾病,严重时会危及老年人的生命。

2. 保持正常呼吸

如果要维持正常呼吸,应尽量避免沉重的被子压在胸前,因为那样会阻碍正常的胸部扩张。因此,翻身、调整姿势和深呼吸都非常重要,它们有助于防止卧床休息导致的呼吸道并发症。此外,半卧位会更利于呼吸。老年人应该尽可能多运动,保持正常呼吸能力。

老年人衰老过程中呼吸系统的变化见表 1–2–6。

表 1–2–6　老年人的呼吸系统的变化

• 呼吸肌减弱 • 肺部组织变得缺乏弹性	• 呼吸困难 • 无力咳嗽

(九)消化系统

1. 食欲下降、消化不良

老年人的唾液腺分泌唾液较少,会造成吞咽困难,而味觉、嗅觉的减弱,会使食欲下降。老年人消化腺的分泌物减少,所以,油炸、干硬和高脂肪的食物不仅容易出现咀嚼和吞咽困难,也会导致消化不良。此外,老年人的牙齿脱落和不合适的义齿会影响咀嚼,也会导致消化不良。因此,不要让老年人吃难以咀嚼的食物。口腔卫生和义齿护理都有助于改善食欲。对于没有牙齿和佩戴义齿的老年人,最好选择浓浆或者粉碎的食物。

2. 胃肠蠕动减慢

老年人的胃肠蠕动变缓,消化变慢,所以肠胃胀气和便秘时有发生。高纤维食物能够防止便秘,如杏子、芹菜、玉米、大豆等。但是它们很难咀嚼,而且会刺激肠胃,有咀嚼问题或者便秘问题的老年人则经常需要食用柔软松散的食物,如全谷类食品和蒸煮的水果、蔬菜。

3. 营养需求

因为老年人活动量减少,能量消耗降低,所以他们只需要较少的热量,但是需要饮用较多的液体用于咀嚼、吞咽、消化和维持胃肠功能。老年人需要摄取一定的食物来防止骨质改变和便秘问题。高蛋白饮食对组织的生长修复很有帮助,但因高蛋白食物(肉类、鱼类)比较昂贵,或是膳食搭配不合理,许多老年人的膳食中缺乏蛋白质。

老年人衰老过程中消化系统的变化见表 1–2–7。

表 1–2–7　老年人消化系统的变化

• 唾液减少 • 吞咽困难 • 食欲下降 • 消化液分泌减少	• 油炸和油腻食物难以消化 • 消化不良 • 牙齿脱落 • 胃肠蠕动减少导致胀气和便秘

(十)泌尿系统

1. 肾脏、膀胱和前列腺的变化

老年人的肾功能减弱，肾脏萎缩，流经肾脏的血液减少，去除废物效率较低，尿液会越来越浓。此外，老年人的膀胱肌力减弱，容积变小，只能储存少量尿液，可能会导致尿频或尿急问题。许多老年人都会出现夜尿增多，还有可能尿失禁(无法控制膀胱中的尿液)。

另外，老年男性的前列腺增大，增加了尿道的压力，会造成排尿困难和尿频。老年女性因为分娩等造成尿道的改变，会有严重的尿失禁，大笑、咳嗽、深吸气等都可能会有尿液溢出，不仅痛苦，还会影响她们的社会活动。

2. 尿路感染、尿失禁

尿路感染对老年人来说非常危险。防止尿路感染需要饮用足够的液体，所以老年人需要多饮用水、果汁、牛奶等液体，但饮用液体的时间非常重要，为减少夜间排尿次数，尽量要让老年人在下午 5 点前饮用。有尿失禁的老年人则需要进行膀胱锻炼以逐步改善尿失禁状态。有时因尿路梗阻导致的排尿困难不得不通过放置尿管解决。

老年人衰老过程中泌尿系统的变化见表 1–2–8。

表 1–2–8　老年人泌尿系统的变化

• 肾功能下降 • 肾脏供血减少 • 肾脏萎缩 • 尿液变浓 • 膀胱肌肉弱化	• 尿频 • 尿急 • 尿失禁 • 夜尿增多

(十一)生殖系统

1. 老年男性的生殖系统变化

男性老年人雄性激素–睾丸激素降低，导致肌力、精子产量和生殖器官变化。这些变化会影响性功能，需要较长时间才能勃起，勃起与性高潮时间也延长，且性高潮的力量远不如年轻人。勃起也远不如年轻人迅速，再次勃起时间也明显延长，年长老年人甚至需要阴茎刺激才能勃起。乏力、过饱和饮酒过多也会影响勃起，一些老年人恐惧性生活甚至会逃避亲昵行为。

2. 老年女性的生殖系统变化

绝经是指月经停止，女性则不能再怀孕，绝经常出现在 45~55 岁年龄期，雌性激素(雌激素、孕激素)分泌减少，子宫、阴道、外生殖器萎缩，阴道壁变薄干涩，导致性交时不适并疼痛，性兴奋唤醒也需较长时间，兴奋到高潮所需时间也延长，性高潮也不像年轻时那样强烈。

3. 老年人性需求的特点

体力下降、乏力、疾病使得老年人性活动也减少。一些老年人不再有性生活，但不表示他们没有异性交往的需求，这些性需求可能以其他方式表达，他们可能通过握手、触摸、关爱和拥抱来表达爱意，这些举动使老年人感受到亲情和温暖。然而，有些老年人可能因为伴侣生病住院或住在看护中心，或因离异、丧偶等，这种爱意的表达受到限制，这种情况常在各年龄段老年人中出现。

老年人衰老过程中的生殖系统的变化见表 1-2-9。

表 1-2-9 老年人生殖系统的变化

• 老年男性雄性激素-睾丸激素分泌量降低 • 勃起时间延长 • 性高潮兴奋性低	• 老年女性子宫、阴道、外生殖器萎缩 • 女性阴道壁变薄干涩 • 女性性兴奋唤醒需较长时间

三、住所的改变

(一)居家养老及家庭护理

1. 自己独住

目前大多数的老年人会选择继续住在自己家里，因为不仅环境十分熟悉，生活十分便利，而且他们对生活了多年的地方也有太多的情感依赖。此外，家庭设备齐全、功能完备，能够自理的老年人多数身体相对健康，无需帮助，子女只需定期探望，给老年人一些必要的生活帮助和情感上的关爱。

2. 和家人同住(图 1-2-4)

有时，由于一些老年人感到孤独寂寞需要有人陪伴，经济拮据需要减少开销，或者因生病或残疾生活不能自理需要别人照顾，他们会选择和子女、哥哥、姐姐或者堂兄弟住在一起。这些老年人的身体也许很健康，也许需要一些帮助，也许体弱或残疾，而子女或亲属们会亲自给予他们照顾护理，这就要求子女或亲属们必须掌握一定的护理基本知识或技术，无需专职护理中心的服务，是一种经济实惠而又放心安全的护理方式，对中国家庭来说是一种尊老、敬老、养老传统美德的体现，这也是多数老年人选择的养老方式。

老年人和子女或亲属住在一起属于一种社交变化。两代人甚至三代人共同生活在一起，彼此生活习惯的不同、性格爱好的迥异、人生观价值观的分歧、个人生活空间的改变等问题都会凸显，每个家庭成员都要适应这种变化，互相磨合，创建和谐融洽的家庭氛围。老年

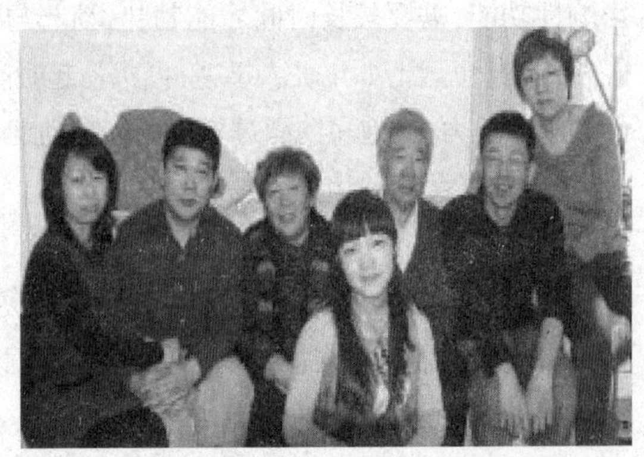

图 1-2-4 退休后与家人共同生活

人也许需要病床,可以安排在舒适的房间内。

3. 临时或长期受看护

有些老年人生活不能自理,而子女、亲友因工作繁忙,一时或长期不能照顾,或缺乏专业的家庭护理常识和技术,或子女的家庭需要独处的时候,临时或长期雇佣专业护理人员看护也不失为一种选择。临时看护意味着可以间断,有休息时间,不定期地进行照顾。例如,只在周末和节假日的时候,由护理中心或者家人照顾老年人。长期看护是全天24小时地持续家庭护理,这种家庭护理模式可以使老年人得到更悉心专业的照顾,家人有更多属于自己的时间。

4. 家庭护理关注点

为使老年人的生活行动更加方便安全,可以简单改变房间内家具设施,应该由护理员、老年人及家属共同讨论,根据每个家庭的实际情况做出决定。以下是可供参考的建议。

(1)合理摆放物体

- 储物架应方便老年人拿取。
- 常用家用电器放在触手可及的范围——并排放置冰箱或冰柜、电磁炉、壁挂式烤箱,洗碗机距离地面的高度合适。
- 安装手持式淋浴喷头。
- 根据老年人的身高调整门上的窥孔(猫眼儿)高度。
- 根据身高调整衣柜挂杆。
- 壁橱和厨房均使用拉出式抽屉。
- 电源插座需距离地面50~60厘米。

(2)把手、扶手等的调整

- 衣柜和抽屉安置易握的把手。
- 淋浴、浴缸、厕所都应安装扶手。
- 将马桶座升高到适当的高度,一般是40~45厘米。
- 安置淋浴座椅,在浴缸里设置可以移动的座椅。
- 水龙头和门把手均应为按压式或推式操作。
- 在卫生间或浴室安装无钥匙门锁系统。
- 外门旁要放置置物架,以便开门前可先将手中东西放置。
- 厨房水槽要配有可移动花洒式水龙头,以方便随时向炉子上的壶内添水。

(3)方便视力障碍老年人的设施

- 增加灯泡的亮度。
- 炉灶的调节旋钮,需要标志清晰可见。
- 壁橱和楼梯安装照明设备。
- 室外的人行道、楼梯和门口皆安置照明设备及扶手。
- 橱柜和灶台处均安置工作照明灯。

• 卧室、浴室和走廊处安装夜灯。

• 使用大键盘手机。

(4)方便听力障碍老人的设施

• 调高电话机音量及铃声。

• 调高电话听筒的音量,用以放大来电者的声音。

• 要安装使各个房间都可以听到门铃声的门铃。

(5)其他

• 不要放置小块地毯。

• 淋浴室和浴缸里使用防滑垫。

• 安置圆形护角。

• 配备防烫装置的水龙头和淋浴喷头。

(二)家庭护理的服务形式

针对于居家老年人护理的上门服务和社区服务皆能够帮助老年人进行日常的生活活动,诸如洗澡、穿衣、用餐、清洁、购物等。少数地方还提供社交联系服务。目前国内大多数地方提供的服务包括以下几点:

• 个体化管理。专职人员评估老年人及其家庭的个体化需求,安排出他们所需要的个性化服务。

• 膳食服务。上门提供或在老年人活动中心提供餐点。

• 财务咨询服务。服务包括核对账目、支付账单、支付收入等。

• 陪伴服务。志愿者会去老年人的家里探访,如果有需要的话,还会提供照看和其他帮助。

• 家庭医疗保健服务。提供包括护理、物理治疗、职业治疗、言语治疗、内务清理和医疗设备等服务。

• 家政服务。提供日常家务帮助,包括清洁、洗衣、购物、做饭。有些人还需要个人护理。

• 临终护理。包括护理、安慰、家务劳动。

• 个人护理。包括做饭、梳洗、穿衣、洗澡、口腔护理。

• 康复治疗。通过治疗使老年人恢复或保持其身体功能的最佳状态。

• 老年人活动中心。这里提供许多社交及娱乐活动,包括授课、短途旅行、艺术表演、团体旅游与自然活动。这里提供的服务还包括膳食、心理辅导、法律援助、健康普查和接送。

• 健康计划。包括血压、血糖及其他测试,以促进老年人的健康。开会讨论健身、营养和其他健康问题。

今后还有可能提供的服务项目(国外已有此类项目开展)有以下两种:

• 成人日托服务。服务针对于那些白天不能独处的老年人。

• 接送服务,接送老年人去看病、约会、购物和其他事项。

（三）社会养老机构

由于种种原因有一些老年人无法选择居家养老，他们会选择居住在社会养老机构，完善的社会养老机构会弥补老年人离开家的失落，慰藉心理的孤独。以下列举目前可供老年人居住的社会养老机构的常见类型和优质护理中心的特点和要求。

1. 敬老院

敬老院是在城市街道、社区、农村乡镇、村组设置的供养“三无”“五保”老年人、残疾人员和接待社会寄养老年人安度晚年的养老服务机构，设有生活起居、文化娱乐、康复训练、医疗保健等多项服务设施。

2. 福利院

福利院是国家、社会及团体为救助社会困难人士、疾病患者而创建的用于为他们提供衣食住宿或医疗条件的爱心福利场所。老年社会福利院享受国家一定数额的经济补助，是接待老年人安度晚年而设置的社会养老服务机构，设有起居生活、文化娱乐、医疗保健等多项服务设施。

3. 养老院

养老院主要是为老年人提供集体居住，并具有相对完整的配套服务设施，是专为接待自理老年人或综合接待自理老年人、需助老年人、需护老年人安度晚年而设置的社会养老服务机构，设有生活起居、文化娱乐、康复训练、医疗保健等多项服务设施(见图 1-2-5)。

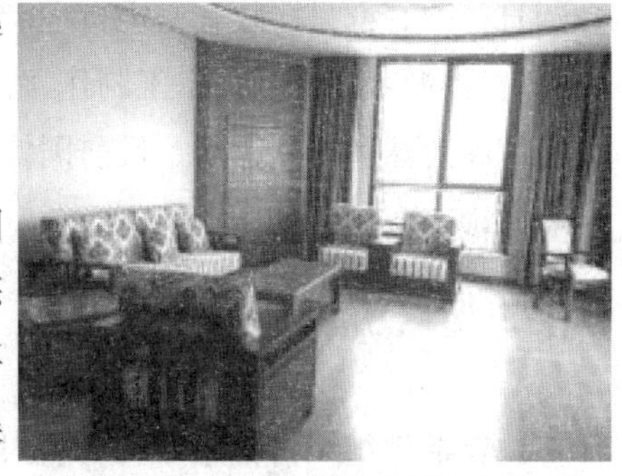

图 1-2-5　养老院中的会客室

4. 老年公寓

老年公寓(见图 1-2-6、图 1-2-7 和图 1-2-8)是专供老年人集中居住，符合老年人的体能心态特征的公寓式老年住宅，具备餐饮、清洁卫生、文化娱乐、医疗保健服务体系，是综合管理的住宅类型。老年公寓是指既体现老年人居家养老，又能享受到社会提供的各种服务的老年住宅，属于机构养老的范畴。在北京、上海这样的大城市，老年公寓已经很普遍，并且出现低、中、高档分级。

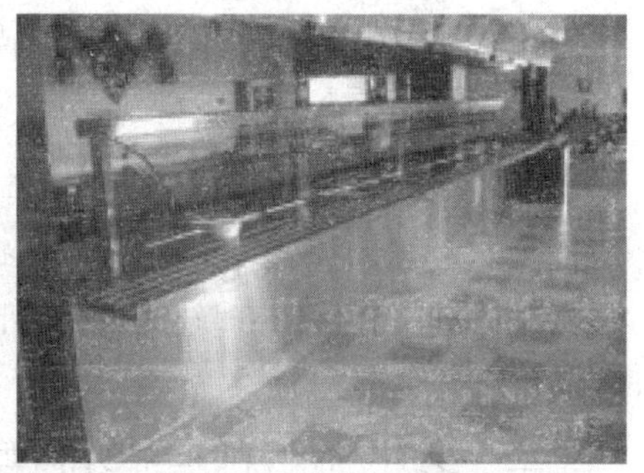

图 1-2-6　老年公寓的食堂

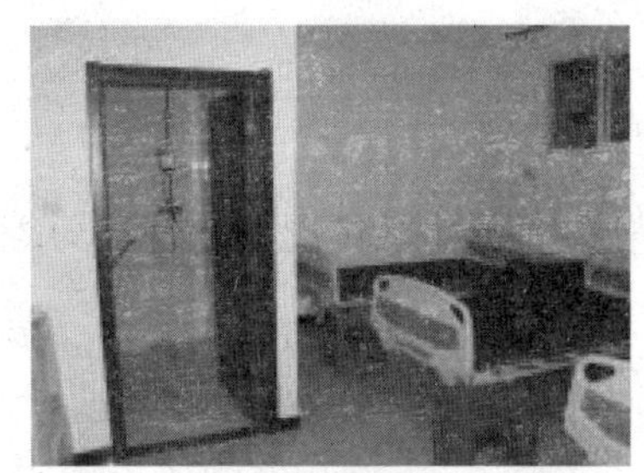

图 1-2-7　老年公寓中的陈设

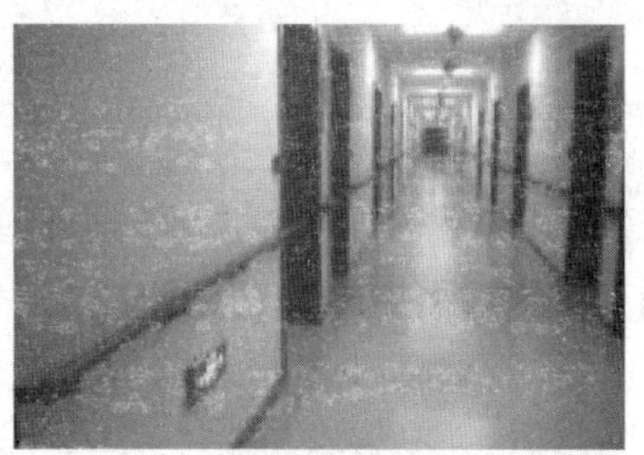

图 1-2-8　老年公寓走廊两侧有扶手

5. 护理院

护理院是指由医护人员组成、在一定范围内为长期卧床老年人、残疾人、临终患者、绝症晚期和其他需要医疗护理的患者提供基础护理、专科护理,根据医嘱进行支持治疗、姑息治疗、安宁护理、消毒隔离技术指导、社区老年保健、营养指导、心理咨询、卫生宣教和其他老年医疗护理服务的医疗机构。根据中国老龄事业发展基金会的爱心护理工程,全国各地均有专业爱心护理院服务各类老年人群。专业爱心护理院为失能老年人提供专业护理、生活照料服务。

6. 成人日托中心

许多老年人的子女需要工作,但是老年人又不能独处。成人日托中心不仅提供餐饮、组织活动,而且还会管理老年人的生活,有的日托中心还提供来回的接送服务。一些患有老年痴呆症的患者会选择去日托中心。日托中心对老年人的要求往往各有不同。一些要求老年人能够走路,如果有需要的话,也可以借助拐杖或者步行器;一些老年人允许使用轮椅。而大多数的日托中心都只接收有一定自理能力的老年人。此外,日托中心会组织许多活动,诸如扑克牌、棋类游戏、看电影、手工制作、跳舞、散步和其他一些常见的休闲活动。一些日托中心还会组织保龄球和游泳运动。目前国外已有此类机构,国内正在开发中。

第三节　老年人的健康评估

世界卫生组织将健康定义为:健康不仅是指没有疾病和身体缺陷,还要有完整的生理、心理状况和良好的社会适应能力及良好的道德品质。这一定义揭示了人类健康的本质,指出了健康所涉及的若干方面。现在,倡导做健康长寿老人,换言之,不仅希望长寿,而且更要身体健康,如此,生命才有质量。老年人的健康日益得到社会的关注,评估老年人的健康问题是老年人护理的首要问题。怎样评估老年人是否健康呢?护理人员对老年人进行健康评估时,应该全面考虑,不仅要处理已经发生的问题,还要预防潜在问题的发生。老年人的健康评估包括躯体健康评估、心理健康评估、社会健康评估这三方面功能的生活质量评估。

一、老年人躯体健康评估

(一)病史询问

健康史主要是当前的主要不适、既往的健康情况、日常生活情况及自理能力等。

1. 健康感知与健康管理状况

- 对自己健康情况的认知。
- 日常生活能力的判断。

- 对自己的保护和对环境危险情况的判断。
- 对于治疗方法的接受能力和接受程度。
- 如果是手术治疗,对术后康复的配合程度。

2. 营养与代谢状况

- 营养失调:低于机体需要量或是高于机体需要量。
- 咀嚼及消化功能情况。
- 体液平衡的评估。
- 体温调节功能的评估。

3. 排泄状态

- 排便功能:便秘或是腹泻,是否可以控制。
- 排尿功能:尿频、尿痛、尿失禁或是排尿困难。
- 尿潴留情况。

4. 活动与运动状况

- 活动耐力情况。
- 躯体移动障碍情况。
- 借助轮椅活动能力。
- 久坐的持续时间。
- 经常愿意保持的体位。

5. 睡眠与休息情况

- 有规律性睡眠。
- 入睡困难或是早醒。
- 需要服用安眠药物。

6. 认知与感知状态

- 有误吸的危险。
- 有急性或慢性意识障碍。
- 对环境理解障碍。
- 感觉知觉紊乱(视、听、味、嗅、触、痛觉)。

7. 情绪状态

- 焦虑、恐惧、绝望、疲乏。
- 悲观、厌世、自闭。
- 对死亡的焦虑。
- 自杀的倾向与危险。
- 暴力行为的危险。

(二)功能状态评估

老年人的功能状态评估分为基本日常生活能力评估、功能性日常生活能力评估和高级日常生活能力评估三方面。

1. 基本日常生活能力评估

(1)基本日常生活能力的概念:指老年人最基本的自理能力,为自我照顾、完成必需的日常生活的能力,包括衣(穿脱衣、鞋、帽,修饰打扮)、食(进餐)、住、行(行走、变换体位、上下楼)、个人卫生(洗漱、沐浴、如厕、控制大小便)等。了解日常生活能力是确定老年人独立生活能力简单而实用的方法，是评估老年人健康最重要的领域，通过评估确定老年人是否需要长期护理。

(2)常用的评估检测方法

①日常生活能力量表(见表 1–3–1)。日常生活能力量表共有 14 项,包括两部分内容:一是躯体生活自理量表,共 6 项,为定时如厕、进食、穿衣、梳洗、行走和洗澡;二是工具性日常生活能力量表,共 8 项,为打电话、购物、备餐、做家务、洗衣、使用交通工具、服药和自理经济。主要用于评定老人的日常生活能力。

表 1–3–1　日常生活能力量表

项目	自己完全可以做	有些困难	需要帮助	自己完全不能做
1.使用交通工具	1	2	3	4
2.行走	1	2	3	4
3.备餐	1	2	3	4
4.做家务	1	2	3	4
5.服药	1	2	3	4
6.进食	1	2	3	4
7.穿衣	1	2	3	4
8.梳洗	1	2	3	4
9.洗衣	1	2	3	4
10.洗澡	1	2	3	4
11.购物	1	2	3	4
12.定时如厕	1	2	3	4
13.打电话	1	2	3	4
14.自理经济	1	2	3	4

评定结果可按总分和单项分进行分析。总分量低于 16 分,为完全正常;大于 16 分为有不同程度的功能下降,最高 56 分。单项分 1 分为正常;2~4 分为功能下降。凡有 2 项或 2 项以上≥3,或总分≥22,为功能有明显障碍。

②日常生活功能指数评价表(表 1–3–2)。

表 1–3–2　日常生活功能指数评价表

生活能力	项目	分值
进食	进食自理无需帮助 需帮助备餐,能自己进食 进食或经静脉给营养时,需要帮助	2 1 0
更衣 (取衣、穿衣、扣扣子、系鞋带)	完全独立完成 仅需要帮助系鞋带 取衣、穿衣需要协助	2 1 0
沐浴(擦浴、盆浴或淋浴)	独立完成 仅需要部分帮助(如背部) 需要帮助(不能自行沐浴)	2 1 0
移动(起床、卧床,从椅子上站立或坐下)	自如(可以使用手杖等辅助器具) 需要帮助 不能起床	2 1 0
如厕(入厕大小便自如,便后能自洁及整理衣裤)	无需帮助,或能借助辅助器具进出厕所 需帮助进出厕所、便后清洁或整理衣裤 不能自行进出厕所完成排泄过程	2 1 0
控制大小便	能完全控制 偶尔大小便失控 排尿、排便需别人帮助,需用导尿管或失禁	2 1 0

该表用于测量评价老年人慢性病的严重程度及治疗的效果。

评定方法:总分 0~12 分,分值越高,被试者的生活能力越高。

评定结果:自理、依赖。

具体分级:以功能的独立性和依赖性分为 7 级(0~6 级)。

6 级: 独立进食、更衣、沐浴、移动、如厕、控制大小便。

5 级: 能独立完成上面的 5 项。

4 级: 除沐浴和另一项外,其余可独立完成。

3 级: 除沐浴、更衣及另一项外 ,其余可独立完成。

2 级: 除沐浴、更衣、如厕、移动和另一项外,其余可独立完成。

1 级: 能独立进食、控制大小便,其余不能完成。

0 级: 6 项均不能完成。

2. 功能性日常生活能力

(1)概念:功能性日常生活能力是老年人在家中或寓所内进行自我护理的活动能力,包括购物、家庭清洁和整理、使用电话、洗衣做饭、旅游等,反映老年人操作家务的能力，这是参与社会活动的基础，决定老年人能否独立生活并具备良好日常生活功能。功能性日常生活能力要求老年人具有比日常生活能力更高的生理或认知能力。

(2)常用的评估方法

①功能性日常生活能力量表(表 1–3–3)。

表 1–3–3　功能性日常生活能力量表

生活能力	项目	分值
你能自己做饭吗?	无需帮助 需要一些帮助 完全不能自己做饭	2 1 0
你能自己做家务或勤杂工作吗?	无需帮助 需要一些帮助 完全不能自己做家务	2 1 0
你能自己服药吗?	无需帮助(能准时服药,剂量准确) 需要一些帮助〔别人帮助备药,和(或)提醒服药〕 没有帮助完全不能自己服药	2 1 0
你能自己去旅行吗?	无需帮助 需要一些帮助 除非特别安排,否则完全不能旅行	2 1 0
你能自己去购物吗?	无需帮助 需要一些帮助 完全不能自己出去购物	2 1 0
你能自己理财吗?	无需帮助 需要一些帮助 完全不能自己理财	2 1 0
你能自己打电话吗?	无需帮助 需要一些帮助 完全不能自己打电话	2 1 0

评定方法：总分 0~14 分,分值越高,被试者的功能性日常生活能力越高。

②功能活动调查表(表 1–3–4)。功能活动调查表是为了更好地发现和评价那些功能障碍不太严重的老年人,即早期或轻度痴呆患者。该调查常在社区调查或门诊工作中应用。

表 1–3–4 功能活动调查表

项目	没有困难，能独立完成	有些困难，需要他人指导或帮助	本人无法完成，完全或几乎由他人代替完成	未做过，不计入总分
1.使用各种票证(正确使用，不过期)	0	1	2	
2.按时支付各种票据(如房租、水电费等)	0	1	2	
3.自行购物(如衣、食、家庭用品)	0	1	2	
4.参加技巧性游戏或活动(下棋、打麻将、绘画、摄影)	0	1	2	
5.使用炉子(生炉子、熄炉子)	0	1	2	
6.做饭菜(有菜、汤、饭)	0	1	2	
7.关心国家大事或了解新鲜事物	0	1	2	
8. 坚持看电视或读书 1 小时，收听新闻能理解、评论或讨论内容	0	1	2	
9.记得重要事项(领工资、朋友约会、接送幼儿等)	0	1	2	
10.能独自外出活动或走亲访友(3 站公交车距离)	0	1	2	
总分				

结果分析：总分 0~20 分和单项 0~2 分。总分 20 分或 2 个单项功能丧失或 1 项功能丧失，2 项以上有功能缺损。分值越高，被试者的功能性日常生活能力越差。

③巴塞尔(Barthel)指数。巴塞尔指数评定在 20 世纪 50 年代中期由 Florence Mahoney 和 Dorothy Barthel 设计并应用于临床，是国际康复医疗机构常用的方法。巴塞尔指数分级是进行日常生活能力测定的有效方法，其内容比较全面，记分简便、明确，可以敏感地反映出病情的变化或功能的进展，适于做疗效观察及预后判断(表 1–3–5)。

表 1–3–5 巴塞尔指数评定表

项目	评分标准	评分时间
1.排便	0=失禁或昏迷 5=偶尔失禁(每周<1 次) 10=能控制	
2.排尿	0=失禁或昏迷或需由他人导尿 5=偶尔失禁(每 24 小时<1 次，每周>1 次) 10=能控制	

(待续)

表 1-3-5(续)

项目	评分标准	评分时间
3.修饰	0=需要别人帮助　5=独立洗脸、梳头、刷牙、剃须	
4.如厕	0=依赖别人帮助 5=需部分帮助,如保持姿势平衡,整理衣服或用卫生纸,自己用便盆,但需他人清理。 10=完全自理	
5.吃饭	0=依赖别人　5=需部分帮助(夹饭、盛饭、切面包) 10=全面自理,不需他人帮助	
6.床椅间转移	0=完全依赖别人,不能坐　5=需大量帮助(2 人),能坐 10=需少量帮助(1 人)或指导　15=自理	
7. 活动 (步行)(在病房及其周围，不包括走远路)	0=不能动　5=在轮椅上独立行动 10=需 1 人帮助步行(体力或语言指导)　15=独立步行(可用辅助器)	
8.穿衣	0=依赖　5=需要他人帮助 10=自理(系、开纽扣,关、开拉链和穿鞋)	
9. 上楼梯 (上下一段楼梯，用手杖也算独立)	0=不能　5=需帮助(体力或语言指导) 10=自理	
10.洗澡	0=依赖他人帮助　5=可独立完成(不论是盆浴或是淋浴)	
总分		
评定者		

巴塞尔指数记分为 0~100 分。100 分表示患者基本的日常生活活动功能良好,不需他人帮助,能够控制排便、排尿,能自己进食、穿衣、床椅间转移、洗澡、行走一段路,可以上下楼。0 分表示功能很差,没有独立能力,全部日常生活皆需帮助。根据巴塞尔指数记分,将日常生活活动能力分成良、中、差三级。>60 分为良,有轻度功能障碍,能独立完成部分日常活动,需要部分帮助;41~60 分为中,有中度功能障碍,需要极大的帮助方能完成日常生活活动;≤40 分为差,有重度功能障碍,大部分日常生活活动不能完成,需他人服侍。

二、老年人心理健康评估

(一)心理健康的概念

心理健康是指人的心理行为能适应社会环境的变化，能按社会要求的标准来实现个人的欲念，获得生活的满足。可采用心理评估和汉密顿抑郁量表进行问卷调查，可用于抑郁症、狂躁症、焦虑症等多种疾病的抑郁症状的评定。

主要有焦虑评估、抑郁评估、认知评估及对主观完美状态和应对方式评估，如兴奋感、生活满意度指数等。

（二）心理健康的评估内容

1. 情绪与情感的评估

情绪和情感直接反映人们的需求是否得到了满足，是身心健康的重要标志。焦虑和抑郁是最常见的也是最需要干预的情绪状态。

（1）焦虑是个体感受到威胁时的一种紧张、不愉快的情绪状态，表现为紧张、不安、急躁、失眠等，但无法说出明确的焦虑对象。评估方法：访谈与观察——询问和观察是否有上述症状；心理测验——汉密尔顿焦虑量表、状态-特质焦虑问卷。

汉密尔顿焦虑量表(表 1-3-6)是汉密尔顿于 1959 年编制，较广泛用于评定焦虑严重程度的评量表。结构与内容包括 14 个项目，分精神性(1~6 项、14 项)和躯体性(7~13 项)两大类。

表 1-3-6　汉密尔顿焦虑量表

	无	轻	中	重	极重
1.焦虑心境	0	1	2	3	4
2.紧张	0	1	2	3	4
3.害怕	0	1	2	3	4
4.失眠	0	1	2	3	4
5.记忆或注意障碍	0	1	2	3	4
6.抑郁心境	0	1	2	3	4
7.肌肉系统症状	0	1	2	3	4
8.感觉系统症状	0	1	2	3	4
9.心血管系统症状	0	1	2	3	4
10.呼吸系统症状	0	1	2	3	4
11.胃肠道症状	0	1	2	3	4
12.生殖泌尿系症状	0	1	2	3	4
13.自主神经症状	0	1	2	3	4
14.会谈时行为表现	0	1	2	3	4

注：精神性焦虑项为 1、2、3、4、5、6、14；躯体性焦虑项为 7、8、9、10、11、12、13。

评定方法：0~4 分的 5 级评分法。0=无症状；1=轻度；2=中等，有肯定的症状，但不影响生活与工作；3=重度，症状重，需进行处理或影响生活与工作；4=极重度，症状极重，严重影响生活。由两名专业人员对被测者进行联合检查、独立评分。结果解释：总分>29 分，可能为严重焦虑；>21 分，有明显焦虑；>14 分，有肯定的焦虑；>7 分，可能有焦虑；<7 分，没有焦虑。

（2）抑郁是个体失去某种其重视或追求的东西时产生的情绪状态，其特征是情绪低落，甚至出现失眠、悲哀、自责、性欲减退等表现。评估方法是使用老年抑郁量表。

老年抑郁量表(表 1–3–7)是 1982 年 Brink 等人创制的专用于老年人的抑郁筛查表。由于老年人躯体症状多,所以其躯体主诉在这个年龄阶段属于正常范围,却被误诊为抑郁症。设计此表是为了更敏感地检查老年抑郁患者所特有的躯体症状。另外,其“是”与“否”的肯定式回答较其他分级量表也更容易掌握。

表 1–3–7 老年抑郁量表

选择最切合您一周来感受的答案,在每题的括号内答“是”或“否”。

1 [ ] 你对生活基本上满意吗?
2 [ ] 你是否已放弃了许多活动与兴趣?
3 [ ] 你是否觉得生活空虚?
4 [ ] 你是否感到厌倦?
5 [ ] 你觉得未来有希望吗?
6 [ ] 你是否因为摆脱不掉一些想法而烦恼?
7 [ ] 你是否大部分时间精力充沛?
8 [ ] 你是否害怕会有不幸的事情发生?
9 [ ] 你是否大部分时间感到幸福?
10 [ ] 你是否常感到孤立无援?
11 [ ] 你是否经常坐立不安、心烦意乱?
12 [ ] 你是否愿意待在家里而不愿去做些新鲜事?
13 [ ] 你是否常常担心将来?
14 [ ] 你是否觉得记忆力比以前差?
15 [ ] 你觉得现在活着很惬意吗?
16 [ ] 你是否常感到心情沉重、郁闷?
17 [ ] 你是否觉得像现在这样活着毫无意义?
18 [ ] 你是否总为过去的事忧愁?
19 [ ] 你觉得生活很令人兴奋吗?
20 [ ] 你开始一件新的工作很困难吗?
21 [ ] 你觉得生活充满活力吗?
22 [ ] 你是否觉得你的处境已毫无希望?
23 [ ] 你是否觉得大多数人比你强得多?
24 [ ] 你是否常为些小事伤心?
25 [ ] 你是否常觉得想哭?
26 [ ] 你集中精力有困难吗?
27 [ ] 你早晨起来很快活吗?
28 [ ] 你希望避开聚会吗?
29 [ ] 你做决定很容易吗?
30 [ ] 你的头脑像往常一样清晰吗?

最高 30 分。其中 1、5、7、9、15、19、21、27、29、30 答“否”的计 1 分。

其余 20 项答“是”的计 1 分。

0~10 分可视为正常,无抑郁症;

11~20 分可视为轻度抑郁症;

21~30 分可视为中、重度抑郁症。

(3)认知是人们认识、理解、判断、推理事物的过程,通过行为、语言表现出来,反映了个体的思维能力。对其评估包括思维能力、语言能力、定向力三个方面。常用量表是简易智力状态检查(表 1-3-8)。

表 1-3-8 简易智力状态检查

<table>
<tr><th>检查的功能项目</th><th>序号</th><th>评估项目</th><th>评分方法</th><th>得分</th></tr>
<tr><td rowspan="5">时间定向力</td><td>1</td><td>今年是哪一年</td><td>答对 1 分,答错或拒答 0 分</td><td></td></tr>
<tr><td>2</td><td>现在是什么季节</td><td>同上</td><td></td></tr>
<tr><td>3</td><td>现在是几月份</td><td>同上</td><td></td></tr>
<tr><td>4</td><td>今天是几号</td><td>同上</td><td></td></tr>
<tr><td>5</td><td>今天是星期几</td><td>同上</td><td></td></tr>
<tr><td rowspan="5">地点定向力</td><td>6</td><td>这是什么城市(城市名)</td><td>同上</td><td></td></tr>
<tr><td>7</td><td>这是什么区(城区名)</td><td>同上</td><td></td></tr>
<tr><td>8</td><td>这是什么医院(医院名或胡同名)</td><td>同上</td><td></td></tr>
<tr><td>9</td><td>这是第几层楼</td><td>同上</td><td></td></tr>
<tr><td>10</td><td>这是什么地方(地址、门牌号)</td><td>同上</td><td></td></tr>
<tr><td rowspan="4">记忆力</td><td colspan="4">现在我告诉您三种东西的名称,我说完后请您重复一遍,请您记住这三种东西,树木、钟表和汽车,过一会儿我要问您(请说清楚,每样东西一秒钟)</td></tr>
<tr><td>11</td><td>重复, 树木</td><td>同上</td><td></td></tr>
<tr><td>12</td><td>重复, 钟表</td><td>同上</td><td></td></tr>
<tr><td>13</td><td>重复, 汽车</td><td>同上</td><td></td></tr>
<tr><td rowspan="7">注意力和计算力</td><td colspan="4">现在请您算一算,从 100 中减去 7,然后从所得的数算下去,请您将每减一个 7 后的答案告诉我,直到我说“停”为止</td></tr>
<tr><td>14</td><td>计算 100-7</td><td>答 93 给 1 分, 否则为 0 分</td><td></td></tr>
<tr><td>15</td><td>计算 93-7</td><td>答 86 给 1 分, 否则为 0 分</td><td></td></tr>
<tr><td>16</td><td>计算 93-7</td><td>答 79 给 1 分, 否则为 0 分</td><td></td></tr>
<tr><td>17</td><td>计算 79-7</td><td>答 72 给 1 分, 否则为 0 分</td><td></td></tr>
<tr><td>18</td><td>计算 72-7</td><td>答 65 给 1 分, 否则为 0 分</td><td></td></tr>
<tr><td colspan="4">如前一项计算错误,但在错误得数基础上减 7 正确者仍给相应得分</td></tr>
</table>

(待续)

表 1-3-8(续)

检查的功能项目	序号	评估项目	评分方法	得分
回忆力		现在请您说出刚才我让您记住的是哪三种东西		
	19	回忆，树木	答对为 1 分,答错或拒答为 0 分	
	20	回忆，钟表	同上	
	21	回忆，汽车	同上	
语言能力	22	检查者出示手表问患者这是什么	同上	
	23	检查者出示铅笔问患者这是什么	同上	
	24	请您跟我说“四十四只石狮子”	能正确说出为 1 分,否则为 0 分	
	25	检查给受试者一张卡片，上面写着“请闭上您的眼睛”,请您念一念这句话,并按上面的意思去做	能正确说出并能做到为 1 分,不能正确说出,也不能做到为 0 分	
		我给您一张纸,请您按我说的去做,现在开始,用右手拿着这张纸,用两只手将它对折起来,然后将它放在您的左腿上		
	26	用右手拿着这张纸	正确为 1 分,错误为 0 分	
	27	用两只手将纸对折	能对折为 1 分,不能为 0 分	
	28	将纸放在左腿上	放对为 1 分,否则为 0 分	
	29	请您写一个完整的句子	能正确写出为 1 分,否则为 0 分	
	30	请您照着下面图案的样子把它画下来	正确为 1 分,错误为 0 分	
总评分：　　分				
总分范围 0~30 分,正常与不正常的分界值与受教育程度有关:文盲(未受教育)组 17 分;小学(受教育年限小于或等于 6 年)组 20 分;中学或以上(受教育年限大于 6 年)组 24 分 分界值以下为有认知功能缺陷,以上为正常				

(4)各种不良事件均可对老年人带来压力,应对不当,将给老年人的身心健康造成危害。评估时应及时了解有无压力源存在,压力源的性质、强度、持续的时间及对老年人的影响,正确评价老年人的应对能力。评估方法:访谈与观察——询问和观察是否有上述情况;心理测验——社会支持量表(表1–3–9)、生活事件量表、各种应对方式问卷。

表1–3–9　社会支持评定量表

指导语:下面的问题用于反映您在社会中所获得的支持,请按各个问题的具体要求,根据您的实际情况做答。
1.您有多少关系密切,可以得到支持和帮助的朋友?(只选一项) A. 一个也没有　B. 1~2个　C. 3~5个　D. 6个或6个以上 2.近一年来您:(只选一项) (1)远离家人,且独居一室 (2)住处经常变动,多数时间和陌生人住在一起 (3)和同学、同事或朋友住在一起 (4)和家人住在一起 3.您与邻居:(只选一项) (1)相互之间从不关心,只是点头之交 (2)遇到困难可能稍微关心 (3)有些邻居都很关心您 (4)大多数邻居都很关心您 4.您与同事:(只选一项) (1)相互之间从不关心,只是点头之交 (2)遇到困难可能稍微关心 (3)有些同事很关心您 (4)大多数同事都很关心您 5.从家庭成员得到的支持和照顾(在无、极少、一般、全力支持四个选项中,选择合适选项) (1)夫妻(恋人) A.无　B.极少　C.一般　D.全力支持 (2)父母 A.无　B.极少　C.一般　D.全力支持 (3)儿女 A.无　B.极少　C.一般　D.全力支持 (4)兄弟姐妹 A.无　B.极少　C.一般　D.全力支持 (5)其他家庭成员 A.无　B.极少　C.一般　D.全力支持

(待续)

表 1-3-9(续)

6.过去,当您遇到急难情况时,曾经得到的经济支持和解决实际问题的帮助来源有: (1)无任何来源。 (2)下列来源:(可选多项) A.配偶;B.其他家人;C.亲戚;E.同事;F.工作单位;G.党团工会等官方或半官方组织;H.宗教、社会团体等非官方组织;I.其他(请列出) 7.过去,在您遇到急难情况时,曾经得到的安慰和关心来源有: (1)无任何来源。 (2)下列来源:(可选多项) A.配偶; B.其他家人;C.朋友 D.亲戚;E.同事;F.工作单位;G.党团工会等官方或半官方组织; H.宗教、社会团体等非官方组织;I.其他(请列出) 8.您遇到烦恼时的倾诉方式:(只选一项) (1)从不向任何人诉说 (2)只向关系极为密切的 1~2 个人诉说 (3)如果朋友主动询问您会说出来 (4)主动叙述自己的烦恼,以获得支持和理解 9.您遇到烦恼时的求助方式:(只选一项) (1)只靠自己,不接受别人帮助。 (2)很少请求别人帮助 (3)有时请求别人帮助 (4)有困难时经常向家人、亲友、组织求援 10.对于团体(如党团组织、宗教组织、工会、学生会等)组织活动,您:(只选一项) (1)从不参加 (2)偶尔参加 (3)经常参加 (4)主动参加并积极活动

三、老年人社会健康评估

社会健康是指个体人际关系的数量和质量及其参与社会活动的程度。老年人应着重测定个体参与社会活动的能力、家庭及居住情况(婚姻状况与亲属的关系) 、朋友关系与社区组织的关系、职业与工作等方面。具体有以下内容:

- 有一定的社会适应能力。
- 能应付一定的紧张压力。
- 有一定的社会交往能力,与周围环境保持接触,并能保持一定兴趣。

- 有和谐的人际关系。
- 生活目标切合实际,能现实地处理周围发生的问题。
- 能在社会规范之内对个人基本需求有恰如其分的满足。

四、老年人生活质量的评估

(一)生活质量的内涵

世界卫生组织对其定义:生活质量是指不同文化和价值体系中的个体对他们的生存目标、期望、标准以及所关心的事情相关的生存状况的感受。中国老年医学会的定义:老年人生活质量是指60岁或65岁以上的老年人群身体、精神、家庭和社会生活满意的程度和老年人对生活的全面评价。

(二)生活质量的综合评估

1. 生活满意度的评估

生活满意度是指个人对生活总的观点以及现在实际情况与希望之间、与他人之间的差距。生活满意度指数是用来测量老年人心情、兴趣、心理、生理主观完美状态评估的一致性。常用的量表是生活满意度指数(A,B)。

(1)生活满意度指数A(表1-3-10)。下面的一些陈述涉及人们对生活的不同感受。请阅读下列陈述,如果你同意该观点,就请在“同意”之下做一记号;如果不同意该观点,请在“不同意”之下做一记号;如果无法肯定是否同意,则在“ ? ”之下做一记号。请务必回答每一个问题。

表1-3-10 生活满意度指数A

(1)当我老了以后发现事情似乎要比原先想象得好。(A)同意 不同意 ?
(2)与我所认识的多数人相比,我更好地把握了生活中的机遇。(A)同意 不同意 ?
(3)现在是我一生中最沉闷的时期。(D) 同意 不同意 ?
(4)我现在和年轻时一样幸福。(A)同意 不同意 ?
(5)我的生活应该有更好的时光。(D)同意 不同意 ?
(6)现在是我一生中最美好的时光。(A)同意 不同意 ?
(7)我所做的事多半是令人厌烦和单调乏味的。(D)同意 不同意 ?
(8)我估计最近能遇到一些有趣的令人愉快的事。(A)同意 不同意 ?
(9)我现在做的事和以前做的事一样有趣。(A)同意 不同意 ?
(10)我感到老了、有些累了。(D)同意 不同意 ?

(待续)

表 1-3-10(续)

(11)我感到自己确实上了年纪,但我并不为此而烦恼。(A)同意　不同意　？
(12)回首往事,我相当满足。(A)同意　不同意　？
(13)即使能改变自己的过去,我也不愿有所改变。(A)同意　不同意　？
(14)与其他同龄人相比,我曾做出过较多的愚蠢的决定。(D)同意　不同意　？
(15)与其他同龄人相比,我的外表年轻。(A)同意　不同意　？
(16)我已经为一个月甚至一年后该做的事制订了计划。(A)同意　不同意　？
(17)回首往事,我有许多想得到的东西均未得到。(D)同意　不同意　？
(18)与其他人相比,我惨遭失败的次数太多了。(D)同意　不同意　？
(19)我在生活中得到了许多我所期望的东西。(A)同意　不同意　？
(20)不管人们怎么说,许多普通人是越过越糟,而不是越过越好。(D)同意　不同意　？

注:A 为正序记分项目,同意计 1 分,不同意计 0 分;D 为反序记分项目,同意计 0 分,不同意计 1 分。

(2)生活满意度指数 B(表 1-3-11)。

表 1-3-11　生活满意度指数 B

请就以下问题随意发表意见:
1.你这个年纪最大的好处是什么? (1)积极的答案 (2)没有任何好处 2.今后五年你打算做什么?你估计今后的生活会有什么变化? (2)变好,或无变化 (1)无法预料,“各种可能性都有” (0)变坏 3.你现在生活中最重要的事情是什么? (2)任何自身之外的事情,或对未来的乐观期望 (1)“维持现状”,保持健康或工作 (0)摆脱现在的困境,或“目前什么重要的事情也没有”,或提起以往的经历 4.与早期的生活相比,你现在是否幸福? (2)现在是最幸福的时期,过去和现在同样幸福;或无法比较出何时更幸福 (1)最近几年有些不如以前了 (0)以前比现在好,目前是最糟糕的时期 5.你是否曾担心人们期望你做的事你却不能胜任——你无法满足人们对你的要求? (2)不曾担心 (1)略有些担心 (0)担心

(待续)

表 1–3–11(续)

6.如果你想怎样就能怎样,那么你最喜欢生活在哪里(国家名)?
(2)目前所在地
(0)任何其他地方
7.你感到孤独的时间有多少?
(2)从未有过
(1)有时
(0)经常,十分频繁
8.你感到生活无目的的时间有多少?
(2)从未有过
(1)有时
(0)经常,十分频繁
9.你希望将来与好朋友在一起的时间更多一些还是自己独处的时间更多一些?
(2)现在这样很好
(1)与好朋友在一起的时间更多一些
(0)自己独处的时间更多一些
10.你在目前的生活中发现多少不幸的事情?
(2)几乎没有
(1)有一些
(0)许多
11.当你年迈之后,事情比原先想象得好还是不好?
(2)好
(1)和预期的差不多
(0)不好
12.你对自己生活的满意程度如何?
(2)非常满意
(1)相当满意
(0)不太满意

结果参考:生活满意度指数 A 得分从 0(满意度最低)到 20(满意度最高);生活满意度指数 B 得分从 0(满意度最低)到 22(满意度最高)。

2. 主观幸福感的评估

主观幸福感主要是指人们对其生活质量的一种主观、整体的概念,同时也是一个相对稳定的值,是评估相当长一段时期的情感反应和生活满意度。决定人们是否幸福的感受,并不是实际发生了什么,关键是人们对所发生的事情在情绪上做出何种理解,在认知上进行怎样的加工。因此,现在主观幸福感日益受到全世界各个国家的重视。主观幸福感的评估主要采用 Kozma 于 1980 年制定的纽芬兰纪念大学幸福度量表(表 1–3–12),此表作为老年人精神卫生状况的恒定的间接指标,已为许多国家广泛应用,我国于 1985 年开始使用。

表 1-3-12　纽芬兰纪念大学幸福度量表

量表指导语:我们想问一些关于你的日子过得怎么样的问题。如果符合你的情况,请回答"是";如果不符合你的情况,答"否"。
(1)满意到极点?(PA) (2)情绪很好?(PA) (3)对你的生活很满意?(PA) (4)很走运?(PA) (5)烦恼?(NA) (6)非常孤独或与人疏远?NA) (7)忧郁或非常不愉快?NA) (8)担心,因为不知道将会发生什么情况?(NA) (9)感到你的生活处境变得艰苦?(NA) (10)一般说来,生活处境变得使你感到满意?(PA) (11)这是我一生最难受的时期?(NE) (12)我像年轻时一样高兴?(PE) (13)我所做的大多数事情都令人厌烦或单调?(NE) (14)我做的事像以前一样使我感兴趣?(PE) (15)当我回顾我的一生时,我感到相当满意?(PE) (16)随着年龄的增加,一切事情更加糟糕?(NE) (17)你感到孤独的程度如何?(NE) (18)今年一些事情使我烦恼?(NE) (19)如果你能到你想住的地方去住,你愿意到那儿去住吗?(PE) (20)有时我感到活着没意思?(NE) (21)我现在像我年轻时一样高兴?(PE) (22)大多数时候我感到生活很艰苦。(NE) (23)你对你当年的生活满意吗?(PE) (24)我的健康情况和我的同龄人比与他们相同甚至还好些?(PE)

解释:由于此表对幸福度测定的效度和信度较高,具有较好内部一致性和最大的时间稳定性,其理论结构是情感平衡理论,这一理论把幸福理解为两种对立而同样重要情感之间的平衡,即正性情感与负性情感之间的平衡,正性情感增加一个人幸福度,负性情感降低一个人的幸福度,总的幸福度是两者之间平衡的结果。纽芬兰纪念大学幸福度量表有 24 个条目组,10 个条目反映正性和负性情感,其中 5 个条目反映正性情感(PA),5 个条目反映负性情感(NA);14 个条目反映正性和负性体验,其中 7 个条目反映正性体验(PE),另 7 个条目反映负性体验(NE)。总的幸福度=PA-NA+PE-NE。

评分:对每项回答“是”,记 2 分;答“不知道”,记 1 分;答“否”,记 0 分。第 19 项回答“现在住地”,记 2 分;“别的住地”,记 0 分。第 23 项答“满意”,记 2 分;“不满意”,记 0 分。总分=PA−NA+PE−NE,得分范围−24~+24。为了便于计算,常加上常数 24,记分范围 0~48。PA:正性情感;NA:负性情感;PE:一般正性体验;NE:一般负性体验。

3. 生活质量的综合评估

生活质量是一个带有个性和易变的概念。在时代变迁、社会进步的今天,中国老年人的生活质量已经发生了翻天覆地的变化,但仅仅是衣食无忧并不表明老年人获得了高质量的生活,事实上,他们希望得到更多的尊严、拥有阳光的心情、过上富足的晚年、在家庭中受到更多的重视……做到了这些,老年人的生活质量才能得到全面提高。因此评估老年人生活质量时,最好以老年人的体验为基础进行评价,不仅评定客观状态,还要注意其主观评价。

第二章　预防护理

第一节　老年人安全用药

由于人体各器官功能及机体内环境稳定性随年龄而衰退，以至老年人会患多种疾病，且通常为慢性病，需要长期治疗，用药种类较多，加之老年人对药物的清除率和保持内环境稳定能力减弱，故药物不良反应发生率较高。因此，保证老年人有效、安全用药，加强老年人安全用药的护理，观察和预防药物不良反应，提高老年人的用药安全，这一切与老年人健康密切相关。

一、老年人用药原则

老年人的生理改变，尤其是肝肾功能的减退，导致机体对药物的吸收、分布、代谢和排泄等功能减退，所以其不良反应发生率是青年人的2~3倍。因此，老年人用药应遵循科学的给药原则，尽可能地降低其危险性，确保药物达到既有效又安全的作用。

（一）要有明确的用药指征，避免不必要的用药

老年人应尽量少用药物，切忌不明病因就随意滥用药物，以免发生不良反应或延误疾病治疗。如有需要治疗的，必须经医生做出正确诊断，采用最合理的用药方案。老年人因衰老产生的改变和疾病之苦，有些可以通过饮食(低脂、少盐、少糖，必要的维生素和矿物质补充)和生活方式(起居有序、心情愉快、适当的体力和脑力活动)的调整，以及不良习惯或危险因素(吸烟、酗酒、偏食、肥胖等)的纠正，达到身体健康、减少病痛、延缓衰老的目的。坚持适当的户外活动，保持乐观心态，防病于未然往往胜过吃药。

（二）尽量减少用药种类

老年人因多病，治疗时用药的品种也较多，约四分之一老年人同时服用4~6种药，因此

药物副作用发生率也较高，约15%，且发生率与用药种数成正比。多种慢性病综合治疗时，用药品种应少而精，并使用较小的有效剂量，药物种类一般以不超过3~4种为宜。尽管老年人患病时可并发多种病症，但应根据病情的轻重缓急合理用药。一般先服用急重病症的治疗药物，待病情基本控制后，再适当兼顾其他方面的药物。尽量避免使用对肾脏毒性大的药物，如氨基糖苷类、万古霉素、多黏菌素类、头孢菌素类等。忌乱用偏方、秘方、验方。

（三）掌握最低有效用药剂量

老年人的用药剂量应根据年龄、体重和体质情况而定。由于老年人对药物耐受力差、个体差异大、半衰期延长，对老年人用药剂量必须十分慎重。60岁以上老年人的用药剂量为成年人剂量的四分之三，而中枢神经系统抑制药，应当以成年人剂量的二分之一或四分之三作为起始剂量。为慎重起见，对老年人的用药最好从小剂量开始，使用安全范围小的药物时，从成人剂量的三分之一至二分之一开始，而后按需调整剂量。如能进行血药浓度监测，则可更准确地根据个体差异调整用药剂量。

（四）选择适宜的用药时间

掌握好用药的最佳时间可以提高药物疗效，减少不良反应。简化用药方案，最好每种药物每日只服一个单剂量。此外，还要重视患者的依从性，老年人用药的依从性差，且部分老年人患有健忘症，常常忘了服药或不按时服药，故老年人应当在家属、亲友或是护理员的协助和监护下用药。要注意许多食物和药物同时服用会因为彼此的相互作用而干扰药物的吸收。如含钠或碳酸钙的制酸剂不可与牛奶或其他富含维生素D的食物一起服用，以免刺激胃液过度分泌或造成血钙或血磷过高。此外，如果给药间隔过长会达不到治疗效果，而频繁给药又容易引起药物中毒。因此，在安排用药时间和用药间隔时，既要考虑老年人的作息时间，又应保证有效的血药浓度。

（五）选择简便、有效的给药途径

口服给药是一种简便、安全的给药方法，应尽量采用。急性疾患可选择注射、舌下含服、雾化吸入等给药途径。根据老年人的特点适当选择药物剂型与包装，从各方面注意药物特点，便于给药方案的落实，必要时给予老年人指导或监督。选择便于老年人服用的剂型，应尽量避免服用过大的片剂或胶囊，尤其是剂量较大或药物种类较多时更难吞服，尽可能选用颗粒剂、液体制剂、小片制剂等易吞服的药物。

（六）严格遵守医嘱

有些老年人凭借自己“久病成医”的经验，不经确诊就随便用药或加大用药剂量，这种做法对体质较差或患多种慢性病的老年人尤为危险。老年人得病，长期、慢性是其特点之一，因

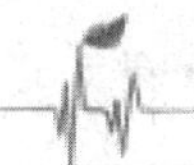

此易出现乱投医现象。不要随意停用或更改医生处方用药,以免影响系统治疗及造成其他不良反应。中成药和西药不能随意合用,有些中成药的配方中含有西药成分,若随意合用,很容易造成药物剂量超量和发生药物不良反应。长期服用某种药物,应了解药物的主要成分,对有些成分应控制剂量,必要时请咨询医生。

(七)合理使用滋补药

滋补药对老年保健具有一定的作用, 体弱的老年人和病后虚弱者可适当辨证用些补虚益气之品,可以起到一定程度的延缓衰老和治疗的作用。但若盲目滥用,很可能适得其反,不但治不好病,反而容易引起毒副作用。

二、老年人常见的药物不良反应

(一)精神症状

中枢神经系统,尤其是大脑最易受药物作用的影响。老年人中枢神经系统对某些药物的敏感性增高,可引起精神错乱、抑郁和痴呆等不良反应。如吩噻嗪类、洋地黄、降压药和吲哚美辛等,可引起老年抑郁症;抗胆碱药苯海索,可致精神错乱;左旋多巴或金刚烷胺,可加重老年痴呆患者的症状。

(二)直立性低血压

直立性低血压又称体位性低血压。老年人血管运动中枢的调节功能灵敏性减弱,压力感受器发生功能障碍,即使没有药物的影响,也会因为体位的突然改变而产生头晕。使用降压药、三环抗抑郁药、利尿剂、血管扩张药时,尤其易发生直立性低血压,因此,在使用这些药时应特别注意。

(三)耳毒性

老年人由于内耳毛细胞数目减少,听力有所下降,易受药物的影响而产生前庭症状并引起听力下降。年老体弱者使用氨基糖苷类抗生素(如庆大霉素、卡那霉素等)和多黏菌素可致第八对脑神经损害,出现眩晕、头痛、恶心和共济失调以及耳鸣、耳聋等症状。由于毛细胞损害后难以再生,故可产生永久性耳聋,所以老年人使用氨基糖苷类抗生素时应减量,最好避免使用此类抗生素和其他影响内耳功能的药物。

(四)尿潴留

三环类抗抑郁药和抗帕金森病药有副交感神经阻滞作用, 老年人使用这类药物可引起尿潴留,伴有前列腺增生及膀胱颈纤维病变的老年人尤易发生。因而,在使用三环类抗抑郁药时应慎重,开始应以小剂量分次服用,然后逐渐加量。患有前列腺增生的老年人,使用呋塞米等强效利尿剂也可引起尿潴留,在使用时应加以注意。

(五)药物中毒

老年人各个重要器官的生理功能减退,60 岁以上老年人的肾脏排泄毒物的功能比 25 岁时下降 20%,70~80 岁时下降 40%~50%。60 岁以上老年人的肝血流量比年轻时下降 40%,解毒功能也相应降低。因此,老年人用药更容易中毒。

三、老年人用药的特殊反应

(一)首次服药

老年人由于代谢缓慢,机体功能衰弱,在第一次服用药物时一定要注意观察一段时间。一些人首次服用常规计量就会发生反应,尤其是治疗心脏疾病的药物,如普萘洛尔 10 毫克在 1~2 小时内可能会有心跳、头晕、气急、出汗、血压下降等症状,甚至还有更为严重的情况,这是药物的个体反应,只有家人或护理人员的密切观察才会发现异常反应,避免严重后果的发生。

(二)突然停药

较长时间服用某种抗高血压药物,突然停药会引起血压反跳,血压升高的水平可超过治疗前的水平,从而发生危险。服用激素类药物也需要逐渐减量。其他治疗糖尿病、抗癫痫等类的药物也是如此。因此,在长期服药时,如果停药一定要遵照医嘱,不得擅自停药。

(三)过量服药

一些人治疗心切,任意加大药物剂量从而导致不良后果。如高血压患者,尤其是Ⅱ期和Ⅲ期高血压患者,过量服用降压药,可在短期内血压急剧下降,引起心、脑缺血,出现头晕、嗜睡甚至晕厥的症状。此外,跌倒也会引起严重的后果。同样,降低血糖的药物如服用过量也会发生低血糖,严重时还会出现低血糖休克,这是很危险的。

(四)长期服药

任何药物均有不同程度的副作用,对于老年人尤其重要。如长期服用肾上腺皮质激素类会发生肥胖、骨质疏松、痤疮等。长期服用镇静药物(如氯丙嗪类药物)会出现肢体颤抖、流口水、行动不稳、活动迟缓、面无表情、肌肉强直等。

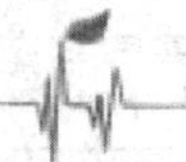

以上这些症状的出现，除了老年人本身的疾病以外，和用药的时间长短、药物总剂量的多少有密切的关系。作为护理人员和家属，应当多了解药物的说明书，提醒医生出现的异常症状，及时纠正用药剂量，避免不良反应的发生。

四、老年人的用药护理

（一）护理评估

1. 用药史评估

详细评估老年人的用药史，包括既往和现在的用药记录、药物的过敏史、引起副作用的药物以及老年人对药物的了解情况。

2. 各系统老化程度评估

了解老年人各脏器的功能情况，如肝、肾功能的生化指标。

3. 服药能力评估

对老年人的视力、听力、理解力、记忆力、阅读能力等的评估。

4. 心理、社会状况评估

了解老年人的文化程度、饮食习惯、家庭经济状况，对目前治疗方案的了解、认识程度和对药物有无依赖、恐惧等心理。

（二）密切观察和预防药物的不良反应

老年人药物不良反应发生率高，护理人员应学会如何观察和预防药物不良反应，提高老年人的用药安全水平。

1. 密切观察药物副作用

老年人用药时，要注意观察老年人用药后的不良反应，及时处理。如对使用降压药的老年患者，要告知其直立、起床时动作要缓慢，避免引起体位性低血压。

2. 注意观察药物矛盾反应

老年人在用药后容易出现药物矛盾反应，即用药后出现与用药治疗效果相反的特殊不良反应。如用硝苯地平治疗心绞痛反而加重心绞痛，甚至诱发心律失常，所以用药后要细心观察，一旦出现不良反应宜及时停药、就诊，根据医嘱改服其他药物并保留剩药。

3. 注意依从性

由于老年人用药依从性较差，当服药后未取得预期疗效时，护理人员要仔细询问医生和患者是否按医嘱继续服药。

第二节 意外伤害的防范

安全是人正常生活的基本保证,但生活中常常有意外发生,这种意外有时会造成严重的伤害,甚至还可能会导致死亡。

一些简单的安全措施和生活常识,可以尽可能地防止意外的发生。因此,作为护理员必须要保护好患者和自己。本节提到的安全措施适用于日常生活和各种护理范围。

一、安全环境

在安全和整洁的环境中,人们会感到身体和精神的放松和舒适,受到感染、摔伤、烧伤、中毒等伤害的风险较低。温度舒适,噪声适中,空间宽敞,光线充足,在这样的环境里,人们不再担惊受怕、顾虑重重,可以尽情散步,安全生活,自身及财物都能够远离意外的危害,这些条件是人们养老所追求的。

二、事故危险因素

有的人无法保护自身的安全,总是依赖于他人的保护。护理员必须要了解事故伤害风险增加的因素,并制订相应的护理计划。

(一)熟悉了解周围环境

护理员及被护理的人需要了解周围的环境,方能保护自己远离伤害。老年人受伤时容易出现意识模糊或昏迷。昏迷指的是失去意识,无法对人、事、物做出正确反应的状态。有的老年人神志恍惚或痴呆,对周围环境的安全性不能判断,往往依附于他人来寻求保护,这时需要护理人员帮助观察和确定安全措施。

(二)视力受损

视力不佳的老年人可能会因看不到地面的地毯或是其他障碍物,如家具或电线而绊倒,也会因看不清清洁剂和其他容器上的标签而误服造成中毒,还会误服药物的剂量,有时也会误服非口服药物。

(三)听力受损

听力受损的老人难以听到正常的说话和讲解、警报信号和火警信号,还可能听不到正在靠近的餐车、药物推车和坐着轮椅的人发出的声音,所以他们无法安全及时地躲开。

（四）嗅觉触觉受损

生病和衰老都会影响嗅觉和触觉。嗅觉受损的人们不容易察觉到烟雾和气味，当对气味的感觉变得微弱时，烧伤的风险就会加大。触觉受损的老年人难以准确感知冷热和疼痛，他们也许知道自己受伤了，但是疼痛的感觉却不明显。例如，末梢循环不良而感觉迟钝的老年人常常感受不到不合脚的鞋把脚磨出了水泡，所以脚上的水泡很可能会恶化成很严重的伤口。

（五）行动不便

有的疾病和外伤会给老年人的行动带来不便。有时候，他们也许意识到了危险，但是身体却无法移动到安全之处，有的老年人是因为不能走路或不能推动轮椅，有的则是因为身体瘫痪。瘫痪常见的类型有截瘫、四肢瘫痪和偏瘫。截瘫是指腰部以下瘫痪；四肢瘫痪是指颈部以下瘫痪；偏瘫是指身体的一侧瘫痪。

（六）药物

药物具有副作用，包括使人失去平衡、嗜睡、身体不协调、意识模糊、头脑混乱、迷失方向等。

三、防止跌倒

（一）跌倒的危险因素

大多数的跌倒都发生在卧室和卫生间，造成跌倒的原因有很多，如小块地毯的绊牵，室内光线昏暗，地面杂乱，家具放错地方，脚下有宠物，浴缸、浴室的地面湿滑等。急于如厕也是跌倒的一个主要原因。排尿晕厥是男性摔倒的原因之一。

跌倒的风险随着年龄的增长而升高。超过 65 岁的老年人是高危的人群，而且，有跌倒史的老年人再次摔倒的概率也会大大增加。

在医院和各种社会养老机构，跌倒更容易发生在护理人员交接班的时候，尤其是下午 6 点到晚上 9 点之间。因为在这个时候，护理人员往往都忙着换班，对于老年人的呼叫经常不能及时给予应对，容易产生混乱，发生跌倒的可能性大大增加。除了前述的事故危险因素，其他的原因也会导致跌倒，跌倒的危险因素如表 2–2–1。

表 2-2-1　跌倒的危险因素

• 有跌倒史者 • 虚弱 • 行动迟缓 • 视力欠佳 • 精神错乱 • 定向障碍 • 活动能力差 • 足部病变 • 鞋不合脚 • 急于如厕 • 尿失禁 • 眩晕、头昏眼花 • 直立位晕厥 • 关节疼痛或僵硬 • 肌肉无力 • 血压过低 • 平衡能力差	• 药物副作用 ——直立性低血压 ——嗜睡 ——晕厥 ——眩晕 ——身体协调能力差 ——姿势不稳 ——意识错乱,定向力差 ——尿频 • 眼部疾患 • 饮酒过量 • 抑郁 • 生疏的环境 • 判断能力差 • 记忆力减退 • 轮椅、助行器、手杖等使用不当

(二)防止跌倒的一般安全措施

针对上述跌倒的危险因素,应事先制订防止跌倒方案。以下罗列了防止跌倒的各种安全措施。

1. 基本要求

• 根据需要,佩戴眼镜和助听器。起床走动时,不可戴老花镜。

• 定时或随时提供如厕的帮助,协助老年人去卫生间,或提供便器。

• 如果老年人可以自行使用便器,则必须把其放在伸手可及的范围内,或是有人协助。

• 使用温热的饮料、柔和的光线或背部按摩来平息情绪激动的老年人。

• 使用指示标志防止老年人走错路。

• 当老年人在床上、椅子上或轮椅上时,确保他们的姿势正确舒服。依据护理计划使用枕头、垫子和座椅。

• 按照正确合理的程序搬动老人。

2. 浴室

• 浴缸和淋浴间配有防滑地面或防滑浴垫。

• 淋浴时使用浴缸和卫生间里的安全栏杆和扶手。

• 卫生间的墙壁及便器周围配有扶手。

• 淋浴时最好使用淋浴椅。

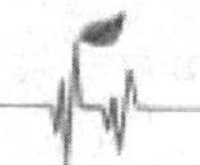

- 依照安全措施使用浴缸和淋浴间。

3. 地面

- 铺设与房间地面面积相匹配的整块地毯并将地毯固定在地面上。
- 不使用分散的、局域性的或易滑动的小块地毯。
- 室内使用一种颜色的地板。色彩杂乱会导致老年人头晕。
- 地板具有防滑的表面。
- 木地板、瓷砖和不防滑的地板表面涂用防滑蜡。
- 及时更换松动的地板和瓷砖及磨破的地毯。
- 地面和楼梯避免放置杂物,不要放置会导致跌倒的物品,比如玩具、电线等其他物品。
- 楼梯要防湿,一旦有水要及时擦干。
- 室内不要放置多余的家具和设备。
- 电器及延长线不要挡路。
- 设备和用品都放在走廊的同一侧。

4. 家具

- 家具的放置要便于人们行动。
- 家具不可随意重新摆放。
- 椅子要有扶手,可以在老年人坐下和起立时给予支撑。
- 床边放置一部电话,便于与他人联系。

5. 病床等辅助设备

- 除非进行床边护理,否则床需要调到最低的水平位置。
- 根据护理计划使用床栏。
- 使用合适的轮椅、助行器和拐杖,不要使用他人的设备。
- 拐杖、手杖和助行器应有定期的维修。
- 搬动老年人应遵循护理计划,按照正确合理的程序搬动。
- 床、轮椅和担架的轮锁处于正常的工作状态。
- 当需要移动患者时,病床车轮要及时锁定。
- 遵循轮椅和担架使用的安全措施。

6. 灯光

- 房间、走廊、楼梯、浴室照明良好。
- 灯的开关(包括浴室内)位置就近方便,易于发现。
- 卧室、走廊、浴室安装夜灯。

7. 鞋子及服装

- 穿防滑鞋。避免鞋带过长并系好鞋带。
- 衣服合身,不可太过宽松拖地,带子都系好或固定。

8. 信号灯和警报器

• 教会老年人如何使用信号灯。

• 信号灯开关安置在易于触及的地方。

• 从床上或椅子上起来或者走路时需要帮助，可以及时呼叫寻求帮助。

• 信号灯亮起应及时应答，它表示老年人急需帮助。

• 床边和椅旁安装警报器。当老年人起床或从椅子上坐起时可以寻求帮助。

• 及时应答床边和椅旁的警报器。

9. 其他

• 仔细频繁地巡查老年人的动态及周围的情况是很重要的。

• 经常巡查那些行动不便、判断力低或记忆力差的老年人。

• 容易跌倒的老年人的房间设立在靠近护理站的位置。

• 楼梯、走廊两侧，浴室里都有扶手。

• 要求家属和朋友到访的时间最好是护理人员工作繁忙或傍晚和夜里护理人员换班的时候，以便提供必要的帮助。

• 为老年人按需提供陪伴，诸如保姆、伙伴或志愿者。

• 执行生活或医疗护理之前，先清楚地解释其作用和过程，征得老年人同意和配合。

• 床边和浴室里安装防滑垫，确保它们完好无损。

• 在拐弯、进入走廊交叉口及门口放置提示标志，以免伤害到从另一个方向而来的人。

• 通过门口时，在前方拉动轮椅、担架、推车或其他轮式设备，而不要推动。这样做不会挡住视线，能够看清前方的路。

• 访客离开之后，进行安全检查。他们也许拉下了床栏、移动了信号灯、拿开了助行器，也可能带来了易伤人的物品。

（三）床栏的特殊要求

1. 床栏的分类及用途

现在有些家庭的病床也采用了医院式病床，这样的病床床栏可以自由升降。床栏(图 2-2-1)往往通过杠杆、插销和按钮锁定。床栏有半床长的，四分之三床长的，也有全床长的。如果是半床长的床栏，那么床的两侧就各有两个床栏。一个位于床的上半部分，一个位于床的下半部分。

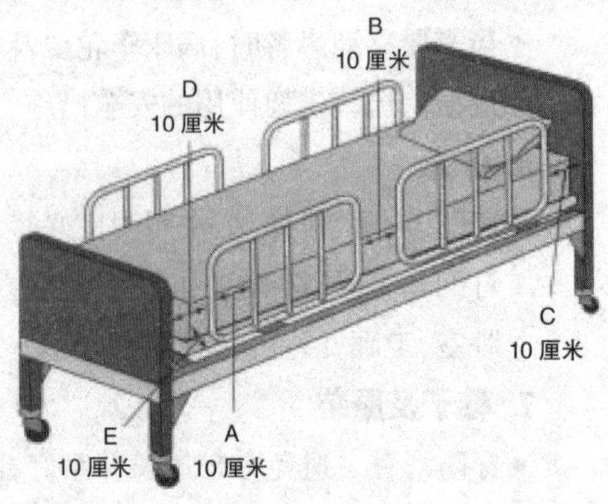

图 2-2-1　床栏图

护理员应知道在什么情况下拉起床栏。当床上的人没有意识、意识混乱、没有方向感或者正在注射镇静剂的时候，需要拉起床栏。一旦患者

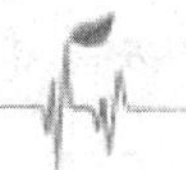

需要拉起床栏，那么除非要提供床边护理，否则需要一直保持床栏的拉起状态。

2. 应用床栏存在的危险

应用床栏也存在一些危险。当老年人想要翻过床栏时，可能会摔倒，而且，床栏的存在使老年人无法下床去卫生间。此外，被卡住也是非常危险的（图2-2-2）。也就是说，人们可能会被床栏的栏杆和一些缝隙卡住身体。那些缝隙往往存在于以下部分：

- 两个半床长的床栏之间。
- 床栏和床头板之间，床栏和床架底部的竖板之间。
- 床栏和床垫之间。

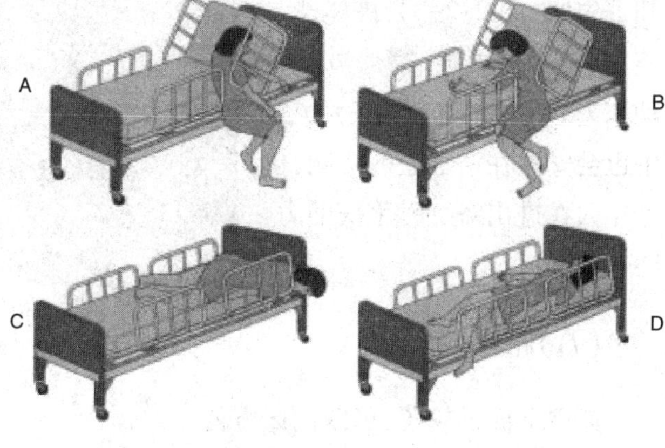

图 2-2-2　使用床栏可能存在的危险

如果人们的头部、颈部、胸部、胳膊、腿部被卡住出不来的话，很可能出现伤亡。最危险的人群有以下几类：

- 头脑混乱、没有方向感的人。
- 身体活动受限的人。
- 身材瘦小的人。
- 肌肉控制能力不好的人。

针对成年人的安全缝隙不得大于10厘米的地方有以下几处：

- 每两个床栏栏杆之间的距离。
- 上半部分床栏和下半部分床栏之间的距离。
- 床栏和床垫之间的距离。
- 上半部分床栏和床头板之间的距离。
- 下半部分床栏和床架底部的竖板之间的距离。

3. 使用床栏的安全措施

护理过程中要随时检查床栏是否符合“10厘米标准”。床栏具有防止人坠床的作用。一些人使用床栏保障安全，也有一些人用其改变卧床的姿势。当需要升起床栏提供护理时，请使用下面的安全措施，以免人们跌倒。

- 当有人需要使用床栏，并且你是独自工作时，则始终拉起距离较远的那侧床栏。不管什么原因你需要离开床边，你都要拉起所有的床栏。
- 当老年人不想使用床栏时，找一个人帮助，让他站在床的另一侧，这样可以防止坠床。
- 当床栏拉下时，看护的人一定不能离开。

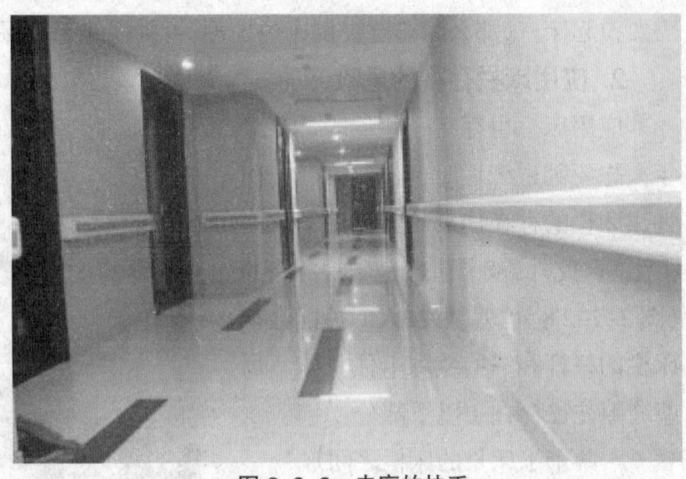

图 2-2-3　走廊的扶手

(四)扶手和把手

扶手往往装置在走廊、楼梯和卫生间(图 2-2-3),供那些身体虚弱、走路蹒跚、需要散步活动和去卫生间的老年人使用。把手也会安置在浴缸边的两侧,供老年人在进出浴缸时手扶助力,防止摔倒。

(五)床轮锁

床腿下面的轮子,可以使床方便移动。为了防止床随意移动,每个轮子都能上锁(图 2-2-4)。除非要移动床,否则轮子要一直保持锁定状态。以下情况,请确保床轮处于锁定状态:

- 当提供床边护理时。
- 当搬动卧床老年人上下床时。

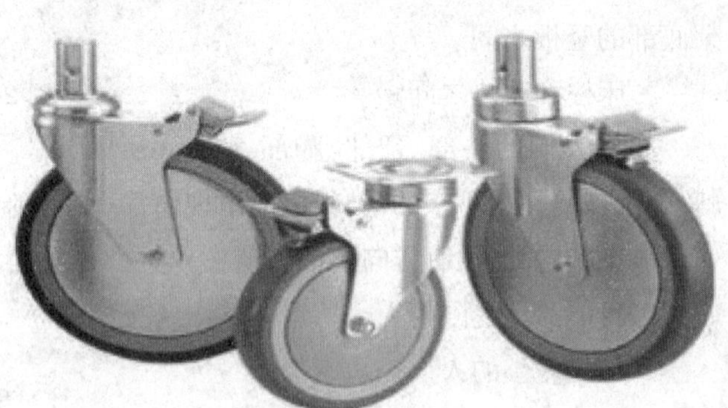

图 2-2-4　车轮锁

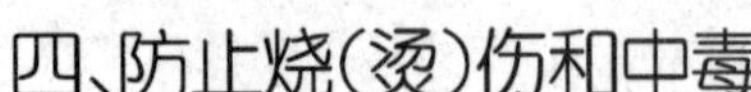

四、防止烧(烫)伤和中毒

(一)防止烧(烫)伤

烧(烫)伤是导致死亡的一个主要原因,老年人都是高危人群。在床上吸烟、滚烫液体溅出、玩弄火柴、烧烤架、壁炉、火炉和滚烫的洗澡水都是导致烧(烫)伤的常见原因。表 2-2-2 列出了防止烧(烫)伤的安全措施。

表 2-2-2　防止烧(烫)伤的安全措施

烹饪	• 握住锅把翻动锅,使锅内的食物翻转时不会外溅,避免溅到人们站立或走路的地方 • 做饭时,不要离开烹调炊具 • 做饭时,不要穿袖子过长或宽松的衣服 • 不要把带水的食物放进热油锅,以防食物上的水遇热飞溅 • 做饭的时候,注意炉灶、微波炉、烧烤架的热度,不要离开,以防不测 • 使滚烫的食物和液体远离柜台或桌子边缘 • 不使用烤箱和灶具时,一定要切断电源

(待续)

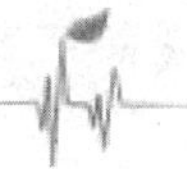

表 2-2-2(续)

餐饮	• 根据需要,协助老年人进食和饮水,不要给滚烫的饮食,这些可能会引起灼伤 • 不要使滚烫的食物和液体靠近行动迟缓和对温度不灵敏的老年人
水	• 用水时,先打开冷水,再打开热水。关水时,先关闭热水,再关闭冷水 • 在老年人进入浴缸之前,先测试洗澡水的温度 • 在水龙头和淋浴喷头上安装防烫伤装置 • 来回移动你的手,检查洗澡水的温度 • 不要让行动不便的老年人单独留在浴缸内 • 当老年人在浴盆里洗澡的时候,让他远离水龙头的位置 • 不要让行动不便者触摸水龙头的开关 • 拧紧水龙头旋钮,以防止老年人错误打开水龙头
电器	• 当需要供暖或制冷时,按照安全要求操作 • 不要让老年人长时间睡电热毯 • 老年人使用电热毯应当有定时自动开关 • 熨斗用后必须关闭电源并放置在安全处
吸烟	• 确保人们只在吸烟区吸烟 • 根据需要可允许老年人吸烟,但需要在指定地方吸烟,不要把吸烟设备放在床边,更不能在卧位吸烟 • 监督那些不能保护自己的吸烟者 • 使用氧气或存放氧气的地方,不可吸烟

(二)防止中毒

1. 常见易中毒物品

中毒也是导致死亡的一个主要原因。老年人常处于中毒的危险之中,药物和家用物品都会导致常见的中毒。老年人也可因为疏忽、注意力不集中或视力不佳而没有看清药物标签,结果导致药物服用过量。有时是因为有自杀企图而故意为之。常见的易使人中毒的物品有以下几种:

• 各种药物过量服用。

• 清洁用品:清洁剂、喷雾剂、家具打光剂、玻璃清洁剂、漂白剂、涂料、油漆稀释剂、马桶清洁剂、排水管清洁剂、汽油、煤油、胶水等。

• 个人护理用品:洗发水、护发素、沐浴乳、粉底、乳液、洗甲水、化妆品、香水等。

• 化肥、杀虫剂等。

• 铅。

- 酒精(乙醇)。
- 一氧化碳。

2. 防止中毒的安全措施

为了防止中毒,请参照表 2–2–3 的安全措施。

表 2–2–3　防止中毒的安全措施

• 把所有危险物品放在较高的位置,并锁上。保证有智力障碍的老年人看不到且拿不到 • 按照危险物品的说明书保存在适当位置，根据说明书使用 • 将有害的物品与食品严格分开存放 • 不要在食物周围存放危险物品 • 丢弃过期的危险物质	• 厨房、浴室、车库和工作室均使用安全锁 • 不要把药物放在钱包、背包、公文包、行李中,或其他老年人或是智力障碍老年人可能会找到的地方 • 在有害物质上贴上警告标志 • 电话本里保存紧急电话,如救护车、医院的电话号码

(三)一氧化碳中毒

1. 一氧化碳中毒的常见原因及表现

一氧化碳是在燃料燃烧时产生的无色无味气体。汽车、锅炉、燃气热水器、壁炉、燃气灶具、火炉等,还有其他需要使用燃料的设备都会产生一氧化碳。在我国北方地区,冬季有使用火炉取暖的习惯,在房间通风不好的情况下,因燃料燃烧不完全,极易发生一氧化碳中毒。汽车的排气系统故障也是造成一氧化碳中毒的常见原因。此外,已有故障的燃气、燃煤火炉和烟囱密闭不良都有可能会造成一氧化碳中毒。

所有的燃料设备必须处于正常使用状态,并正确使用,否则,可能会导致一氧化碳中毒。一旦人们吸入充斥着一定浓度的一氧化碳的空气时,则会出现头痛、恶心、头晕等常见症状,还可能会出现头脑混乱、呼吸困难、困倦、口唇呈现出樱桃粉色,甚至会导致死亡。

2. 预防一氧化碳中毒的安全措施

以下是预防一氧化碳中毒的一些安全措施:

- 使用燃料燃烧设备时,谨遵使用说明书操作,并使用指定的燃料。
- 当同一栋楼里的人们表现出不适的迹象和症状时,立即检查燃料燃烧设备和烟囱。
- 如果你或他人有身体不适的迹象和症状时,立即打开门窗。
- 如果你察觉到了特别的气味,立即打开门窗。
- 由训练有素的专业人员检查室内燃具或炉灶。
- 不要在空气流通不畅的地方使用烧烤架。
- 定期检查汽车排气系统。

五、防止窒息

(一)窒息的定义和影响

窒息是指因缺氧导致的呼吸停止或死亡。窒息的常见原因有:气道阻塞、溺水、吸入有毒气体或烟雾、勒颈、电击。

(二)防止窒息的安全措施

内容见表 2-2-4。

表 2-2-4　防止窒息的安全措施

• 使用电器结束后,一定要关闭电源 • 检查曾经磨损的电线是否能够正常工作,确保它们已经修好 • 个人的电器设备只有经过了维修部门的安全检查,方可使用 • 正确使用电器 • 需要把老年人的食物切成小块,方便他们食用 • 确保老年人的义齿佩戴舒适并不会脱落 • 确保老年人可以正常地咀嚼和吞咽食物 • 嘱咐老年人及时将牙齿或义齿松动的现象告知护理人员 • 在给老年人提供餐饮之前,确保他们无吞咽困难	• 将老年人吞咽困难的情况详细记录,与家属或医生沟通 • 不要让使用鼻饲管的患者口服食物或饮品 • 遵守预防误吸的措施 • 要确认在浴缸或淋浴室中洗澡的老年人的安全,特别是用燃气热水器洗澡时 • 如果你闻到烟味,让所有的人从该处转移 • 确保老年人在床上的姿势舒适且安全 • 正确地使用床护栏 • 对意识不清或躁动的老年人要有合理而安全的约束方式

六、防止触电及设备事故

(一)触电事故的原因及对人体的影响

必须确保电器的正常工作和维修得当,因为磨损的电线和超负荷的电源插座会引起火灾和电击。三相插头目前在国内外已用于所有的电子产品。其中两个插脚承载电流,另一个插脚接地。接地是指把泄漏的电流引入地下,从而避免人身触电和可能发生的事故。如果没有接地,那么泄漏的电流则会传至人的身体,造成电击。电击是指电流通过人体产生的反应。电击会造成皮肤、肌肉、神经和其他组织的电击伤,还可能影响心脏停搏,甚至导致死亡。如果受到电击,一定要立即切断电源并进行急救。

(二)电气设备发生故障的报警信号

电气设备发生故障常有以下一些报警信号:

- 触摸有电击的感觉。
- 短路或断电。
- 指示灯变暗或闪烁。
- 出现火花。
- 发出嗞嗞声或嗡嗡声。
- 产生燃烧的气味。
- 插头松动。

(三)防止电器设备事故的安全措施

所有坏掉的、未正确使用的、无法正常运行的设备都是不安全的。任何设备使用前,都需要经过检查。当需要使用各种设备时,按照表 2-2-5 的安全措施。如果发生事故,则需要立即向有关方面报告,及时排除故障。

表 2-2-5　防止电器设备事故的安全措施

• 按照产品说明书的规定正确使用设备 • 读懂所有的警告标签 • 不要使用不熟悉的设备,接受必要的培训。另外,当第一次使用一个设备时,找熟悉该设备使用的人一旁监督 • 在你使用某设备之前,先确保该设备可以正常工作 • 在损坏的设备明显处贴上“无法使用”的标签,等待检修,防止误用 • 非专业人员不要修复损坏的电器设备 • 不要在地毯下方铺设电线 • 使电器产品远离水源 • 保持工作环境的清洁和干燥,一旦有任何液体倾洒,立即擦拭	• 如果你的身体或双手是潮湿的,或者你站在水里,请勿触摸电子产品 • 不要将手指或任何物品插入插座 • 先关闭设备,再拔下插销。否则,将会产生火花 • 要将插销从接口拔出时,握住插头,而不是握住电线 • 雷雨天气,尽量不要使用电子产品或电话 • 不要用水为电气火灾灭火。必须先关闭设备或拔掉插销,切断电源 • 不要触摸正在触电的人。如果可能的话,关掉设备或拔下插销,或是使用绝缘物使触电者脱离电源,并立即呼救 • 将电线远离加热通风口和其他热源 • 使用完设备后,请关闭电源

七、轮椅和担架车安全

(一)轮椅和担架车的用途

无法行走或行动不便的老年人需要使用轮椅(图 2-2-5)。轮椅分为手动(脚动)和电动

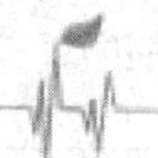

两种类型。手动轮椅是指老年人可以通过把手控制轮椅，或者通过双脚来移动轮椅。电动轮椅是指装配了电动机的轮椅，老年人可以用自己的双手或其他部位来控制轮椅移动。如果老年人无法自己操控，那么可以由别人通过手柄来移动轮椅。

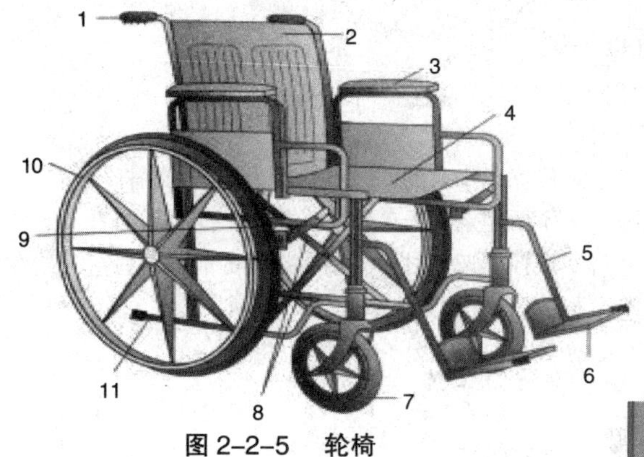

1.手柄/推动手柄　2.靠背　3.扶手
4.座椅　5.前索具(摆杆)　6.脚踏
7.轮脚　8. 横拉条　9.车轮锁
10.车轮和手扶圈　11.杠杆

图 2–2–5　轮椅

担架是用来转运那些无法使用轮椅的人。这些人或者无法坐起来，或者因病必须采取卧位，所以需要使用担架。担架分为人抬式担架和担架车(图 2–2–6)。

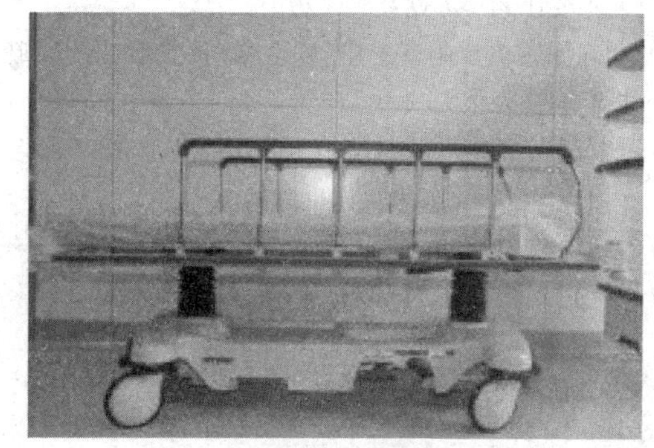

图 2–2–6　担架车

(二)使用轮椅和担架的安全措施

当使用担架或轮椅时，请遵照表 2–2–6 的安全措施。若不遵守这些安全措施，老年人就有从担架或轮椅上摔下来的风险，也有可能在上、下轮椅或担架车时出现摔伤。

表 2–2–6　轮椅和担架安全

安全使用轮椅	安全使用担架
• 检查制动功能，确保可以正常上锁和解锁 • 检查轮胎的充气情况，无气或漏气的轮胎会使制动装置不能锁定轮胎 • 确保车轮辐条的完整。损坏、断裂或松动的辐条会干扰轮椅的移动和制动功能 • 确保脚轮面向前方，这能保持轮椅的平衡和稳定 • 推动轮椅之前确保老年人的双脚都放在脚踏板上。当轮椅移动过程中，老年人的双脚也不能接触地面或拖在地板上 • 转运坐轮椅的老年人时，只能向前推动轮椅，不可向后拉动轮椅	• 找两人一起帮忙把老年人抬上或抬下担架车 • 移动担架车之前，使其保持锁定状态 • 当老年人正确舒适地躺在担架上之后，扣紧安全带 • 找人帮忙一起推送担架 • 使担架车的护栏在运行过程中保持竖立的状态

(待续)

表 2-2-6(续)

安全使用轮椅	安全使用担架
• 扶老年人坐上轮椅和离开轮椅时,确保轮椅是锁住的 • 坐入或离开轮椅时要旋转脚踏板向两侧分开以免发生磕绊,有些轮椅脚踏板是可装卸的,则使出入轮椅更为方便 • 定时检修和清洁轮椅 • 在坡道上推行轮椅上下时,需要经过操作训练,掌握技巧和速度 • 当不需要移动轮椅时,确保轮子处于锁定状态,防止老年人在坐进轮椅或离开轮椅时轮椅移动 • 不要让老年人站在脚踏板上 • 确保轮椅车附件齐全:安全带、保护套、托盘、膝板和靠垫完整无损 • 当需要把老年人从轮椅上直接托举起来的时候,拆下轮椅扶手(如果可以拆卸的话)	• 确保老年人的四肢不会伸出护栏的栏杆 • 不要把老年人单独留在担架上而无人照看 • 操控担架车时一人站在担架的前部,另一人站在担架的后部 • 运行时,先移动担架脚部

八、消防安全

火灾永远都是危险的。电气设备故障、电线超负荷使用、燃气故障,以及吸烟是造成火灾的主要原因。一旦发生火灾,则必须采取迅速且有效的行动。空气中含有氧气,可是,有的人仍需要额外补充氧气,或是提供氧气治疗。氧气是助燃的气体,星星火点,就可燃成大火,使用氧气和储存氧气的地方需要遵守以下安全措施:

- 门上和床边张贴无烟标志。
- 香烟、火柴和打火机不可带入房间,不可在室内吸烟。
- 电子设备关机后才能拔插销。
- 能够产生静电的羊毛毯子和化纤面料不得带入房间。房间里的人们最好穿纯棉衣物。
- 电子设备必须能够正常工作,包括剃须刀、电视和收音机。
- 不允许点燃蜡烛或焚香。
- 房间内不能有易燃物,包括石油、油脂、酒精、洗甲水等。

(一)防止火灾

防火措施在烧伤、设备事故和氧气使用等章节已有涉及,表 2-2-7 罗列了其他的一些防火安全措施。

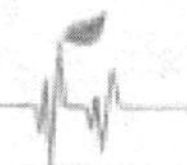

表 2-2-7 安全防火措施

• 遵守氧气使用的安全措施 • 只能在规定吸烟区域内吸烟 • 确保彻底清空烟灰缸，不得残留火迹 • 为正在吸烟的人提供烟灰缸 • 将烟灰缸底部放置少许沙子或水。不要将烟灰倒入塑料容器或装满纸张和塑料袋的废纸篓内 • 监督抽烟的老年人，尤其是那些有精神障碍或是服用了镇定剂的老年人 • 按照安全手册使用电子设备	• 监督智力障碍的老年人，不要让他们玩弄火柴或打火机 • 使用炉灶、烤箱、微波炉、烧烤架等设备，应当有定时装置或是自备定钟 • 将易燃液体存放在安全的地方，并确保精神障碍的老年人拿不到 • 不要在易燃液体的周围点燃火柴、打火机或香烟 • 将蜡烛远离易燃物 • 将可燃物质远离加热器、壁炉、散热器或其他热源

（二）发生火灾时的注意事项

要清楚你所在地方应对火灾事故的紧急处理步骤，并且了解火灾警报器、灭火器和紧急出口的位置。消防演习是为了让人们练习火警应急操作步骤。当火灾发生时，谨记下列五点：

- 营救。营救那些非常危险的人，将他们安置到安全地带。
- 报警。按响最近的报警器，拨打火警电话。
- 控火。关闭门窗控制火焰，关闭火场中正在使用的供氧设备和电子设备。
- 灭火。使用灭火器灭掉还没有蔓延至更多区域的小火地带。
- 紧急通道口不要堆放物品，确保通道畅通。如果发生火灾，不要乘坐电梯。

（三）使用灭火器

护理机构需要确定每位护理人员都会使用灭火器。不同的灭火器用于不同种类的火灾，火灾主要包括以下三种：

- 油脂火灾。
- 电气火灾。
- 纸张、木材火灾。

使用灭火器的通用步骤如下(最好是预先了解灭火器的使用方法)：

- 拉响火灾报警器。
- 拿到最近的灭火器。
- 保持直立状态。
- 使之靠近火源。
- 拔掉安全栓，喷嘴对准火焰底部。
- 用力向下压顶部的把手，使灭火剂喷出。
- 在火焰底部，前后移动灭火器喷嘴，进行灭火。

(四)发生火灾怎么做

1.疏散人员

如果需要疏散人群,首先要将最危险的人转移到安全地带,然后为那些尚能走路的人裹上毯子,由工作人员陪同他们转移到安全地带。图 2-2-7 和图 2-2-8 描绘了如何营救行动不便的人。当消防人员到达时,他们会直接展开营救工作。

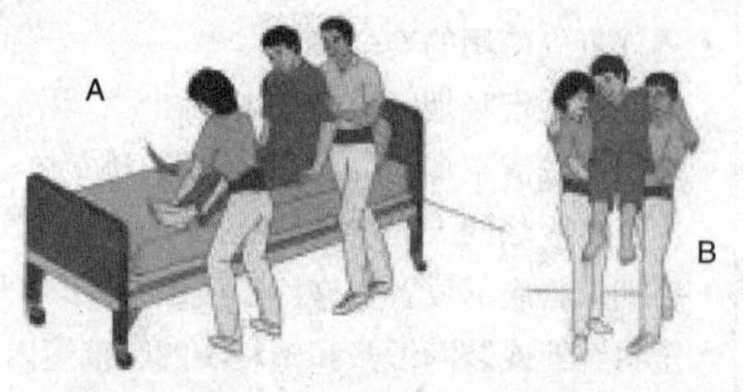

图 2-2-7　摆动式搬运技术

• 被营救者处于坐姿时,一位施救者抓住其脚踝,另一位施救者抓住其肩膀,两人同时转动让其坐在床边;将被营救者的手臂放在两位施救者的肩膀上,两位施救者的一只手臂横跨被营救者的后背并互相搭在彼此肩上,另一只手臂从被营救者的膝下穿过抓住彼此的手臂。

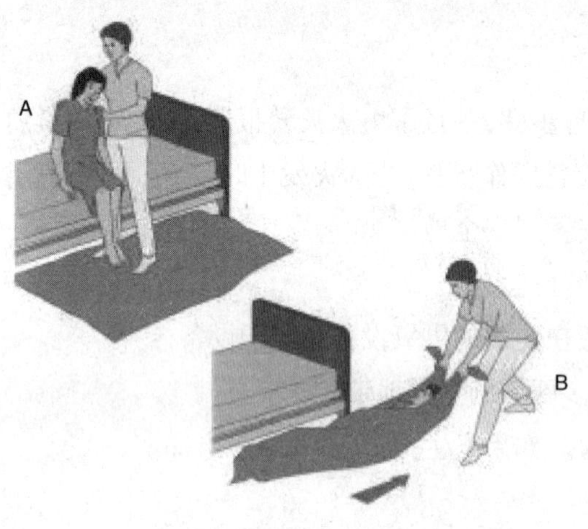

图 2-2-8　单人营救技术

• 另一种方法是在地上展开一块毯子,确保毯子能将营救者全身裹住且头上方留有余量。协助该人坐在床边,抓住他的手臂下方位置,施救者的双手交叉放于其胸下。让他顺着施救者的腿下滑至铺有毯子的地板上。用毯子将营救者裹起来,抓着头上面的毯子将他拉至安全区域。

2.了解逃生路线

要了解所在地的逃生路线,尽可能快地帮助被困的人逃生,尽可能地提醒别人逃生。不要使用电梯。不要再回到着火的地方。

开门前先触摸门的温度,如果温度很高,不要开门,选择其他的路线。

如果你的衣服着火了,不要跑,躺到地面上,捂住脸,打滚熄灭火焰。如果他人的衣服着火了,把他推到地面上,使其滚动,或用毛毯或大衣将其覆盖,熄灭火焰。

如果有很多烟雾,请用湿布捂住鼻子和嘴,让每个人都能爬行到最近的出口。

如果因为火势太大或烟雾太浓,而无法安全脱身可采取以下措施:

• 拨打 119 或消防部门电话,告诉他们你在哪里,给出确切的信息,包括地址、电话号码、家庭确切位置。

• 用湿布罩住自己及照顾的老年人和家人的鼻和口。

• 远离火源,进入有窗户的房间,关上房间的门,在门下塞满湿毛巾、毛毯或床单防止烟雾进入。

• 打开窗户。

• 将毛巾、床单、毛毯、衣服等物品悬挂在窗户上,作为信号,以便消防队员能够找到被困人员。

第三节 安全约束老年患者

一、约束的基本概念及意义

在上一节我们讲述了许多安全措施，为了确保老年人尤其是老年患者安全，在充分评估其健康状态及病情的情况下，尽量在不使用约束的前提下确保老年人的安全。但是一些老年人尤其是老年患者仍需要额外的保护措施，否则有伤害到他们自己或他人的风险。例如，有些老年人需要人帮助才能起身和行走，但是当他忘记寻求帮助时，就会面临摔伤的风险；有些老年患者常有意或无意地拔掉辅助治疗的鼻饲管；有些老年患者经常挠抓伤口，这种行为可能损伤他的皮肤和伤口；有些老年人经常迷路，这样就有出交通事故或是在社区、公园、森林或是任何地方走失的危险。同时，我们也无法避免冷热环境变化对他们造成的危害；有些老年患者有打、掐、咬医务工作者的倾向，这就使得护理员有受到伤害的风险。

约束是指限制患者身体移动及身体的接触，约束分为主动约束与被动约束。主动约束指的是直接将患者身体固定于不能移动的物体，这样可以防止因患者肢体的活动及身体接触而造成的伤害。被动约束指的是无需将患者身体与固定物直接接触，而是将患者限制于某一范围；这种约束方法并没有完全限制患者肢体活动，也允许患者触碰身体某些部位。约束物是指任何可以限制患者身体自由移动或是身体接触的物品、设备、衣服或是药物。约束是一种不得已而为之的保护患者和他人免受伤害的方法。

直到20世纪80年代后期，约束只是为了防止坠床。但是资料显示，患者恰恰是为了摆脱约束而导致坠床。这种坠床导致的损伤比没有施加约束的患者受到的伤害更为严重。

约束也有防止患者随意走动和干扰治疗的作用，这种方式被用于那些神志不清、判断力低下或是行为异常的患者。同时，施加于老年人的约束也比青年人更为常见。约束依旧是一种必要的保护措施，它的目的仍是为了保护患者。但是，这种方式也同样可以导致损伤，甚至死亡，约束使用的风险见表2-3-1。

表2-3-1 约束引起的并发症和风险

• 激动	• 影响自尊心
• 愤怒	• 不信任
• 挫伤	• 神经损伤
• 便秘	• 院内感染
• 割伤	• 肺炎
• 脱水	• 褥疮
• 情绪低落	• 勒颈
• 大便失禁	• 尿失禁
• 骨折	• 尿路感染

医院和养老机构对如何约束患者制订了相关的规定。每一个机构都对约束的使用有明确的政策和程序,包括评估患者的危险性、攻击性行为、可供选择的约束方法、合理的约束使用等。同样,护理人员的有效培训也十分重要。

二、约束时的注意事项

通常情况下,有危害的行为都是有原因和诱因的,了解并针对诱因的措施可以避免使用约束。所以,护理人员就要尽力了解这些危害行为的意义,这种方法对于那些有语言和认知障碍的老年患者尤其重要。护理人员可在护士的指导下针对下列问题对患者进行评估:

- 这个患者在忍受疼痛吗?
- 这个人生病或是受伤了吗?
- 患者是否有呼吸困难?是否发生了缺氧?
- 患者是否对新的环境感到恐慌?
- 敷料、绷带、捆缚用品是否太紧或引起其他不适?
- 衣服是否太紧或引起其他不适吗?
- 患者的体位让他不适吗?
- 患者有没有感到过热或过冷?
- 患者的体液、分泌物、排泄物会不会对皮肤有刺激?
- 患者是否有幻视、幻听或幻觉产生?
- 患者神志不清或定向困难吗?
- 是药物引起的行为异常吗?

约束时的注意事项是因人而异的(表 2–3–2),这也是病患护理计划的一部分。护理员按照护理计划实施护理,这些护理方案要根据患者病情的需要随时进行修改,同时,需要有医生的医嘱才能对患者实施约束。

表 2–3–2　约束的注意事项

• 对于受约束的老年人要转移其注意力,提供各种娱乐方式,包括电视、录像、音乐、游戏、书籍等
• 护理计划中要考虑到患者本人的生活习惯和兴趣爱好,例如早餐前洗澡、在浴室阅读、午餐前去散步、午餐后看电视等
• 家庭成员和朋友为患者制作家庭录像带供他观看
• 家人和朋友为患者制作每一次探视的录像带
• 在可被监控的地方进行短暂逗留(餐厅或休息室)
• 提供枕头、垫子、体位辅助器帮助患者采用舒适的体位和姿势
• 呼叫器应在患者随手可及的范围之内,患者可及时地回应呼叫
• 满足患者食物、液体量和排泄需求
• 给予患者背部按摩

(待续)

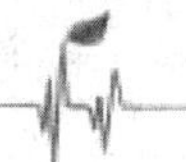

表 2-3-2(续)

• 患者有陪床和看护
• 花时间陪伴患者,尤其是焦躁不安的患者更应花更多时间陪伴
• 和患者追忆过去
• 保证环境闲适、安静
• 患者散步的环境安全
• 提供可能的健身服务
• 天气好的时候安排户外活动
• 在患者同意的情况下允许他们完成一些力所能及的活动
• 内衣里面有臀垫(图 2-3-1)
• 床架上安装有防滚落护栏
• 预防摔倒
• 患者的家具满足其个人需要(低位的床、斜躺椅、安乐椅)
• 墙角和桌椅角要加上防护垫
• 护理人员最少每 15 分钟要巡视一次
• 向患者解释操作过程和护理计划
• 给患者解释所需的设备和器械
• 引导思维不清晰的患者定位人、时间和地点,并提供日历和时钟
• 灯光的强弱依据患者的需要和喜好
• 护理人员要相对稳定
• 提倡安静的睡眠,降低环境中的噪声

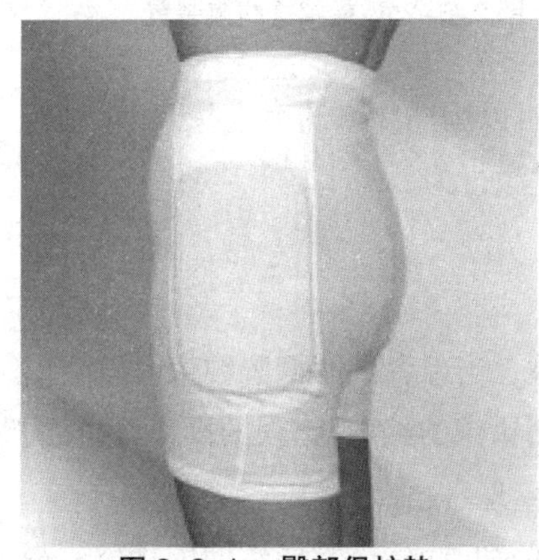

图 2-3-1　臀部保护垫

三、安全约束的实施

(一)约束的目的

约束可能会引起很严重的损伤甚至是死亡。为了保护患者,实施约束必须遵守卫生机构所制订的各项指南。指南应成为养老机构规章制度的一部分。

约束并不是为了惩罚某个人,它也不是为了工作人员的便利省事。其目的是控制患者行为,保护其人身安全。同时,允许护理人员短暂时间的离开,如给患者取、送必要的物品。

约束只在对改善患者临床症状有帮助时才使用,临床症状可能与身体、心理或是行为异常相关。有时,老年人或老年患者的有些行为可能对他们自己或他人造成伤害,这种情况下,约束就是十分重要的。

(二)物理和药物约束

1. 物理约束

物理约束包括以下几种:

- 任何可能限制手活动的措施、物理或机械设施、医用材料等。
- 捆绑或紧贴患者身体,不能轻易被患者摆脱。
- 限制躯体的自由活动或防止患者触碰自身。

物理约束用于胸、腰、肘、腕、手、腿。患者被限制于床或椅子上,或限制患者肢体一部分的活动。同时,一些家具和墙体也能用来限制患者肢体的自由移动。

- 老年椅或是如示例显示有绑带的椅子(图 2-3-2)。这种椅子用于帮助那些需要辅助才能坐直的患者。
- 把椅子紧挨着墙,这样患者就不能随意移动了。
- 床栏杆。
- 用床单将患者紧紧卷起来以限制患者移动。

2. 药物约束

药物在下列条件下可用于约束:

- 控制行为或限制移动。
- 药物并不是患者现在的常规治疗用药。

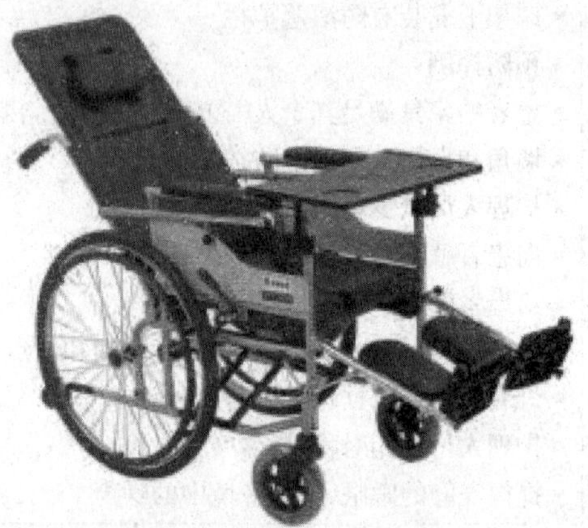

图 2-3-2　轮椅式约束装置

药物约束不能用于惩罚患者或是仅仅为了医务工作者方便省事。如果不是病情需要,药物约束不能使用。而且如果药物影响到患者的生理功能或精神状况,那么也不能应用。

有时药物可以帮助那些神志不清或定向困难的患者,这些人可能表现为焦躁、愤怒或者好斗,这时医生可以用药物来约束这些行为。用药的目的是让患者在最佳生理功能状态的条件下控制这些过激行为。

(三)使用约束引起的并发症

表 2-3-1 已经列出了约束会引起的所有并发症和风险。当患者试图摆脱约束时就会出现受伤情况。割伤、挫伤和骨折的情况都很常见。同样,使用错误的约束、错误的操作、过长的约束时间也会出现受伤现象,而这其中最严重的就是勒颈窒息身亡。

约束也可以引起心理上的不良反应,影响到患者的自尊和尊严,经常导致抑郁、愤怒、躁动、过激、难堪、胆怯,以及对护理人员失去信任。

(四)使用约束的安全指南

约束的使用要遵循限制最小化。提供保护的同时,它也应最大限度地允许肢体的移动或是肢体间的接触。表 2-3-3 列出了可以安全实施约束的一系列措施。实施约束要遵循以下原则:

- 约束是为了保护患者,并不是为了医务工作者的方便或是惩罚患者。约束并不比监控

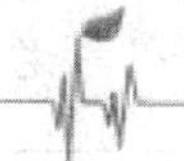

和观察患者简单。约束的患者需要工作人员投注更多的时间来关心、监控和观察。约束仅仅在对患者来说是最好的而且最安全的时候才会实施,并不是为了惩处不配合治疗的患者。

• 约束需要医生的医嘱。如果有约束的必要,那么就需要医生的手写医嘱。医生需要列出约束原因、约束部位、约束方法、约束时间。这些信息在护理计划中有详细说明。

• 使用限制最小的约束方法。主动的约束方法是将患者和不能移动的物体捆绑。它限制肢体随意乱动和肢体间触碰。腿、胳膊、手腕、手、腰、胸及一些其他身体部位的束带就属于主动约束方法。被动的物理约束并不是将患者身体与固定物直接接触,而是将患者限制于某一范围(窗栏杆或者楔形垫)。这种约束方法并没有完全限制患者肢体活动,也允许患者触碰身体某些部位。被动约束属于限制最小的约束。

• 约束仅仅在其他保护患者的措施无效的条件下使用。一些患者可能有危害自身或他人的行为,因此,护理计划必须包括保护患者自身和防止伤害他人的措施。约束是有伤尊严的一种措施,所以它只能在其他治疗方法无效的前提下才能使用。许多坠床预防措施都是约束的替代措施。

• 不必要的约束是错误的囚禁。如果你要对患者实施约束,你要清楚地知道为什么患者需要约束。如果不清楚的话,最好婉转地询问一下约束原因。

• 知情同意书是必须的。患者必须了解实施约束的原因,同时,患者必须被告知约束将如何辅助诊疗计划,以及约束使用过程中可能出现的风险。如若患者没有办法被告知,那么她或他的法定代理人应签署知情同意书。也就是说,患者本人或是代理人必须要签署知情同意书。医生或者护士将提供知情同意书的内容,没有同意书的情况下绝对不能实施约束。

• 必须按照使用手册使用约束物品。物品说明书会提供约束设施的使用和保护的方法。不遵守说明书使用可能对患者健康不利。要注意约束设施的安全使用和维护。

• 满足患者的基本需求。约束设施必须舒适并且坚固,但是不要过于勒紧患者。过紧的约束会影响患者的呼吸和循环。正确的约束方式是使患者感到舒适的同时保证被约束的身体在一定范围内也是可以安全活动的。工作者最少每 15 分钟检查一下被束缚者或者按照患者需要检查。必须满足被束缚者的食物、液体量、舒适度、安全性、锻炼、卫生状况和排泄需求。

• 要有足够的人力实施约束,以保护患者和工作人员免受伤害。那些对自己或他人有危害的患者必须立刻约束。当实施约束的时候那些有攻击性和脾气暴躁的患者可能伤害自己和周围的工作人员。对待这种患者,我们需要足够的工作人员来快速安全地完成约束工作。

• 约束的实施会让患者精神混乱或易激怒。无论患者是否神志混乱,他们都会时刻留意着约束行为,一旦有机会,他们就会试图摆脱约束。许多被约束的患者恳请路过他们身边的任何人帮助他们摆脱约束,这些行为通常被当做神志混乱。工作人员需要向被约束的患者反复重申约束原因并使他们消除恐惧心理。花时间陪伴约束患者有很好的安抚作用,容易使他们平静下来。

• 生活质量必须得到保证。约束的时间应尽可能短,而且护理计划中必须显示出怎样缩短约束的时间。这样做的目的是在尽可能最少使用约束的前提下满足患者的各项安全,也必须从生理和心理上满足患者的需求。这就需要多次查看患者并且向他们解释约束的原因。

• 一些老年人患有老年痴呆, 对这样的患者来说约束会加重他们的困惑并且更容易激怒,所以他们可能拒绝工作人员给他们实施约束并且极力摆脱约束,这样就很容易导致受伤甚至死亡。绝对不要用暴力安装约束设备。对那些易激动、神志错乱的患者,记得要与同事共同完成工作。一旦发生问题,立刻排除会危及生命的风险。

• 护理人员需要至少每 15 分钟查看一次被束缚患者或根据护理计划更频繁地查看患者情况。约束本身是有风险的。受伤和死亡常常是因为不正当的约束和不及时查看患者而发生的。约束产生的危害其实是可以避免的。以影响呼吸和循环为例,按照表 2-3-3 的内容练习如何安全操作。

• 当约束解除时,患者被重新摆放体位后,需要最少每两小时满足一次患者基本的生活护理。生活护理包括食物、液体量、卫生需求、排泄需要及皮肤护理。按照护理计划进行关节康复或者开始床旁活动。

表 2-3-3　使用约束时的安全措施(1)

• 用看护计划中标注的约束设备,选用限制最少的设备
• 使用约束设备前应学会如何正确操作
• 在使用约束设备前先向护士演示操作过程
• 使用正确的设备型号。护士和看护计划会告诉你什么型号的设备最合适,尺寸过小、约束过紧会导致患者不适和焦虑,也会影响患者的呼吸和循环。而尺寸过大、约束过松的设备可能有导致患者缠绕身亡的危险
• 按照说明书应用设施。一些约束设施可安全地用于床、椅子和轮椅,而其他的用于特定的设备
• 禁用床单、毛巾、带子、绳子、皮带、绷带或是其他物品来约束患者
• 用完好无损的约束设施。留意设施有无出现撕裂、磨损和划痕等。留意挂钩、扣环、约束带是否有松弛或是其他任何残缺
• 不要把患者束缚在坐便器上
• 不要把患者束缚在不允许使用的家具上
• 在给患者约束前,让患者体位舒适符合生理需求。在骨性结构突出的部位放置皮肤保护垫,防止约束设施的压迫导致皮肤坏死
• 牢固固定约束设备。约束设施要舒适,允许被约束肢体在安全范围内移动
——如果固定患者的胸和腰部:这时候需要确保患者呼吸顺畅。患者和约束设备之间有可以允许一个手掌通过的间隙(图 2-3-3)
——对于手和手腕约束:约束设备和肢体之间需要允许一指或两指的空隙
• 交叉背心式约束,交叉要放在前面(图 2-3-4),不能把交叉放在后面(图 2-3-5)。后交叉背心式约束可能会引起患者死亡
• 应用可以快速解开的带扣、插销式带扣(图 2-3-6)或可以快速解开的绑带(图 2-3-7A),但要确保患者自己不能解开约束装置

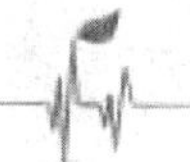

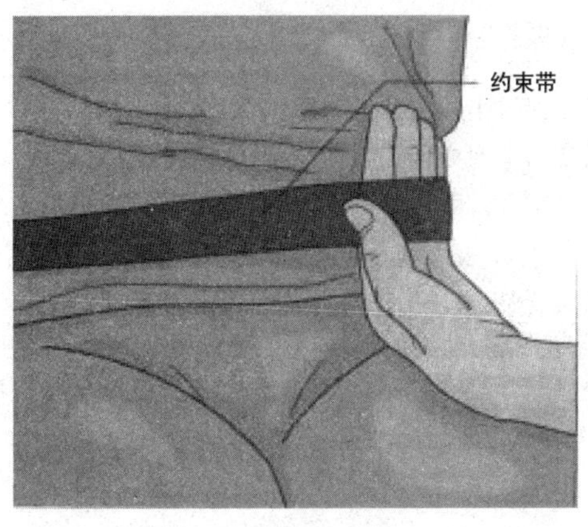

图 2-3-3 患者身体与约束之间的距离

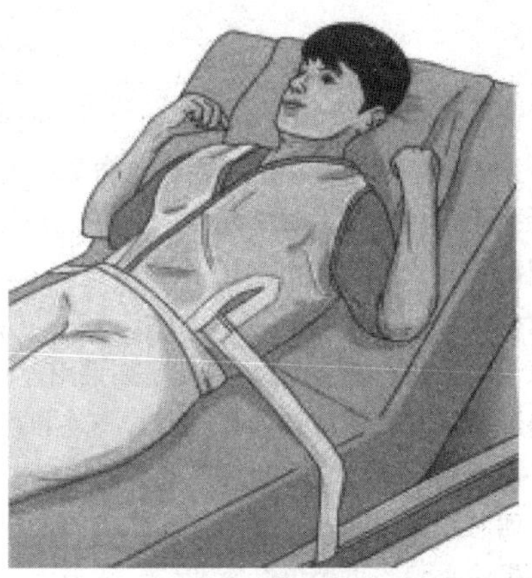

图 2-3-4 交叉背心式约束

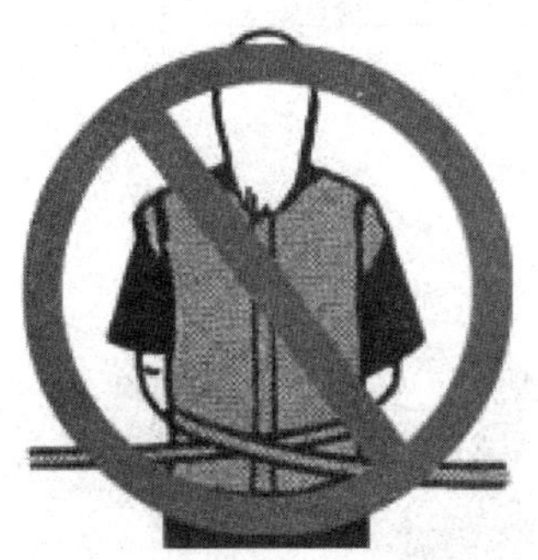

图 2-3-5 不能将交叉式背心的交叉放在患者身后

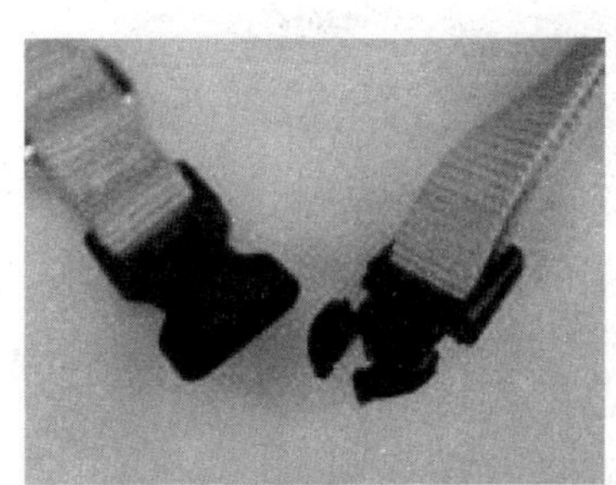

图 2-3-6 快速释放扣

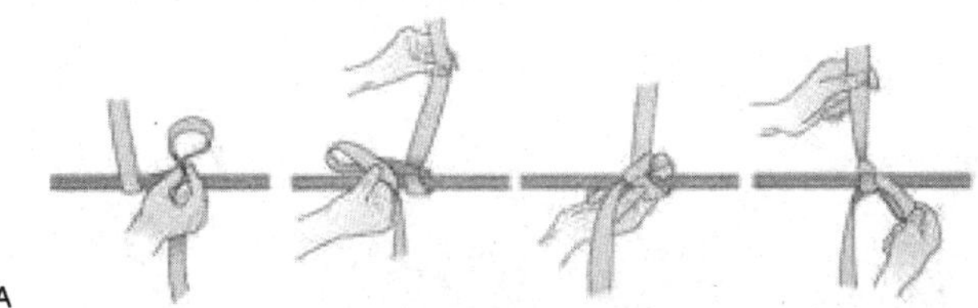

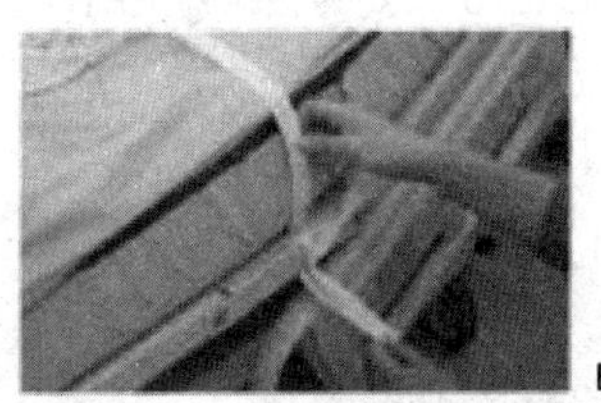

图 2-3-7 A，可以快速解开的绑带。B，将约束带系于床框上可移动的部位

表 2-3-4 使用约束时的安全措施(2)

• 将约束带放在患者腰的位置系于床框上可移动的部位（图 2-3-7B），轮椅和椅子则要安装在边框位置(图 2-3-8)
• 确定绑带不会从任何地方滑脱，如果这种情况发生，患者就可以改变约束位置，可能就会有从床上或椅子上滑落的危险(图 2-3-9 和图 2-3-10)，甚至会因勒得过紧出现窒息或死亡
• 不要将束缚带固定于床栏上，这样患者可以自己解开绳结，在升降床栏的时候患者也容易受伤
• 安装床围或防护垫，这样可以预防患者被卡在床缝之间(图 2-3-9)
• 在使用背心式、紧身衣式或束带式约束装置时，把床栏完全升起来，并记得使用床围或防护垫，否则患者可能发生坠床，甚至会因勒得过紧出现窒息或死亡。如果使用有破损的床栏，那么患者可能被卡在栏杆之间

(待续)

表 2-3-4(续)

- 在穿戴背心式、紧身衣式或束带式约束装置时要让患者保持半斜坡卧位
- 在椅子上固定患者时要让患者臀部与椅子背紧贴,束带与地面成 45°角(图 2-3-11)
- 当患者被固定在椅子上时不要使用背垫。因为一旦背垫滑落,就会留下很大的空隙。这样就会导致患者从空隙间滑脱导致窒息死亡(图 2-3-10)
- 约束设施上面不要放床单、毯子、床罩或是其他遮盖物。约束设施必须让医务人员清楚地看到它的全貌
- 最少每 15 分钟检查患者循环情况。如果用连指手套,或手腕和脚踝上有约束装置,必须每次都在约束带下方清晰地触摸到脉搏搏动,同时手指、脚趾必须是温暖红润的。如果发生下列情况,马上采取缓解措施:

  ——摸不到脉搏

  ——四肢厥冷、苍白或是发绀

  ——患者感到约束部位疼痛、麻木、麻刺

  ——皮肤发红或有损伤

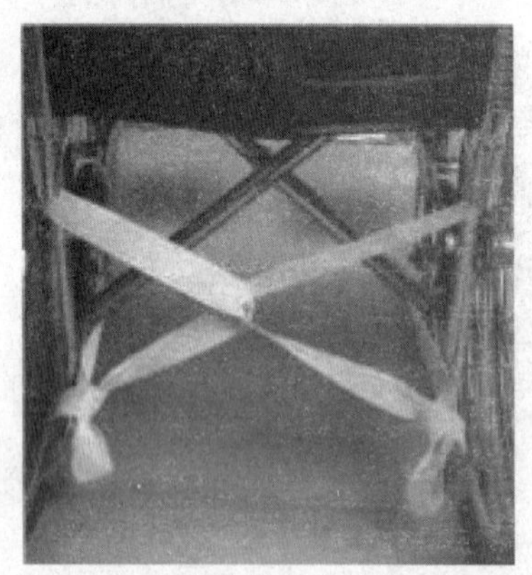

图 2-3-8 安装在轮椅上的快速解开装置

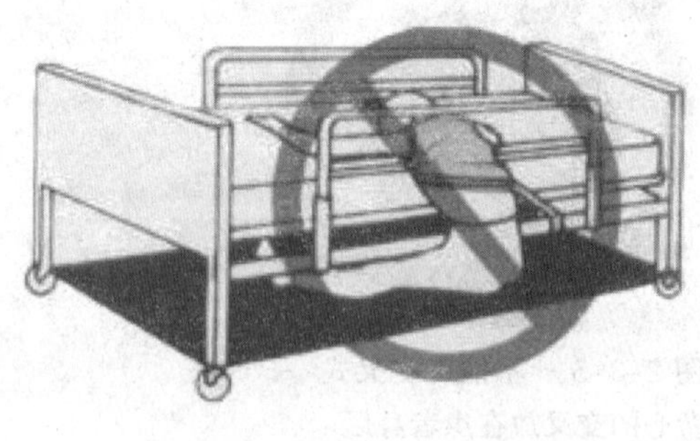

图 2-3-9 患者可能会卡在护栏之间

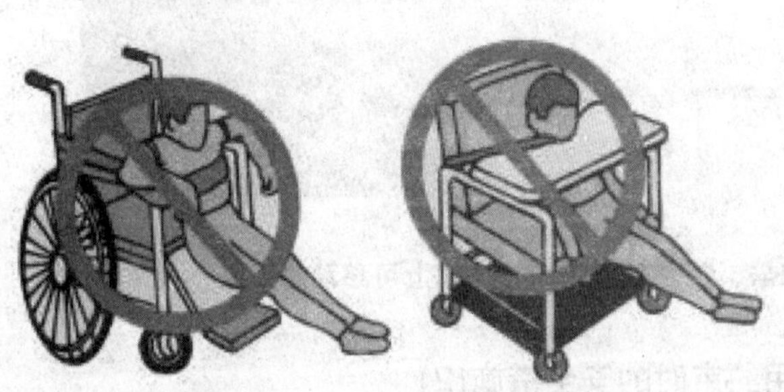

图 2-3-10 患者被固定在椅子上时不要使用背垫,背垫滑落会导致患者从空隙间滑脱

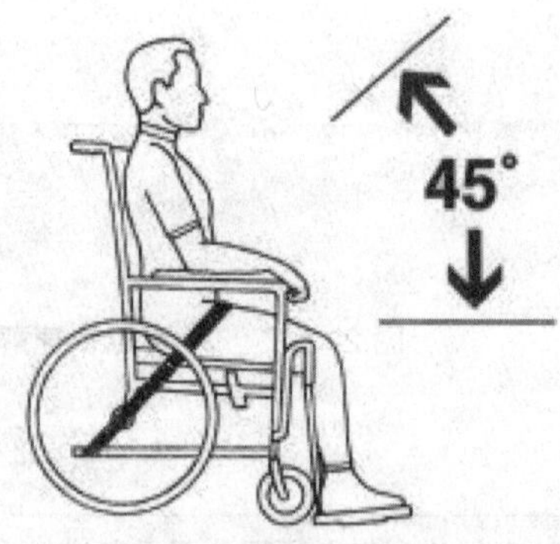

图 2-3-11 束带要放在臀部并与地面呈 45 °角

表 2-3-5 使用约束时的安全措施(3)

- 如果给患者用的是束带式、紧身衣式或背心式约束装置,至少要每 15 分钟查看一下患者情况,查看时必须要注意观察患者呼吸是否顺畅,以及约束装置的位置是否发生变化
- 至少要每 15 分钟查看患者是否安全、舒适
- 监测持续保持仰卧位的患者,因为他们有因呕吐出现误吸的风险

(待续)

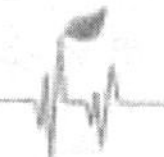

表 2-3-5(续)

• 随身携带剪刀。当有紧急情况时,马上切断捆绑会比解开绳结快得多。但是要记住永远不要把剪刀放在患者床旁或是他可以拿到的地方 • 每两小时解除约束并且重新摆放患者体位,并且满足患者下列基本生理需求: ——排泄需求 ——饮食和饮水需要 ——洗澡需要 ——皮肤护理 • 依照看护计划帮助患者活动关节或在床旁活动

四、物理约束的常见类型与应用指南

约束装置是用布料或皮革制成的。布质约束装置(也称柔软约束装置)有连指手套、带子、箍、紧身衣和工字背心。它们可以用于手腕、脚踝、手、腰和胸。皮质约束装置用于手腕和脚踝。这种材料适用于那些极度暴躁并且具有攻击性的患者。

(一)手腕约束

手腕约束(也称腕部约束带)限制胳膊移动(图2-3-12)。这种约束在患者试图持续拔出治疗作用的管子(输液管、鼻饲管、引流管或是监护线),或者经常搔抓、撕开、牵拉或撕扯伤口的敷料时使用。这种行为对伤口和皮肤都有害。

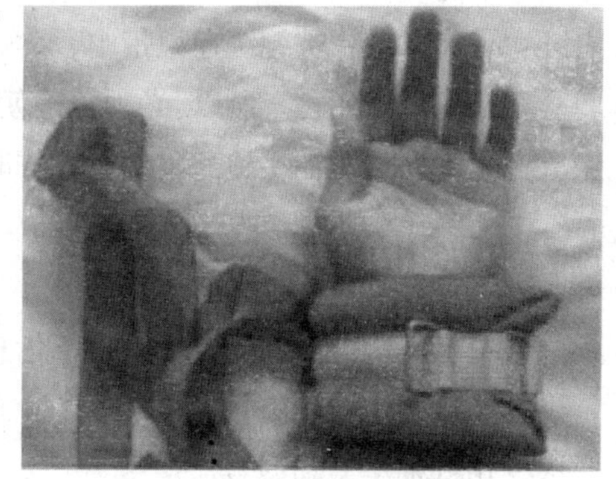

图 2-3-12 手腕约束

(二)连指手套约束

把手放进连指手套中,连指手套防止手指乱动,但是他们并不妨碍手、手腕或是胳膊的移动。连指手套的使用原因和手腕约束的使用原因相同。许多的连指手套都带有防护垫(图 2-3-13)。

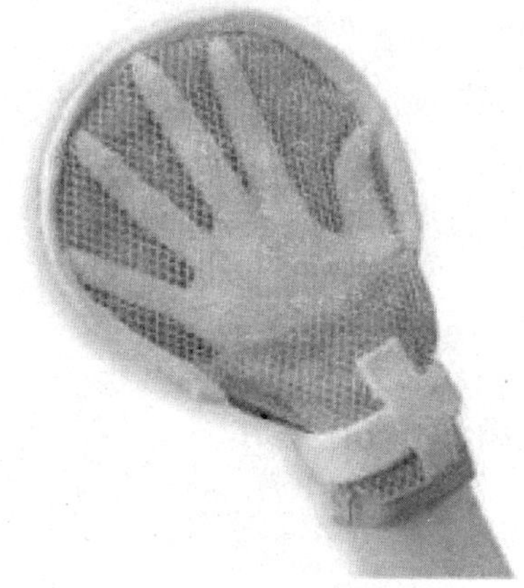

图 2-3-13 连指手套约束

(三)束带约束

束带约束(图 2-3-14)用于有跌倒风险的患者。约束实施后,患者不能离开床铺或是座椅,但是患者可以转身或是在床上坐起。

这种束带用于腰部并且一般固定于床或椅子上。这种约束方式需要与物体相结合,一般分为两种类型，一种为患者可以自行拆卸的速释类型；另一种为只有医务工作者才能释放的约束设备。前者约束力较后者弱。

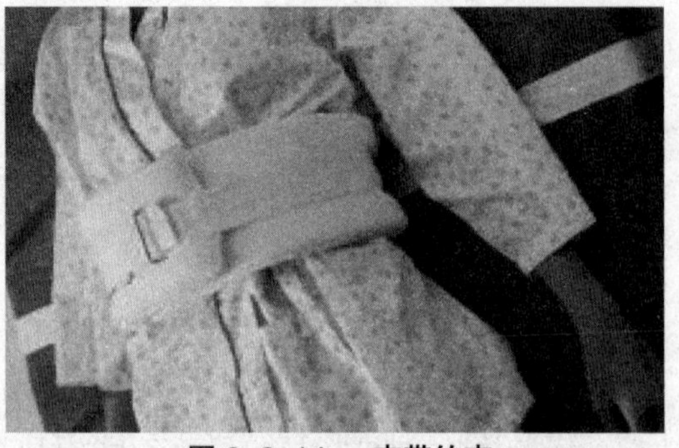

图 2-3-14　束带约束

(四)工字背心式约束方式和紧身衣式约束方式

工字背心式约束方式和紧身衣式约束方式用于胸部,通常用于防止患者坠床。同时,这两种方式也用于那些因为治疗需要被固定的患者,这样患者就不能随意翻身或离开床铺或座椅。

紧身衣约束设备在背部是镂空的。工字背心和紧身衣的束带全都在前胸部交叉,束带绝不能在背部交叉,并且这种约束设备从来不从后面穿戴(注:工字背心和紧身衣式约束方式可能在背部有固定用的孔洞。束带的交叉要按照厂家的使用说明)。如果患者从床上或者椅子上滑脱有可能会导致受伤或者死亡。这种约束装置一般也与设备相结合使用。

工字背心式和紧身衣式约束方式有威胁患者生命的隐患，有可能由于束带过紧导致患者死亡。如果患者被缠绕在束带中,那么过紧的束带将限制患者胸腔活动而影响吸气,患者将会很快窒息并死亡。所以,必须正确使用约束方式,这一点对于工字背心式和紧身衣式约束是至关重要的。在实施这种约束方式时,一定要经过操作示范以后才能够使用。

(五)应用指南

在给患者约束前你需要了解以下信息：

- 为什么要实施约束？
- 用哪种类型和型号？
- 这些约束应用身体的哪些部位？
- 怎样安全地使用(需要经过操作示范以后才可以实施)？
- 如何正确地给患者摆放体位？
- 在哪些骨性结构表面放置保护垫,如何放置？
- 是否需要床围和保护垫？
- 需不需要调整床栏的高度？
- 需要什么特殊设备吗？
- 是否需要在常规每 15 分钟查看一次患者的基础上,更频繁地查看？
- 什么时候实施或解除约束？

(六)约束操作的工作流程

约束操作的工作流程见表 2-3-6、表 2-3-7、表 2-3-8。

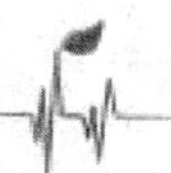

表 2–3–6　约束操作前准备

1.按照约束安全使用指南实施约束 2.在护士的指导下收集下列信息： • 选择约束装置的正确类型和尺寸 • 骨性结构的保护 • 床栏垫、床单间隙的保护 3.进行手部的清洁与消毒 4.向患者解释约束操作 5.向患者提供必要的保护隐私的措施

表 2–3–7　约束操作过程

1.确保患者感到舒适，并且肢体摆放符合生理要求 2.如果患者卧床，必要时安放床栏垫和床栏间隙保护措施 3.按照要求保护骨性结构 4.按照说明书，标示约束装置的前后方向 5.手腕约束 • 按照说明书使用设备。接触肌肤的地方要用柔软的部分 • 保证约束装置舒适但并不过紧。确保约束装置下面可以有 1~2 指距离(图 2–3–15) • 把束带绑在患者够不到的床上可移动的地方，正规打结绷紧束带，打结后束带富余处留出 2.5~5 厘米为宜 6.连指手套约束 • 确保患者双手干净、干燥 • 按照说明书戴上连指手套 • 把束带绑在患者够不到的床上可移动的地方，正规打结绷紧束带，打结后束带富余处留出 2.5~5 厘米为宜 • 保证约束装置舒适，手腕与约束装置之间有 1~2 指的缝隙。根据情况调整束带松紧 7. 束带固定身体 • 帮助患者坐好 • 用另一只手按照使用说明把约束装置安装好 • 把前胸和后背的约束装置弄平整，不要有褶皱 • 把束带从孔洞穿过 • 如果患者需要卧床则帮助他躺好 • 确保患者感到舒适，并且肢体摆放符合生理要求 • 把束带绑在患者够不到的床上可移动的地方，正规打结绷紧束带，打结后束带富余处留出 2.5~5 厘米为宜 8. 工字背心约束 • 帮助患者坐好 • 按使用说明把约束装置安装好。背心的“V”型交叉处在身体前面 • 确保前胸和后背的约束装置平整，没有褶皱 • 如果患者需要卧床则帮助他躺好 • 把束带从孔洞中穿过 • 确保患者感到舒适，并且肢体摆放符合生理要求

(待续)

表 2–3–7(续)

• 把束带绑在床上或轮椅上可移动的地方。如果固定在床上,束带需要固定在腰部位置并且患者不能随意碰到。正规打结绷紧束带,打结后束带富余处留出 2.5~5 厘米为宜
• 确保背心舒适。装置和身体间可以允许一掌划过,根据需要调整松紧,再试验一下舒适度
9. 紧身衣约束
• 帮助患者坐好
• 按照使用说明把约束装置安装好。谨记紧身衣的开口在背部
• 用背部的拉链、带子、挂钩或环将紧身衣包裹住患者身体
• 确保侧缝在患者身体两侧。将患者身上的紧身衣处理平整
• 确保患者感到舒适,并且肢体摆放符合生理要求
• 把束带绑在床上或轮椅上可移动的地方。如果固定在床上,束带需要固定在腰部位置并且患者不能随意碰到。正规打结绷紧束带,打结后束带富余处留出 2.5~5 厘米为宜
• 确保紧身衣舒适。紧身衣和身体间可以允许一掌划过,根据需要调整松紧,再试验一下舒适度
10. 肘部约束
• 参照说明书将装置固定在手肘部位
• 参照说明书确定固定装置已经完好,留出 2.5~5 厘米的空隙

表 2–3–8　约束操作后注意事项

1.摆放好患者体位
2.将呼叫器放在患者手边
3.按照约束装置的使用说明抬高或降低床栏
4.撤除对患者的遮挡。
5.至少每 15 分钟检查一下患者状况和约束装置。及时汇报任何观察到的变化
• 手腕和连指手套约束:检查约束部位的脉搏、肤色、皮温
• 工字背心、紧身衣和束带式约束:检查患者呼吸。如果发现患者呼吸困难或停止呼吸,立刻呼叫护士。确保约束装置在前胸和后背都安装妥善
6.下列内容最少两小时实施一次:
• 解除约束
• 改变患者的体位
• 满足患者饮食、饮水、卫生及排泄需求
• 皮肤护理
• 活动关节和床旁活动
• 重新安装约束装置

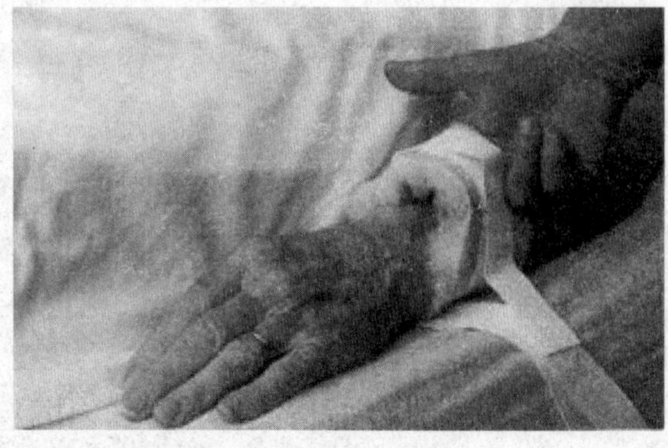

图 2–3–15　手腕与约束之间两指距离

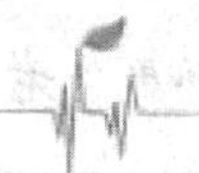

第四节 传染病的预防

传染病是由微生物的侵袭和繁殖造成的疾病,是人类安全和健康的主要威胁。一些较轻的传染病可能是短暂的急性过程，而有些传染病却很严重甚至会导致患者死亡。除婴幼儿外,老年人是传染病的高危人群。护理人员应致力于保护老年人和自己免受感染,并阻止感染的传播与蔓延。

一、微生物

(一)微生物的概念

微生物是只有通过显微镜才能观察到的微小生物体,它们无处不在。人体的口腔、鼻腔、呼吸道、胃肠、泌尿生殖系统和皮肤上,空气、土壤、水和食物里,动物、衣物和家具上,往往都有微生物的存在。有害的且会引起感染的微生物称为致病菌。通常情况下不会造成感染的微生物称为非致病菌。微生物分为细菌、真菌、原虫、立克次体及病毒五种类型。

(二)正常菌群与耐药菌群

正常菌群是生存并成长于体内某些部位的微生物。有的微生物存在于消化道、胃道和皮肤上,它们在身体正常的时候是非致病菌,一旦侵入到另一个部位,就变成了致病菌。比如,存在于结肠内的大肠杆菌,一旦进入泌尿系统,就会引起感染。肠内细菌数量很多,是消化过程必需的,也是抑制其他细菌必需的,否则就会引起菌群失调。

抗生素能够杀死或抑制引起感染的微生物,而耐药的细菌能够抵抗抗生素的作用。抗生素难以杀死或是抑制那些抵抗耐药微生物,也难以对抗那些能够存活于抗生素中的微生物。耐药菌的成因主要有两种:其一是医生过度滥用抗生素;其二是人们不合时宜地服用抗生素。

二、传染病的特点

(一)传染病的表现

传染病是由微生物侵袭人体造成的疾病。局部感染指身体的部分感染;系统感染指身体的某些系统感染,如胃肠道、呼吸道及泌尿系统的炎症等。表 2-4-1 列举了感染后的常见症状。

(二)老年人传染病的特点

人体的免疫系统能够防止疾病的感染和发生。随着老年人年龄的增长,免疫系统会像身体其他系统一样发生衰退。当老年人患上传染病时,他们可能不会出现表 2-4-1 中列出的那些表现,而仅是轻微的低烧,甚至根本不会发烧。他们身体的红肿可能也非常轻微,可能也不会感到身体的疼痛不适,只是会出现头脑混乱和精神错乱的表现。

表 2-4-1　感染的迹象和症状

• 发烧	• 恶心、呕吐
• 脉率加速、呼吸加快	• 腹痛、腹泻
• 疼痛或虚弱	• 皮疹
• 疲劳或无力	• 黏膜溃疡
• 咳嗽、咳痰、痰中带血	• 身体部分红肿
• 食欲缺乏(厌食)	• 感染部位有分泌物

在老年人的身体表现出明显的症状前,他们的生命就可能已经受到了感染的威胁。作为护理员,必须对老年人行为状况的微小变化十分警惕,发现任何问题都要及时向其家人或相关人员报告。

三、感染链及院内感染

(一)感染链

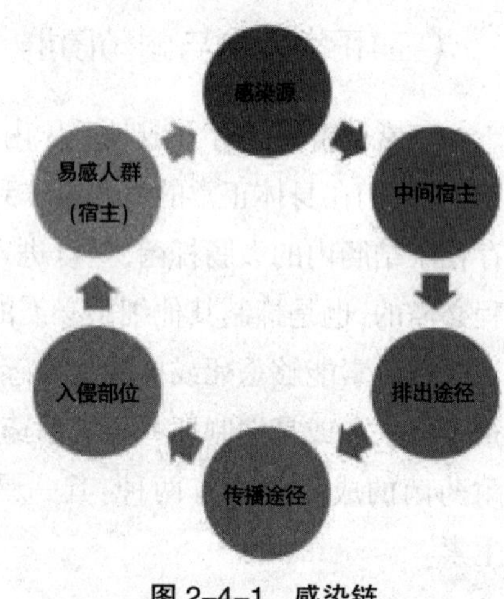

图 2-4-1　感染链

感染链(图 2-4-1)的过程包括以下环节:

• 感染源是传染疾病的致病微生物。

• 中间宿主是指有些致病微生物不是直接进入人体,而是经过另外的生物体侵入人体。如鼠疫细菌存在于鼠体内,由跳蚤吸带菌的鼠血,跳蚤再吸人血时传给人。鼠类就是鼠疫的中间宿主。

• 排出途径就是感染患者如何把病原微生物排出,是经过呼吸道、消化道或是血液。

• 传播途径是病原微生物进入人体的途径,如是通过空气、食物或是血液等进入人体。

• 入侵部位是进入人体的部位,如呼吸道、消化道、血液、皮肤等。

• 易感人群(宿主)是儿童、老年人,或是免疫力低下的人群。

感染源是一种病原体,它必须拥有能够供其生长和繁殖的宿主,包括人类和动物。没有感染迹象和症状的人类和动物是病原携带者,他们能够把病原体传染给他人,但是病原体必须离开宿主。也就是说,病原体需要一个排出途径,比如呼吸道、胃肠道、泌尿系统、生殖系

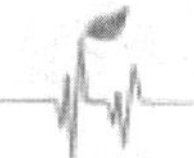

统、伤口和血液。

病原体离开人和动物之后，必须通过入侵部位进入机体，侵袭其他人和动物（图 2-4-2），入侵部位和上述的排出途径一样。最后，病原体会在高危人群里生长繁殖。

人体可以保护自己不受感染。抗感染能力和年龄、营养、疲劳、身心健康状态、免疫力等有关。

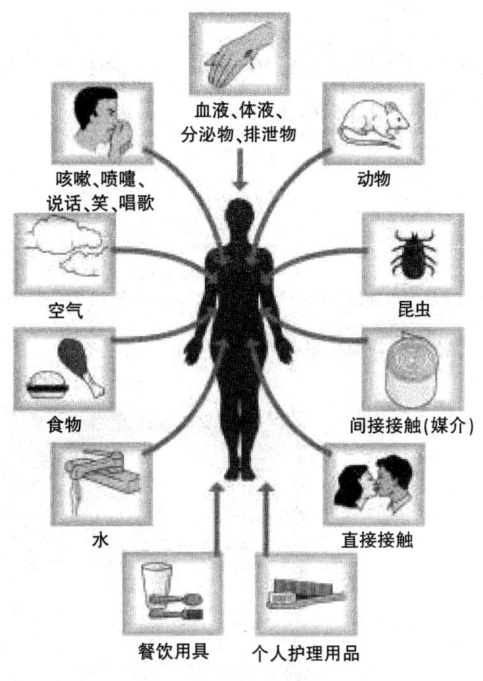

图 2-4-2　微生物的传播方式

（二）院内感染

院内感染是指在医院住院期间获得的感染，往往是由可以在正常菌群或人体之间互相传染的致病菌引起的。

例如，肠道内的大肠杆菌是非致病菌，当它和粪便一起被排出体外后，如果排便后未处理干净则会导致大肠杆菌进入尿道，从而引起尿路感染。此外，手还会把大肠杆菌传播到身体的其他部位。一旦手未洗净，大肠杆菌就会传播到手触碰过的任何部位，也可能传染给他人。

微生物能够通过用于治疗和检查的设备进入人体，因此，此类设备必须经过灭菌方可使用。此外，院内员工也可能传播微生物。院内感染的好发部位如下：泌尿系统、呼吸系统、伤口、血液。

耳患疾病和受伤的患者、身上有伤口或有开放性皮肤损伤的患者、婴幼儿和老年人、身体抵抗力差的人都是院内感染的高危人群。因此，医护人员必须阻止感染的蔓延。院内感染的预防措施有医学无菌技术、外科无菌技术、隔离预防及血源性病原体处理准则。

四、医学无菌技术及家庭护理中的预防感染措施

（一）无菌技术

无菌指的是清除致病的微生物。由于微生物无处不在，所以必须使用相应措施才能达到无菌效果。无菌技术分为医学无菌技术、外科无菌技术。医学无菌技术（清洁技术）常用于以下情况：

- 清除或杀死病原体，从而减少病原体的数量。
- 阻止病原体的肆意传播。

外科无菌技术（灭菌技术）能够保证没有任何微生物的存在。灭菌是杀死所有微生物的

过程,包括致病菌和非致病菌。

污染指的是环境由清洁变脏的过程。从医学无菌技术角度而言,清洁即为不存在任何致病菌,而当致病菌和非致病菌出现时,无菌物品或无菌区域即被污染。

(二)家庭护理中的预防感染措施

1. 预防食源性感染

作为护理员必须要防止家里微生物的传播,并且保护被护理的家人不受外来微生物的侵袭,因此,除要遵守前述措施之外,为了预防食源性疾病,还必须遵守以下原则:

- 购物时,首先购买有包装的食品。
- 不要购买膨胀或凹陷的罐头食品。
- 不要购买瓶子破损、盖子松动或包装膨胀的食品。
- 不要购买包装损坏的食品。
- 检查食品的生产日期和保质期。不要购买过期食品。
- 不要把生的肉类、家禽、鱼类、海鲜、鸡蛋与购物车中的其他食物放在一起。
- 及时储存新鲜和冷冻食品。
- 准备食物前及处理生的肉类、家禽、鱼类、海鲜和鸡蛋后,必须洗手。

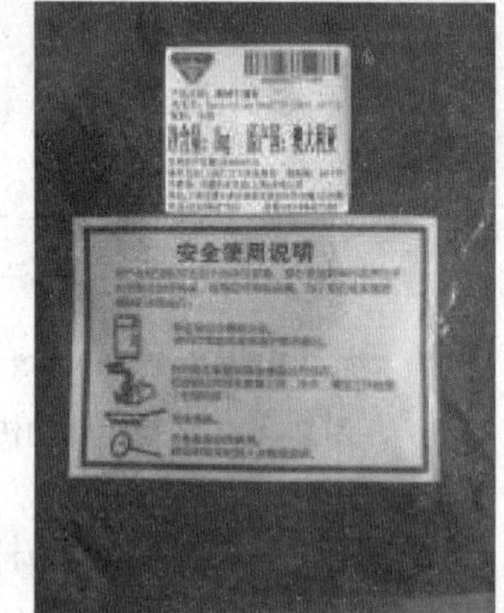

图 2-4-3　食品安全使用说明

- 如果你的手上有伤口或溃疡,必须戴上手套。
- 安全地处理食品,遵照安全使用标签上的说明(图 2-4-3)。
- 切菜板和刀具一定要生熟分开,不得混用。
- 用清洁剂、热水和刷子清洗切菜板,或用有消毒功能的洗洁剂消毒。
- 使用切菜板切完生的食物后,要对其进行清洗和消毒。
- 使用切菜板切即食食物前,要先对其进行清洗和消毒。
- 使用切菜板的一面切蔬菜,另一面切肉类、家禽、鱼类和海鲜,或用不同的切菜板。
- 切菜板的两面混用后,要对其进行清洗和消毒。
- 打开罐头食品之前,先清洗罐头的盖子,以免灰尘污染食品。
- 每次使用开罐器后,都要进行清洁。
- 每次使用完食品加工机和绞肉机后,都要尽快分解机器并进行清洗。
- 烹调肉类、家禽、鱼类和海鲜时,确保烹调充分。
- 不要把煮熟的肉类、家禽、鱼类或海鲜放到盛过生肉却未清洗的菜板上或盘子里。
- 新鲜的水果和蔬菜要在温水中彻底洗净。如果需要,可以用刷子清洗。不同的水果和蔬菜采用不同的清洗方法。
- 将吃剩的食物放在小饭盒里,盖上盖子、铝箔或保鲜膜,并标注上日期。在 1~2 天内食用。

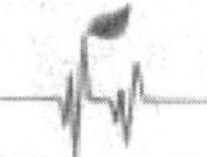

• 不要食用或品尝色泽或气味不佳的食物,要立即丢弃。

• 清洗碗碟等餐具和其他炊具的一般原则:使用液体洗涤剂和热水,先清洗玻璃器具和杯子,再清洗金属器皿、盘子、碗,最后清洗盆和锅。用热水洗净后,将它们晾干,空气风干比毛巾擦拭更加卫生。

• 把碗碟放入洗碗机前先冲洗,再使用洗碗机皂清洗。不要在洗碗机内清洗盆和锅,以及铁制、木制和大多数的塑料制品。

• 餐后要清洁炊具等设备。使用海绵或抹布蘸取温水和洗涤剂,彻底清除油脂、残渣。使用洗涤剂清洁水槽。

• 使用热水单独清洗抹布和海绵。

• 餐后处理垃圾、剩饭和其他污染用品。将纸张、盒子、罐子放置在纸袋、塑料袋或垃圾箱内。食物和湿的垃圾最好放进垃圾箱,或者把食物和液体垃圾放进塑料袋,再放入垃圾箱。每天至少清理一次垃圾。

2. 卫生间及浴室使用中的预防感染措施

微生物很容易在浴室生长蔓延。全家必须保持浴室清洁,无论何时使用完浴室,都要遵守以下无菌措施。

• 每次使用马桶后,及时冲洗。

• 每次使用水槽洗脸、刷牙、剃须后,都要清洗水槽。

• 每次使用浴缸或淋浴后,进行擦拭。

• 移除并清理水槽、浴缸或浴室里的头发。

• 将湿毛巾在浴室外晾干,或放置于适当位置。

• 护理员的工作可能包括每天清洗浴室,工作时需要戴上手套,使用消毒剂或清水和洗涤剂,清洁下述所有的物体表面:

——马桶、马桶座、马桶外侧;

——地板;

——墙壁、淋浴或浴缸的窗帘或门;

——毛巾架;

——卫生纸、肥皂盒;

——镜子;

——洗涤槽;

——窗台。

• 清洁浴室还包括下述工作:

——如果地板没有铺地毯,用拖把清洁。如果地板铺了地毯,用吸尘器清洁;

——清空纸篓;

——换上干净的毛巾和浴巾;

——暂时打开浴室窗户通风，能够减少不佳气味。

3. 普通家政服务的预防感染措施

对于普通家政服务，要遵循以下防染措施：

• 及时擦拭泄漏或飞溅的液体。

• 为家具除尘。

• 使用吸尘器或拖把清洁地板，如果地板未铺地毯，那么每周至少使用湿拖把清洗地板一次。

• 每天使用扫帚扫地，簸箕收垃圾一次，根据需要则清扫多次。

• 及时清洗衣服和床上用具。

（三）日常生活中常见的预防感染措施

1. 清洗双手

无菌操作能够切断感染链，防止微生物的传播。在下述情况下需要清洗双手：

• 便后。

• 更换卫生棉或卫生巾后。

• 护理员的手接触了血液、体液、分泌物或排泄物后，包括唾液、呕吐物、尿液、粪便、阴道分泌物、黏液、精液、伤口引流物、脓液和呼吸道分泌物。

• 咳嗽、打喷嚏、擤鼻涕后。

• 用餐前后及做饭前后。

2. 帮助老年人洗手

患有痴呆的老年人无法理解无菌操作，作为护理员必须保护他们免受感染，帮助他们在下述情况下洗手：

• 便后。

• 咳嗽、打喷嚏、擤鼻涕后。

• 饮食前后。

• 手被污染后。

经常检查并清洗他们的手和指甲，因为他们的手弄脏后，他们也许不会或不能告诉你。

3. 其他防感染措施

• 每个人有自己专用的牙刷、水杯、毛巾、面巾和其他个人物品。

• 咳嗽、打喷嚏、擤鼻涕时捂住鼻子和嘴巴。

• 定期洗澡、洗头和刷牙(最好餐后刷牙)。

• 吃水果和蔬菜前，要先清洗。

• 炊具和餐具用后要用清洁剂清洗。

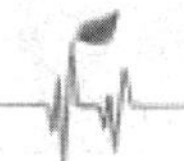

(四)手部卫生

保持手部卫生是最容易也是最重要的防止传染疾病蔓延的方法，人的手要用来做所有的事情，所以很容易被污染，而且还会把病原体传播给他人。因此，给老年人提供护理前后，护理员要做好手部的卫生。作为护理员必须清醒地知道，你的双手几乎要用来做所有事情，因此它们会沾染来自于他人、环境和物品上的病原体，然后再将其蔓延扩散。这就是保持手部卫生在老年护理预防感染方面最为重要的原因，所以，在看护老年人前后，要遵照手部卫生的准则(表 2-4-2)。

表 2-4-2 手部卫生准则

• 当双手明显弄脏或沾上血液、体液、分泌物或排泄物时，使用肥皂和清水洗手 • 饭前便后，使用肥皂和清水洗手 • 如果双手没有明显污垢或污染，请使用酒精搓手。如果没有酒精，则使用肥皂和清水洗手。在下列临床情况下，遵循此规定： ——与人直接接触之前 ——与人体无伤口的皮肤接触后(例如，为他人测脉搏、量血压，或搬动移动他人) ——接触了人体体液、排泄物、黏膜、皮肤伤口或伤口敷料后，即使双手没有明显污垢也需清洗 ——进行护理期间，当手需要从污染部位移动到清洁部位时 ——接触护理设备和物体后 • 当使用酒精产品给手消毒时，谨遵下列规定： ——把酒精产品倒在一只手的掌心上 ——双手互相搓洗 ——确保酒精产品覆盖了双手的每一处 ——继续搓双手，直至双手变干

洗手步骤：

(1)给老年人提供护理前后，必须洗手。

(2)准备洗手液、纸巾、清洁器或指甲锉、纸篓。

(3)把你的手表往上推 10~15 厘米，把衣服的袖子也撸上去。

(4)不要距离水槽太近，以免沾湿衣服，站在容易拿到洗手液和使用水龙头的位置(图 2-4-4)。

(5)打开水龙头，并调节到温水。

(6)浸湿你的手部和腕部，让你的手低于你的肘部。

(7)往手上放一些洗手液。

(8)掌心相对，手指交错，相互搓擦至泡沫丰富(图 2-4-5)。这一步应该持续至少 15 秒。

(9)把两只手、手腕和手指之间彻底洗净。

(10)清洁指甲的缝隙，用指尖摩擦掌心(图 2-4-6)。

(11)用清洁器或指甲锉清洗指甲的缝隙(图 2-4-7)。如果你的手非常脏，那么洗手时先

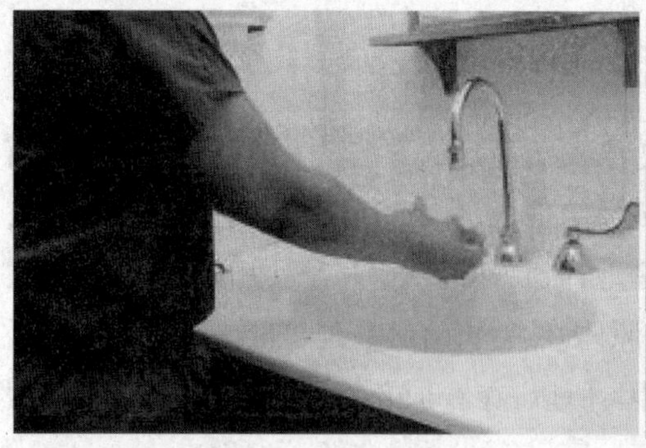
图 2-4-4　衣服不要接触洗涤池，手低于肘部

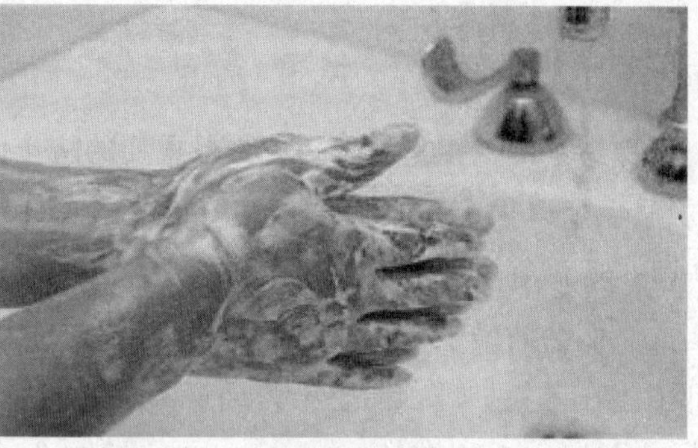
图 2-4-5　双手掌互搓，擦出泡沫

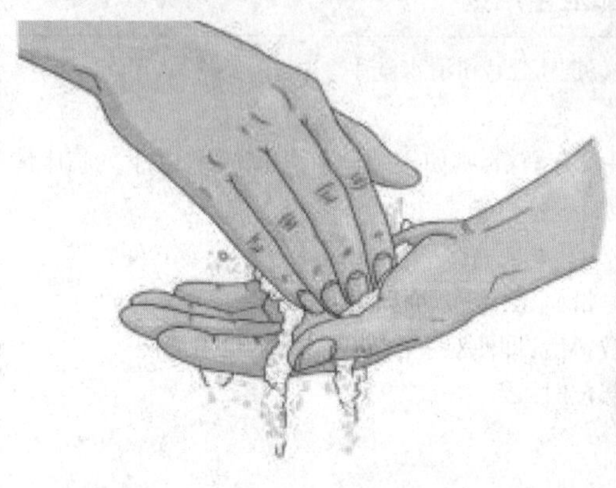
图 2-4-6　用指甲摩擦手掌以清洁指甲下部

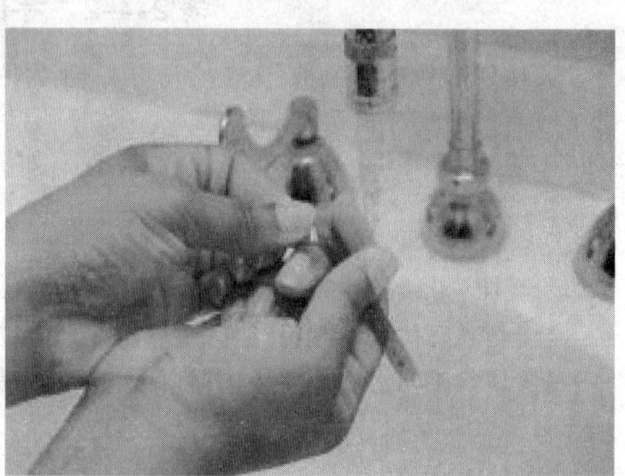
图 2-4-7　用指甲锉清洁指甲缝隙

做这一步。

(12)冲洗你的手部和腕部，保证水流从腕部流向手部。

(13)从指尖开始，用纸巾擦干你的手部和腕部。

(14)用干净的纸巾关闭水龙头，以免你的手再次弄脏，防止手部污染(图 2-4-8)。每次关闭水龙头都要使用干净的纸巾。

五、物品和设备的清洁、消毒与灭菌

一次性物品使用完即可丢弃；可重复使用的物品包括便盆、尿壶、洗脸盆、水壶和水杯等，不要和他人混用。一次性物品可防止传染的蔓延，而非一次性物品需要清洗消毒以防感染。

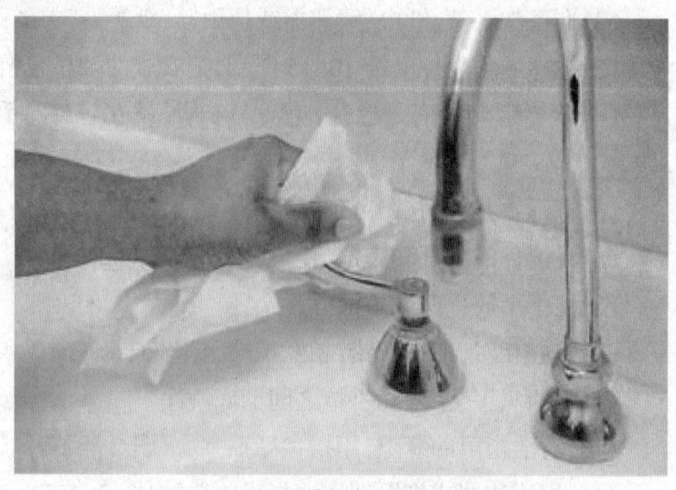
图 2-4-8　用干净的纸巾关闭水龙头

(一)清洁

清洁能够减少细菌的数量,也能够去除有机物质,如血液、体液、分泌物和排泄物。清洁设备时需要注意以下几点:

- 清洁被血液、体液、分泌物和排泄物污染的物品时,需要注意个人卫生,防止污染其他物品。
- 先在冷水中冲洗物品,去除有机物,因为热水会使有机物变得黏稠、难以清除。
- 再用肥皂和热水清洗。
- 彻底擦洗,如果需要的话,可以使用刷子。
- 把物品放在温水中冲洗。
- 晾干物品。
- 进行杀菌消毒。

(二)消毒

消毒是杀死病原体的过程,而被坚硬外壳保护的细菌孢子不会被一般消毒过程杀死,它只能被高温杀死。

消毒剂是适用于皮肤及某些用品的消毒制剂。酒精是常见的消毒剂。

化学消毒剂用于清洁可重复使用的物品,包括以下几种:

- 血压计。
- 便桶和金属便盆。
- 轮椅和担架。
- 家具。

化学消毒剂会烧伤并刺激皮肤,所以必须戴上家用橡胶手套防止皮肤受到刺激。这些手套都能够防水,但是不要使用一次性手套。化学消毒剂的使用和贮存需要按其要求。

在家庭护理消毒方面,洗涤剂和热水可用于餐具、炊具、床单和衣服的消毒。许多化学清洁剂用于消毒家居物品的表面,如水槽、台面、地板、厕所、浴缸等。根据护理家庭的偏好和医护人员的建议,选择要使用的消毒物品。

白醋是物美价廉的消毒剂。你可以用它来清理便盆、尿壶、洗脸台和厕所。将 1 杯白醋和 3 杯水混合即成为白醋溶液。

(三)灭菌

灭菌能够杀灭所有的致病菌和非致病菌,包括孢子。灭菌需要使用高温,因为高温可以杀死微生物。

沸水、辐射、液态或气态的化学物质、干热、蒸汽压力都是灭菌方法。高压灭菌器使用的是蒸汽压力的灭菌方法,可以为玻璃手术设备和金属物体进行高温灭菌。高温会破坏塑料和橡胶产品,因此它们不能被高温灭菌。压力蒸汽杀菌通常会进行 30~45 分钟。

你可以在家里使用沸水为物品灭菌(图 2–4–9),步骤如下:

- 使用带盖子的锅,而且锅必须大到足以容纳你要杀菌的物品。
- 将物品放入锅中。
- 向锅内倒入冷水,水要没过锅内的物品。
- 盖上锅盖。
- 把水完全煮沸,煮至少 15 分钟。
- 关闭火源。
- 让水和物品变凉。
- 使用钳子把物品放到干净的毛巾上。
- 晾干物品备用。

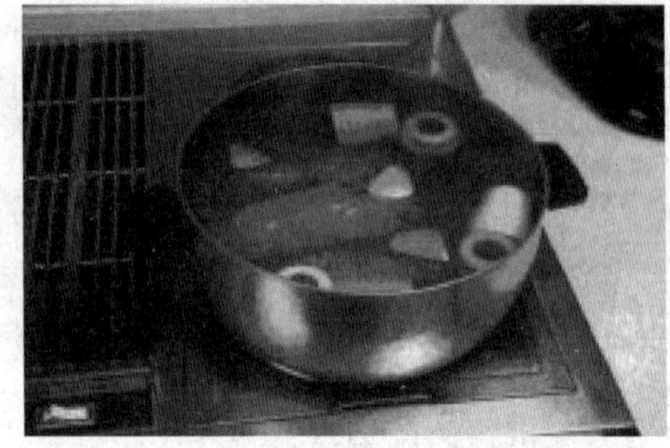

图 2–4–9　用沸水为家中玻璃器皿灭菌

(四)其他预防感染的措施

手卫生、物品与设备的清洁、消毒和灭菌是重要的预防感染的措施,此外还有表 2–4–3 中罗列的措施,在家庭、工作和日常生活中也都非常有用。

表 2–4–3　无菌措施

控制细菌携带者(你或他人)
• 给患者提供卫生需求 • 粪便、尿液、血液、体液、分泌物和排泄物都含有病原体,因此要使用肥皂和清水清洗污染区 • 使用防漏塑料袋盛装用过的纸巾、床单等用品 • 保持桌面、柜台、轮椅和其他物体表面的清洁和干燥 • 给开封的瓶子贴上标签,注明开封人的名字和开封日期 • 确保瓶子和液体容器的盖子已盖紧 • 确保引流管低于引流部位 • 排空引流管并根据要求处理引流液。通常每次换班时引流袋都应排空。遵循医护的护理指示
控制细菌排出途径
• 咳嗽或打喷嚏时捂住鼻子和嘴 • 当看护的老年人咳嗽或打喷嚏时,提供给他们纸巾 • 根据需要穿戴个人防护装备
控制传播途径
• 确保所有人都有自己的个人生活用品,包括脸盆、便盆、尿壶、洗脸台及餐具 • 洗手 ——接触他人前后 ——双手被污染之后 ——接触血液、体液、分泌物或排泄物后 ——摘下手套后

(待续)

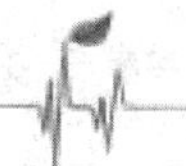

表 2-4-3(续)

——进行消毒程序之前 • 协助他人洗手 ——饭前饭后 ——便后 ——更换卫生棉、卫生巾或其他个人卫生用品后 ——接触血液、体液、分泌物或排泄物后 • 防止粉尘。不要抖动设备和设备罩,使用湿布除尘 • 从最干净的地方向最脏的地方依次清洁,以防污染干净的地方 • 清洗你的身体。不要把灰尘等污物沾染到你身上,否则皮肤、头发和衣服会沾上细菌 • 把尿液和粪便冲进马桶,避免飞溅 • 把污染的液体直接倒入水槽或厕所,避免四处飞溅 • 不要坐在别人的床上,否则会沾上细菌,甚至还会传染给他人 • 不要使用掉在地板上的物品,因为地板是不卫生的。 • 每次使用浴缸、浴室或淋浴椅后,按照标准的消毒程序清洗 • 每次使用便盆、尿壶或马桶后,按照标准的消毒程序清洗 • 一旦发现蚂蚁、蟑螂、老鼠等害虫,立即处理
控制细菌侵入部位 • 提供良好的皮肤护理,促进皮肤的健康完整 • 提供良好的口腔卫生,促进黏膜的完好无损 • 确保床单干燥无皱,以免皮肤受到伤害 • 根据护理要求翻身、改变姿势,以免皮肤产生褥疮 • 协助清洗便后人们的会阴部位,从尿道往直肠方向擦拭和清洁,从最干净的部位擦向最脏的部位有助于防止尿路感染 • 确保引流管正确连接,否则细菌会进入引流系统
保护易感人群 • 保护老年人的皮肤和黏膜 • 满足营养和流体的需求,这有助于防止感染 • 协助咳嗽和深呼吸的练习,这有助于预防呼吸道感染

六、隔离预防措施

血液、体液、分泌物和排泄物能够传播病原体。人体是病原体赖以生存的条件,因为病原体只有在特定条件下才能生存,通常是皮肤或人体内。因此,预防传染病必须采取标准预防措施和隔离预防措施。

传染病是由病原体引起的易于传播感染的疾病,包括流感、麻疹、腮腺炎和性传播疾病等,以及具有高度传染性的呼吸道、消化道、伤口、皮肤和血液感染。

隔离预防措施的实施要根据环境的清洁与否划分。清洁的区域和物体能够远离病原体不被污染,而脏的区域和物体则会被病原体污染。如果清洁的区域和物体接触了脏的东西,那么清洁的物体也会变脏。清洁和脏也取决于病原体的传播方式。

（一）标准预防措施

标准预防措施（表 2-4-4）能够减少病原体的传播危险和已知或未知的传染病发生。标准预防措施适用于所有人，它能够避免传染病通过以下方式扩散：

- 血液。
- 体液、分泌和排泄物，即使不是血性的。
- 破损的皮肤（有开放伤口的皮肤）。
- 黏膜（包括呼吸道、消化道、泌尿生殖道等）。

表 2-4-4　标准预防措施

手部卫生	• 接触血液、体液、分泌物、排泄物和污物后要洗手 • 每次接触患者后，立即洗手 • 为了避免传播细菌给他人，时刻做好手部卫生 • 护理同一个人的不同部位前要先洗手，以防不同部位的交叉污染 • 使用洗手液进行常规洗手，有特殊需求时咨询专业护士
手套	• 接触血液、体液、分泌物和排泄物时，应戴上手套 • 接触污物时，应戴上手套 • 接触黏膜和伤口时，应戴上清洁的手套 • 接触未受污染的物品和表面前，先摘下不清洁的手套
口罩、护目镜和面罩	• 在处理可能会飞溅血液、体液、分泌物和排泄物的任务前，先戴上口罩、护目镜和面罩，因为它们能够保护嘴、眼睛和鼻子的黏膜免受液体飞溅引起的污染（图 2-4-10）
防护服	• 在处理可能会飞溅血液、体液、分泌物和排泄物的任务前，先穿上防护服，因为它能够保护皮肤和衣服不被污染 • 防护服一旦弄脏，尽快脱掉 • 脱下防护服后，立即洗手，以防细菌传染给他人
护理设备	• 使用过的护理设备可能沾有血液、体液、分泌物和排泄物，因此要小心处理，以防皮肤、黏膜和衣物被污染，也防止细菌传染给他人 • 可重复使用的物品用完后必须清洗消毒或灭菌，否则不可为他人使用 • 一次性物品使用后必须丢弃
环境控制	• 根据护理机构规章制度进行常规护理、清洁和物品表面的消毒，包括地面、床栏、床头设备和其他物体表面
床单	• 根据养老机构规章制度处理沾染了血液、体液、分泌物或排泄物的床单 • 处理床单时，防止皮肤、黏膜和衣物受到污染
职业保健和血源性病原体	• 使用针头、手术刀及其他锋利的工具或设备时，避免受伤 • 操作结束后处理锋利的器械时，避免受伤 • 不要用手弯曲、折断或以其他方式处理用过的针头 • 把用过的注射器、针头、手术刀片等锋利物品放到防穿透的锐器盒里

（待续）

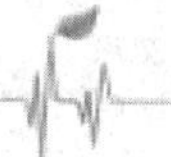

表 2-4-4(续)

患者或居民住所	• 在下列情况下，将患者的房间优先作为隔离房间： ——该人的房间已被污染 ——不能或无法保证环境未被污染 • 当患者的房间无法作为隔离房间时，按照专业护士的指导采取必要的隔离措施

(二)针对传播疾病的预防措施

1.预防措施的具体内容

一些传染病需要的预防措施（表 2-4-5)。作为护理员，必须理解某些传染病的传播途径，因为这能够帮助理解针对于传播的预防措施的三种类型，包括空气防护措施、飞沫防护措施、接触防护措施。

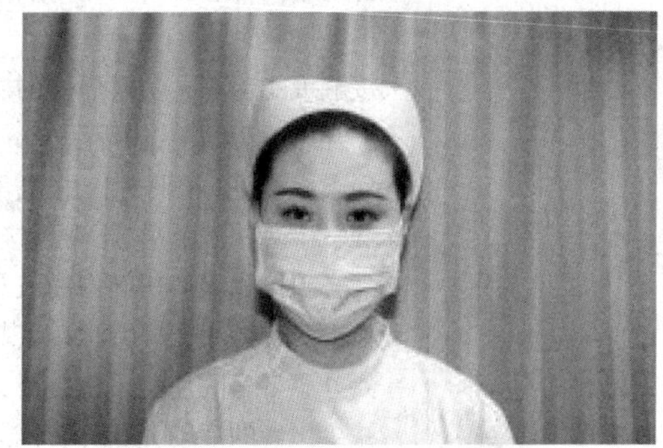

图 2-4-10　口罩可保护嘴、鼻子黏膜免受污染

2.行为指南

作为护理员，你可能需要协助护理上述患者，在这种情况下，需要与医护人员沟通使用的隔离类型(空气隔离、飞沫隔离或接触隔离)。此外，你需要从专业护士那里得到如下信息：

- 使用哪种清洁剂用于手部卫生护理(接触隔离)。
- 使用哪种个人防护设备。
- 需要哪种特殊安全措施。

表 2-4-5　针对于传播的预防措施

空气防护措施	空气防护措施用于已知或疑似的由空气传播引起的感染，如流感、麻疹、水痘和肺结核等
空气防护操作	• 首先选择将患者房间作为隔离房间 • 确保患者待在房间里，并且房门关闭 • 当进入确定或疑似患有肺结核的患者病房时，佩戴呼吸道防护设备(如口罩) • 如果你对麻疹或水痘有易感性，则不要进入这类患者病房 • 如果你不得不进入确定或疑似患有麻疹或水痘的患者病房，而且你是易感人员，则需要佩戴呼吸道保护设备再进入，体内有麻疹和水痘抗体的人无需佩戴呼吸道保护设备 • 减少患者的活动，限制离开隔离间，如果不得不离开房间，则需要戴上口罩
飞沫防护措施	飞沫防护措施用于已知或疑似的由飞沫传播引起的传染病，例如脑膜炎、肺炎、流行性感冒、流行性腮腺炎、风疹、猩红热等，这些患者咳嗽、打喷嚏、说话时，可通过飞沫传播致病菌
飞沫防护操作	• 首先选择将患者房间作为隔离房间 • 进入患者房间时，要求佩戴口罩，在患者 1 米范围内工作时，必须佩戴口罩 • 减少患者的活动，限制其离开隔离间，如果不得不离开房间，则需要戴上口罩

(待续)

表 2-4-5(续)

接触防护措施	接触防护措施用于已知或疑似的由直接接触和间接接触引起的感染 • 直接接触:护理过程中发生的皮肤之间的接触 • 间接接触:接触了患者房内的物品或护理设备,容易引发胃肠道、呼吸道、皮肤或伤口感染
接触防护操作	• 首先选择将患者房间作为隔离房间 • 进入房间时,戴上手套 • 接触可能含有大量病原体的感染性物质后,及时更换手套 • 离开患者房间前,摘下手套 • 摘下手套后,立即洗手,根据不同情况使用不同洗涤剂 • 摘下手套并洗手后,不要再接触可能被污染的物品 • 当必须接触隔离房间内的人和被污染的物体时,穿上防护服再进入房间 • 如果患者大小便失禁、腹泻、具有造瘘或伤口开放引流,你需要穿上防护服再进入房间 • 离开患者房间前脱下防护服,确保你的衣服没有接触患者房内的污物 • 减少患者的活动,限制离开隔离间,如果不得不离开房间,需要遵守以上的隔离措施

3.安全警示

防止传染的蔓延是非常重要的。标准预防措施和针对于传播的预防措施能够保护每一个人,包括患者、周围接触的人和护理人员,而护理人员的粗心会给每一个人造成威胁。

(三)保护措施

1. 隔离预防措施指南

不同的养老单位、卫生机构的防护规定可能会有所差别。当使用隔离预防措施护理时,谨遵表 2-4-6 的措施指南。

表 2-4-6　隔离预防措施指南

• 进入房间之前,准备好所有需要的物品 • 防止设备和物品被污染。记住地板是污染的,因此,在地板上的所有物品以及掉落到地板上的物品都是污染的 • 使用添加了消毒剂的墩布清洁污染的地板,记住地板上的尘土也是污染的 • 防止过堂风,过堂风可能携带空气中的病原体 • 使用纸巾处理污物 • 把物品放到防漏塑料袋里,再从房间拿出 • 如果袋子的外侧可能会被污染,则双层装袋 • 根据规定处理和运送一次性和可重复使用的物品	• 把可重复使用的盘子、餐具和托盘彻底消毒,患者房间垃圾桶内的一次性盘子、餐具和托盘则直接丢弃 • 不要触摸你的头发、鼻子、嘴巴、眼睛或身体的其他部位 • 如果你的手已被污染,则不要触摸任何干净的地方或物品 • 如果双手有明显的污垢,如血液、体液、分泌物或排泄物等,立即洗手 • 把干净的物品放到纸巾上 • 不要抖动床单 • 使用纸巾开关水龙头 • 使用纸巾打开患者房间的门,离开时丢弃纸巾 • 如果你有伤口、皮肤皲裂、喉咙痛、呕吐或腹泻,立即采取卫生预防措施

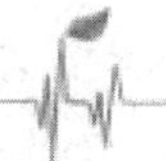

隔离预防措施的内容包括穿戴手套、防护服、口罩和护目镜，从房间中取出的床单、垃圾和设备需要双层装袋。

2. 手套

(1)手套的必要性。皮肤是天然的屏障，能够防止细菌进入人体。手及手指的微小皮肤损伤是很常见的，有时会不易察觉微小的皮肤损伤。一次性手套能够防止你感染他人血液、体液、分泌物和排泄物中的细菌，也能防止你把手上的细菌传播给他人。

谨记当你需要接触血液、体液、分泌物、排泄物、黏膜和皮肤伤口时，一定要戴上手套，因为你也许会直接接触到它们，也有可能接触被它们污染了的物品。

(2)摘戴手套的注意事项。摘下手套时，不要把它撕破，长指甲和戒指等都可能损坏手套，那么血液、体液、分泌物和排泄物就可能通过手套的破损处，对手部造成污染。切记下列事项：

- 双手干燥时，更容易戴上手套。
- 为任何人护理时都需要换上一副新手套。
- 一旦手套被撕破、裂开或刺破要及时摘下并丢弃，清洁手部后，再换上一副新手套。
- 手套用完之后要及时处理。
- 接触黏膜和皮肤伤口之前必须戴上干净的手套。
- 一旦手套被血液、体液、分泌物和排泄物污染，要立即换一副新的。一项工作也许会需要多副手套。
- 当接触完身体污染部位的手需要接触洁净部位时，及时更换手套。
- 确保手套盖住了你的手腕，如果你穿的是防护服，确保手套盖住了袖口(如图 2–4–11)。
- 摘下手套时，要把手套的内部翻向外，因为手套内部未被污染。
- 摘下手套后，立即洗手。

有些手套是由乳胶(一种橡胶产品)制作而成。乳胶过敏反应非常常见，常会引起皮疹，甚至是哮喘和休克。一旦皮疹和呼吸问题出现，要立即采取措施。

如果你对乳胶过敏，请佩戴非乳胶制作的手套。对乳胶过敏的患者和居民，其护理计划和病历本上会有明确标注。

(3)摘手套的步骤见表 2–4–7。

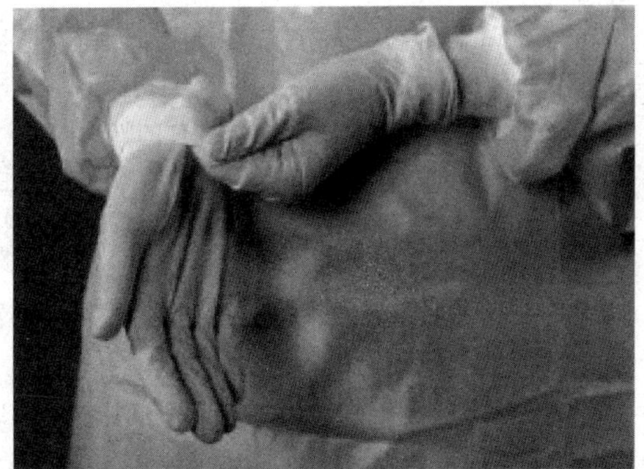

图 2–4–11 确保手套盖住袖口

3. 口罩和呼吸系统防护

(1)口罩能够防止呼吸道内的细菌扩散，往往用于空气和飞沫的防护措施。患者、周围的人、访客和工作人员都需要佩戴口罩。

口罩是一次性的。因为呼吸会导致口罩变得湿润，因此潮湿的口罩意味着已被污染。口罩被污染之后，需要更换新口罩。

表 2-4-7　摘手套的步骤

• 确保只用手套接触手套 • 从手套外部抓住手套袖口下方的部位(如图 2-4-12A) • 把手套摘下来,让它内部向外(如图 2-4-12B) • 让戴着手套的那只手拿着另一只手摘下来的手套 • 没戴手套的那只手的食指和中指伸进另一只手的手套里面(如图 2-4-12C) • 把手套从内向外地拉下来,套住手里拿着的那只手套(如图 2-4-12D) • 按照规定处理手套 • 清洁手部

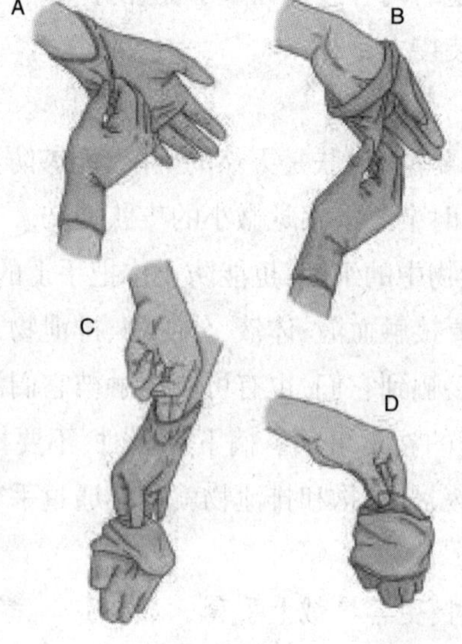

图 2-4-12　摘手套。A,抓住手套袖口下方的部位。B,把手套摘下来,让它内部向外。C,没戴手套的那只手的手指伸进另一只手套里面。D,把手套从内向外的拉下来,套住手里拿着的那只手套,内部向外

口罩需要服帖地罩在你的鼻子和嘴巴上。戴口罩之前要先做好手部清洁。摘下口罩的时候,手只接触口罩两旁的绳子,因为口罩的表面已被污染。

患有肺结核病的患者,为了防止空气传染,需要佩戴肺结核专用口罩(图 2-4-13)。

(2)佩戴口罩步骤见表 2-4-8。

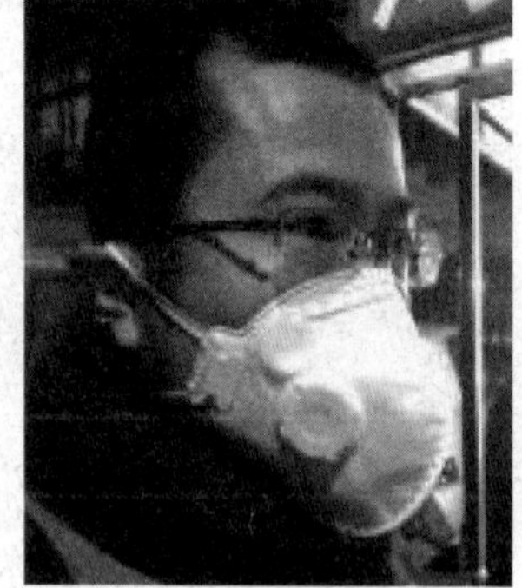

图 2-4-13　肺结核专用口罩

表 2-4-8　佩戴口罩的步骤

• 清洁手部 • 用手拿起口罩两侧的绳子,不要触摸即将接触脸的部分 • 将口罩罩在鼻子和嘴上 • 将上面的绳子拉过耳朵上方,绑在你的脑后 • 将下面的绳子绑在你的脖子后面,使口罩下方罩住你的下巴 • 捏挤你鼻周的口罩金属部分,必须使口罩遮盖住你的鼻子。如果你戴眼镜,使眼镜的下方压住口罩 • 清洁手部,戴上手套 • 提供护理服务时避免咳嗽、打喷嚏和不必要的谈话 • 如果口罩受潮或被污染,及时更换口罩 • 按照如下步骤摘下口罩: ——摘下手套 ——清洁手部 ——解开口罩下面和上面的绳子 ——握住口罩上面的绳子,取下口罩 ——拿住四根绳子,将口罩内侧折叠,不要接触口罩的内侧 • 丢弃口罩,洗手

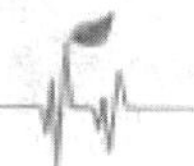

4. 污染物品处理

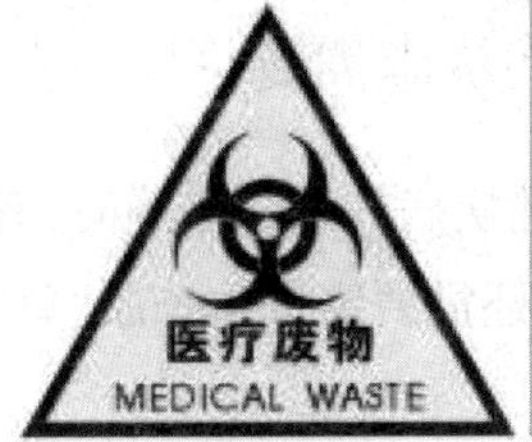

图 2-4-14　危害性生物标志

被污染的物品需要先装袋，再带离隔离房间。装袋要使用密封的有危害性生物标志的塑料袋（图 2-4-14）。危害性生物废弃物指的是被血液、体液、分泌物或排泄物污染的物品。

垃圾必须放在贴有危害标志的垃圾桶内。装袋、运送垃圾、运送设备和运送物资都要遵守规定。装袋通常只需要一个袋子，如果袋子的外侧弄脏了，则需要再套一个袋子。

5. 采集标本

血液、体液、分泌物和排泄物经常需要送去实验室检测。标本往往需要先放在危害性生物标本袋里，再送到实验室。采集标本的步骤如下：

- 给盛装标本的容器和生物标本袋贴上带有警告的标签。
- 穿上个人防护设备，戴上手套。
- 把标本容器和容器盖子拿到卫生间，放在一张纸巾上。
- 收集标本，切勿弄到容器外侧。避免污染其他家具等物品。
- 盖牢盖子。
- 摘下手套，清洁手部。
- 使用纸巾拿起容器，拿到房外。把容器放到生物危害袋中。
- 按照相关规定，把标本送到实验室。
- 清洁手部。

6. 运送患者

处于隔离预防期间的患者通常不能离开自己的房间，除非去接受治疗或检查。为了防止污染轮椅和担架，选择用床来运送，也有的使用轮椅和担架运送。安全运送意味着避免传染他人，请遵守以下指南：

- 穿上干净的防护服或隔离服。
- 为了防止空气和飞沫传播，戴上口罩。
- 遮盖所有伤口。
- 准备纸巾和密封袋，将用过的纸巾放到袋子里。
- 根据需要，穿戴防护服、口罩和手套。
- 额外放一条床单和吸水纸在担架或轮椅上，以防体液流出。
- 切勿和他人同乘电梯，以避免传染。
- 提前提醒接收区的工作人员，因为他们需要根据需要，穿戴手套和个人防护设备。
- 担架和轮椅使用后，需要进行消毒。

(四)满足患者的基本需要

当使用针对于传播疾病的预防措施时,有些需求则经常得不到满足。访客和员工经常躲避患者,进入房间之前还需要穿戴防护服、口罩和手套。有的人因为怕被传染,什么都不敢接触和碰摸。

被隔离者也许会感到孤独,甚至自尊心会受到伤害。他们知道疾病可以传染给别人,因此会觉得自己肮脏、不受欢迎,而访客和员工也许会在无意中让患者觉得羞愧和内疚。

护士会帮助患者、访客和员工理解隔离预防的必要性和对患者的影响。需要满足患者自尊。下列的一些行为可能对此有帮助:

- 记住,不需要的是细菌,而不是人。
- 尊重善待被隔离的人。
- 提供报纸、杂志和其他读物给被隔离者。
- 如果可能,提供患者感兴趣的物品。
- 放一块钟表在房间里,让他们有时间感,减少心理压力。
- 鼓励家人朋友给被隔离的人打电话,减轻他们的寂寞感。
- 提供电视指南,鼓励他们看电视节目。
- 护理人员能够经常陪伴患者。
- 让视力欠佳、头脑混乱和痴呆的老年人知道你是谁,看清你的脸,记下你的名字和你要去做什么,然后再穿上个人防护设备去做你的事。
- 家庭的布置要遵循标准预防措施的内容,有时也需要遵循针对于传播的预防措施的内容。专职人员会告知你需要采取的正确措施。

七、艾滋病毒和乙肝病毒的预防

(一)艾滋病毒和乙肝病毒

艾滋病毒和乙肝病毒对健康的危害很大,医护人员有被病毒传染的危险,因此,卫生部门制定了血源性病原体处理原则,以避免医护人员被感染。

艾滋病毒和乙肝病毒是存在于血液中的血源性病原体,它们会随着血液而流出身体,再通过血液传播给他人。其他潜在感染性物质也能够传播病毒(表 2-4-9)。

(二)艾滋病毒和乙肝病毒的预防措施

护理机构必须拥有感染控制方案,能够识别员工在接触血液或其他潜在感染性物质时被感染的风险。所有的护理人员及其他接触者都有被感染的危险。感染控制方案包括感染事

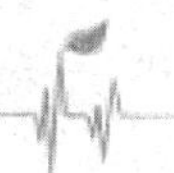

表 2-4-9　血源性病原体可能传播的情况

- 血液：血液包括人体血液、人体血液成分、人体血液制成的产品
- 血源性病原体：存在于人体血液中能引发人体疾病的病原微生物，例如乙型肝炎病毒和人类免疫缺陷病毒等
- 污染：物体表面存在感染性物质
- 被污染的衣物：被血液感染性物质污染
- 被污染的锐器：指被污染能刺破皮肤的物品，包括注射针、手术刀、碎玻璃和破损的毛细吸管、暴露在外的牙科器械等
- 去污：使用物理或化学方法去除、灭活或破坏物品表面的血源性病原体，从而使传染性病原体不再传播，使物品表面可以安全处理和使用
- 污物处理现场：采用某些措施和工具隔离或消除工作场所可能存在的血源性病原体危害，例如使用处理锐器的容器、自带套管的针具
- 暴露风险：医护人员在工作中，眼睛、嘴巴、其他黏膜、非完整的皮肤，有潜在感染的风险
- 医疗废物：
  ——液态、半液态的血液以及其他潜在传染性物质
  ——沾染了干燥的血液或者其他潜在污染性物质的物品，在处理过程中这些污染物会释放出来
  ——污染的锐器、含有血液或其他潜在污染性物质的病理性和微生物性废物
- 病原携带者的血液或其他潜在污染性物质可能导致发生血源性病原体职业接触的任何人(包括活体或尸体)
- 洗手设施：能提供充足的流动水、肥皂和一次性手巾或热风干手器等设施
- 其他潜在感染性物质
  ——人体体液：精液、阴道分泌物、脑脊液、滑囊液、胸腔液、心包液、腹水、羊水、口腔科操作时的唾液、其他被血液污染的体液和不能与体液区分的液体等
  ——任何从人体(活体或尸体)上取下的除了完好皮肤以外的细胞、组织或器官
  ——含艾滋病毒的细胞或组织培养或器官培养液、含乙肝病毒或艾滋病毒的培养基或培养液、感染了乙肝病毒或艾滋病毒的实验动物的血液、器官或组织等
- 非胃肠道接触：通过针刺、咬伤、擦伤和割伤等途径穿透黏膜或皮肤屏障的接触
- 个人防护装备：工作人员为了避免传染危险穿戴的服装或装备
  ——医院的患者
  ——创伤患者
  ——毒品和酒精戒断治疗机构的患者
  ——收容所和护理中心的居民
  ——遗体
- 灭菌：利用物理或化学方法消灭所有的微生物
- 操作流程控制：通过改变完成工作的方法减少感染的可能性

发后的应对措施。

面临感染风险的工作人员可以接受培训。培训必须包括以下几点：

- 解释何为血源性病原体。
- 分析血源性疾病的发病原因、迹象和症状。
- 分析血源性病原体的传播途径。
- 解释何为感染控制方案。
- 了解接种乙肝疫苗的知识。
- 熟知紧急情况下应该怎么做。
- 熟知有可能感染后的措施。

以下预防措施能够减少感染的风险。

1. 乙型肝炎疫苗

乙型肝炎是一种由乙肝病毒引起的肝脏疾病，通过血液和性接触传播。乙肝疫苗能够使人产生抵抗乙肝病毒的免疫力。免疫力指的是一个人对某种疾病有抗性，不会患该病。

接种疫苗指的是通过接种疫苗从而产生抵抗传染病的免疫力。疫苗是一种含有死亡或微弱活性微生物的制剂。乙肝疫苗需要进行3次注射，第一次注射完成1个月后进行第二次注射，第二次注射完成6个月后进行第三次注射。感染乙肝病毒前后，皆可接种疫苗。

作为护理员，你有可能护理乙肝患者，最好进行乙肝疫苗的接种。

2. 个人防护措施

个人防护设备包括手套、护目镜、面罩、口罩、防护服(隔离衣)、鞋套和手术帽。它们无法被血液或其他潜在感染性物质穿透，能够保护你的衣服、皮肤、眼睛和嘴。

要选择合适尺寸的个人防护设备，确保个人防护设备的洁净、可用、可换和可弃，遵守以下个人防护设备的必要措施：

- 先脱下个人防护设备，再离开工作区域。
- 当个人防护设备被污染时，立即脱下。
- 当个人防护设备需要储存、清洗、消毒或丢弃时，把其放到指定的地点和容器里。
- 接触血液或其他潜在感染性物质或处理、接触污物时，戴上手套。
- 及时更换破损、破洞、被污染的防护用品。
- 不要对一次性手套进行清洗消毒再利用。
- 当可重复利用的手套有开裂或破损的迹象时，扔掉手套。如果可重复利用的手套在工作过程中没有损坏，则可以清洗消毒再利用。

3. 医疗废物

处理如下医疗废物时需要特殊的措施：

- 液态血液或其他潜在感染性物质。
- 被血液或其他潜在感染性物质污染的物品。
- 污染的锐器。

请使用可封、防刺、防漏的容器，容器必须有红色的颜色标志和生物危害标志。

4. 家庭护理中的医疗垃圾

家庭护理需要使用防护服、手套、注射器、针头及其他锐器，妥善地处理这些医疗垃圾能够避免扩大感染。建议如下：

- 把针头、注射器和其他尖锐物品放在配有安全盖的硬质塑料或金属容器里严密封存，比如，塑料洗涤瓶和塑料盖，不要使用玻璃或透明的塑料容器。
- 将防护服、手套、一次性床单和其他护理物品放进塑料袋里，并系紧袋子。
- 给容器和塑料袋贴上“不可回收”的标签。
- 确保动物、昆虫等无法进入垃圾桶，因为垃圾的气味会吸引动物或昆虫。

（三）感染事件

感染事件指的是眼睛、嘴巴、其他黏膜、皮肤局部或非胃肠道部位接触血液和其他潜在感染性物质的事件。非胃肠道部位感染指的是通过针刺、咬伤、割伤和擦伤刺入黏膜或皮肤屏障的感染。

一旦发生感染，及时就医，进行艾滋病和乙肝病毒的检测。这种检测在可能感染后两周开始为宜，因为感染两周后血液中才可以反映出来。在这之前称为“窗口期”，会出现阴性结果，不能真实说明是否被感染。这是需要注意的。

第五节　个人卫生

保持个人卫生有助于身体的舒适、安全和健康。皮肤是人体抵御疾病的第一道防线。完整的皮肤能够抵御细菌的入侵，防止感染。消化系统、呼吸系统、生殖系统的黏膜清洁和完整同样可以抵御细菌的入侵。此外，良好的卫生能够防止体味和口腔异味，并且使身体放松，促进血液循环。皮肤卫生是个人卫生的重要部分。

皮肤是人体最大的自然屏障。皮肤主要有两层：表皮和真皮（图 2-5-1）。表皮是皮肤外层，含有活细胞和死细胞，死细胞不断剥落，被活细胞取代，活细胞也会死亡剥落。表皮没有血管和神经末梢。真皮是皮肤内层，由结缔组织构成，含有血管、神经、汗腺、皮脂腺和毛囊。

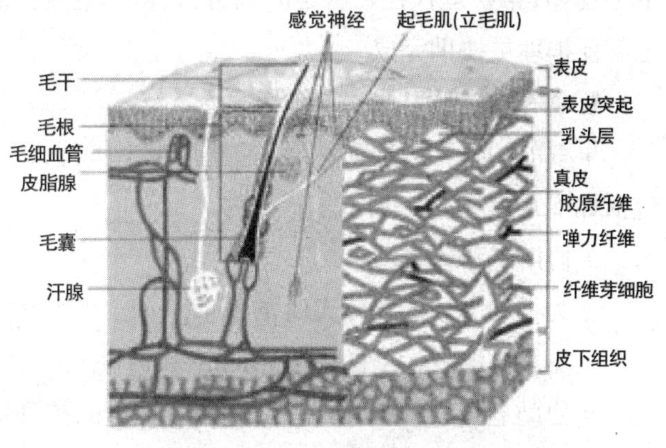

图 2-5-1　皮肤的结构

汗腺有助于调节体温。汗水通过皮肤的毛孔分泌至体外，汗水蒸发时，人体会降温。皮脂腺会将油性物质分泌至靠近毛干的部位，从而分泌到皮肤表面，这有助于保持头发和皮肤的柔软和光泽。

皮肤具有以下功能：

- 提供身体的保护屏障。完整的皮肤能够防止细菌及其他物质进入人体。
- 防止大量水分丢失。
- 保护器官免受伤害。
- 皮肤上的神经末梢能够感知令人愉快和令人不快的情况。寒冷、疼痛、触摸和压力都能感知。
- 有助于调节体温。当外界温度升高时，血管会扩张。循环至皮肤的血液增多，蒸发加快降低体温。当血管收缩,循环到皮肤的血液减少,使身体保持热量。

洗浴是清洁皮肤的最好方法。有人选择淋浴,有人选择盆浴,也有人只能在床上洗浴。不同的人洗浴的频率也各有不同,有人一天洗浴1~2次,工作前一次,工作或运动后一次。此外,还有许多因素会影响人们的卫生需求,比如出汗、呕吐、排泄、伤口分泌物、卧床休息和活动等。疾病和衰老的变化会影响老年人的自理能力,所以许多老年人都需要借助他人的帮助完成卫生护理。护理员用护理方法满足老年人的卫生需求。

由于疾病、残疾、痴呆和个人选择等常见的原因,一些老年人不愿配合护理员为他们进行卫生护理,这就需要护理员认真、耐心地做工作。

一、个人卫生的基本措施

(一)日常护理

大多数老年人都有自己的卫生习惯,例如,起床后刷牙、洗手、洗脸,这些卫生习惯和其他卫生措施通常需要在餐前、餐后和睡前完成。虚弱或残疾的老年人需要他人的帮助进行卫生护理。日常护理往往在特定时间进行,但当老年人有卫生护理需求时,即使不是特定时间,也需要护理员协助完成。

1. 早餐前护理

早餐前的日常护理又称晨间护理。早上护理人员需要为老年人进行晨间护理,晨间护理包括如下几点:

- 协助老年人排泄。
- 为行动不便的老年人清洁卫生。
- 更换潮湿或污染的床上用品。
- 协助老年人进行脸部、手部、口腔卫生的护理。
- 协助老年人穿衣梳头。
- 为老年人调整体位进餐,将老年人移送至餐厅、床旁的座椅上或坐起并放好床上的餐桌。
- 整理床铺和房间。

2. 餐后护理

三餐(早中晚)后的日常护理又称日间护理。日间的卫生护理会更加彻底,通常包括如下几点:

- 协助老年人排泄。
- 为行动不便的老年人清洁卫生。
- 更换潮湿或污染的床上用品。
- 协助老年人进行脸部、手部、口腔卫生的护理,以及为老年人洗浴、按摩背部和护理会阴。

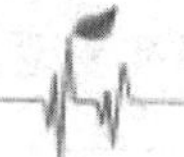

- 协助老年人进行美容护理，如护发、剃须、穿衣、更换睡衣。
- 协助老年人活动，如关节活动度练习和步行，或是其他医生允许的活动。
- 梳头（如果需要的话）。
- 整理床铺和房间。

老年人经常会在午后小憩。需要协助老年人躺下，并在小憩结束后将其扶起。小憩前后你都需要协助老年人排泄，为行动不便的老年人清洁卫生，并更换潮湿或污染的床上用品。

3. 晚间护理

睡前进行的日常护理又称晚间护理。晚间护理能够促进老年人的放松和舒适。晚间护理包括以下几点：

- 协助老年人排泄。
- 为行动不便的老年人清洁卫生。
- 更换潮湿或污染的床上用品。
- 协助老年人进行脸部、手部、口腔卫生的护理以及背部按摩。
- 协助老年人换上睡衣。

（二）口腔卫生

1. 口腔卫生护理的要求

- 保持口腔和牙齿的清洁。
- 防止口臭和口腔感染。
- 增进舒适度。
- 使食物口感更好。
- 降低蛀牙和牙周炎的患病风险。

牙周炎指的是牙龈内部组织发炎。不良的口腔护理会导致牙菌斑和牙石的出现。牙菌斑指的是附着在牙齿上的薄膜，包括唾液、微生物和其他物质。牙菌斑会导致蛀牙。当牙菌斑硬化后，被称为牙石。牙齿齿龈与齿冠间的龈线上会出现牙石。牙石的产生会导致牙周炎，使牙龈发红、肿胀、容易出血。随着疾病的恶化，骨骼被破坏，牙齿松动、牙齿脱落则很常见。

疾病和药物容易导致口腔味道不佳、舌苔白腻、颊部和舌头发红肿胀，而抽烟、缺水、焦虑和部分药物则容易导致口干。

2. 口腔卫生护理用品

清洁口腔卫生需要牙刷、牙膏、牙线和漱口水。牙刷应该配有柔软的刷毛。使用义齿的老年人需要义齿清洁剂、托牙杯和牙刷。为义齿进行护理时，只能使用义齿清洁产品，否则将会损坏义齿。

对患有口腔溃疡、口腔疼痛及无意识的老年人需要使用棉签进行口腔护理。检查棉球是否紧紧地包裹在棉签棍上。如果棉球从棉签棍上脱离掉到嘴里，则会导致老年人窒息。

3. 口腔卫生护理的操作指南

协助老年人清洁口腔卫生，护理员要了解以下几点。

- 需要提供口腔卫生护理的类型。
- 是否需要牙线。
- 需要使用哪些清洁物品。
- 唇部是否需要使用润唇膏，如果需要，应该使用哪一种。
- 清洁口腔卫生的频率。
- 注意和记录的内容如下：

——唇部是否干燥、破裂、肿胀或起泡；

——是否存在口腔气味和呼吸气味；

——口腔里或舌头上是否发红、肿胀、溃疡或出现白斑；

——牙龈是否出血、肿胀或红肿；

——牙齿是否松动；

——义齿是否存在粗糙、锋利、破损的部位。

提供口腔卫生护理时，应遵循疾病预防措施和血源性病原体的预防措施，因为在为老年人进行护理时，必然会接触老年人的口腔黏膜，他的牙龈可能会出血，口腔内还可能存在许多细菌，某些老年人的口中也可能存在一些通过性接触传播的病原体。

4. 刷牙

许多老年人可以自行完成口腔卫生护理，也有一些老年人需要他人协助，并为其准备刷牙用具。需要为下列人群刷牙：

- 非常虚弱的老年人。
- 不能移动手臂的老年人。
- 头脑混乱的老年人。

(1)协助老年人刷牙前的准备见表 2–5–1。

表 2–5–1　协助老人刷牙前的准备

• 向老年人解释操作步骤 • 进行手部清洁 • 准备下列物品： ——牙刷 ——牙膏 ——漱口水(或使用其他清洁剂) ——牙线 ——装有冷水的水杯 ——吸管 ——弯盘

(待续)

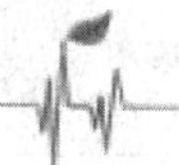

表 2-5-1(续)

——手巾 ——纸巾 • 将纸巾铺在床头桌上,把清洁用具放在纸巾上面 • 调整老年人的体位,从而使老年人方便刷牙 • 如果使用床栏的话,放下床栏 • 把毛巾放在老年人的胸部上方,保护衣服和床单不被飞溅液体污染 • 调整床头桌的位置,放到老年人的前方 • 让老年人完成口腔卫生护理,包括刷牙、漱口、使用牙线、使用漱口水或其他清洁剂 • 当老年人完成口腔护理时,为老年人提供毛巾 • 调整老年人体位,确认老年人舒适 • 根据需要,升起或放下床栏 • 使用后的用品和设施清洁处理后,把它们放回原处 • 摘下手套,为手部清洁消毒 • 报告并记录整个操作过程及观察到的老年人口腔情况

(2)给老年人刷牙的步骤见表 2-5-2。

表 2-5-2　给老人刷牙的步骤

• 戴上手套 • 将牙刷挤上牙膏 • 把牙刷放在弯盘的上方,往牙刷上倒一些水 • 为老年人轻柔地刷牙(图 2-5-2) • 为老年人轻柔地清洁舌头 • 把弯盘放在老年人的下巴下方,让老年人使用清水漱口、冲洗口腔。根据需要重复此步骤 • 使用牙线为老年人清洁牙齿 • 把弯盘放在老年人的下巴下方,让老年人使用漱口水或其他清洁剂漱口 • 操作完成后移除毛巾 • 摘下手套,洗手 • 调整老年人体位,确认老年人舒适 • 报告并记录整个操作过程及观察到的老年人口腔情况

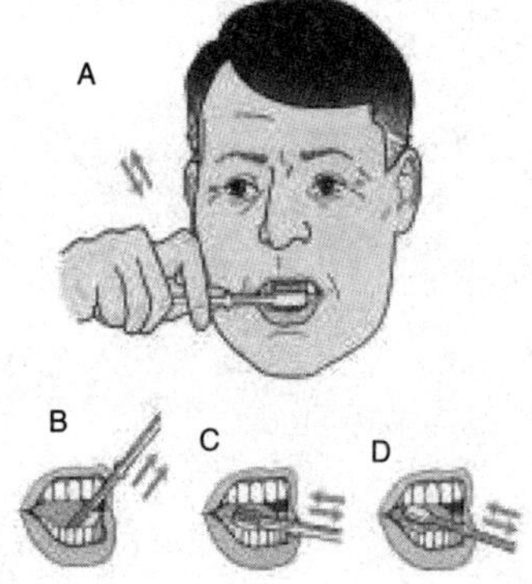

图 2-5-2　刷牙。A,牙刷和牙龈成 45°角,一下一下地刷牙。B,牙刷和前牙的内侧成 45°角,用牙刷一下一下地从牙龈刷到牙冠。C,刷子沿着牙齿内侧水平移动。D,牙刷沿着齿缘前后刷动牙齿

5. 使用牙线

(1)牙线能够为老年人剔除细菌和牙垢,这些物质会导致牙周炎。使用牙线也能够剔除牙齿之间的食物。牙线通常在刷牙后使用,也可以在其他时间使用,有的老年人需要在餐后使用牙线。如果一天之内只能使用一次牙线,睡前则是最佳的时间。

需要为那些不能自行使用牙线的老年人代劳。在很多年以前,牙线并不是常见的口腔护理用具,因此,一些老年人不会使用牙线清洁牙齿。

(2)牙线的使用步骤见表 2-5-3。

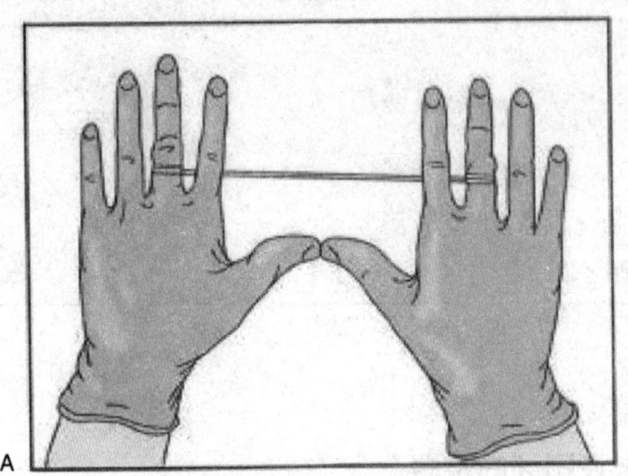

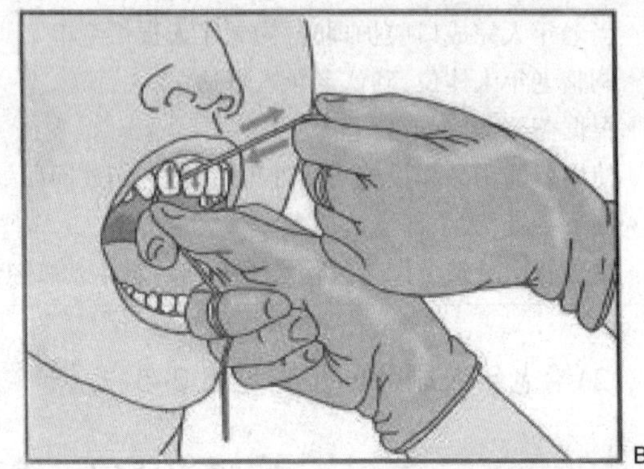

图 2-5-3 牙线。A,把线的两端分别缠绕在两只手的中指上。B,在牙齿的缝隙之间从牙冠到牙龈轻柔地使牙线上下移动

表 2-5-3 牙线的使用步骤

• 向老年人解释操作步骤
• 进行手部清洁
• 准备下列物品: ——弯盘 ——装有冷水的水杯 ——牙线 ——手巾 ——纸巾 ——手套
• 将纸巾铺在床头桌上,把清洁用具放在纸巾上面
• 放下靠近你一侧的床栏(如果使用的话)
• 协助老年人调整体位至坐位,或面向你的侧卧位
• 把毛巾放在老年人的胸部上方
• 戴上手套
• 剪下一条 40 厘米左右的长线
• 把线的两端分别缠绕在两只手的中指上(图 2-5-3A)
• 使用你的拇指绷紧牙线

(待续)

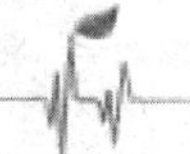

表 2-5-3(续)

• 从右侧上方最靠后的牙齿开始,向左侧上方的牙齿依次清洁 • 在牙齿的缝隙之间轻柔地使牙线上下移动(如图 2-5-3B),并使牙线紧贴牙齿侧面,在齿冠与牙龈之间上下移动 • 随着更换清洁牙齿的位置,更换牙线的使用位置 • 清洁下方的牙齿。与清洁上方的牙齿一样,轻柔地使牙线上下移动在牙齿的缝隙之间。从右侧开始,向左侧的牙齿依次清洁 • 把弯盘放在老年人的下巴下方,让老年人使用清水冲洗口腔。根据需要重复此步骤 • 完成后移除毛巾,扶老年人就位,物归原处 • 摘下手套,洗手

6. 为无意识老年人护理口腔

(1)无意识老年人无法进食或饮水,他们需要张嘴进行呼吸,还有许多老年人需要吸氧。这些因素都会使老年人口干舌燥,导致舌头或口腔黏膜上结痂。护理老年人的口腔卫生能够使其口腔保持清洁湿润,防止感染。

作为护理员,你应该从家属或专职护士那里得知护理时使用哪种清洁剂。此外,你还需要使用棉签清洁口腔,清洁后将润唇膏涂抹在老年人的唇部,防止口唇干裂。

无意识老年人通常不能吞咽,因此你要防止他们误吸和窒息。误吸指的是将液体或物体吸入肺部,这容易导致肺炎和死亡。为了防止误吸,请遵循以下要点:

• 调整老年人的体位至身体的一侧,将头部转向同一侧(图 2-5-4)。这种体位能够使多余的液体从口中流出。

• 护理时只使用少量的液体。必要时使用口腔专用负压吸引器吸去多余的液体。

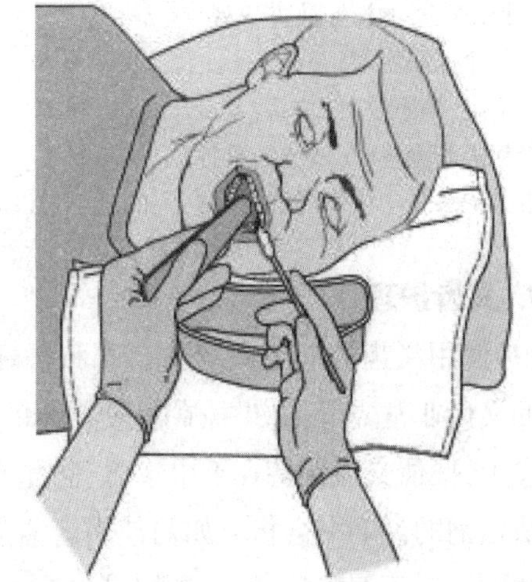

图 2-5-4　调整无意识老年人的头部至身体的一侧来防止误吸。压舌板用来在清理时张开老年人的口腔

使用压舌板保持老年人嘴部张开。千万不要使用你的手指,因为老年人可能会咬住你的手指,不仅会将你的手指咬伤,还会传染细菌。一旦发生感染,将十分危险。

无意识老年人无法说话或对你做出回应,但是,有的老年人可以听见。你需要经常确定老年人是否可以听见,并向他们解释你正在做什么,当你做完和要离开房间时,都需要告诉老年人。

为无意识老年人进行口腔护理至少要每两小时一次,此外,无意识老年人每两小时需要更换一次体位。你需要通过口腔护理、皮肤护理和舒适措施促进老年人舒适和安全。

(2)口腔护理的步骤见表 2-5-4。

表 2–5–4　口腔护理的步骤

• 进行手部清洁 • 准备下列物品： ——清洁剂 ——护理专用棉球或棉棒 ——用压舌板做成的开口器 ——装有冷水的水杯 ——手巾 ——弯盘 ——润唇膏 ——纸巾 ——手套 • 戴上手套 • 协助老年人调整体位至侧卧位，把老年人的头部转向身体的同侧 • 把毛巾放在老年人的脸部下方 • 把弯盘放在老年人的下巴下方 • 使用压舌板作为开口器分开老年人的上下牙，动作轻柔，不要过于用力。如果你有任何问题，及时向护士寻求帮助 • 使用蘸有清洁剂的棉签清洁老年人的口腔 ——清洁牙齿的外表面和内表面 ——擦拭上颚、颊内侧和唇部 ——擦拭舌头 ——用清洁的棉签蘸取清水擦拭口腔 ——把使用过的棉签放进弯盘 • 为唇部涂抹润唇膏 • 移除毛巾，摘下手套，洗手 • 为老年人调整体位，增进舒适感 • 报告并记录整个操作过程及观察到的老年人口腔情况

7. 义齿护理

(1)使用义齿的老年人清洁口腔和护理义齿的频率，应该和不使用义齿的老年人一样。湿润的义齿非常光滑，如果掉在坚硬物体的表面上，容易损坏或碎裂。清洁义齿时，将毛巾铺在水盆上，握住义齿保持在毛巾上方，防止义齿掉落水盆的坚硬表面。

清洁剂的说明书会指导如何使用清洁剂，以及使用的清水温度。热水会导致义齿变形，如果清洗之后不佩戴的话，应该把义齿存放在装有冷水或装有义齿浸泡液的容器里，否则义齿将干燥变形。老人通常会睡前摘除义齿，也有的老年人餐后摘除。一定要提醒老年人不要用纸巾包裹义齿，否则，义齿很容易被丢弃。作为护理员，需要为可以自行清洁义齿的老年人准备清洁工具，并协助他们移动到卫生间或为那些无法自行清洁义齿的老年人代劳。

许多老年人不喜欢被他人看到不戴义齿的样子。所以，当老年人清洁义齿时，你需要保护他们的隐私。如果你替老年人清洁义齿，请在清洁后尽快归还给老年人。

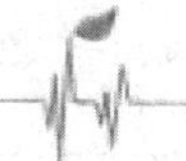

(2)义齿护理的操作步骤见表 2-5-5。

表 2-5-5　义齿护理的操作步骤

• 进行手部清洁 • 准备下列物品： ——义齿刷或柔软刷头的牙刷 ——托牙杯 ——清洁剂 ——装有温水的水杯 ——吸管 ——漱口水 ——弯盘 ——手巾 ——纱布块 ——手套 • 如果使用床栏的话,放下床栏 • 把手巾放在老年人的胸部上方 • 戴上手套 • 让老年人摘下义齿 • 为无法自行摘下义齿的老年人代劳。使用纱布块紧握住湿滑的义齿 ——使用你的拇指和食指抓住上片义齿(图 2-5-5),上下轻轻地移动以便摘除,摘除后放进弯盘 ——使用你的拇指和食指抓住下片义齿,轻轻地左右转动后向上提起以便摘除,摘除后放进弯盘 • 将弯盘、托牙杯、刷子和清洁剂拿到水槽处 • 在水槽底部铺上毛巾,向水槽中倒入清水 • 使用流动的温水冲洗每片义齿和托牙杯(有时需要使用冷水)。 把义齿放回托牙杯 • 把清洁剂挤到刷子上 • 刷洗义齿(图 2-5-6) • 根据清洁剂的说明,使用温水或冷水冲洗每片义齿 • 把义齿放回托牙杯,用冷水浸泡义齿 • 将托牙杯和弯盘放到床头桌上 • 为老年人调整体位,以便进行口腔护理 • 让老年人使用漱口水,把弯盘放在老年人的下巴下方 • 让老年人装上义齿,如果老年人无法自行装上义齿,你为之代劳 ——使用你的拇指和食指拿起上片义齿，另一只手抬起老年人的上唇，轻柔地将义齿放入老年人的口中,用你的食指按住义齿,确保它被放在了正确的位置 ——使用你的拇指和食指拿起下片义齿，另一只手拉下老年人的下唇，轻柔地将义齿放入老年人的口中,用你的食指按住义齿,确保它被放在了正确的位置 • 如果不佩戴义齿的话,则将托牙杯放在床边抽屉的顶层里,义齿必须浸泡在冷水或浸泡液里 • 移除毛巾,摘下手套,洗手 • 调整老年人体位,确认老年人舒适

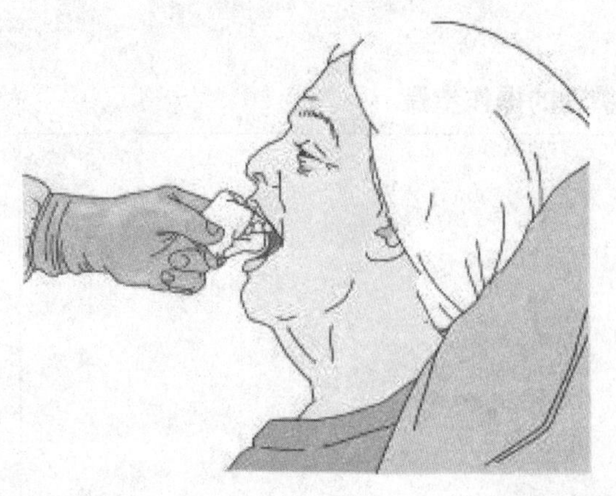

图 2-5-5 使用你的拇指和食指抓住上片义齿。用一片纱布帮助你抓住光滑的义齿

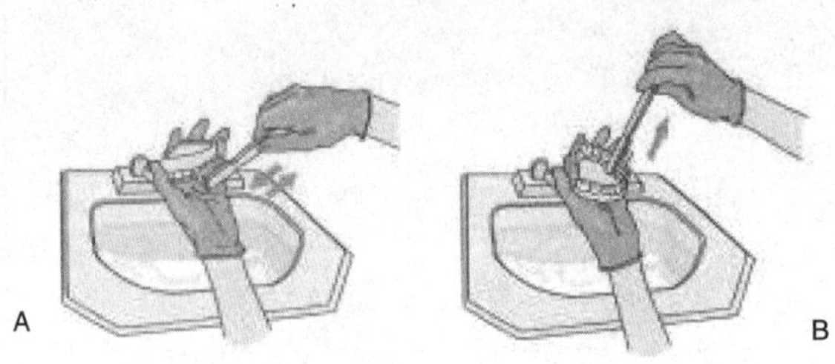

图 2-5-6 刷洗义齿。A,用上下刷动的方式清洁上片义齿的外侧面。注意将义齿置于水盆上方。水槽中放置一半的水并在水盆底放置一条毛巾。B,义齿的内侧用上下刷动的方式清洁。一下一下地刷义齿的内侧

(三)洗浴

1. 洗浴的作用及洗浴方式、频率的选择

洗浴能够清洁皮肤,也能够清洁外阴部和肛门处的黏膜。细菌、死皮、汗水和多余的油脂都会被清除。洗浴能够使人清爽和轻松,促进血液循环,锻炼身体的各个部位。在此过程中,你需要和老年人沟通。

你需要为老年人提供完整或部分床上洗浴、盆浴和淋浴。洗浴的方法取决于老年人的状况、个人护理能力和老年人的个人选择。早餐后洗浴非常常见,但是你必须尽可能地尊重老年人对洗浴时间的选择。

洗浴频率属于个人问题。有的老年人每天都需要洗浴,也有的老年人两周洗浴一次。个人选择、天气、活动和疾病都会影响洗浴的频率。发烧的老年人会大量出汗,所以需要经常洗浴。根据其他的疾病和皮肤干燥的程度可以每 2~3 天沐浴一次。

2. 洗浴的原则

床上洗浴、盆浴和淋浴的原则见表 2-5-6。

3. 洗浴的指南

- 需要知道选择什么类型的洗浴:完整床上洗浴、部分床上洗浴、盆浴、淋浴。
- 老年人需要哪些帮助。
- 老年人的活动和体位限制。
- 应该使用的水温。洗澡水会快速冷却，所以成人的完整床上洗浴的水温应该控制在 43℃~46℃。老年人的皮肤比较脆弱,水温应该适当地降低。

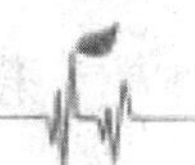

表 2-5-6 洗浴的原则

• 尽可能地满足个人选择 • 护理开始前，准备好所需物品 • 注意保护隐私：拉上遮蔽帘，关门 • 协助老年人排泄。沐浴的刺激会使老年人排尿，及时满足老年人排尿的需求，能够提高其舒适感 • 包裹好老年人，同时起到保暖和保护隐私的作用 • 关好浴室门窗，减少对流 • 保护老年人，防止跌倒 • 调整好适当的水温 • 从干净的部位洗起，向脏的部位移动 • 鼓励老年人尽可能地配合洗浴，这样会最大限度地保证老年人安全 • 彻底冲洗皮肤，必须清除身体上的肥皂 • 轻蘸皮肤使之干燥，避免刺激或损伤皮肤。不要揉搓皮肤 • 确保老年人的乳房下方、皮肤褶皱之间、会阴区、脚趾之间干燥 • 当皮肤沾染上粪便或尿液时，为老年人洗浴，从而防止皮肤破裂和异味

• 老年人需要使用什么护肤品，遵照个人喜好。

• 注意观察身体以下情况：

——皮肤、口唇、甲床和巩膜(眼白)的颜色；

——皮疹的位置和形态；

——皮肤是否干燥；

——皮肤擦伤和破裂的部位；

——皮肤苍白或发红的部位，尤其是骨性标志区域；

——皮肤出血或裂口的位置；

——腿脚是否肿胀；

——脚部是否出现鸡眼或老茧；

——皮肤的温度；

——老年人是否感到疼痛或不适。

4. 洗浴的注意事项

热水会伤害敏感和脆弱的皮肤。浴前需要测量水温，避免水温过热。

使用爽身粉时要小心，不要在有呼吸障碍的老年人旁边使用爽身粉，因为吸入爽身粉可能会刺激呼吸道和肺部。安全地使用爽身粉，请遵守以下要点：

• 不要在老年人身旁抖动或喷洒爽身粉。

• 在远离老年人的地方把少量爽身粉放在你的手上或毛巾上。

• 使用爽身粉时只需要铺一薄层。

洗浴后需要整理床铺，然后把床降到最低位置，锁上床轮。协助老年人上床后升起或放下床栏。

作为护理员，必须保护老年人和自己免受感染。为老年人洗浴和整理床铺时，可能会接触血液、体液、分泌物，甚至排泄物，必须注意清洁和消毒。

5. 老年人洗浴的特殊性

皮肤会随着年龄的增长而变得干燥，而且肥皂也会使人的皮肤干燥。干燥的皮肤很容易受到损伤。因此，老年人通常需要每周进行两次完整洗浴或淋浴。其他的时间进行部分洗浴。此外，润肤露和护肤油可以使人的皮肤变得柔软。

有的老年人患有老年痴呆，洗浴可能会吓到他们，因为他们不能理解什么是洗浴，为什么要洗浴，他们会担心被伤害或是发生危险。因此，他们也许会反抗洗浴，且变得焦虑易怒，甚至向护理人员吼叫，并哭喊求助。

为老年痴呆的老年人洗浴时，请遵循以下措施：

- 完成准备步骤，准备好所需物品和床上用品，调高室温等。
- 不要催促老年人，语调要温柔。
- 分散老年人的注意力。
- 动作温柔，使老年人镇静。
- 如果老年人仍旧抵抗护理，稍后再尝试为老年人洗浴。

6. 常见的皮肤护理用品(表 2–5–7)

表 2–5–7 常见的护肤产品

类型	目的	护理注意事项
肥皂	清洁皮肤去除污垢、死皮、皮肤油脂、细菌和汗水	容易使皮肤变得干燥、敏感 干燥的皮肤很容易受伤，并伴有瘙痒和不适 必须彻底冲洗，去除皮肤表面上的肥皂 不是每次洗浴都需要使用肥皂，清水也可以清洁皮肤 因为老年人皮肤较干，所以老年人经常使用清水清洁皮肤 皮肤干燥的老年人更适合使用添加了沐浴油的肥皂 如果老年人皮肤非常干燥，则避免使用肥皂
沐浴油	保持皮肤的柔滑，防止干燥	液态沐浴油可以添加到洗澡水中 淋浴和盆浴时，沐浴油会把物体表面变得湿滑，请遵守安全措施，防止跌倒
润肤霜和润肤乳	保护皮肤，避免皮肤干燥	只需在皮肤表面涂抹一层油性薄膜，不可太过黏腻 大多数的润肤霜和润肤乳都是有香味的
爽身粉	吸收水分，防止皮肤表面之间的互相摩擦	通常在乳房下方、手臂下方、腹股沟处和脚趾之间使用 在需要干燥的皮肤表面均匀地铺上薄薄的一层 爽身粉使用过量会导致结块和起皮，容易刺激皮肤
止汗剂	减少汗量	在腋下使用 不要在发炎的皮肤表面使用 不可用止汗剂代替洗浴

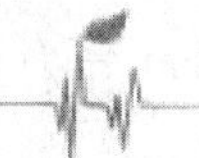

7. 床上洗浴

床上全身洗浴需要清洁卧床老年人的全身。无意识老年人、瘫痪老年人、打石膏和做牵引的老年人、因疾病或手术而虚弱的老年人都需要床上洗浴。床上洗浴对一些老年人来说从未接触过。有的老年人会因他人看到自己的身体而感到尴尬,有的老年人会担心被暴露。你需要向老年人解释你将如何进行床上洗浴,如何遮盖老年人的身体以保护隐私。老年人的皮肤很脆弱。你需要使用适当的水温为老年人洗浴。

毛巾洗浴需要使用一块非常大的毛巾,能够遮盖住老年人从颈部到脚部的身体。毛巾里含有清洁溶剂,而清洁溶剂里含有清水、清洁剂,以及可以使皮肤快速变干的干燥剂。毛巾洗浴是快捷、宜人、轻松的洗浴方式。老年痴呆老年人对这种洗浴方式的反应良好。

床上全身洗浴的步骤见表 2–5–8。

表 2–5–8　床上全身洗浴的步骤

• 向老年人解释操作步骤 • 准备弯盘或尿壶。保护老年人隐私 • 进行手部清洁 • 准备下列物品: ——水盆 ——肥皂 ——浴用温度计 ——指甲刀或指甲锉 ——洗浴巾 ——浴巾和毛巾 ——衣服或睡衣 ——口腔卫生护理用品 ——润肤露 ——爽身粉 ——除臭剂或止汗剂 ——其他美容设备(如果需要的话) ——纸巾 ——手套 • 关闭门窗防止受凉 • 戴上手套 • 为老年人盖上浴毯,撤去盖在老年人身上的床上用品 • 向水盆中倒入三分之二的清水,水温通常保持在 43℃~46℃。使用浴用温度计测量水温,或者将你的胳膊肘或手腕内侧放入盆内测试水温 • 使用浴巾包裹住你的手指部分,制作成无指手套的样子(图 2–5–7),整个洗浴过程都将用到无指手套 • 使用清水清洗老年人的眼部,不要使用肥皂。用指尖部位轻柔地从眼部内侧擦向眼部外侧(图 2–5–8)。先清洁远离你一侧的眼睛,再对靠近你一侧的眼睛重复此步骤。每一次擦拭时,都需要使用毛巾的清洁部位 • 为老年人脱下衣服,注意遮盖老年人的隐私部位

(待续)

表 2-5-8(续)

• 把你的手掌放在老年人的肘部下方,托起老人的手臂,将他的前臂放在你的前臂上方 • 用无指手套清洗老年人的手臂、肩部和腋下(图 2-5-9),冲洗并擦干 • 将水盆放在老年人手臂下方的毛巾上面,把老年人的手部放进水中(如图 2-5-10),将老年人的手部清洗干净,并用指甲刀或指甲锉清洁老年人的指甲下方 • 按此操作重复另一侧手臂 • 轻轻抬起浴巾,清洁老年人的胸部(图 2-5-11)。冲洗并擦干,尤其是乳房下方 • 移动浴巾,使其纵向遮盖住老年人的胸部和腰部,把浴巾下的浴毯下拉至老年人的大腿根部 • 轻轻抬起浴巾,清洁老年人的腹部(图 2-5-12),将其冲洗并擦干 • 更换盆里的水,测量清水的水温 • 露出远离你一侧的腿部,不要暴露老年人的会阴部,将浴巾纵向铺在老年人的腿部和脚部下方 • 弯曲老年人的膝盖,用你的手支撑起老年人的腿部。用无指手套清洗老年人的腿部,将其冲洗并擦干 • 把盆放在脚旁的毛巾上 • 轻轻地抬起腿部,把盆放到老年人的脚下 • 把老年人的脚放进盆里(图 2-5-13)。如果有必要的话,使用指甲刀或指甲锉清洁脚趾甲下方 • 移除水盆,擦干老年人的腿脚,为老年人的腿部盖上浴毯,撤除浴巾 • 按此操作清洁另一侧腿 • 为老年人翻身,使老年人的背部面向你,为其盖上浴毯 • 露出老年人的背部和半边臀部,注意遮盖老年人,不要暴露其会阴部,把毛巾纵向铺在老年人的背部旁边 • 使用无指手套从颈部向臀部的方向清洁老年人的背部(图 2-5-14)。将其冲洗并擦干 • 更换盆里的水为老年人进行会阴护理,测量水温。必要时更换手套并进行手部清洁。如果使用床栏的话,离开床边前先升起靠近你一侧的床栏。回到床边后再将其放下 • 洗浴后如果需要为老年人进行背部按摩 • 为老年人穿上干净的衣服 • 为老年人梳头 • 整理床铺 • 调整老年人体位,确认老年人舒适

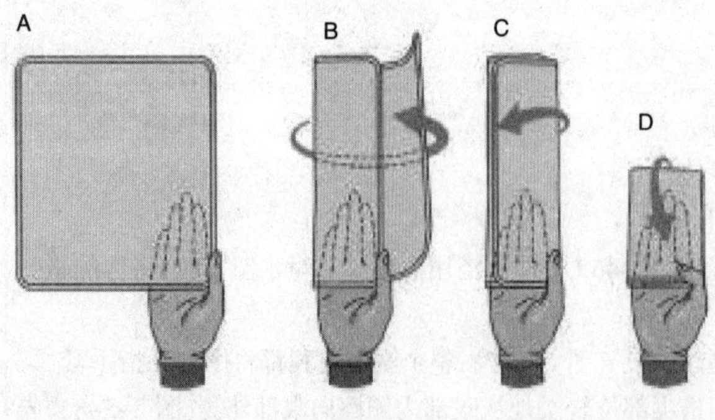

图 2-5-7 制作无指手套。A,用大拇指抓住手巾的一侧。B,将手巾从手的后部绕过手掌。C,将手巾继续折叠至掌心,并用拇指抓住。D,将手巾上方反折到掌心并将多余的部分固定在掌心前

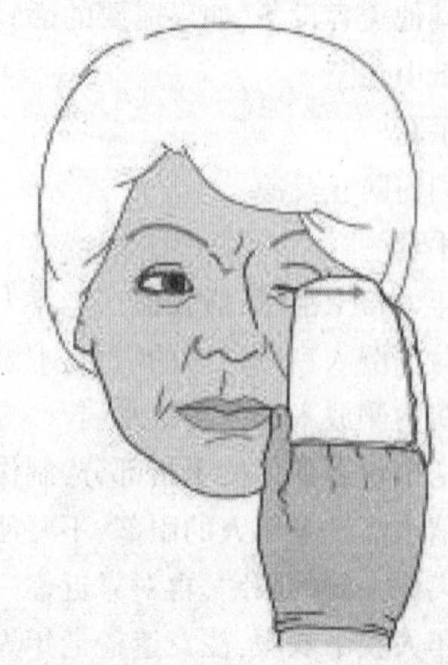

图 2-5-8 用无指手套轻柔地从眼部内侧擦向眼部外侧

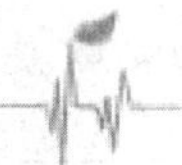

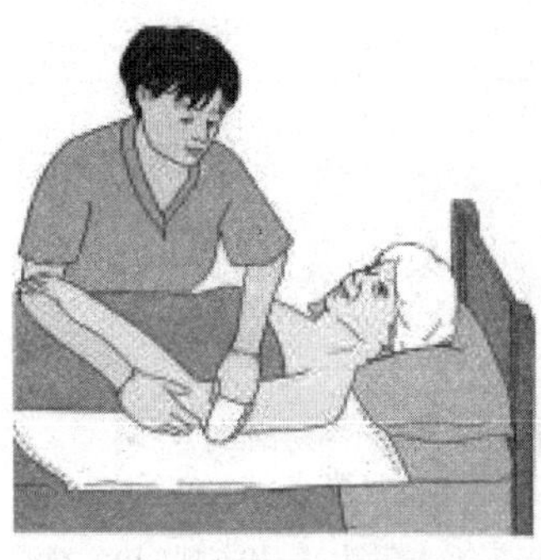

图 2-5-9 用无指手套有力地一下一下清洗老年人的胳膊

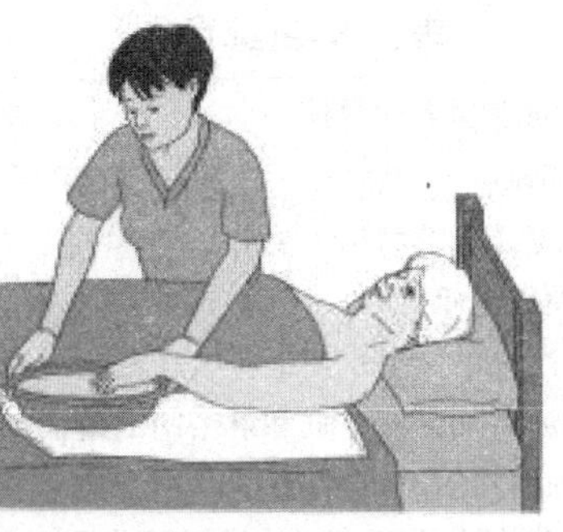

图 2-5-10 清洗老年人双手时，将脸盆置于床上

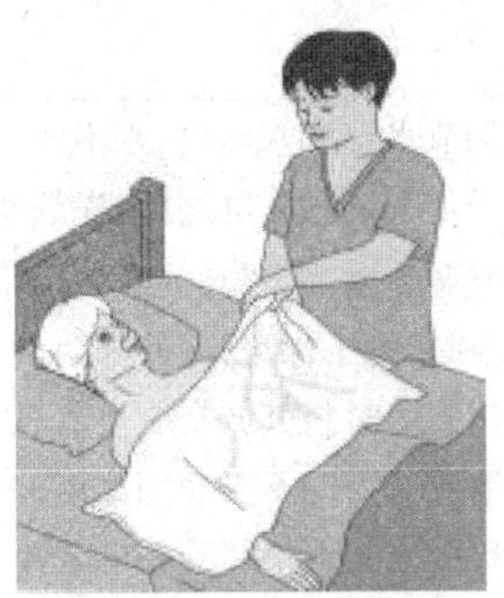

图 2-5-11 老年人的胸部在洗澡时不能暴露。将浴巾水平置于老年人胸前。用无指手套在浴巾下轻柔地清洗老年人胸部

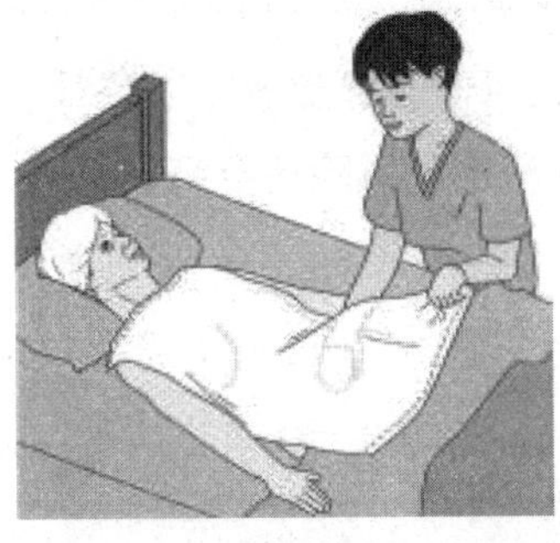

图 2-5-12 将浴巾旋转 90°来垂直遮盖住老年人的胸部和腹部。轻轻抬起浴巾，清洁老年人的腹部。清洁时将浴毯遮盖住老年人会阴部

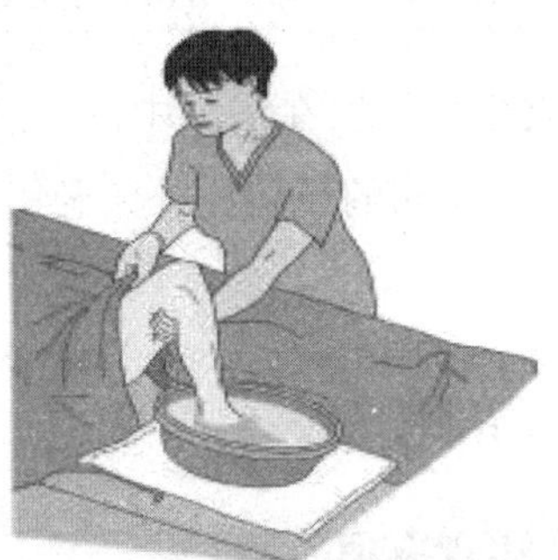

图 2-5-13 给老年人洗脚时将洗脚盆放置于床上

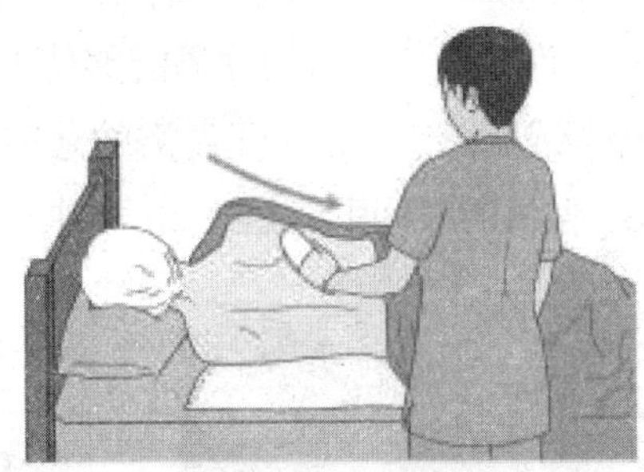

图 2-5-14 连续并用力地用无指手套清洗老年人背部。注意老年人侧卧位。将毛巾纵向铺在床上，防止床上用品被浸湿

8. 盆浴和淋浴

许多老年人喜欢盆浴和淋浴，而这种洗浴方式容易出现跌倒、着凉和烫伤等不容忽视的问题。洗浴过程中的安全是至关重要的，护理员需要遵守表 2-5-9 中的安全措施操作。

表 2-5-9 盆浴和淋浴的安全措施

• 了解应该使用的水温
• 使用前，先清洁浴缸或淋浴间
• 擦干浴缸或淋浴间的地板
• 检查扶手、栏杆和其他安全设施，确保它们能够正常使用
• 在浴缸或淋浴间的地板上放置防滑垫
• 在老年人进出淋浴间或浴缸的途中，用浴巾裹住老年人以达到保暖和保护隐私的作用
• 将所需物品放在老年人的手边
• 告知老年人使用扶手进出浴盆，而不能使用毛巾杆支撑身体
• 洗浴时，先打开冷水，再打开热水。关闭时，先关闭热水，再关闭冷水
• 在老年人进入淋浴间之前，调节好水温和水压，防止受凉或烫伤。如果老年人需要使用淋浴椅，则先把淋浴椅放置好(图 2-5-15)

(待续)

表 2–5–9(续)

• 在调节水温和水压时,水不要直接喷向老年人的身体
• 在老年人进入浴缸之前,先放水充满浴缸
• 随时调节淋浴水温,或者使用浴用温度计调节盆浴水温
• 淋浴时,为了保暖,应使淋浴的喷头朝向老年人
• 不用肥皂时将其放在肥皂盒里,防止产生的肥皂水使老年人在浴缸或淋浴间里滑倒
• 淋浴或盆浴时不要使用沐浴油,因为沐浴油会使浴缸和淋浴间的地板湿滑,使老年人容易滑倒
• 不要将虚弱或情绪不稳的老年人单独留在浴缸或淋浴间
• 如果老年人可以被单独留在浴室里,你则需要在浴帘外或门外等候。一旦老年人发生事故或呼叫时,你需要及时反应
• 在老年人走出浴缸之前,先排空浴缸内的水,为老年人盖上浴毯或穿上衣服,防止着凉

许多老年人认为盆浴能够使人放松,但是,在浴缸中待得过久可能会导致老年人眩晕、虚弱或疲惫。在浴缸里洗浴的老年人其受伤的风险比卧床老年人洗浴的风险还要高。原则上,盆浴的时间不能超过 20 分钟。

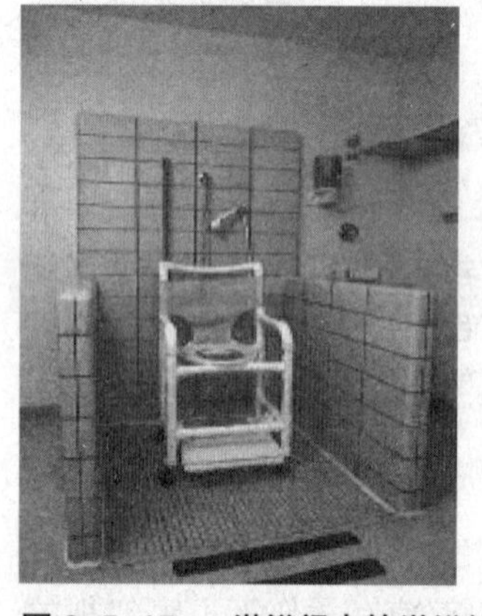

图 2–5–15　淋浴间中的淋浴椅

(四)背部按摩

1. 注意事项

背部按摩能够放松肌肉,促进血液循环,通常在为老年人洗浴后或睡前进行,也可以在其他时间进行背部按摩,如为老年人更换体位后,或为老年人放松时。背部按摩需要进行 3~5 分钟。按摩前,先观察老年人的皮肤,确定皮肤是否存在皲裂、擦伤、红肿和其他皮肤破损的迹象。润肤露能够减少按摩过程中的摩擦,将润肤露预热后再为老年人使用。

按摩的最佳体位是俯卧位或侧卧位。按摩时,需要使用适当且柔和的力度,保持双手时刻接触老年人的皮肤。完成背部按摩后,为老年人的肘部、膝盖和脚后跟涂抹一些润肤露,从而保持皮肤的柔滑。这些骨性突起部位是皮肤破损的高发部位,所以需要加强保护。

2. 背部按摩的步骤(表 2–5–10)

表 2–5–10　背部按摩的步骤

• 准备下列物品: ——浴毯 ——浴巾 ——润肤露
• 调整老年人的体位至俯卧位或侧卧位,面对老年人的背部
• 露出老年人的背部、肩膀、上臂和臀上部,用浴毯为老年人盖上其余的部位
• 把毛巾铺在背部旁边的床上

(待续)

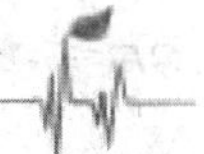

表 2-5-10(续)

• 适当加热润肤露 • 把润肤露涂抹在背部的下方 • 从臀上部向肩膀方向按摩老年人的背部及肩部,然后从上往下按摩老年人的上臂,再反过来依次按摩老年人的上臂、肩膀、后背及臀上部(图 2-5-16)。按摩时力度要适当,双手保持完全与老年人皮肤接触。重复按摩至少 3 分钟 ——使用你的拇指和另外四指捏挤老年人背部的皮肤(图 2-5-17),先捏挤一侧,从臀上部开始逐渐向上捏挤至肩部,再反过来从肩部向下捏挤至臀上部。另一侧也用同样的方法 ——用食指和中指指尖以圆周运动的方式将润肤露涂抹于老年人的骨性突起区域(发红的骨性突起部位不要按摩) ——按摩时,快速移动双手以促进血液循环,再放慢速度使老年人放松。如此反复 1~2 次,即可结束 ——结束后调整老年人体位,确认老年人体位是否舒适 ——报告并记录所观察到的情况

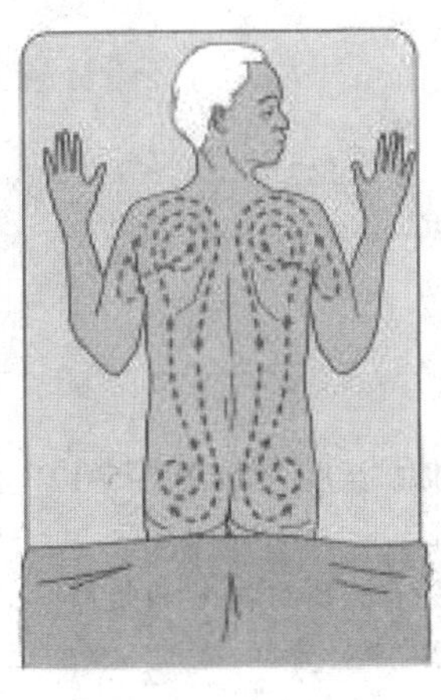

图 2-5-16　背部按摩时,老年人要俯卧位。从臀上部向肩膀方向按摩老年人的背部及肩部,然后从上往下按摩老年人的大臂,再反过来依次按摩老年人的大臂、肩膀、后背及臀上部

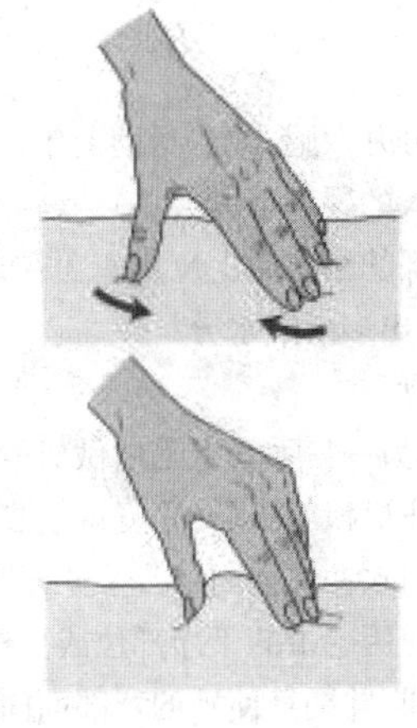

图 2-5-17　使用你的拇指和另外四指捏挤老年人背部的皮肤

(五)会阴护理

1. 注意事项

会阴护理包括为老年人清洗生殖器官和肛门区域,因为这些部位温暖、湿暗,利于细菌生长。清洁能够防止感染和去除异味,并提高舒适度。每次洗浴时都需要为老年人进行会阴护理,当老年人的会阴部被粪便和尿液污染时,也需要及时为老年人清洗。患有某种疾病的老年人需要清洁得更加频繁,比如手术前后。如果老年人无法自行进行会阴护理,则由护理人员代劳。护理步骤往往使许多老年人和护理人员感到尴尬,尤其是异性之间的护理。

根据预防感染措施的原则从清洁的部位向脏的部位清洁,这通常称为"从前到后"。尿道区(前)是清洁的,而肛门区(后)是脏的,因此需要从尿道区向肛门区清洁。

会阴区往往脆弱易受伤。需要使用温水(非热水)、毛巾、纸巾、棉球或棉签护理老年人的会阴区域,然后将其彻底冲洗并擦干,以避免潮湿,增进老年人的舒适感。

脆弱的会阴组织不能耐受过高的温度。为了防止烫伤,你需要仔细测量水温。

2. 女性会阴护理的步骤(表 2-5-11)

表 2-5-11　女性会阴护理的步骤

• 准备下列物品： ——肥皂 ——至少四条毛巾 ——浴巾 ——浴毯 ——浴用温度计 ——水盆 ——防水垫 ——手套 ——纸巾 • 调整老年人的体位至仰卧位，把浴毯盖在老年人身上(图 2-5-18) • 将水盆内注入清水，水温保持在 40℃~42℃ • 把水盆放在床头桌上 • 戴上手套 • 帮助老年人屈膝并分开双腿，或者帮助老年人尽可能地分开伸直的双腿 • 把防水垫铺在老年人的臀部下方 • 将遮盖老年人会阴部的浴毯向上反折遮盖在老年人的腹部上方 • 沾湿毛巾，使用前拧出多余的水分 • 在湿毛巾上揉搓肥皂 • 用一只手分开阴唇，另一只手套上毛巾做成的无指手套从阴唇上方向下一直擦拭至肛门处(图 2-5-19) • 用毛巾干净的部位或更换毛巾后，重复以上步骤，直到擦洗干净 • 用干净的毛巾沾上温水冲洗会阴。一手分开阴唇，另一手由前向后冲洗。如果有必要的话，则重复冲洗。冲洗的每一步都需要使用毛巾的干净部位或更换新毛巾。最后用毛巾将会阴部轻揉擦干 • 帮助老年人放下双腿，并翻身使她的背部面向你 • 在新的湿毛巾上揉搓肥皂。清洁肛门部位，从阴道擦向肛门(图 2-5-20)，用毛巾干净的部位或更换毛巾后，重复此步骤直到擦洗干净 • 用干净的毛巾沾上温水冲洗肛周区域，从阴道向肛门方向冲洗。最后用毛巾将其轻揉擦干 • 撤除防水垫 • 摘下手套，洗手 • 调整老年人体位，确认老年人处于舒适状态 • 报告并记录你所观察的情况

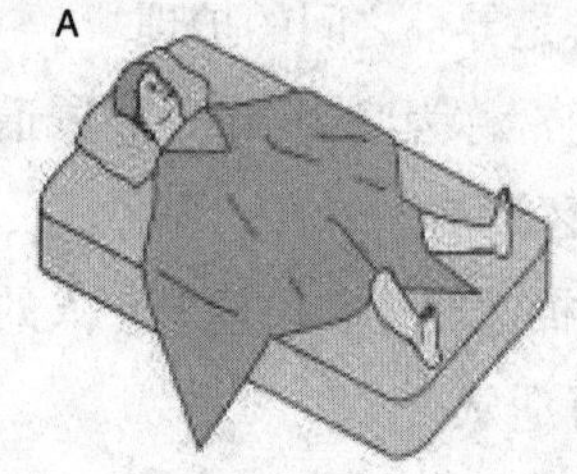

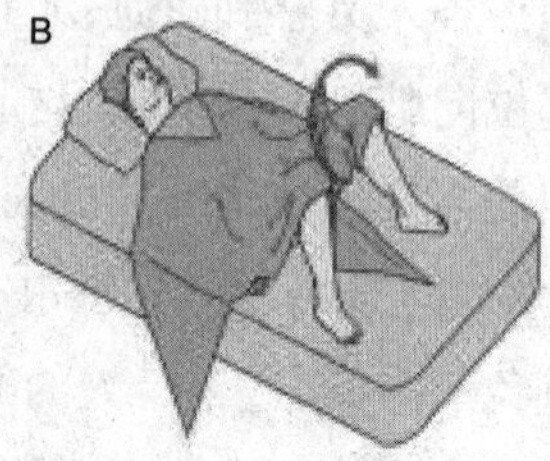

图 2-5-18　保护会阴部。A，将浴毯铺成菱形：一角放在颈部，其余两角置于身体两侧，一角置于两腿之间。B，将两侧的浴毯分别绕过腿的下方再放到腿上。将另外一角折叠放置在臀部上方

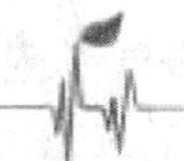

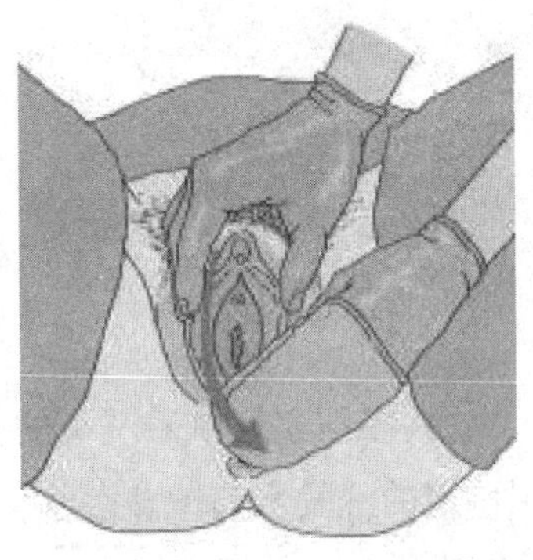

图 2-5-19　一手分开大阴唇。另一只手套上毛巾做成的无指手套从阴唇上方向下一直擦拭至肛门处

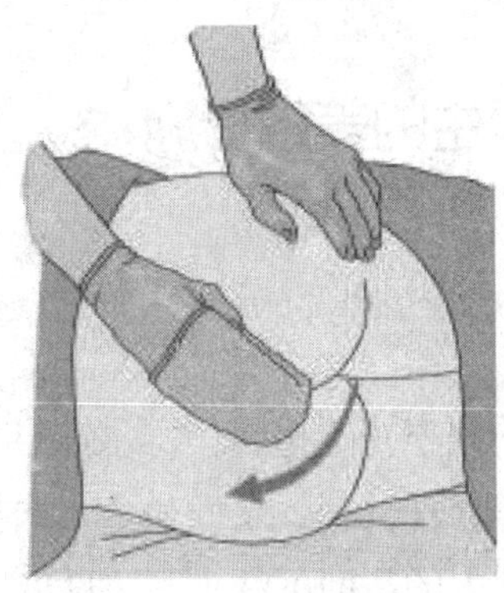

图 2-5-20　清洁肛门部位，从阴道擦向肛门一气呵成。侧卧位可以帮助更为彻底地清洗肛周区域

3. 男性会阴护理的步骤(表 2-5-12)

表 2-5-12　男性会阴护理的步骤

• 遵照图 2-5-18 的体位安放老年人，准备物品同前 • 如果老年人未割包皮，则缩回包皮(图 2-5-21)，握住阴茎 • 以画圆圈的方式清洁阴茎的顶端，从尿道口开始逐渐向上清洁(如图 2-5-22)，根据需要重复此步骤，擦洗的每一步都需要使用毛巾的干净部位或更换新的毛巾。更换一条毛巾，冲洗该部位 • 使包皮回到自然位置 • 清洁阴茎的体部。清洁时从上向下擦洗，然后冲洗该部位 • 帮助老年人屈膝并分开双腿，或者帮助老年人尽可能地分开伸直的双腿 • 清洗阴囊，并将其冲洗干净，观察皮肤褶皱处是否出现红肿及发炎现象 • 用毛巾将阴茎及阴囊轻揉擦干 • 对折两腿之间的浴毯 • 帮助老年人放下双腿，并翻身使他的背部面向你 • 清洁肛周区域，用毛巾将其轻揉擦干 • 撤除防水垫 • 摘下手套，洗手 • 调整老年人体位，确认老年人处于舒适状态 • 报告并记录你所观察的情况

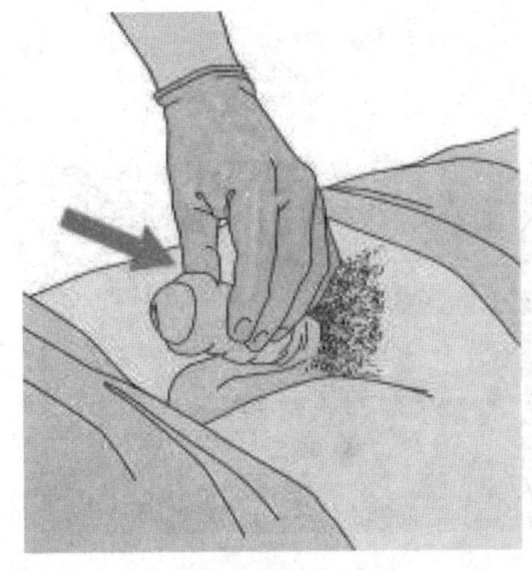

图 2-5-21　会阴清洁时，回缩未割包皮老年人的包皮。清洁结束时，包皮会迅速回缩

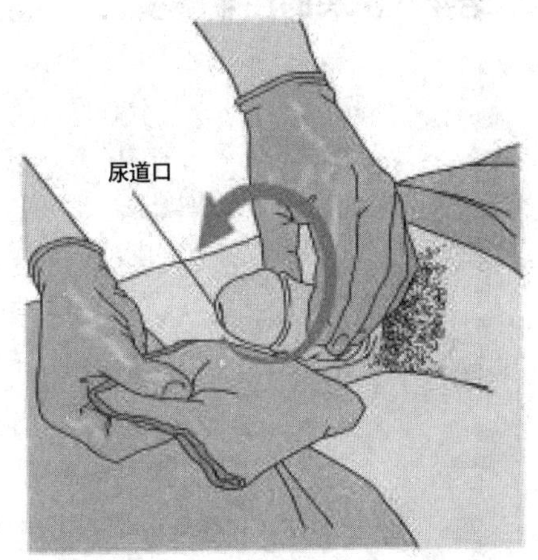

图 2-5-22　以圆周方式清洁阴茎的顶端，从尿道口开始逐渐向外清洁

二、个人卫生的美容措施

(一)洗头

老年人洗头的频率并不相同,大多数老年人每周至少洗头1次,许多因素影响着洗头的频率,包括头发和头皮的情况、发型和个人选择。有的老年人使用特定的洗发水和护发素。有的老年人需要在他人的帮助下洗头。协助老年人洗头后,需要尽快吹干头发并做好发型。

1. 洗头指南和安全提示

根据老年人的需要为老年人洗头。洗头方法取决于老年人的个人情况、安全因素和个人选择。

- 淋浴或盆浴时洗头。有的老年人在淋浴时洗头。使用淋浴椅或盆浴的老年人可以使用手持淋浴喷头直接冲洗头发。需要把足够的毛巾、洗发水和护发素放在老年人手边,并根据需要进行帮助。

- 在洗手池处为老年人洗头。老年人坐在洗手池的对面,洗手池的边缘处放置一条折叠的毛巾防止颈部潮湿,老年人的颈部放在洗手池的边缘,头部向后靠,使头发都在洗手池里。护理员可以使用水壶或手持淋浴喷头冲洗老年人的头发。

- 在床上为老年人洗头。如果可以的话,将老年人的头部和肩膀移动到床边,洗发水倒在老年人的后脑处,从而防止污染床上用品或弄湿床垫。在床边的座椅上放一个水盆用来接洗头时流下的水(图2-5-23)。使用水壶或手持淋浴喷头冲洗老年人的头发。

- 必须防止洗发水进入眼睛,在老年人眼睛上方放置一条毛巾即可避免(图2-5-24)。当冲洗头发时,用手挡住老年人的前额,防止肥皂水进入眼睛。如果老年人头皮有损伤,注意清洁和消毒。

2. 老年人洗头的注意事项

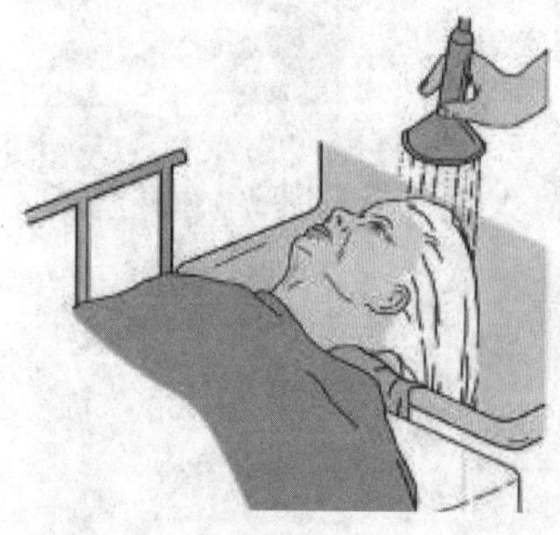

图2-5-23 在担架上为老年人洗头,担架放在水槽前

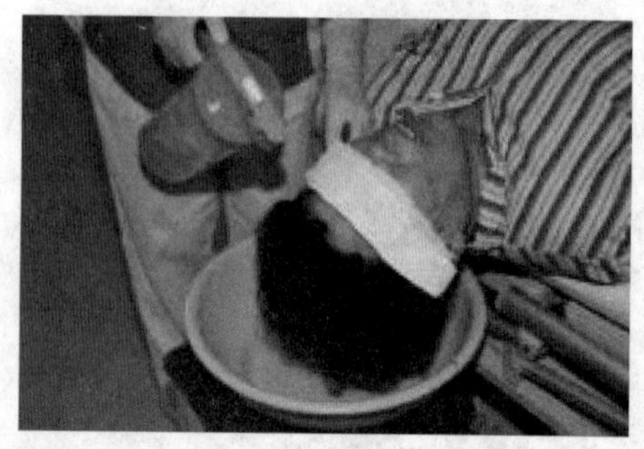

图2-5-24 在老年人眼睛上方放置一条毛巾可以避免洗发水进入眼睛

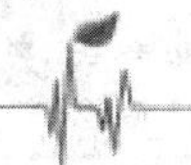

淋浴或盆浴时洗头，老年人需要防止洗发水或水流进眼睛。需要用一只手支撑老年人的后脑，另一只手为其洗头。有的老年人无法倾斜后脑，只能向前倾靠，你需要用毛巾遮住老年人的双眼，一只手支撑老年人的前额，另一只手为其洗头。洗头过程中要确保老年人呼吸通畅。

（二）剃须

1. 剃须的指南和安全提示

许多男性为了舒适和美观而剃须，剃须时，可以使用手动剃须刀或电动剃须刀。手动剃须刀的刀片可能会导致割伤或划伤，因此不适用于服用抗凝血药物的人群。抗凝剂能够防止凝血或减慢血液凝固的速度，所以割伤或划伤会导致严重的出血。服用抗凝血药物的人群应该使用电动剃须刀剃须。使用剃须刀前，应该先软化胡须。使用热毛巾在脸部热敷几分钟，再使用肥皂或剃须膏涂脸。

手动剃须刀非常锋利，必须保护老年人和自己不要被割伤或划伤，并防止接触血液。为老年人剃须时，需要时常冲洗剃须刀，然后用纸巾擦拭。

不要为患有老年痴呆的老年人使用剃刀剃须，他们也许不能理解你在做什么，甚至会反抗你的护理或快速移动，从而导致严重的割伤或划伤。你必须使用电动剃须刀为他们剃须。

2. 为老人剃须的步骤(表 2-5-13)

表 2-5-13　为老年人剃须的步骤

• 准备下列物品： ——水盆 ——毛巾 ——纸巾 ——安全剃须刀 ——镜子 ——剃须膏、香皂或润肤膏 • 协助老年人调整至半卧位或仰卧位。 调整室内的灯光，使你能够看清老年人的脸 • 在老年人的胸部上方放置一条毛巾 • 装紧剃须刀的刀片 • 为老年人洗脸，洗完不要擦干。浸湿毛巾，将其拧干。把毛巾放在脸上热敷几分钟 • 戴上手套 • 把剃须膏挤在你的手上，或使用剃须刷刷出泡沫。用一只手绷紧老年人的脸部皮肤，另一只手沿着毛发生长的方向剃须，脸颊和唇部周围要小心处理(图 2-5-25)。随时冲洗剃须刀，然后用纸巾擦干 • 任何部位的出血，都要按住止血，必要时用敷料盖上 • 洗掉残留在脸上的肥皂或泡沫，用毛巾擦干 • 发生意外情况随时报告

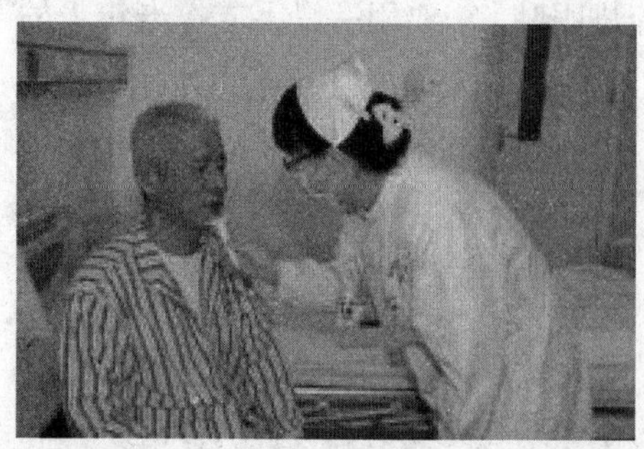

图 2-5-25　沿着胡须生长方向剃须。在面部面积较大的地方，则一次剃较长的距离。在下巴和嘴唇周围小范围地剃须

（三）指(趾)甲及足部护理

1. 指(趾)甲、足部护理的指南

指(趾)甲及足部护理能够防止老年人感染、受伤和异味。倒刺、嵌甲[指(趾)甲长入肉里]和指(趾)甲外翻会导致皮肤破裂，甚至造成伤口感染。长指(趾)甲和断裂的指(趾)甲还会抓伤皮肤。老年人的脚部往往易于感染和受伤。污浊的双脚、袜子或长筒袜会滋生细菌并产生异味，因为鞋子和袜子能够为细菌的生长提供温暖潮湿的环境。撞到脚趾、踩到锋利的物品或被锋利的物品砸到都会导致脚部受伤,鞋子不合适还会导致水泡。血液循环不良会延缓康复,糖尿病和血管疾病是血液循环不良的常见原因。感染和足部受伤对于血液循环不良的老年人十分严重,甚至会导致坏疽或截肢。修剪脚趾甲也很容易导致足部受伤。洗浴或浸泡后,手指甲和脚趾甲会更易于修剪。使用指甲刀修剪指(趾)甲,不要使用剪刀。护理员必须时刻谨慎,防止损伤甲旁的皮肤。

2. 趾甲及足部护理的安全提示

如果老年人出现下列情况,修剪指(趾)甲应当格外小心：

- 患有糖尿病。
- 腿脚血液循环不良。
- 服用了抗凝的药物。
- 指(趾)甲过厚或嵌甲。

检查脚趾之间是否有割伤或划伤,这些部位经常被忽视,如果留下伤口不管,则会导致严重的感染。不敏感或有循环问题的老年人感觉不到温度过高,所以脚部很容易烫伤。

3. 趾甲及足部护理的步骤(表 2-5-14)

表 2-5-14　指(趾)甲及足部护理的步骤

• 准备下列物品： ——水盆或足浴盆 ——肥皂 ——浴用温度计 ——毛巾 ——小盆 ——指甲刀 ——磨甲板或指甲锉 ——护手霜 ——润足霜或凡士林

(待续)

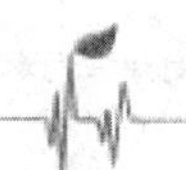

表 2-5-14(续)

——手套 • 戴上手套,在水盆或足浴盆中倒上水。使用浴用温度计测量水温,协助老年人把脚放进水盆或洗脚盆中 • 调整老年人前方床头桌的位置 • 在小盆中倒上水,调整水温 • 把老年人的手指放入小盆中,调整老年人的手臂位置,确保老年人舒适(图 2-5-26) • 让老年人的手指浸泡 5~10 分钟,双脚浸泡 15~20 分钟。根据需要添加热水 • 使用指甲刀为老年人平行地修剪指(趾)甲(图 2-5-27)。 使用磨甲板或指甲锉为老年人打磨指(趾)甲(图 2-5-28)。清除指(趾)甲周围的角质和死皮 • 使用肥皂和毛巾为老年人洗脚,仔细清洗脚趾之间的地方 • 把双脚从盆中拿出,彻底擦干脚部以及脚趾之间的地方 • 为老年人的手部涂抹护手霜,脚面和脚底涂抹润足霜或凡士林,不要涂抹脚趾之间的地方。使用护手霜、润足霜或凡士林前,先将其适当地加热 • 摘下并丢弃手套,洗手 • 帮助老年人穿上袜子和防滑鞋

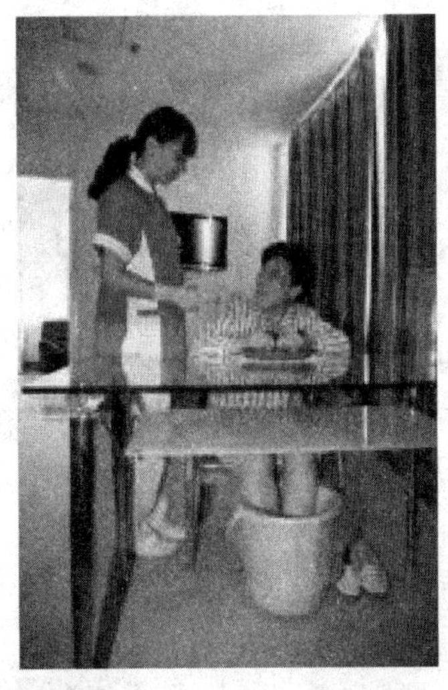

图 2-5-26 指(趾)甲和足部护理。协助老年人把脚放进水盆或足浴盆中。手指浸泡在小盆中

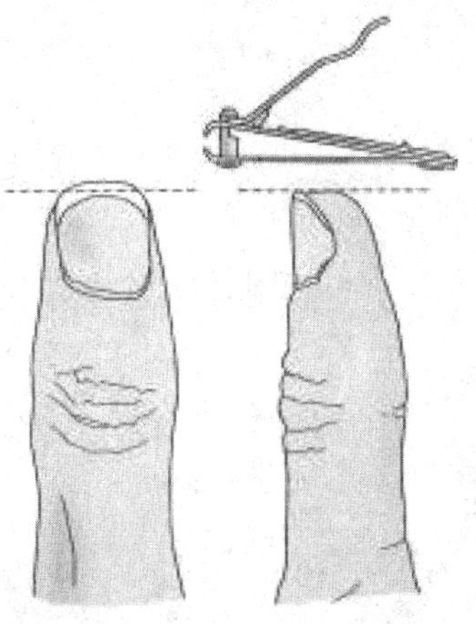

图 2-5-27 使用指甲刀为老年人平行地修剪手指甲

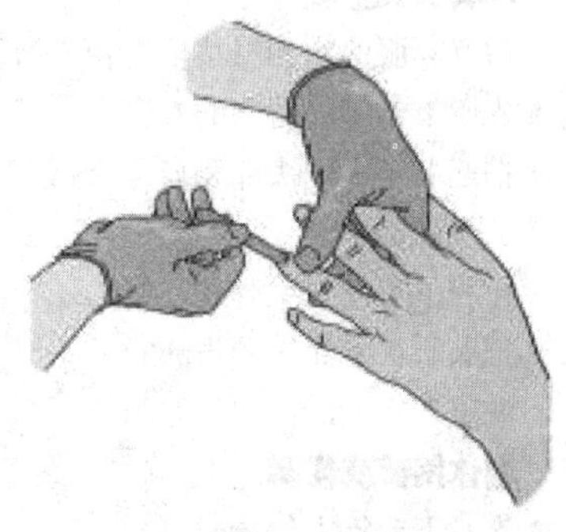

图 2-5-28 使用磨甲板或指甲锉为老年人打磨手指甲

(四)穿衣和脱衣

1. 穿衣和脱衣的指南

为老年人换衣服前,你需要了解:

- 老年人需要哪些帮助。
- 老年人是否需要穿特定的服装。

2. 为老年人脱衣的步骤(表 2-5-15)

表 2-5-15　为老年人脱衣的步骤

脱开口在背部的上衣

- 抬起老年人的头部和肩部，调整老年人的体位至侧卧位，使他的背部面向你
- 解开衣服的纽扣、拉链、摁扣或绳扣
- 把衣服的后襟从背部脱到老年人身体的侧方(图 2-5-29)，如果老年人处于侧卧位，把老年人身体下侧的衣服折进身体下方，把身体上侧的衣服脱到胸前(图 2-5-30)
- 调整老年人至仰卧位
- 把老年人健侧的衣服脱至肩膀处，再从手臂脱下(图 2-5-31)
- 把老年人患侧的衣服脱至肩膀处，再从手臂脱下

脱开口在胸前的上衣

- 解开衣服的纽扣、拉链、摁扣或绳扣
- 把老年人健侧的衣服脱至肩膀和手臂处
- 抬起老年人的头部和肩部，把健侧的衣服脱到患侧(图 2-5-32)。放下老年人的头部和肩部
- 把衣服从患侧脱下(图 2-5-33)
- 如果你无法抬起老年人的头部和肩部，则：

——为老年人翻身，使老年人面向你，把健侧衣服脱下卷到患侧

——为老年人翻身，使老年人的背部面向你

——把老年人身下的衣服拉到一侧，确保老年人平躺时不会压到衣服

——调整老年人的体位至仰卧位

——把衣服从患侧脱下

脱套头式上衣

- 解开衣服的纽扣、拉链、摁扣或绳扣
- 先脱下老年人健侧的衣服
- 抬起老年人的头部和肩部，或调整老年人的体位至侧卧位，使他的背部面向你。把健侧衣服堆积到老年人的颈部
- 再脱下老年人患侧的衣服
- 把衣服从老年人的头部脱下
- 调整老年人的体位至仰卧位

脱休闲裤或便裤

- 先脱下老年人的袜子
- 调整老年人的体位至仰卧位
- 解开裤子的纽扣、拉链、摁扣、绳扣或皮带扣
- 摘下老年人的腰带
- 让老年人抬起臀部，把裤子从老年人的臀部脱下，让老年人放下臀部
- 如果老年人无法抬起臀部：

——为老年人翻身，使他面向你

——把裤子从老年人的健侧脱下(图 2-5-34)

——为老年人翻身，使他的背部面向你

——把裤子从老年人的患侧脱下(如图 2-5-35)

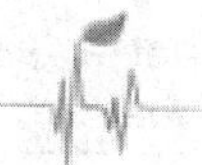

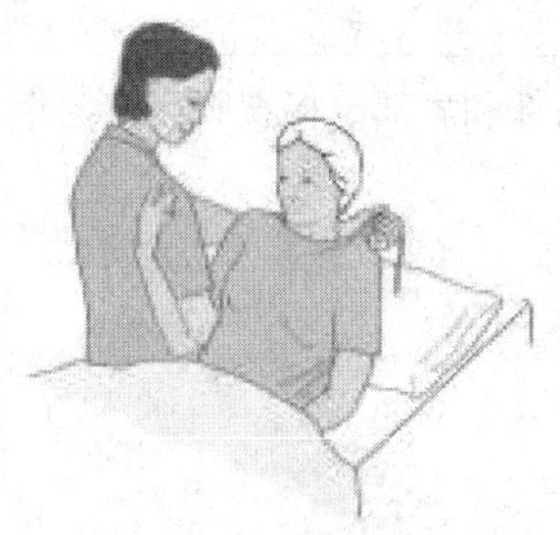

图 2-5-29　脱开口在背部的衣服时，把衣服的后襟从背部脱到老年人身体的侧方

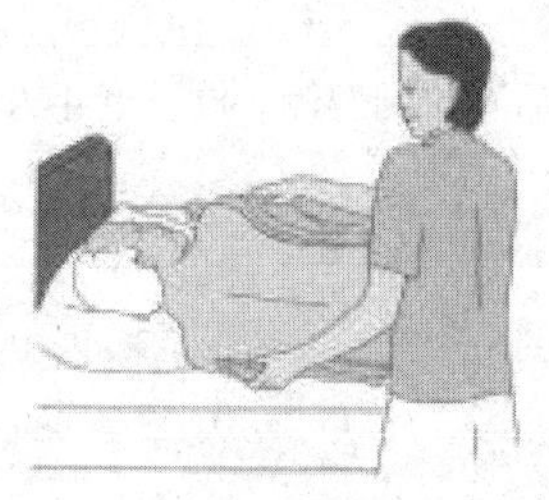

图 2-5-30　后开口的衣服要从侧卧位脱下。把老年人身体下侧的衣服折进身体下方，把身体上侧的衣服脱到胸前

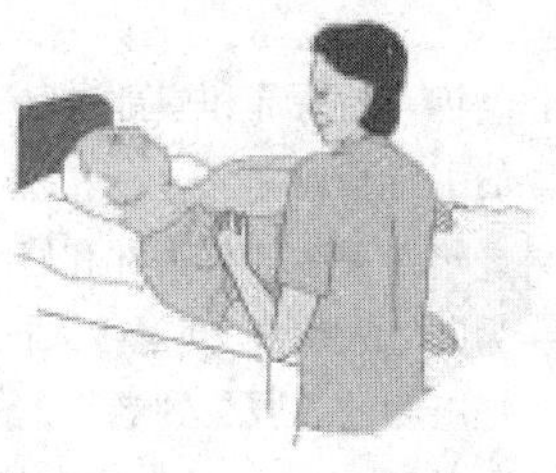

图 2-5-31　先从健侧脱衣

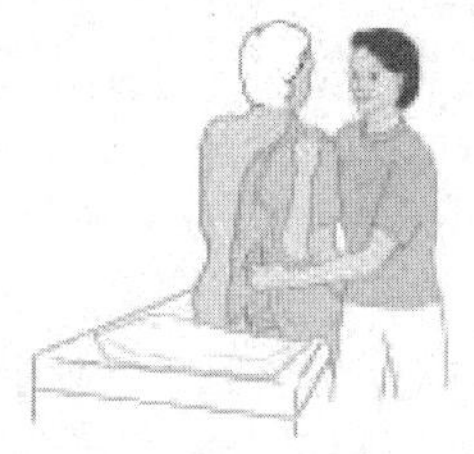

图 2-5-32　开口在胸前的衣服要在老年人头和肩膀抬起时脱下

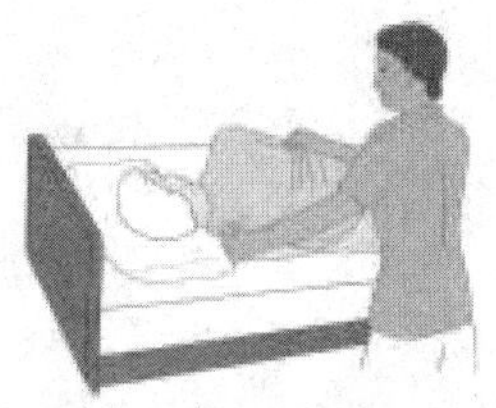

图 2-5-33　套衫要先从健侧脱下，把衣服聚集在老年人颈部以方便从患侧脱下

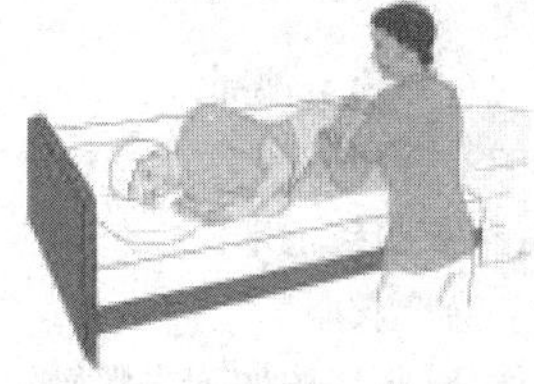

图 2-5-34　老年人侧卧位时把裤子从老年人的健侧脱下，将裤子脱到臀部

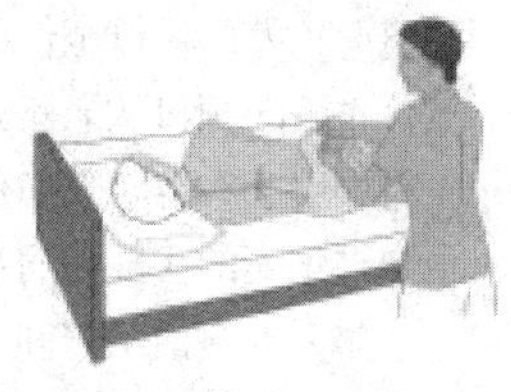

图 2-5-35　老年人更换侧卧方向，将裤子从患侧脱下

3. 为老年人穿衣的步骤(表 2-5-16)

表 2-5-16　为老年人穿衣的步骤

穿后开口的上衣
• 先将衣服穿在老年人患侧的手臂和肩部上
• 再将衣服穿在老年人健侧的手臂和肩部上
• 抬起老年人的头部和肩部，把两侧的衣服拉到背部
• 如果老年人处于侧卧位：
——为老年人翻身，使他面向你
——把一侧的衣服拉到背部(图 2-5-36A)
——为老年人翻身，使他的背部面向你
——把另一侧的衣服拉到背部(图 2-5-36B)
• 系上衣服的纽扣、拉链、揿扣或绳扣
• 调整老年人至仰卧位
穿前开口的上衣
• 将衣服穿在老年人患侧的手臂和肩部上

(待续)

表 2-5-16(续)

- 抬起老年人的头部和肩部,把患侧的衣服从后背拉到健侧。放下老年人的头部和肩部。将衣服穿在老年人健侧的手臂和肩部上
- 如果老年人无法抬起头部和肩部:
  ——为老年人翻身,使老年人面向你
  ——把患侧的衣服放到老年人的身下
  ——为老年人翻身,使老年人的背部面向你
  ——从老年人身下把衣服拉出
  ——调整老年人的体位至仰卧位
  ——再将衣服穿在老年人健侧的手臂和肩部上
- 系上衣服的纽扣、拉链、摁扣或绳扣

穿套头式上衣

- 调整老年人的体位至仰卧位
- 抓住衣服的领口从老年人的头部套至颈部
- 先将衣服穿在老年人患侧的手臂和肩部上
- 抬起老年人的头部和肩部,把衣服拉下来
- 为老年人健侧的手臂和肩部穿上衣服
- 如果老年人无法完成半坐体位,则按照如下步骤操作:
  ——为老年人翻身,使老年人面向你
  ——把衣服折进老年人身体下方
  ——为老年人翻身,使老年人的背部面向你
  ——从老年人身下把衣服拉出
  ——调整老年人的体位至仰卧位
  ——为老年人健侧的手臂和肩部穿上衣服
- 系上衣服的纽扣、拉链、摁扣或绳扣

穿休闲裤或便裤

- 把裤子从老年人的小腿处穿上,逐渐向上拉
- 让老年人抬起臀部
- 把裤子从老年人的臀部穿上
- 让老年人放下臀部
- 如果老年人无法抬起臀部:
  ——为老年人翻身,使他的健侧在下
  ——把裤子从老年人的患侧穿上
  ——为老年人翻身,使他的患侧在下
  ——把裤子从老年人的健侧穿上
  ——调整老年人至仰卧位
- 系上裤子的纽扣、拉链、摁扣、绳扣或皮带扣
- 为老年人穿上袜子

帮助老年人下床。如果老年人要待在床上,安放在舒适的体位

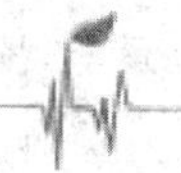

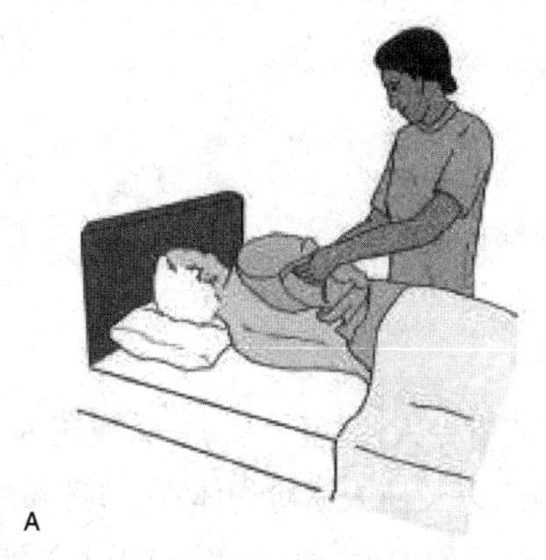

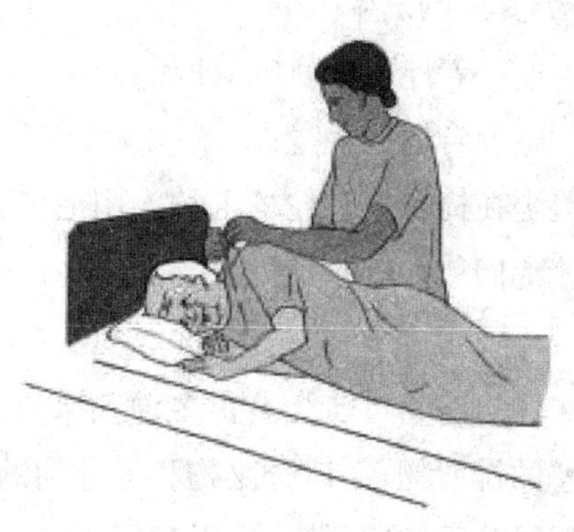

图 2-5-36　为老年人穿衣。A，侧卧位可以帮助老年人穿上后开口的衣服。当衣服穿到胳膊上时将老年人转向你，将上方的衣服拉到老年人背部。B，将老年人转向另一侧，将另一侧的衣服拉到背部并将两侧系好

第六节　房间布置和床的整理

一、房间布置

老年人居住的房间无论是居家还是在养老机构，舒适、安全和利于护理是第一位的，同时房间的设计也应能够保护个人隐私（图 2-6-1）。

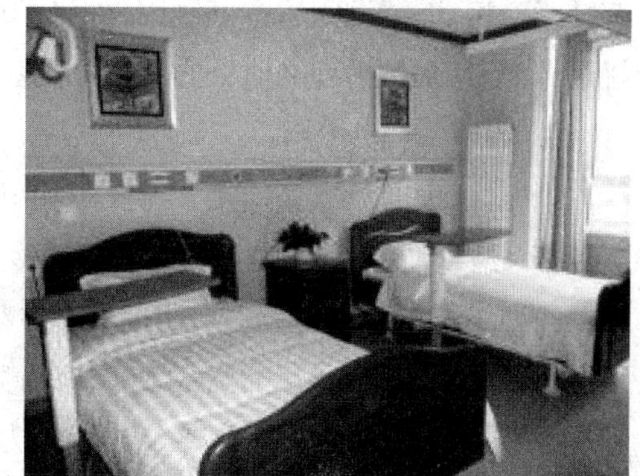

图 2-6-1　典型的房间布局

（一）房间舒适的要求

除年龄、疾病、活动能力之外，房间的温度、通风、噪声、异味和照明也影响着老年人生活的舒适程度。因此，需要通过改善这些环境因素，来提高老年人的生活舒适度。

1. 温度和通风

良好的供暖能够维持舒适的室温。大多数身体健康的人在温度 21℃~27℃之间会感到舒适，但是这个温度范围对老年人尤其是患病的老年人需要进行调整。随着年龄的增长，老年人开始血液循环不良，皮肤脂肪组织减少，因此，老年人对寒冷非常敏感。许多老年人都在温暖的天气里仍然穿着较厚的衣服，作为护理员必须尊重老年人的愿望和选择，适当调整房间的温度。

混浊的空气和挥之不去的异味会影响着人们的舒适度。房间内通风能够使房间内空气清新，并清除房间内的异味。但是，空气的流动往往会使老年人受风，因此，通风时必须要保

护好他们,避免受风的发生。

- 确保他们穿着厚度适宜的衣服。
- 为他们盖上合适的毛毯。
- 为那些坐在椅子上和轮椅上的人用毛毯盖住腿部。
- 不要让他们待在过堂风处。

2. 异味

老年人居住的房间可能会有很多种气味。既可能有令人愉悦的食物香味或花香,也可能会有令人厌恶的排泄物、伤口分泌物和呕吐物的气味,以及使人尴尬的体臭、口臭和烟味。

有的人对异味很敏感,甚至会引起恶心、呕吐。正确的护理、通风和家政服务能够防止异味。为了避免异味,可使用如下方法:

- 及时清理便盆、尿壶、痰盂。
- 及时更换脏床单和脏衣物。
- 根据规定及时处理污染的床单和衣物。
- 当老年人的排泄物、呕吐物或伤口分泌物弄湿或弄脏衣服、被褥等,及时为其做清洁处理。
- 及时处理因排泄失禁和造瘘术形成的秽物。
- 保持好个人卫生,防止体臭和口臭。
- 通常情况下,污染源被移除后,房间内仍旧弥漫异味,根据需要,使用房间除臭剂。但要注意不要在患有呼吸道疾病的老年人周围使用喷雾剂, 如果你无法确定该老年人是否患有呼吸道疾病,请询问后方可使用。如果护理员吸烟,请注意烟味不要给别人带来不适。在接触烟草之后,提供护理之前,请做好手部卫生工作。

3. 噪声

老年人,尤其是患病老年人对噪声和声音非常敏感。健康护理发出的声音可能也会打扰到他们。清理便盆、尿壶等用具都会发出令人厌烦的叮当声。电视声、收音机、电话、对讲机,以及需要维修或上油的设备发出的噪声也都十分令人不快。因此,轮椅、担架、手推车上的轮子必须及时上油,以避免发出令人不快的声音。如果工作在护理机构,护理员应避免在走廊和护士站里高声讲话和大笑,老年人会认为工作人员是在议论和嘲笑他们。

出于对自身安全的考虑,人们往往想知道听到的奇怪陌生声音的原因和意义。老年人也许会感觉这是个危险、可怕或恼人的声音,因此会变得心烦、焦虑或不适。护理员必须意识到在不该出现的场合出现的声音就是噪声,例如,在午睡期间出现的音乐,即使再悠扬,对老年人来说也可能是噪声。

老年人居住环境的设计一定要考虑减少噪声。窗帘、地毯和瓷砖都能够吸收噪声,而塑料制品的噪声比金属设备产生的噪声小,例如塑料材质的便盆、尿壶和洗手盆会比金属材质的噪声小。为了减少噪声,可使用如下方法:

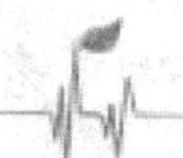

- 控制说话的音量。
- 小心地移动设备。
- 及时地应答电话、呼叫器和对讲机。

4. 照明

良好的照明对于人们的安全和舒适是必不可少的。刺眼或阴暗的光线以及阴影都可能造成摔倒、头痛和视觉疲劳。明亮的房间令人愉快，而昏暗的房间适合休息和放松。照明应该随着人们需求的改变而及时调整。也要根据人们的需要，调整遮光帘和窗帘。老年人的床头灯最好可以提供柔光、适中和强光三种模式。弱视的老年人需要明亮的光线，这在进餐和行动时尤为重要，而且，明亮的光线也有助于护理人员完成工作。请确保照明调控装置在老年人触手可及的范围内，来确保老年人可以自由选择光线的强弱。

（二）房间家具和设备

房间内家具和设备的布置应满足老年人对舒适、睡眠、排泄、卫生和活动的基本需要，以及与护理人员、家人、朋友沟通和对隐私保护的需求。即使老年人居住在护理中心，房间的布置也应该像家一样，可以拥有个人物品，也可以从家里带来家具和个人物品，因为这些能够保护并促进他们的心理平衡。

1. 床

（1）床有电动控制和手动控制两种。提供护理时，水平抬高床位能够避免护理员弯腰。把床降到最低水平位置能够方便老人们下床（图 2–6–2）。床头可以平置，也可以不同程度地抬高。

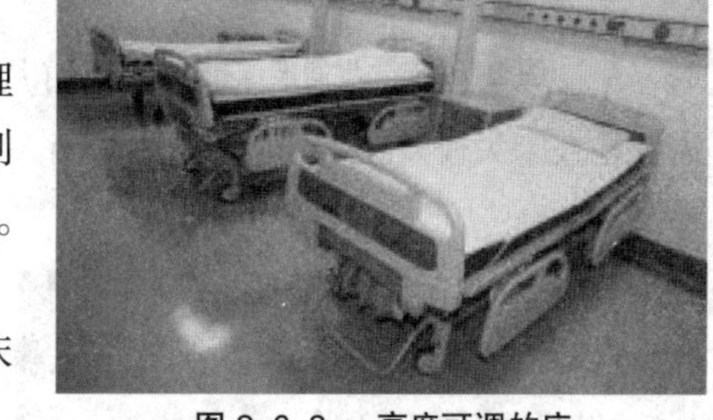

图 2–6–2　高度可调的床

电动床的升降由按钮控制，按钮一般放在床头，每个按钮有不同的功能，不能自理的老年人，由护理员调整后不允许老年人操作，以保护安全。

手动床的床脚处有很多摇把(图 2–6–3)。

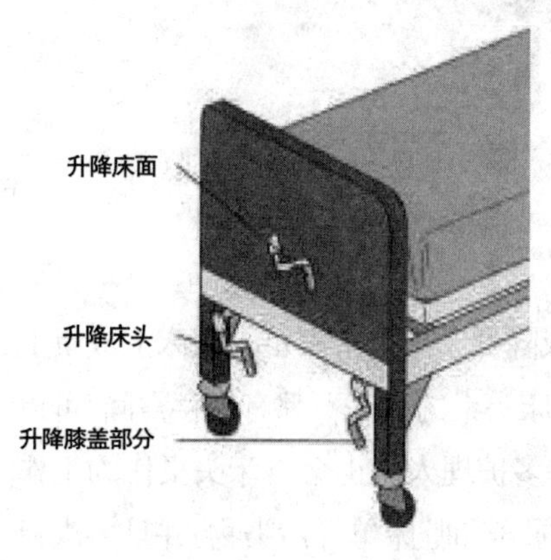

图 2–6–3　手动操控床

- 左摇把——升起或降低床头。
- 右摇把——调整膝盖处的位置。
- 中间摇把——水平抬高或降低全床。

除使用时可将摇把上拉外，其他时候一律不许上拉摇把。因为，摇把处于上拉位置时很不安全，任何从旁经过的人都可能撞上它们。

（2）护理老年人使用的床应具备床栏和轮子。除了需要移动床时，切记锁上床轮。以下情况也要锁上床轮：

- 提供床边护理。
- 扶老年人上床、下床，如果床移动了，老年人可能会受伤。

(3)部分家庭仍使用普通床护理老年人,护理人员无法抬高普通床来提供护理,这样,护理时需要不断弯腰,因此,护理人员必须不断变换姿势。有的家庭护理老年人使用和医院相同的护理床以方便护理。常见的五种基本床板位置如下:

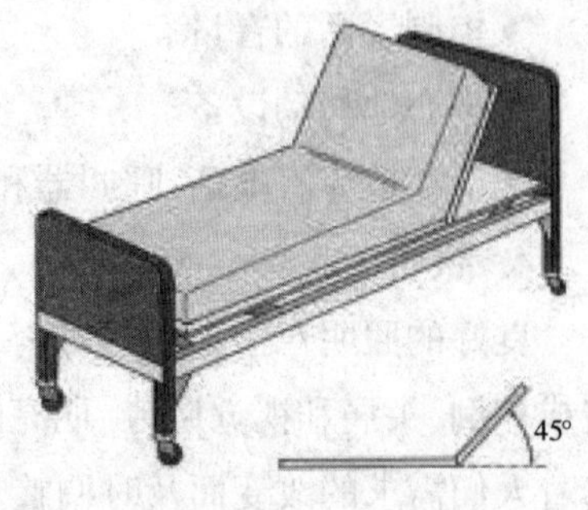

图 2-6-4　斜坡位的床

• 水平位置——这是通常的睡眠位置,脊椎受伤、脊椎手术、颈椎牵引的人也都需要使用这个位置。

• 斜坡位——半坐卧位,床头抬高 45°~90°(如图 2-6-4)。

• 半斜坡位——床头抬高 30°(如图 2-6-5)。

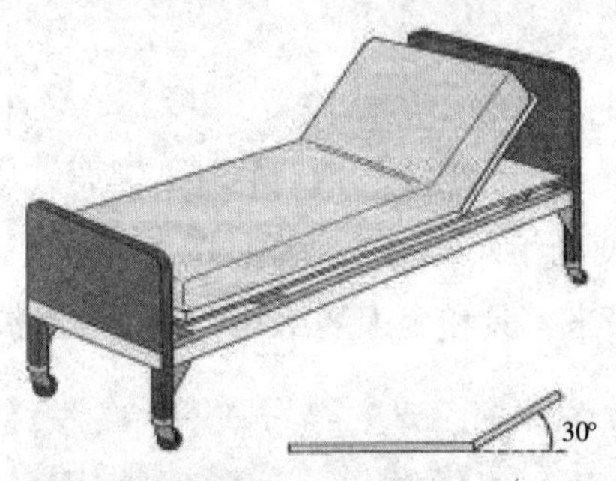

图 2-6-5　半斜坡位

• 头低脚高位——降低床头,抬高床脚(如图 2-6-6)。使用床脚支架抬高床脚,使用这个位置需要遵照医嘱。

• 头高脚低位——抬高床头,降低床脚(如图 2-6-7)。使用床头支架抬高床头,使用这个位置需要遵照医嘱。

普通床可以使用靠背来达到斜坡位和半斜坡位,也可以借助大的、结实的沙发枕头作为靠背,还需要检查床头板,确保它很坚固,因为当人倚靠在靠背上时,它需要提供支撑。

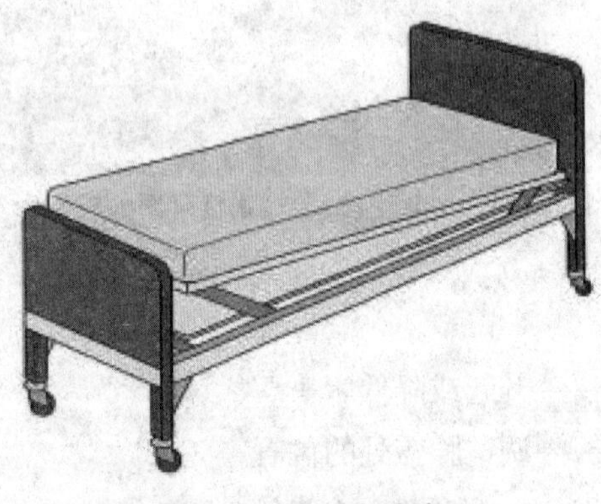
图 2-6-6　头低脚高位

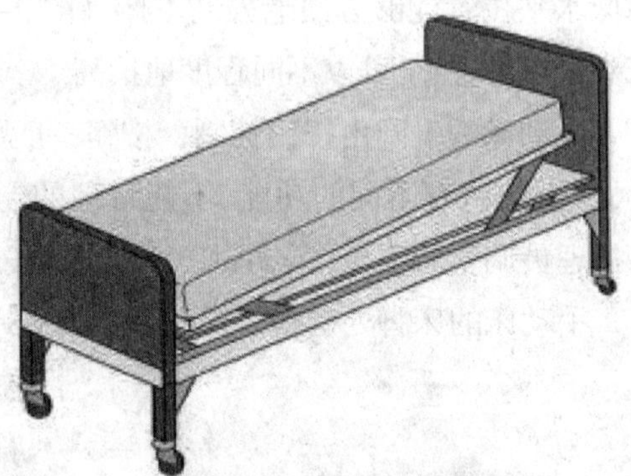
图 2-5-7　头高脚低位

2. 床头桌

床头桌调整高度后便可以放置到床上,可以通过抬高或降低床头桌来满足人们床上或桌上的需求。床头桌往往用于进餐、写字、阅读和其他活动。许多床头桌的桌底下都有储存空间,可以用来存放护肤品、护发品、剃须刀、折叠镜和其他物品等。许多护理人员也会将床头桌作为工作台,但是只能在上面放置清洁无菌的物品,不允许放置便盆、尿壶和脏床单等污染物,并且要求每次使用后及时清洁。

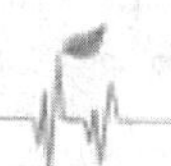

3. 床头柜

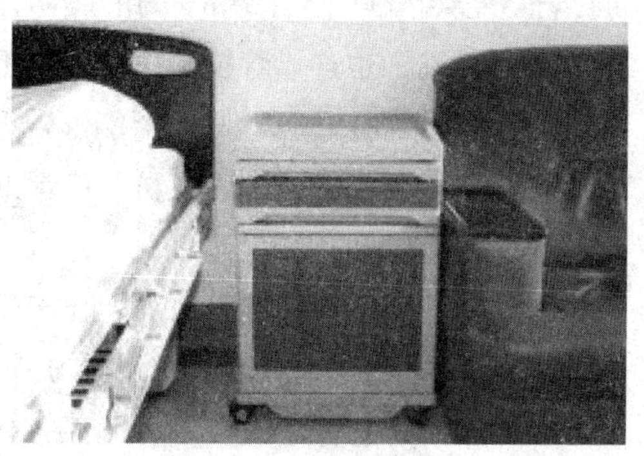

图 2–6–8　床头柜

床头柜摆放在床旁,用来存放个人物品和个人护理设备。通常物品摆放的次序是,床头柜的最上面常用于存放纸巾和手机，有的人也会放置收音机、鲜花、礼物、卡片和其他物品。有的床头柜侧面还有挂杆,用来放置毛巾和浴巾。上面的抽屉用来存放钱、眼镜、书籍和其他物品。床头柜抽屉下方有两层搁架(图 2–6–8),上面的架子用来放置脸盆,脸盆里放置个人护理用品,包括肥皂、肥皂盒、肥皂粉、乳液、除臭剂、毛巾、浴巾、浴毯、干净的浴袍或睡衣。漱口杯和弯盘可以放置口腔护理用品。弯盘放在上面的抽屉里或架子上。便盆、尿壶和厕纸都放在下面的架子上。

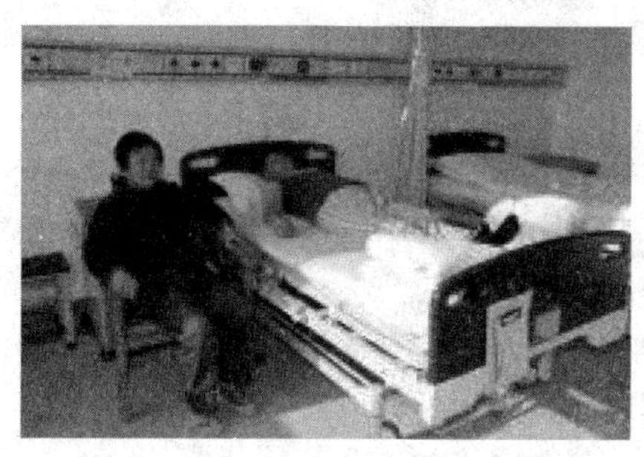

图 2–6–9　椅子

4. 椅子

每个房间内都至少有一把装有扶手的椅子,椅子要坚固、舒适。同时,在移动老年人的过程中椅子不能够倾斜。此外,椅子也不能太低、太软,必须要方便老年人坐下和站起(图 2–6–9)。

5. 屏风

每个房间内都应有屏风,它位于床旁,能够保护老年人隐私。每当为老年人提供护理时,都要正确地拉上屏风,能够防止老年人被他人看到,但是不会隔断声音和对话。卧床的老年人也享有隐私权(图 2–6–10)。

6. 个人护理设备

个人护理设备往往用于排泄和保持卫生。这些必需品包括便盆、尿壶、洗漱盆、弯盘、水壶、瓶子、肥皂和肥皂盒,还有乳液、牙刷、牙膏、漱口杯、纸巾和梳子等(图 2–6–11)。

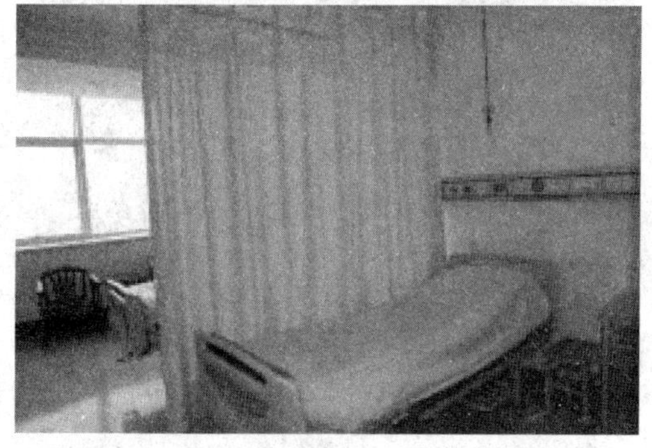

图 2–6–10　家庭中可用屏风保护隐私

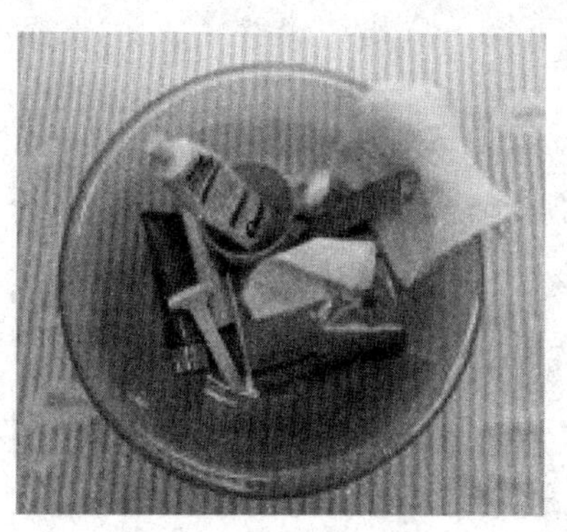

2–6–11　个人护理包

7. 呼叫工具

(1)在护理机构中,老年人能够通过呼叫系统发出求救信号。呼叫器在电线的末端(图 2–6–12),它往往连接着床或椅子,护理员需要把它放在老年人拿得到的地方,比如房间里、卫生间里、浴室里、浴缸旁等。为了寻求帮助，老年人会按呼叫器末端的按钮，呼叫器连接着房门上的灯，也连接着护士站里的光板或对讲系统（图 2-6-13）。这些呼叫器能够告诉护士站老年人需要帮助，当护理人员回应帮助需求时，可以关掉床边的呼叫器。

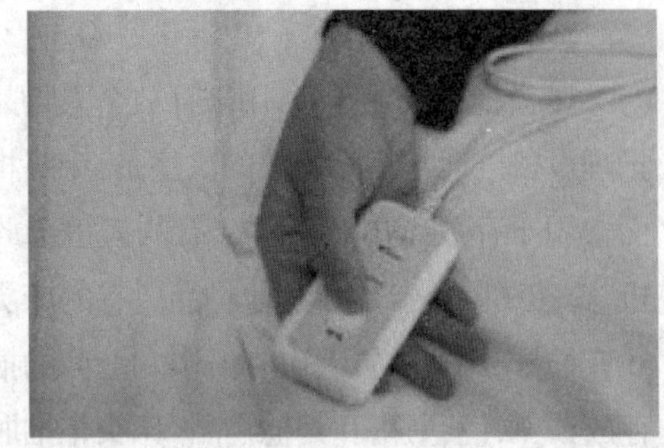

图 2-6-12　需要帮助时按呼叫器按钮

（2）一些家庭护理老年人需要卧床或者待在家里的某处，他们需要一个求助的方式，比如按铃、摇铃和其他有效的方法（图 2-6-14），你也可以给老年人一个装了一些硬币的易拉罐，或者是带有铃、喇叭、哨子的儿童玩具来替代卫生机构的呼叫器。

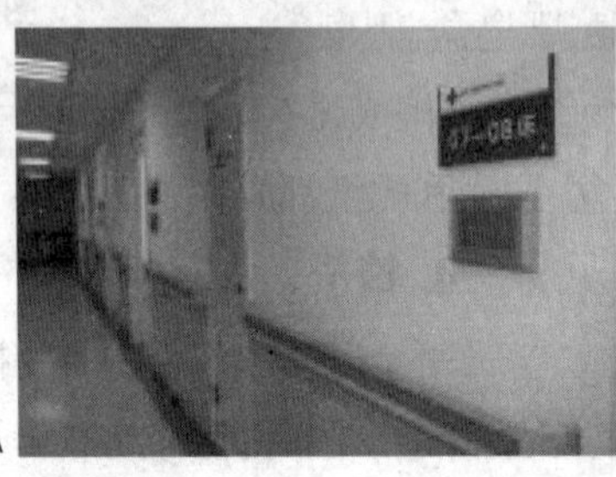

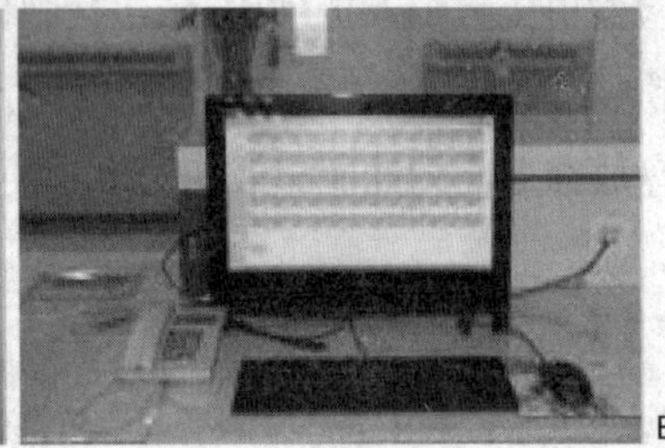

图 2-6-13　A，房门上的灯。B，护士站的显示板或对讲系统

（3）使用呼叫器的注意事项。

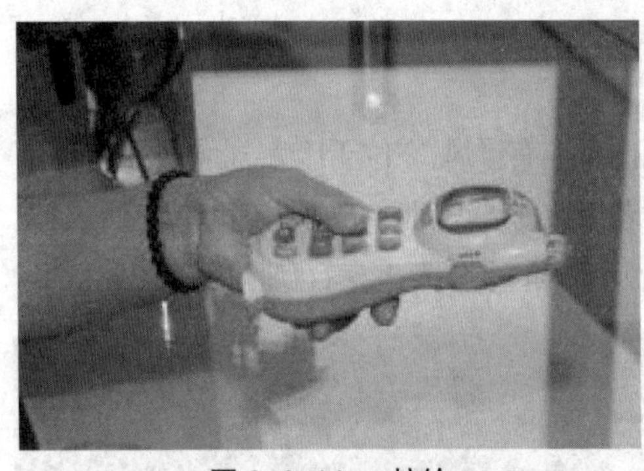

图 2-6-14　按铃

• 确保呼叫器在老年人触手可及的地方，也要确保呼叫器在护理员可以听到的地方，因为他们可能需要通过呼叫器来寻求帮助。

• 把呼叫器放置在老年人方便活动的一侧或健侧。

• 提醒老年人需要帮助时使用呼叫器。

• 及时地回应呼叫器。老年人可能需要立刻去卫生间，如果你能够及时地回应呼叫器则可以避免尴尬问题的出现，也可避免感染、受伤和跌倒的发生。

8. 卫生间

许多家庭在居室内都会设有卫生间。厕所、水槽、呼叫系统和镜子都是卫生间的标准配备（图 2-6-15）。多数卫生间还设有淋浴。为了保证老年人的安全，厕所内设有安全把手。当老年人需要下蹲或站起时，可以使用安全把手支撑身体。为了方便坐轮椅的老年人及患有关节疾病的老年人使用，应选择较高的马桶座。卫生间里配有毛巾架、厕纸、肥皂、废纸篓，它们会被放在老

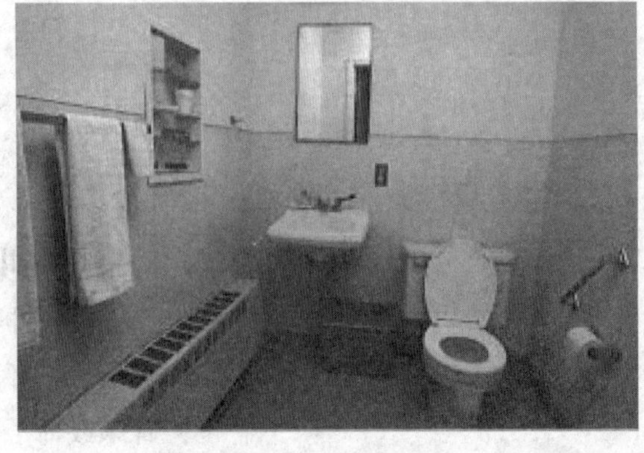

图 2-6-15　标准卫生间，注意厕所的安全把手

年人触手可及的位置。通常情况下，呼叫器应在马桶旁，老年人通过按按钮或拉线开启呼叫器。当老年人在卫生间内需要帮助的时候，护理员必须立即做出回应。

9. 衣柜和抽屉

衣柜和抽屉用以存放衣服(图 2–6–16)，衣柜和抽屉内的物品属于老年人的个人财产。护理员未经老年人允许，不能私自翻动衣柜和抽屉。

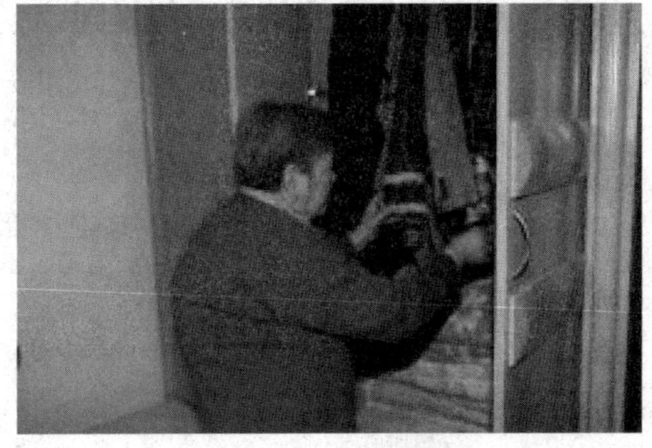
图 2–6–16　衣柜

10. 其他设备

许多老年人的房间里还配置了电视、收音机和钟表，这些家具和物品可以让老年人感到舒适和轻松。

护理中心的老年人离开了自己熟悉的家，去住到一个陌生的地方，还有可能和别人共享房间，这对身体不好的老年人来说是衰老过程中最难以接受的过程，所以把护理中心房间布置得像家一样温馨是非常重要的。老年人可以从家里带来一些家具和个人物品，比如椅子、脚凳、台灯、小桌子、家庭相簿和书籍，甚至是需要照看的花卉。老年人能够选择如何安置摆放这些物品，但是选择必须安全，不能造成他人跌倒，也不能影响他人的生活。护理员需要帮助老年人为个人物品选出最好的放置地点。

护理中心是老年人的家，护理员必须使老年人感到安全和舒适。表 2–6–1 列举了对老年人房间的要求。

表 2–6–1　对老年人房间的要求

• 最好是 1~4 人的房间 • 能够直接通向走廊 • 床前设有屏风 • 至少有一个朝向户外的窗口 • 每个人的衣柜内都有架子和衣架 • 房间内或房间附近有厕所和洗浴设施 • 房间内和卫生间里设有呼叫系统 • 高度适当和大小合适的床 • 清洁和舒适的床垫 • 适应天气的床上用品 • 用来存放衣服和个人物品的家具，供来访者使用的椅子 • 整洁有序的房间 • 房间无异味 • 室温在 20℃~27℃之间	• 足够的通风和适宜的室内湿度 • 适当的照明 • 地板、窗框及照明光线不刺眼 • 抽屉、架子和个人物品干净有序 • 房间内无害虫 • 需要的地方设立扶手 • 需要时有可升起的床栏 • 清洁并干燥的地板 • 过道没有杂物和家具 • 个人用品及物品适当的标记并储存 • 床上和卫生间内的物品触手可及 • 轮椅或助行器可以在房间内通行 • 加高的马桶座 • 浴室和浴缸设置防滑垫

11. 照顾老年人房间的一般规则

老年人的房间需要保持清洁、干净和安全。这是每一个护理人员的责任。表 2-6-2 列举了照顾老年人房间的规则。

表 2-6-2　照顾老人房间的规则

• 确保床头桌和床头柜的合适位置 • 根据老年人的喜好摆放个人物品，并确保老年人可以容易拿到 • 确保呼叫器在任何时候都在老年人手边 • 确保老年人可以自行操作电话、电视和照明 • 为老年人提供足够的纸巾及厕纸 • 为了老年人的舒适，调整照明、室温和通风 • 小心地处理设备以防止噪声	• 经常清空老年人的废纸篓，每天至少一次 • 尊重老年人财物，他们的物品也许对你而言不重要或者没有价值，但是却对他们有着重大的意义，甚至是一张纸也可能对他们有着非比寻常的意义 • 不要扔掉任何的个人物品 • 不要移动家具或个人财物，因为视力不佳的老年人要凭靠记忆和感觉来辨析物品的位置 • 根据需要，经常铺平床单

二、整理床铺

护理人员每天都会整理床铺。清洁、干燥、没有褶皱的床铺不但能够增进舒适感，还能预防皮肤破损和压疮。床铺通常会在早晨老年人洗浴后整理好，或者在老年人沐浴和不在房间时整理好。在访客到达之前，床铺和房间必须整理妥当。

保持床铺的干净和清洁，请遵守以下要点：

- 一旦床上用品出现褶皱或变得松散，立即铺平。
- 睡前为老年人铺平松散和褶皱的床上用品。
- 检查并清除餐后的食物和碎屑。
- 检查床上是否有义齿、眼镜、助听器、锐器和其他物品等。
- 当床上用品被弄湿或污染时，立即更换。
- 因为床上用品可能会接触血液、体液、分泌物和排泄物，因此务必谨遵标准预防措施和血源性病原体准则。

(一)遵照卫生无菌操作处理床上用品

处理床上用品和整理床铺的过程必须遵守卫生无菌操作。护理员的制服需要和床上用品保持距离(图 2-6-17)，因为护理员的制服被认为是污染的。此外，不要在空气中抖动床上用品，因为那会使细菌飞散。清洁的床上用品必须放在清洁的地方，无论是清洁的还是污染的床

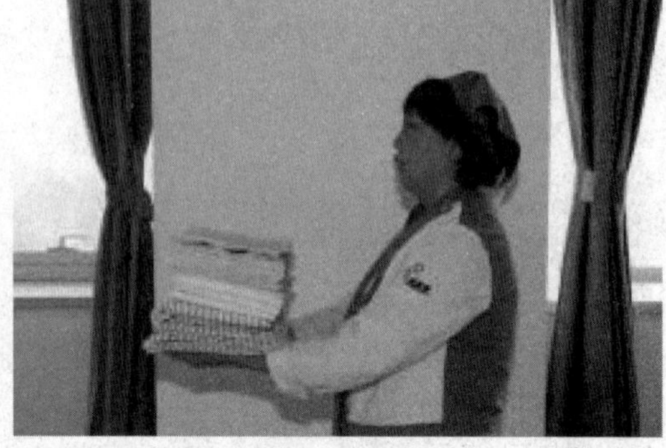

图 2-6-17　护理员的制服和床上用品保持距离

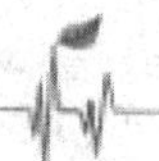

上用品都不可放在地上。准备足够的床上用品。如果老年人有两个枕头,则护理员应准备两个枕套,但是取暖用的毛毯、被子应有备用品。不要携带多余的床上用品到老年人的房间。一旦带入老年人的房间,即使多余的床上用品未被使用,也视为已被污染,不能再为他人使用。

请把床上用品按照你将使用的先后次序排序整理:

- 床褥(如果需要的话)。
- 大单。
- 塑膜垫单、防水垫单或防水垫(可选)。
- 全棉垫单(如果需要的话)。
- 中单(如果需要的话)。
- 毯子。
- 被套。
- 枕套(一个或多个)。
- 浴巾(一块或多块)。
- 毛巾。
- 面巾。
- 睡衣。
- 浴毯。

使用一只手托住床上用品,另一只手进行拿取。护理员需要最先使用的物品放在一摞床上用品的最下面。你需要最先拿取床褥,所以床褥放在最下面,浴毯放在最上面。当你需要使用床褥时,把你的手臂放在浴毯上,翻转整摞床上用品到手臂上方的浴毯上(图 2-6-18)。原先托住床上用品的手现在是空闲的,可以从上面直接拿取清洁的床上用品放在清洁的地方。撤除床上用品时,逐件撤除被污染的床上用品,并把每一件污染的床上用品都卷起来,把与老年人接触的一面卷在里面,与你自身保持距离。

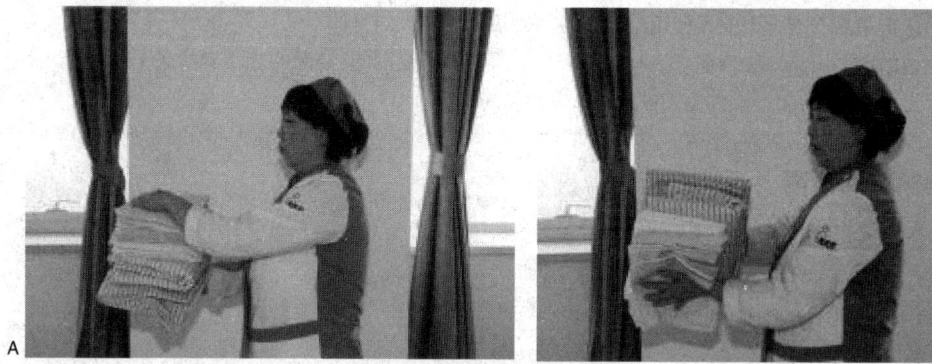

图 2-6-18　整理床上用品。A,将手臂放在整摞床上用品上面。B,翻转整摞床上用品到手臂上面。记住床上用品要和制服保持距离

（二）护理中心中床上用品的更换

在护理中心中，床上用品无需每日更换。护理中心就是老年人的家，而老年人在家里不会每日更换床上用品。床上用品通常是每周彻底更换一次。枕套、中单、大单、垫单可以每两周更换一次。如果床上用品被污染、浸湿或出现褶皱，则立即更换。

有的老年人会从家里带来被套、枕头、毯子、被子和毛毯。护理员需要使用它们为老年人铺床。这些都属于个人财物，护理员要小心地处理，确保这些物品都贴上了老年人的名字，从而防止物品丢失或与他人混淆。有的护理中心具有彩色的和印花样的床上用品，如果是这样的话，请让老年人自行选择使用哪一种颜色，也让他们自行决定使用几个枕头和几条毯子。如果可能的话，老年人还可以选择整理床铺的时间。

（三）家庭护理中床上用品的更换

家庭的床上用品通常每周更换一次。护理员需要遵守老年人的日常习惯，如果老年人让你每周多次更换床上用品，也得照做。如果床上用品被污染、浸湿或出现褶皱，则立即更换。如果老年人拒绝更换床上用品，在不妨碍卫生的条件下也可以延期更换。

（四）整理床铺

1. 整理床铺的原则

整理床铺时，安全、无菌操作是非常重要的。遵守表 2–6–3 中的原则操作。

表 2–6–3　整理床铺的原则

• 遵守卫生无菌操作的原则 • 接触清洁的床上用品前先洗手 • 处理污染的床上用品后要洗手 • 给老年人的房间准备足够的床上用品 • 只把该老年人需要使用的床上用品拿到老年人的房间。多余的床上用品不能再为他人使用 • 不要使用用过的床上用品 • 不要抖动床上用品，否则会造成细菌飞散	• 使床上用品远离你的制服。污染的和清洁的床上用品都不能接触你的制服 • 不要把污染的床上用品放到地上或清洁的床上用品上，按照卫生部门规定处理污染的床上用品 • 使全棉垫单完全覆盖塑膜垫单。塑膜垫单不可直接接触老年人的身体 • 及时更换受潮的、浸湿的和污染的床上用品

2. 整理床铺的指南

在整理床铺之间，需要了解以下几点：

• 护理员是否需要使用塑膜垫单、防水垫或粪便失禁物品。

• 老年人行动的体位限制。

• 老年人是否使用床栏。

• 老年人的治疗和活动计划。例如，要是需要做床上治疗，则需要在治疗后更换床上用品。要是需要去做物理治疗，则可以在他不在房间时整理床铺。

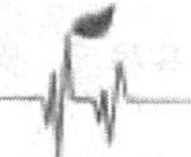

• 床铺是否需要固定在某个位置。

• 如何根据需要为老年人调整体位和选择调整体位的辅助设施。

3. 整理床铺的注意事项

当从老年人床铺移除床上用品时，因为床上用品也许沾染了血液、体液、分泌物和排泄物，护理员需要戴上手套，并遵守卫生消毒原则。

完成整理床铺的工作后，降低床位到最低位置，并锁上床轮，升起或放下床栏，把老年人安放在舒适的体位并盖好被子。

4. 家庭护理中整理床铺的要点

许多老年人的家庭都不具备病床，往往有的是单人床、普通床和大床。护理员需要根据老年人的意愿整理床铺。遵守表 2–6–3 的原则。如果老年人的意愿是不安全的，请及时说明或是联系家属。

护理员的任务也许会包括洗衣服。在床上用品刚刚被污染的时候，及时的清洗有助于防止尿液、粪便、呕吐物和血液的沾染。遵守如下要点：

• 因为床上用品也许会沾染血液、体液、分泌物和排泄物，清理时需要戴上手套。

• 用冷水冲洗以清除污渍。处理污渍时，如果护理员需要使用去污剂，则必须阅读并遵照说明书操作。

• 浸湿后用冷水冲洗。

• 加入洗涤剂后放入洗衣机清洗。

第七节　老年人的体位、搬动、转运及避免受伤

护理员需要经常为老年人翻身并更换体位，对他们进行床上、座椅上、轮椅上、担架上和卫生间中的安全转移。在护理员完成这些任务和其他工作时，必须使用符合人体力学要求的正确操作方法，防止自己和他人受到伤害。而这些活动不论是老年人或是护理员都需要身体的运动系统参与完成。

一、运动系统

运动系统包括骨骼、关节和肌肉。

肌肉骨骼系统的功能：

• 为身体提供支架。

• 协助身体移动。

• 保护内脏器官。

• 构成体型。

(一)骨骼

骨骼是由骨细胞组成的坚硬的结构。长骨(腿骨)承担着身体的重力和支撑,人体最大的长骨是股骨(大腿骨)。短骨使身体在运动中游刃有余,手腕、手指、脚踝和脚趾中的骨骼都属于短骨。扁骨用于保护人体器官,肋骨、颅骨、盆骨和肩胛骨都属于扁骨。不规则骨是脊柱中的椎骨,具有不同程度的移动性和灵活性。

(二)关节

关节是两个或两个以上骨骼的接合点(图 2–7–1)。关节使身体能够运动。球窝关节是能朝各个方向运动的关节,臀部和肩部的关节都是球窝关节。铰链关节是只能朝一个方向运动的关节,肘部和膝盖都是铰链关节。旋转关节是能从一边转动到另一边的关节,颅骨与脊柱就通过旋转关节连接。

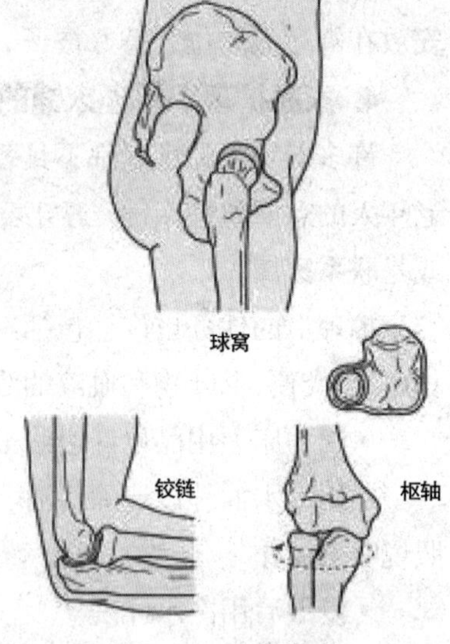

图 2–7–1　关节类型

(三)肌肉

人体里的肌肉有 500 块以上。随意肌可以随时受大脑的支配,发生各种活动。连接骨骼的肌肉(骨骼肌)如上、下肢的肌肉就是随意肌。不随意肌会是不受人们的意识支配,在神经系统的协调下,按照各自的节律活动。如心脏、胃肠、血管和体内其他内脏器官的运作。心脏的肌肉是最大的不随意肌。

肌肉的三个重要的躯体功能如下:

- 身体各部位的运动。
- 保持姿势。
- 产生热量。

有的肌肉会不断收缩,以保持体位或姿势。当肌肉收缩时,会为了得到能量而燃烧食物,从而产生热量。肌肉活动得越剧烈,体内产生的热量就越多。当暴露在寒冷环境时,身体会发抖以产生热量,发抖是全身肌肉剧烈收缩导致的。

二、人体力学

人体力学是运用力学原理,谨慎并高效地使用身体的力量,包括使用正确的体位、如何保持身体平衡,以及使用最强壮的肌肉工作。在活动和休息期间,不正确的体位会导致疲劳、肌肉劳损和伤害。护理员需要关注老年人和自己在人体力学方面的原理,学会如何正确地应用人体力学以降低受伤风险。

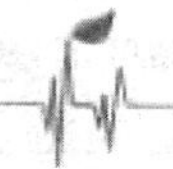

直立体位是头部、躯干、四肢在一条直线上的体位。正确的直立体位可以使身体有力量又能高效地活动和发挥作用。站、坐和躺都需要正确的直立体位。

支撑面是物体与地面间的接触面。保持平衡需要合适的支撑面(图 2-7-2)。当站立时,双脚就是你的支撑面。双脚分开站立,脚间距离越大,支撑面就越大,也更容易保持平衡。

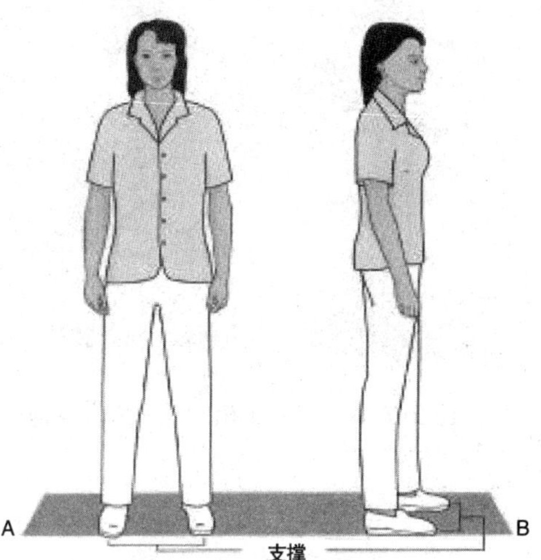

图 2-7-2 A,成人正确的直立体位正面观。双脚分开后支撑面加宽;B,成人正确的姿势和直立体位侧面观

人体最强大的肌肉位于肩部、上臂、臀部和大腿。护理员必须使用这些肌肉去搬移重物,否则,把压力都加在小而无力的肌肉上会导致疲劳和伤害,背部受损的风险更大。为了正确应用人体力学,请遵守下列要求:

• 搬起重物时用屈膝并下蹲的姿势,不要弯腰,因为弯腰会使压力加注到腰背部的小块肌肉上。

• 护理员需要将搬动的物体靠近身体和支撑面,以利用上臂和肩部的大块肌肉,否则物体的压力会加到下臂的小块肌肉上。

护理员进行的所有活动都必须正确应用人体力学原理来安全高效地搬运老人和重物。请遵守表 2-7-1 中的原则。

表 2-7-1 符合人体力学原理的工作原则

• 应保持身体与支撑面间良好的直线关系
• 尽可能使用肩部、上臂、大腿和臀部较为强壮的肌肉
• 提起、移动及搬运重物时,让物体尽量靠近身体(图 2-7-3)
• 避免不必要的弯腰和够向远处。升高床的高度及调整床头桌,从而使床面处于接近护理员的腰部水平
• 面对工作区进行操作,从而防止身体不必要的扭动
• 如果可以的话,尽量选择推动、滑动、拉动重物,而不是选择搬运,前推比拉动物体更符合力学原理
• 当护理员推动和拉动重物时,增大两脚间距离,扩大支撑面。推动物体时,使护理员前面的那只脚前倾;拉动物体时,使护理员后面的那只脚后倾(图 2-7-4)
• 搬运、移动、托举重物时,使用双手和双臂
• 当行动中需要改变方向时,转动全身。转身的同时一并转动脚的方向,而不是只转动身体
• 行动流畅平稳的工作,避免突然的或急迫的动作
• 如果老年人自身不能协助护理员完成翻身或移动时,找一位同事帮助
• 找一位同事协助移动重物和老年人,不要独自搬运或是移动他们
• 把重物搬离地面时,弯曲臀部和膝盖(图 2-7-3)。当把物体搬至大腿位置时,护理员挺直背部。护理员应用腿部肌肉搬起重物至自己的腰部位置
• 不要搬动位置高于胸部或肩部的重物,胸部以上位置的重物使用踏脚凳拿取

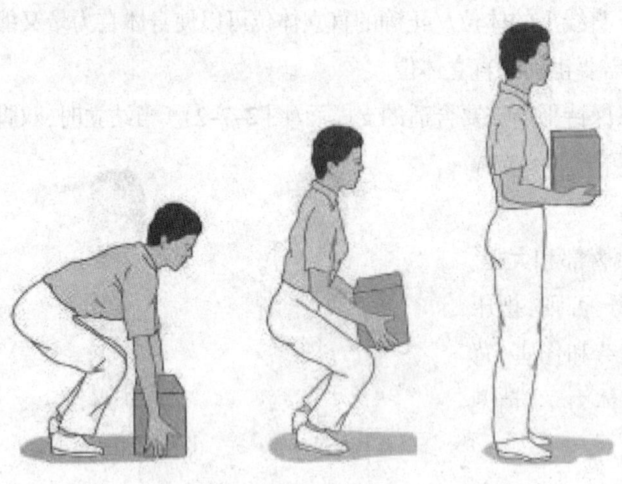

图 2-7-3 应用正确的人体力学原则搬起箱子

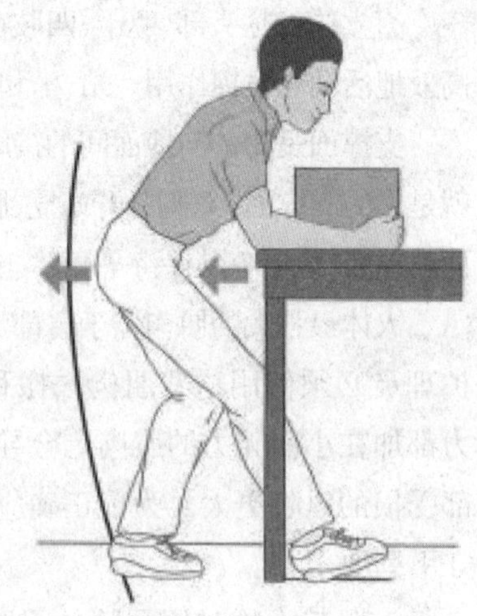

图 2-7-4 当回拉物体时后移处于后方位置的腿

三、活动条件与损伤

改善人们的工作条件，提高工作效率，减少身体承受的压力，并防止工作导致的严重骨骼肌肉损伤，是各种活动的准则。

骨骼肌肉损伤指的是肌肉、筋腱、韧带、关节和软骨的损伤和功能异常，也包括神经系统的异常，手臂和背部也经常会因此而受到影响。骨骼肌肉损伤是非常痛苦的，它的发病可能很缓慢，也许会历经数周或更长的时间，也有可能因为某个原因而突然发病。不同程度的疼痛、麻木、关节僵硬、移动困难和肌肉萎缩都可能随之发生。

（一）背部损伤的症状

背部损伤可能是由于重复活动时间过长而导致，也有可能是某种突然的用力而引发。背部损伤的症状包括如下几点：

- 在保持正常体位时背部疼痛。
- 活动范围缩小。
- 站立或从座位上起立时背部疼痛。

（二）背部损伤的原因

导致背部损伤的因素有如下几个：

- 长时间不良站姿或不良坐姿。
- 长时间保持一个固定体位。
- 搬、推、拉和举重物时姿势不合适，不符合人体力学原则。

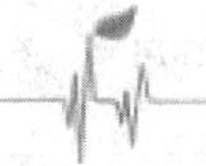

- 身体状况不佳,无力或无法持久地去完成一定重力的工作。
- 不正常的姿势重复搬起较重或过重的物体。
- 搬重物时不适当地扭转或是弯曲身体。
- 长时间保持弯腰的体位。
- 脚下没有稳定的支撑点,比如由于地滑导致的脚下摩擦力减小而摔倒。
- 突然用力搬动过重物体。

(三)防止背部损伤的注意事项

如下行为可能会导致背部损伤:

- 移动完全需要依靠别人护理的老年人。
- 移动攻击性强的老年人。
- 把老年人从地上转移到床上或座椅上。
- 为床上或座椅上的老年人更换体位。
- 把老年人从床上转移到座椅上,或从座椅上转移到床上。
- 在座椅间移动老年人,包括把轮椅上的老年人转移到卫生间。
- 弯腰为老年人洗澡或更换床单。
- 防止老年人跌倒的刹那。

正确应用人体力学的原理能够保护自己和他人免受伤害。在抬举、移动、翻身、或转移老年人时尽力而为,必要时请别人协助。

四、搬移卧床老年人

有的老年人可以自行在床上移动或翻身,也有的老年人需要至少一人的帮助才可以做到。那些虚弱的、意识不清的、瘫痪的、需要彻底卧床休息的、打了石膏的老年人都需要他人帮助。有时需要两三个人的帮助。

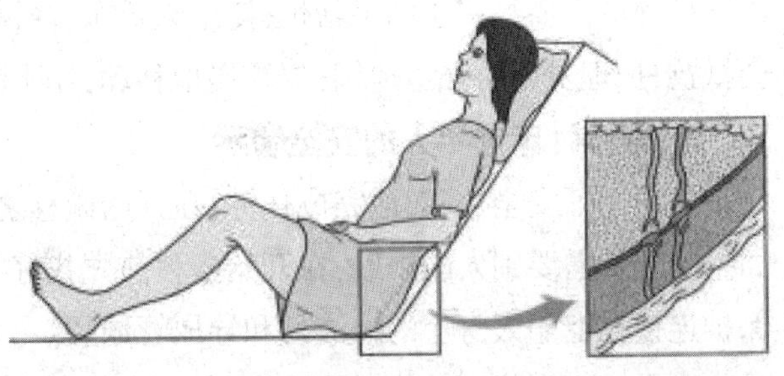

图 2–7–5　当床头升至坐位时,臀部皮肤仍位于原位。但是,当患者在床上往下滑动时,内部结构会前移。这样会引起位于床垫和臀部骨骼之间的皮肤被拉痛

(一)搬移老年人过程中的舒适和安全

在搬起和移动老年人的过程中,护理员需要保护老年人的皮肤。摩擦和拉伤都会伤害老年人的皮肤,还会导致感染和褥疮。

- 当移动卧床老年人时,他们的皮肤会和床单摩擦,长时间卧床受压的皮肤容易被摩伤。
- 拉伤指的是当皮肤紧靠到物体表面上时,肌肉会随身体移动的方向而滑动(图 2–7–5)。

当老年人滑到床上或在床上移动时,可能会发生拉伤。

当护理员搬移老年人时,需要减少摩擦和拉伤。用棉质床单充当老年人的起重布或翻身布,能够减少摩擦。有时为了达到此目的也会使用翻身垫。

下列是舒适并安全移动老年人的其他措施:

- 在开始移动老年人前,请一人协助。
- 遮盖住老年人的身体,维护他们的隐私权。
- 保护连接在老年人身上的输尿管和尿袋。

1. 搬移卧床老年人的指南

在搬移卧床老年人前,护理员需要了解以下几点:

- 老年人体位的局限性和是否有束缚的物品。
- 护理员可以把床降低到什么位置。
- 老年人是否有移动和更换体位的能力。
- 安全地搬移老年人需要几个人的帮助。
- 所需的设备有担架、起重布等。
- 如何调整老年人的体位。

2. 搬移老年卧床老年人的注意事项

老年人拉伤的风险很高,因为他们的皮肤很脆弱,容易引起擦伤、撕裂。许多老年人都患有关节炎和骨质疏松症,他们的骨骼和关节也非常脆弱。所以,护理员需要保护老年人避免疼痛和伤害。

护理员需要找一位助手帮忙,使用起重布,谨慎并温柔地搬移老年人。痴呆老年人也许会抵抗,护理员不要强迫他们,要缓慢地移动,用平静的声音,在必要时分散他们的注意力。

3. 搬移卧床老年人的安全警示

为了保证安全、高效地完成任务,在开始搬移之前,护理员应先决定好如何移动老年人。如果护理员需要别人的帮助,在开始搬移前先找好帮忙的人。同时,护理员也要计划好如何保护连接在老年人身上的输液管和导尿管尿袋。

水平抬高床位有助于搬移卧床老年人,因为这能够减少弯腰。遵守如下原则:

- 把床调整到适合的高度,但要防止老年人坠床。
- 遵守人体力学的原则。
- 确保老年人的体位舒适。
- 搬移老年人后,为老年人调整到舒适的体位。

(二)抬高老年人的头部和肩部

护理员也许需要抬高老年人的头部和肩部来提供护理。翻身和调高枕头都需要此步骤。通过握住老年人的胳膊,便可以安全简易地抬高老年人的头部和肩部。这不但能够很好地帮

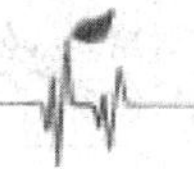

助那些体重过重和难以移动的老年人，还能够保护自己和老年人不受伤害。

抬高老年人的头部和肩部的步骤见表 2-7-2。

表 2-7-2　抬高老年人的头部和肩部的步骤

• 如果需要帮助，请别人协助 • 向老人解释将要做什么 • 锁上床轮(如果床是可以移动的) • 根据人体力学原理，抬高床位以利操作，如果需要则可升起床栏 • 让同事站在床的另一侧。如果床栏处于升起状态，则放下床栏 • 让老年人把其靠近护理员的手臂放在护理员手臂下方、肩膀后面，让老年人的手停放在护理员的肩膀上。如果护理员站在老年人的右侧，则老年人的右手应该放在护理员的右肩上(图 2-7-6A)。对侧的协助者做同样的动作，只是在对侧(图 2-7-7A) • 护理员将靠近老年人的自己手臂放在老年人的手臂之下，把自己的手放在老年人的肩上。护理员的助手也做同样的操作，只是在对侧 • 把护理员另一只手放在老年人的脖颈和肩膀下方(图 2-7-6B)。护理员的助手也要这样做(图 2-7-7B) • 护理员和其助手一起数到 3 的时候，上拉老年人至坐位或半坐位(图 2-7-6C 和 2-7-7C) • 使用手臂和手托住老年人的脖颈和肩膀的同时，提供护理(图 2-7-6D)。由同事拖住老年人，护理员提供护理(图 2-7-7D) • 帮助老年人躺下。护理员一手托住老年人臂部提供支撑，另一只手托住老年人的脖颈和肩膀 • 为老年人调整到舒适的体位 • 把床位降低到最低位置。 为老年人盖上衣物

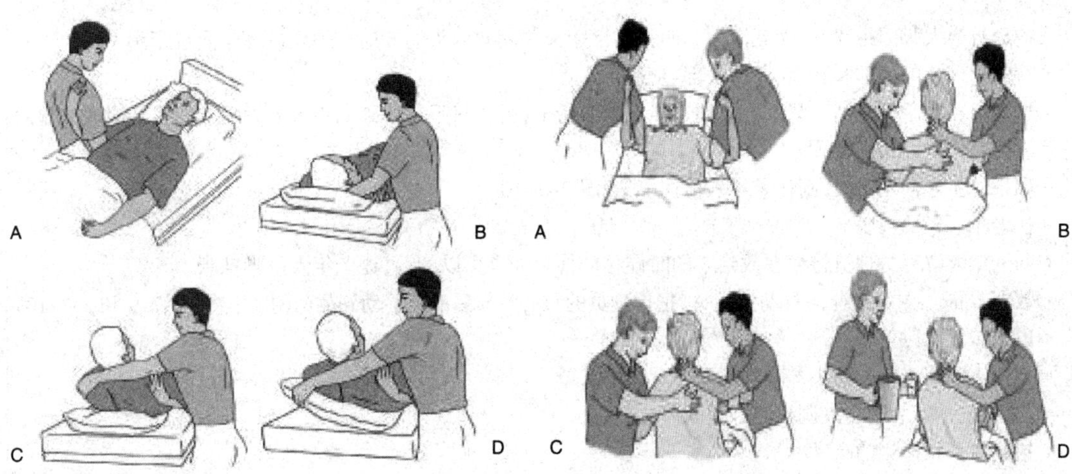

图 2-7-6　抓紧老年人的手臂来扶起其头部和肩部
A，老年人靠近护理员侧的手臂置于护理员的相邻手臂下、肩膀后
B，护理员的外侧手臂置于老年人的颈部和肩部，内侧手臂置于与老年人相邻的手臂下
C，抓紧手臂，老年人被扶到半坐位
D，当老年人成半坐位时，护理员抬高枕头

图 2-7-7　协作抬高老年人的头部和肩部
A，两名护理员抓紧老年人的手臂
B，护理员将他们的手臂置于老年人的头部和颈部下方
C，护理员扶起老年人至半坐位
D，一名护理员支撑老年人成半坐位，另一名护理员给予护理

(三)扶起卧床老年人

当床头被抬高时，老年人容易滑到床的中部或尾部(图 2-7-8)。老年人需要上移才能保持舒适和正确的体位。

护理员通常可以独自移动体重较轻的老年人,但最好在至少两个人的帮助下,使用起重布移动体重较重并且虚弱的卧床老年人。务必保护好老年人和自己不受伤害。

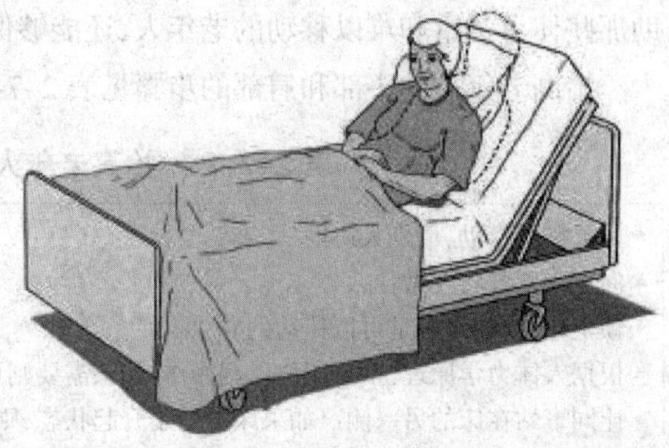

图 2-7-8　一位在床上下滑后处于不舒适体位的老年人

扶起卧床老年人的操作步骤见表 2-7-3。

表 2-7-3　扶起卧床老年人

• 向老年人解释将要做什么
• 保护老年人隐私,拉上遮蔽帘
• 锁上床轮(如果使用的话)
• 根据人体力学的原理,抬高床位,如果该老年人使用床栏,则升起床栏
• 降低床头至适当的高度,使床尽可能的平坦
• 站在床的一边,让助手站在床的另一边
• 护理员和助手分别放下靠近自己一侧的床栏
• 如果老年人可以不借助枕头,则把枕头靠在床头板上,这能够防止移动老年人时,老年人的头部撞到床头板
• 护理员增大脚间距离,扩大支撑面。使脚靠近床头并朝向床头的方向。护理员身体面对床头
• 弯曲护理员的髋部和膝盖,保持背部竖直
• 护理员和助手分别把一只手臂放到老年人的肩膀下,另一只手臂放到老年人的大腿下。然后护理员和助手彼此抓住对方的手臂(图 2-7-9)
• 如果老年人使用吊架,则让老年人抓住吊架(图 2-7-10)
• 让老年人弯曲双膝
• 向老年人解释护理员将要在数到 3 的时候移动他。如果可以的话,让老年人用脚推床
• 数到 3 的时候,把老年人移动到床头。把护理员的重心从靠后的腿移动到靠前的腿上(图 2-7-9 和 2-7-10)
• 以上步骤可以重复
• 把枕头放到老年人的头部和肩部下方。铺平床单
• 增进舒适度,为老年人调整到舒适的体位
• 抬高床头到适当的高度
• 把床位降低到最低位置

五、翻身

(一)普通翻身

一些操作需要老年人保持侧卧位。根据老年人的情况和所在位置的不同,将其移至面向

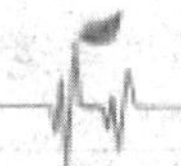

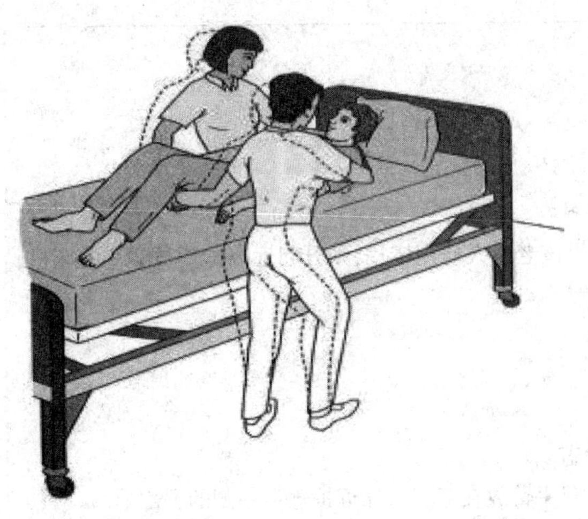

图 2-7-9　两名护理员将一位卧床老年人往上抬。护理员各自将一只手臂置于老年人肩膀下，另一只手臂置于其大腿下。他们在老年人身体下互相抓紧手臂，老年人的膝盖被固定。当老年人被上抬时，护理员的重心从后腿转移到前腿

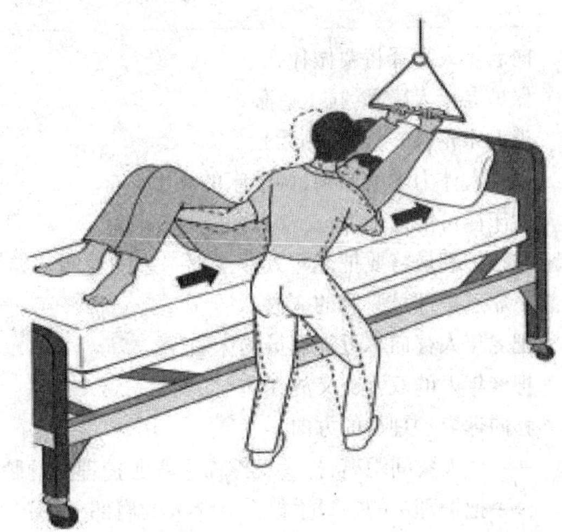

图 2-7-10　老年人抓紧吊架并屈膝。当护理员往上抬卧床老年人时，他的身体重心从后腿转移到前腿。

备注：尽管一个人用这种方法就能将体重较轻的成人抬动，但最好还是有其他人的帮助

或背离护理员的方向。为老年人翻身能够防止由于长期卧床而导致的并发症。为老年人翻身后，帮助他们调整到舒适的体位。枕头用于帮助老年人保持侧卧位。一些老年人能够自行翻身和更换体位，而另一些老年人则需要帮助，也有一些老年人完全由护理人员搬动来更换体位。

许多老年人都承受着脊椎关节病和膝关节病带来的痛苦。当为他们翻身时，最好借助翻身布，因为这能够缓解疼痛。

1. 为老年人翻身的指南

在为老年人翻身和更换体位之前，护理员需要了解以下几点：

- 老年人需要什么样的帮助。
- 老年人的舒适程度和身体疼痛部位。
- 选择哪种翻身方法。
- 需要什么样的辅助设施来维持体位。
- 放置枕头的位置。

2. 为老年人翻身的注意事项

当为卧床老年人翻身时，需要使用正确的人体力学原则。老年人必须处于直线体位，否则将会导致骨骼肌肉受伤、皮肤擦伤或褥疮。

3. 操作步骤(表 2-7-4)

表 2-7-4　常规翻身的操作步骤

• 向老年人解释将要做什么 • 保护老年人隐私，拉上遮蔽帘 • 锁上床轮(如果使用的话) • 根据人体力学的原则，调整床的高度 • 使床尽可能的平坦 • 站在护理员将要把老年人移至那一边的对侧。如果该老年人使用床栏，则升起远离护理员对侧的床栏，放下靠近护理员一侧的床栏 • 把老年人移向靠近护理员的床边 • 把老年人的双臂交叉放在胸前 • 移向远离护理员的方向： ——增大脚间距离，扩大支撑面。弯曲护理员的膝盖 ——把护理员的一只手放在老年人的肩部上，另一只手臂放在老年人靠近护理员一侧的臀部上 ——轻轻地将老年人推至床的另一边(图 2-7-11)，护理员将重心从靠后的腿上移动到靠前的腿上 • 移向靠近护理员的方向： ——如果该老年人使用床栏，升起一侧的床栏 ——去到床的另一侧，放下这一侧的床栏 ——增大脚间距离，扩大支撑面。弯曲护理员的膝盖 ——把护理员的一只手放在老年人远离护理员一侧的肩部上，把护理员的另一只手臂放在老年人远离护理员一侧的臀部上 ——轻轻地将老年人拉向护理员(图 2-7-12) • 为老年人调整体位。以下是常见方法： ——把一个枕头放在老年人的头部和脖颈下方 ——调整老年人的肩部，老年人不可躺在手臂上 ——把一个小枕头放在老年人前侧的手臂下方 ——把一个枕头放在老年人的背后 ——弯曲老年人上面的膝盖，把上面的腿放在下面的腿前方 ——把上面的腿放到枕头上 • 把老年人安放在舒适的体位，并盖好毯子

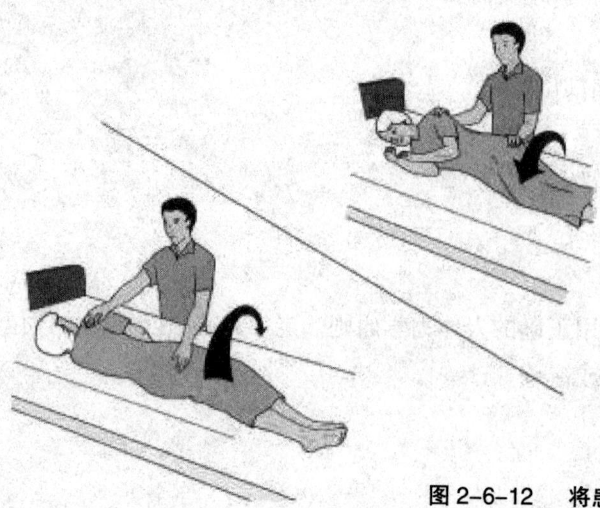

图 2-6-11　将患者转身背离你

图 2-6-12　将患者转身面向你

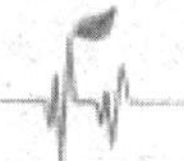

(二)轴位翻身

轴位翻身指的是像滚木头一样为那些脊柱必须保持直线位的老年人翻身，适用于以下人群：

- 关节炎老年人或膝盖受损的老年人。
- 髋部骨折的老年人。
- 脊椎受损的老年人,需要时刻保持竖直体位。
- 进行脊椎手术的老年人,术后需要时刻保持竖直体位。

当护理员翻转老年人时,需要两三个人的协助。如果老年人个子较高或较重的话,则需要更多的人协助。有时还需要使用翻身布。

1. 轴位翻身的注意事项

脊椎损伤或手术后,头下和颈下通常不允许使用枕头。

2. 操作步骤(表 2-7-5)

表 2-7-5　轴位翻身的操作步骤

• 向老年人解释将要做什么 • 保护老年人隐私,拉上遮蔽帘 • 锁上床轮(如果使用的话) • 根据人体力学的原理,抬高床位,如果该老年人使用床栏,则升起床栏 • 确保床位平整 • 站在床的一边,护理员的助手站在将要把老年人移至的那一边 • 如果该老年人使用床栏,则放下床栏 • 把老年人移向靠近护理员的床边 • 把老年人的双臂交叉放在胸前。把一个枕头放在膝盖之间 • 站在靠近老年人肩部和胸部的位置,让护理员的助手站在靠近老年人臀部和大腿的位置 • 增大脚间距离,扩大支撑面。一只脚在另一只脚前面 • 让护理员的助手扶住老年人呈直线的体位 • 把老年人移向护理员的一侧(图 2-7-13A),或使用翻身布(图 2-7-14B)。把老年人当做一个整体一同翻转。 • 把老年人调整到舒适的体位并为那些非脊椎受伤的老年人提供枕头,常见方法如下: ——把一个枕头放在老年人的背后支撑腰部 ——如果允许的话,把一个枕头放在老年人的头部和脖颈下方 ——把一个枕头或折叠的浴巾放在老年人的两腿之间 ——把一个小枕头放在老年人的手臂下方 • 把床位降低到最低位置

六、协助老年人坐到床边

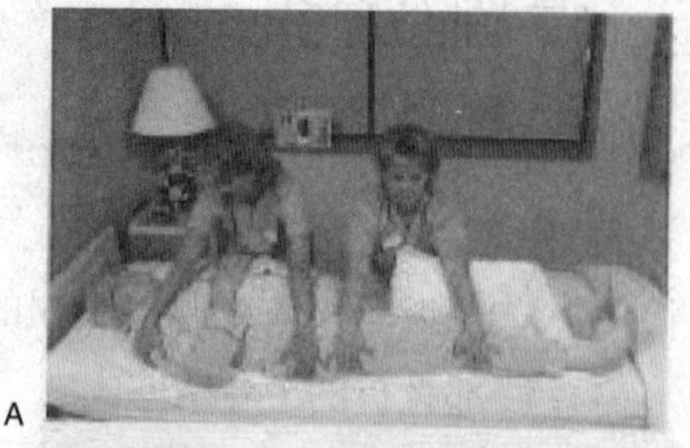
A

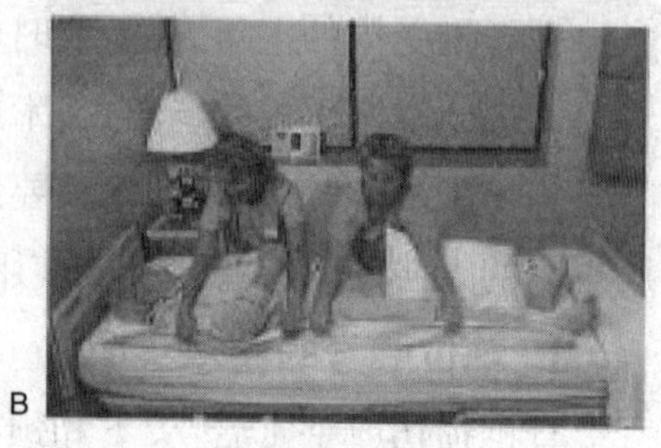
B

图 2-7-13　轴位翻身。A，枕头置于老年人双腿之间。手臂在胸前交叉。老年人位于床的远侧。B，用翻身床单滚动老年人

卧床的老年人只有在坐到床边后才可以转移到座椅上，最后从座椅上起立行走。当老年人悬空双腿时，会咳嗽并深呼吸。他们会来回地移动双腿，划圈打转，从而促进血液循环。协助老年人坐到床边，需要两人合作。平衡和协调出现问题的老年人都需要护理人员的帮助。若移动过程中，老年人出现眩晕和昏厥，则应让老年人继续平躺。

许多老年人都存在循环系统的变化。当他们起身太快时，会感到头晕目眩。因此，老年人需要在移动和行走之前，先在床边坐几分钟。

（一）协助老年人坐到床边的指南

协助老年人站立，把老年人从床上移动到座椅上，为老年人进行局部清洁或其他任务。当护理员需要帮助老年人坐到床边，护理员要了解以下内容。

- 老年人的功能异常部位。例如，如果老年人的手臂无力，他们则不能抓住床垫借以支撑身体。如果老年人的左侧身体无力，护理员需要调整老年人的体位，让他们较强壮的右侧身体在下，老年人则可以借助右臂移动。
- 老年人需要什么帮助。
- 护理员是否需要助手的帮助。
- 老年人需要坐在床边多久。
- 老年人坐在床边时，需要完成的活动：
  ——腿部和脚步的活动；
  ——咳嗽和深呼吸。
- 老年人坐到床边后，是否需要行走或转移到座椅上。

（二）协助老年人坐到床边的注意事项

老年人生病、受伤、手术、卧床、残疾后经常会出现坐立和平衡失调的问题。当老年人坐在床边时，护理员需要为他们提供帮助，保护老年人避免跌倒或受到其他伤害。

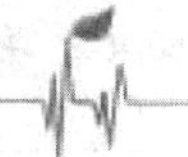

（三）操作步骤（见表 2-7-6）

表 2-7-6 协助老年人坐到床边的步骤

• 确定让老年人坐在床的哪一侧 • 为了有足够移动老年人的空间，适当地移动家具 • 保护老年人隐私，拉上遮蔽帘 • 调整老年人的体位至侧卧位，身体较强壮的一侧在下 • 锁上床轮（如果使用的话） • 抬高床头至坐位 • 如果床栏是升起状态，则放下床栏 • 站在老年人的臀部旁，面向床脚 • 分开护理员的双脚，靠近床头的那只脚放在另一只脚前方 • 护理员把一只手臂放在老年人的脖颈和肩部下方，抓住远侧的肩膀。把另一只手臂放在老年人靠近膝盖的大腿处（图 2-7-14A） • 以床脚方向为轴线，旋转并移动老年人的双腿和双脚至床边。当双腿越过床垫时，老年人的躯干已直立（图 2-7-14B） • 让老年人扶住床垫的边缘处，以支撑身体维持坐姿 • 不要将老年人弃置不管，如果有必要的话，护理员需要支撑老年人的身体 • 检查老年人的如下状况： ——询问老年人的感觉，是否觉得头晕眼花 ——检查老年人的脉搏和呼吸 ——观察老年人是否脸色苍白或通红 • 如果有必要的话，帮助老年人躺下 • 按上述过程的相反步骤操作，使老年人躺下 • 老年人躺下后，降低床头。协助老年人移动到床中间 • 为老年人调整到舒适的体位，把床位降低到最低位置

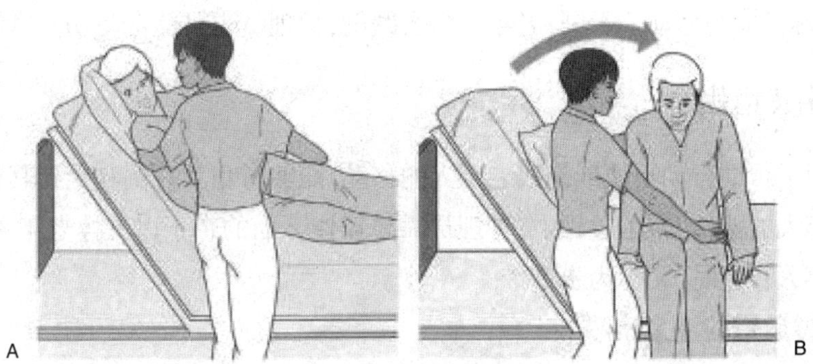

图 2-7-14 帮助老年人坐在床边。A，支撑老年人的肩部和大腿。B，当腿脚垂到床边时，老年人坐直

七、转运老年人

转运老年人是将老年人从一个地方转移到另一个地方，比如从床上转移到座椅上、轮椅上、淋浴椅上、便桶上、卫生间里或担架上。有的老年人可以自行移动或只需要少许帮助，也

有的老年人需要在别人的帮助下才能移动。

转运老年人需要应用人体力学的原理。整理房间,空出足够大的地方进行安全转运。为了保证运送的安全,必须合理地安置座椅、轮椅、便桶、淋浴椅和担架的位置。

(一)转运老年人的指南

当护理员需要转运老年人时,护理员要了解以下内容。

(1)转运的操作方法包括

- 运送老年人到座椅上或轮椅上;
- 把老年人从轮椅上搬送到床上;
- 运送老年人到担架上;
- 运送老年人进出卫生间。

(2)老年人的功能异常部位。例如,如果老年人的手臂无力,他们则不能抓住床垫借以支撑身体。如果老年人的左侧身体无力,护理员需要调整老年人的体位,让他们较强壮的右侧身体在下,老年人则可以借助右臂移动。

(3)需要的设备:转运带、轮椅、担架、固定体位的装置、轮椅坐垫等。

(4)老年人需要什么帮助(需要几位助手)。

(二)转移老年人的注意事项

老年人在运送过程中需要穿上防滑鞋(如果需要走路时),用以防止跌倒和滑倒。护理员要确保老年人的鞋带安全绑好,否则老年人将也会绊倒。

床和担架的轮子必须锁好,轮椅和淋浴椅必须制动。运送过程中,实施一切措施防止床、担架、轮椅和淋浴椅的移动。否则,老年人将会跌倒,护理员也可能会受伤。

(三)使用转运带

转运带用于帮助行动不便或伤残老年人的移动,能够防止其跌倒和受到其他伤害。转运带会绕过老年人的腰部,转运过程中,护理员需要抓住下面的带子以支撑老年人。当转运带用于协助老年人行走时,又称为步态带。

1. 使用转运带的注意事项

在转运老年人过程中,常规使用转运带,使用时必须遵守其生产说明书。转运带需要穿戴在衣服外面,不能直接接触皮肤,此外,它只能置于胸部以下,不能绑在胸部上。

2. 使用转运带的操作步骤(表 2-7-7)

(四)将床上老年人转运到座椅或轮椅上

在座椅、轮椅、便桶和淋浴椅之间转运老年人时,安全是非常重要的。操作步骤取决于

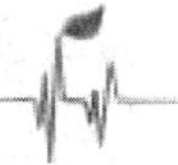

表 2-7-7　使用转运带的操作步骤

• 向老年人解释操作步骤 • 协助老年人更换体位至坐位 • 在老年人衣服外面腰部处使用转运带。不要置于裸露的皮肤上 • 确保转运带的松紧合适，不会对老年人造成不适或妨碍老年人呼吸。护理员能够把张开的四个手指平放到皮带下才可以 • 老年女性使用转运带时不得放置在腰部以上 • 为了老年人的舒适，不要把搭扣置于老年人身前或身后的中间(图 2-7-15)。搭扣不能置于脊椎之上

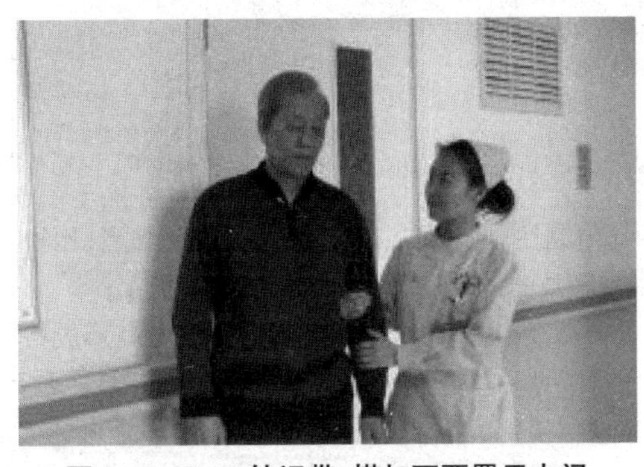

图 2-7-15　转运带，搭扣不要置于中间

老年人的行为能力、状况和体型。

护理员需要帮助老年人从他身体较为强壮的一侧下床。如果老年人的左侧身体无力，右侧身体较为强壮，则帮助老年人从床的右侧下床。在运送过程中，先移动老年人强壮的一侧，因为强壮的一侧会带动无力的一侧。否则，将增加困难和危险。

大多数的轮椅和床边座椅都配有坐垫和靠背。坐垫能够保暖，使身体热量不容易散发，但是容易出汗，护理员可以在座位和靠背处放一条折叠的浴巾，增加老年人的舒适度。有的老年人需要使用固定的装置和轮椅坐垫，以保持姿势或防止向下滑落的作用。

1. 将床上老年人转运到座椅或轮椅上的注意事项

使用的座椅或轮椅必须能够承受老年人的体重。协助运送老年人的工作人员人数取决于老年人的行为能力、状况和体型。

运送过程中，老年人不能把他的手绕在护理员的脖颈处，否则老年人会将护理员向前拉或致使护理员失去平衡。跌倒有可能会造成老年人颈部、背部和其他的部位受伤。

2. 将床上老年人转运到座椅或轮椅上的步骤(表 2-7-8)

表 2-7-8　将床上老年人运送到轮椅上的步骤

• 向老年人解释操作步骤 • 准备如下设施或物品： ——轮椅或扶手椅 ——浴巾 ——毛毯 ——外套和防滑鞋 ——如果有需要的话，还需转运带或是坐垫 • 决定使用床的哪一侧，为了运送安全，移动家具空出更大的空间 • 把座椅放在床头，使座椅和床头等高 • 如果需要的话，将折叠的浴巾或坐垫放到座椅上

(待续)

表 2-7-8(续)

• 锁住轮椅的轮子,收起脚踏板。解开轮椅上的安全带 • 把床降低到最低位置,锁住床轮 • 为老年人穿上防滑鞋 • 协助老年人坐到床边,使他们的双脚接触地面 • 帮助老年人穿上外套 • 如果需要的话,使用转运带 • 方法一:使用转运带 ——站在老年人面前 ——让老年人抓住床垫 ——确保老年人的双脚平放在地上 ——让老年人向前倾斜 ——从转运带的下方向上抓住转运带 ——用护理员的膝盖抵住老年人的膝盖。用护理员的双脚限制住老年人的双脚(图 2-7-16)。或者,用护理员一侧的膝盖和脚限制住老年人身体无力一侧的脚。把护理员的另一只脚放在护理员身后保持平衡 ——让老年人下推床垫,并且在数到 3 的时候站起。当护理员直立膝盖的时候,把老年人拉起来,形成站位(图 2-7-17) • 方法二:不使用转运带 ——把护理员的双手绕过老年人的手臂下方,放到老年人的肩胛骨上(图 2-7-18) ——让老年人向前倾斜 ——用护理员的膝盖抵住老年人的膝盖。用护理员的双脚限制住老人的双脚。或者,用护理员一侧的膝盖和脚限制住老年人身体无力一侧的脚。把护理员的另一只脚放在护理员身后保持平衡 ——让老年人下推床垫,并且在数到 3 的时候站起。当护理员直立膝盖的时候,把老年人拉起来,形成站位 • 支撑老年人站立,握住转运带,或者保持护理员的双手放在老年人的肩胛骨上。继续用护理员的双脚和双膝限制住老年人的双脚和双膝,防止跌倒 • 转动老年人,使他能够抓住座椅的一只扶手,双腿能够触及到座椅的边缘(图 2-7-19) • 继续转动老年人,使他能够抓住座椅的另一只扶手 • 弯曲护理员的臀部和膝盖,让老年人向前倾斜,一并弯曲肘部和膝盖,将老年人的身体逐步降低并安放到座椅上(图 2-7-20) • 确保老年人的整个臀部都在座椅上,为老年人调整到舒适的体位 • 为老年人系上轮椅安全带,把老年人的双脚放到轮椅的脚踏板上 • 为老年人的双腿盖上毛毯,不要让毛毯垂到地上或轮椅上 • 将轮椅移动到老年人想去的地方,然后锁好轮子

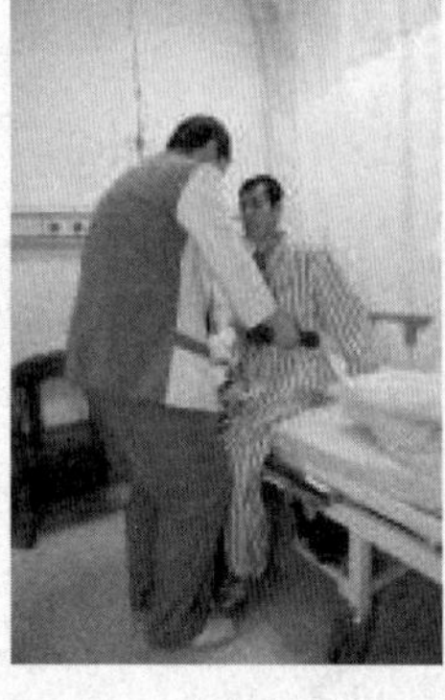

图 2-7-16 用转运带转移老年人到椅位上。老年人的双脚和双膝被护理员的双脚和双膝抵住。这样可以防止老年人滑倒或者坐下

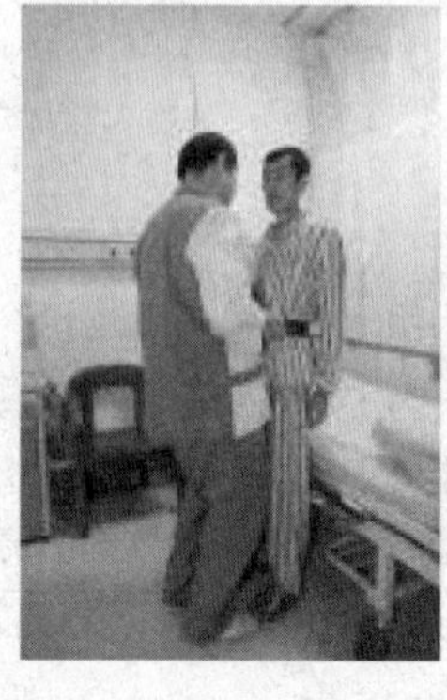

图 2-7-17 抓紧转运带,顶住老年人的双脚和双膝,老年人被扶成站立位

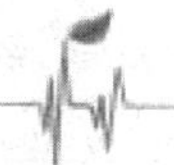

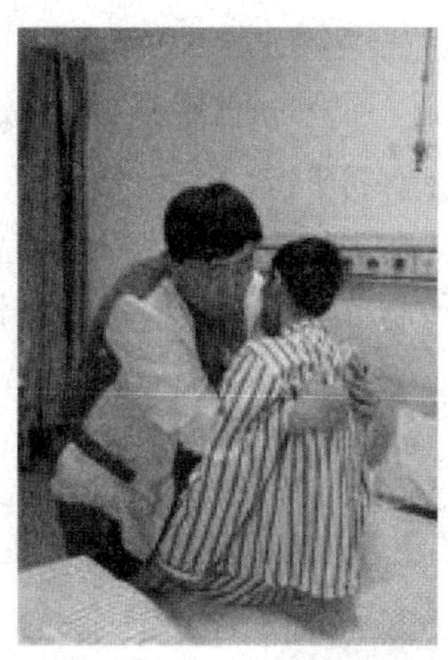

图 2-7-18　老年人准备站立。双手置于老年人的双臂下、肩胛缘

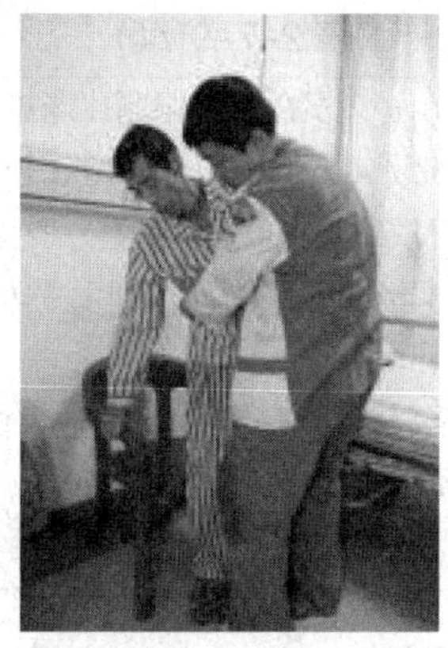

图 2-7-19　当老年人抓紧椅子的远侧扶手时，将他扶起，双腿靠住椅子

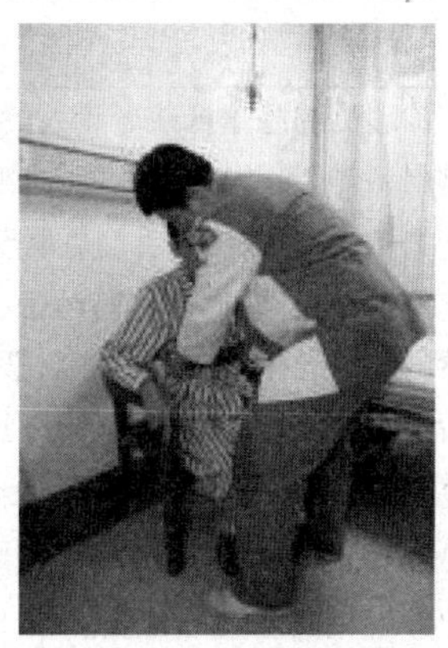

图 2-7-20　当往下坐椅子时，老年人抓住椅子扶手，前倾，屈肘屈膝

（五）运送座椅或轮椅上的老年人到床上

运送座椅或轮椅上的老年人到床上的原则和将老年人从床上移动到座椅上的原则相同。如果老年人的身体一侧无力，护理员需要先移动老年人较为强壮的一侧。因此，移动老年人上床和移动老年人下床时，放置轮椅或座椅的位置是不同的。

例如，李先生的右侧身体无力，而左侧身体健壮。护理员需要把他从床上移动到座椅上，座椅在床的左侧，这就需要先移动他的左侧身体(健壮的一侧)。现在护理员需要将李先生移回到床上，如果座椅还放在床的左侧，那么他的右侧身体(无力的一侧)将靠近床，而先移动无力的一侧身体是不安全的。因此，护理员需要把座椅移动到床的另一侧，那么李先生强壮的左侧身体将会靠近床，这样就可以保证老年人的安全。

运送座椅或轮椅上的老年人到床上的步骤见表 2-7-9。

表 2-7-9　运送座椅或轮椅上的老年人到床上的步骤

• 向老年人解释将要做什么
• 为了有足够的移动老人的空间，适当地移动家具
• 抬高床头至坐位。把床位降低到最低位置
• 推动座椅或轮椅，让老年人身体强壮的一侧靠近床(图 2-7-21)。如果有必要的话，找一位助手协助
• 锁住轮椅和床的轮子
• 移开盖在老年人腿上的毛毯
• 把老年人的双脚从脚踏板上拿下来，收起脚踏板，解开轮椅上的安全带
• 如果有需要的话，使用转运带
• 确保老年人的双脚平放在地板上
• 站在老年人面前
• 让老年人抓紧座椅的扶手，或者护理员把双手绕过老人的手臂下方，放到老人的肩胛骨上
• 让老年人向前倾斜
• 如果使用转运带的话，从转运带的下方抓住转运带的两侧

(待续)

表 2-7-9(续)

• 用护理员的膝盖抵住老年人的膝盖。用护理员的双脚限制住老年人的双脚。或者，用护理员一侧的膝盖和脚限制住老年人身体无力一侧的脚。把护理员的另一只脚放在护理员身后保持平衡
• 让老年人下推扶手，并且在数到 3 的时候站起。当护理员直立膝盖的时候，把老年人拉起来，形成站位
• 支撑老年人站立，握住转运带，或者保持护理员的双手放在老年人的肩胛骨上。继续用护理员的双脚和双膝限制住老年人的双脚和双膝
• 转动老年人，使他能够抓住床垫的边缘，双腿能够触及到床垫
• 继续转动老年人，使他的两只手都能够到床垫
• 弯曲护理员的臀部和膝盖，让老年人向前倾斜，一并弯曲肘部和膝盖，把老年人安放到床上
• 为老年人摘下转运带，脱去外套和防滑鞋。帮助老年人躺下，为老年人盖上被子

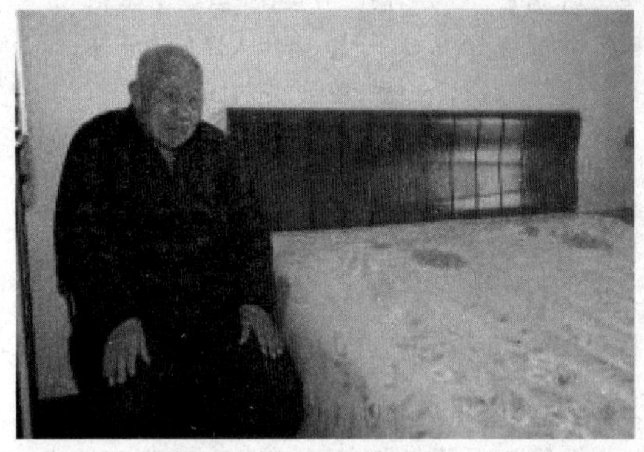

图 2-7-21 把老年人从椅子转移到床上时，椅子要放在合适的位置，以使老年人强健的一侧靠近床边

(六)双人辅助运送老年人到轮椅上

协助无法自己站起的老年人到轮椅上，需要两人密切配合。运送步骤是有风险的。因为需要把老年人抬起，那么背部损伤随时可能发生。需要两人配合完成。当决定使用此方法时，护理员必须了解老年人以下情况：

- 老人的身高和体重。
- 老人的身体状况。
- 运送所需空间。
- 工作人员需要的技术和力量。

1. 双人辅助运送老年人到轮椅上的注意事项

搬运老年人的过程中，需要使用正确的人体力学原则进行搬运，保护搬运者不受伤害，也可保护老年人的人身安全。否则老年人可能会从护理员的手中滑下，造成严重的伤害。

2. 双人辅助运送老年人到轮椅上的步骤(表 2-7-10)

表 2-7-10　双人辅助运送老年人到轮椅上的步骤

• 向老年人解释操作步骤
• 准备： ——配有可拆卸扶手的轮椅 ——浴巾 ——毛毯 ——防滑鞋 ——如果有需要的话，还需坐垫
• 决定使用床的哪一侧，为了运送安全，移动家具空出更大的空间
• 协助老年人移动到靠近护理员一侧的床边。抬高床头，协助老年人移动至坐位
• 把轮椅放在床边，与老年人的髋部等高
• 解开轮椅的安全带

(待续)

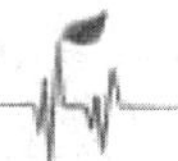

表 2-7-10(续)

- 拆下轮椅上靠近床一侧的扶手
- 把坐垫或折叠的浴巾放在座椅上
- 锁住床和轮椅的轮子
- 站在轮椅的后面,用护理员的双手绕过老年人的手臂下方抓住老年人的小臂(图 2-7-22A)
- 让助手托住老年人的大腿和小腿(图 2-7-22B)
- 在数到 3 的时候,搬起老年人,放到座椅上(图 2-7-22C)
- 确保老年人的整个臀部都在座椅上。为老年人调整到舒服的体位
- 装上安全座椅的扶手,并为老年人系上安全带
- 为老年人穿上防滑鞋,把老年人的双脚放到轮椅的脚踏板上
- 为老年人的双腿盖上毛毯,不要让毛毯垂到地上或轮椅上

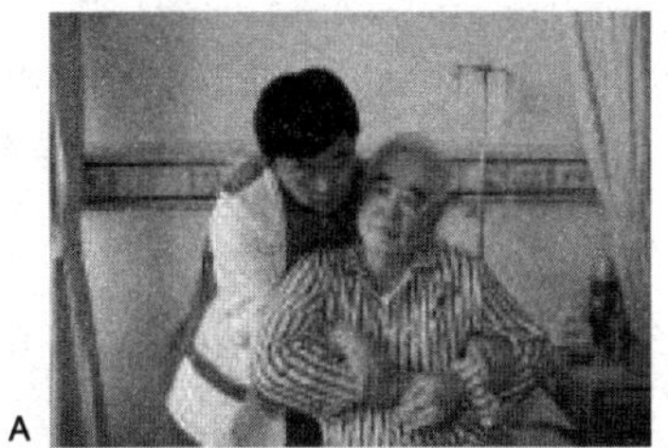
A

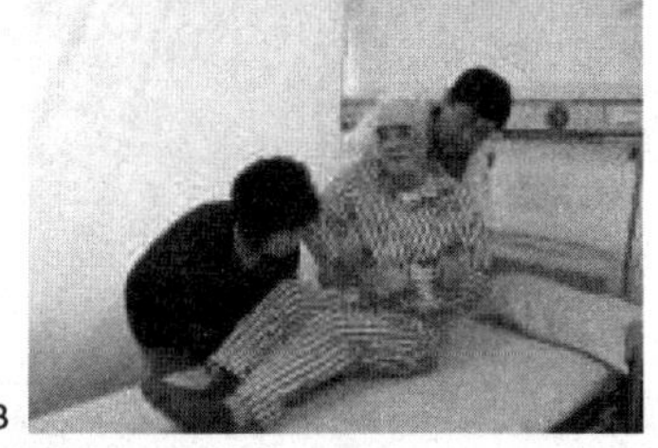
B

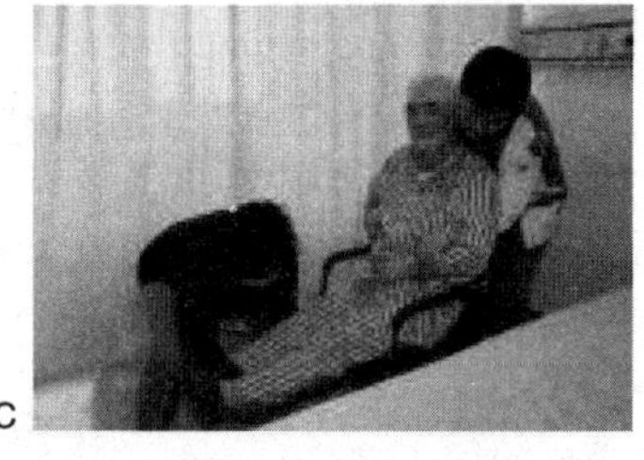
C

图 2-7-22　转移老年人到轮椅。A,护理员的手臂置于老年人的手臂下,抓紧老年人的前臂。B,在转移过程中,托住老年人大腿和小腿以支撑下肢。C,把老年人放入椅位

(七)运送老年人进出卫生间

使用卫生间进行排泄能够保持老年人的尊严、自尊和独立性,而且比使用便盆和尿壶在床边排泄要更加私密。但是,对于使用轮椅的老年人来说,移动到卫生间是很困难的。卫生间一般都很小,没有能够容纳轮椅的空间。因此,移动轮椅到卫生间是非常困难的,跌倒的风险很大。

运送老年人进出卫生间的步骤见表 2-7-11。

表 2-7-11　运送老年人进出卫生间的步骤

- 确保卫生间是高位马桶,并且马桶和轮椅在同一水平面上。 检查卫生间内的扶手,确保其安全可用
- 为老年人穿上防滑鞋
- 如果卫生间有足够空间的话,把轮椅放置在马桶的旁边。如果卫生间没有足够的空间,则将轮椅放置在与马桶呈 90°直角的位置,让老年人强壮的一侧身体靠近马桶(图 2-7-23)
- 锁住轮椅轮子
- 收起脚踏板,解开安全带
- 为老年人安上转运带
- 帮助老年人解开衣服
- 使用转运带帮助老年人站立并转向马桶。老年人使用扶手并转向马桶

(待续)

表 2-7-11(续)

• 使用转运带帮助老年人保持平衡,让老年人自己脱下裤子。或者,让老年人抓住扶手维持平衡,护理员帮助脱下老年人的裤子和内裤 • 使用转运带让老年人坐到马桶座上 • 摘下转运带 • 告知老年人护理员就待在附近,提醒老年人当需要帮助时一定要呼叫护理员 • 关上卫生间门,保护老年人的隐私 • 待在卫生间门外等候呼叫 • 当老年人呼叫护理员的时候立即进入 • 根据需要,帮助老年人进行擦拭、清洁会阴、冲洗和洗手 • 为老年人安上转运带 • 使用转运带帮助老年人站起 • 帮助老年人安全地穿上衣服 • 使用转运带将老年人移动到轮椅上 • 确保老年人的整个臀部都在轮椅上 • 把老年人的双脚放到轮椅的脚踏板上 • 为老年人的双腿盖上毛毯,不要让毛毯垂到地上或轮椅上

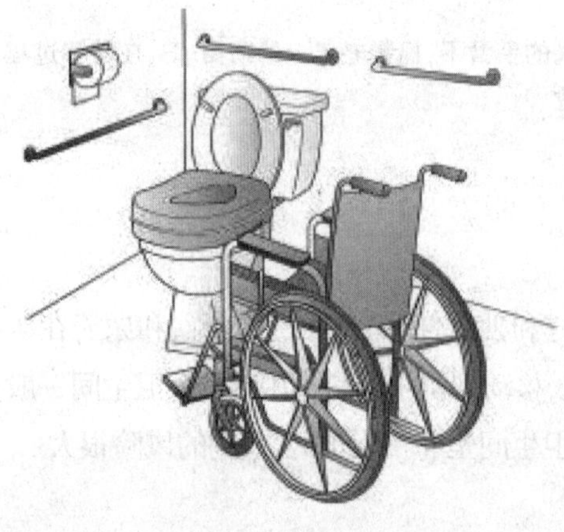

图 2-7-23 轮椅置于坐便器的直角位置上

(八)移动老年人到担架上

担架常用于运送老年人到其他地方诊治，担架的适用人群如下：

- 无法站立的老年人。
- 必须保持卧位的老年人。
- 病重老年人。

移动老年人到担架上需要使用垫单或起重布。为了能够安全运送,至少需要三名护理人员。

当老年人躺在担架上时需要使用安全带。运送过程中,担架的侧栏需要保持升起状态,运送时,担架的脚部在前。这是为了使得运送担架时,站在担架头部的护理人员能够看到老年人的呼吸状况和面色。此外,永远不要将担架上的老年人弃置不管。

1. 移动老年人到担架上的注意事项

遵守担架安全的原则。护理员需要确保床和担架的轮子锁好,利用正确的人体力学,保护自己不受伤害。此外,护理员还需要保护老年人,确保老年人的体位正确舒适,并且确保护理员有足够的力量固定老年人身体,而不使老年人跌落到地上。

2. 移动老年人到担架上的操作步骤(表 2-7-12)

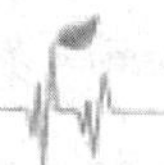

表 2-7-12　移动老年人到担架上的操作步骤

- 向老年人解释操作步骤
- 准备：
  ——盖有床单或浴巾的担架
  ——浴巾
  ——一个或多个枕头
- 洗手
- 把床位升高到最高位置
- 护理员和助手们站好位置。两个人站在放担架的一侧，一个人站在床的一侧
- 解开床两侧垫单
- 降低床头至适当的高度，使床尽可能的平坦。放下床栏
- 把老年人移动至床边，把垫单当做起重布使用
- 保护老年人防止坠床，握住老年人远侧的手臂和腿
- 让护理员的助手把担架放在床的旁边，他们站在担架的侧面（图 2-7-24A）
- 锁住床和担架的轮子
- 卷起并抓住垫单（图 2-7-24B），确保老年人的全身都在垫单上
- 数到 3 的时候，移动老年人到担架上，将老年人安置在担架的中间
- 如果允许的话，在老年人的头部和肩部下放一个枕头，并抬高担架的床头
- 为老年人盖上衣服，增进舒适度
- 扣紧安全带，升起侧栏
- 为担架的轮子解锁，运送老年人
- 把老年人移回到床上则采用相反的步骤

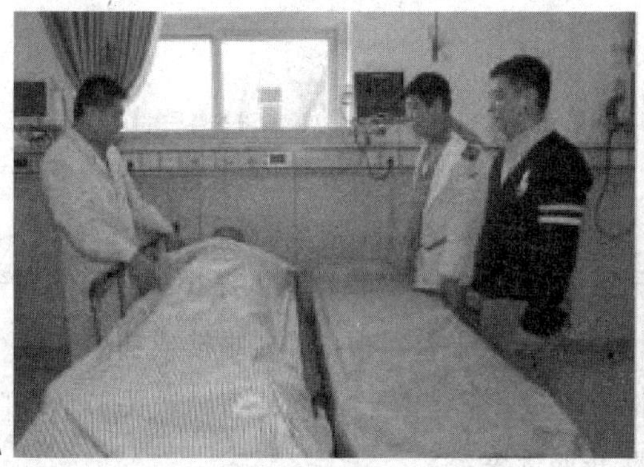
A

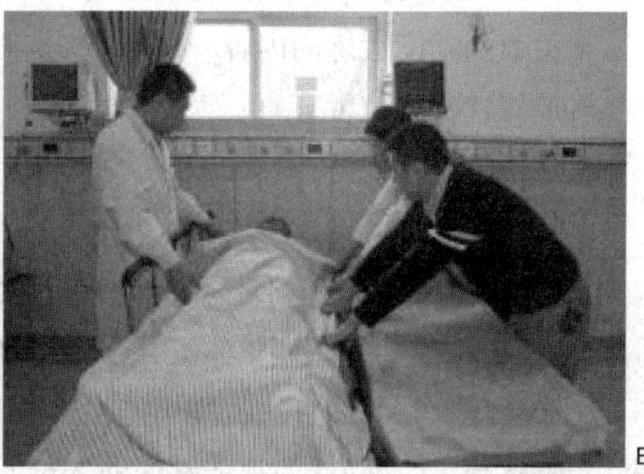
B

图 2-7-24　转移老年人到担架。A，担架靠在床边，并且固定就位。B，利用垫单将老年人从床上转移到担架

八、体位

（一）调整体位的重要性

老年人的体位必须时刻保持正确和舒适。常规体位的更换能够保证老年人的舒适和健康，这不但可以促进呼吸和血液循环，还可以防止褥疮和肢体挛缩。

老年人与年轻人一样，躺在床上或坐在座椅上时，需要通过移动和翻身增进舒适感。有的老年人需要提醒他们调整体位，有的老年人需要帮助，也有的老年人的体位更换完全取决于别人的帮助。

无论是床上还是座椅上，老年人必须至少每两个小时更换一次体位。有的老年人需要更换得更频繁。护理员必须遵守医护人员的要求进行操作。为了能够安全地为老年人调整体位，请遵照以下指南：

- 使用正确的人体力学原则。
- 如果有需要的话，找一位助手协助。
- 向老年人解释操作步骤。
- 移动老年人时，动作温柔小心。
- 保护老年人隐私。
- 根据体位的需要使用枕头。

（二）调整体位的指南

护理员工作的任务里经常会涉及调整老年人体位的内容。护理员需要得知以下信息：

- 医生叮嘱的某些体位及限制采取的体位。
- 为老年人更换体位的频率。
- 护理员需要几位助手帮忙。
- 需要完成的皮肤护理措施。
- 关节活动度锻炼的内容。
- 放置枕头的位置。

（三）调整体位的注意事项

在同一体位下躺或坐的时间过长很有可能导致褥疮。潮湿、污染、褶皱的床单也有可能导致褥疮。当护理员为老年人调整体位时，确保床单干净、干燥、平整。根据需要更换或铺平床单。

一个体位保持时间过长，则可能发生肢体挛缩。挛缩是由于肌肉萎缩导致关节活动障碍。更换体位、运动和活动都能够帮助老年人防止肢体挛缩。

（四）常见体位的类型

1. 斜坡体位

斜坡体位指的是半坐卧位，床头抬高45°~90°(图 2-7-25)。为了保持老年人正确的体位，护理员需要按照以下要点操作：

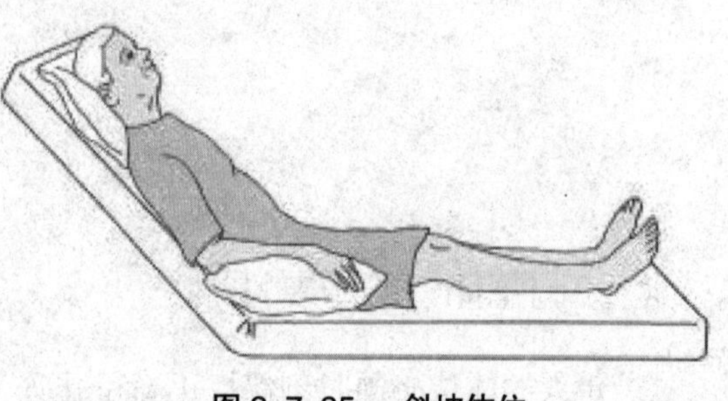

图 2-7-25　斜坡体位

- 保持脊椎竖直。

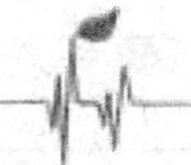

• 用小枕头支撑头部。

• 用枕头支撑手臂。

专业人员或护士也许会让护理员把小枕头放在老年人的背部、大腿和脚踝下方。患有心率失常和呼吸障碍的老年人通常能够在此体位下呼吸得更加顺畅。

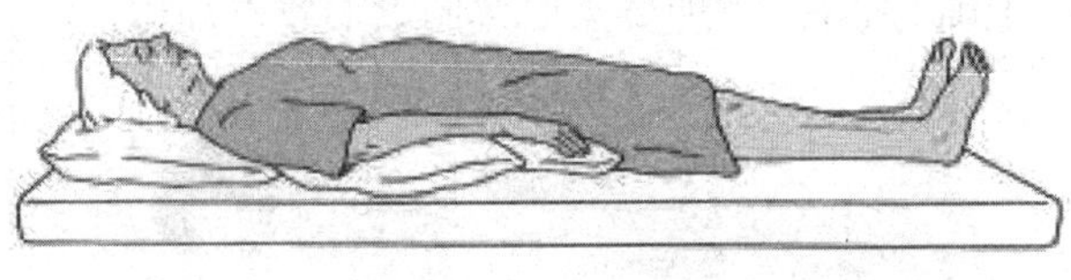

图 2–7–26 仰卧位

2. 仰卧位

仰卧位又名背卧位（图 2–7–26）。为了保持老年人正确的体位，护理员需要按照以下要点操作：

• 将床平放。

• 用枕头支撑头部和肩部。

• 把双臂和双手放在身体两侧，护理员可以用常规枕头支撑双臂，或者用小枕头支撑掌心向下的双手。

专业人员或护士也许会让护理员在老年人的背部下方放置一块折叠或卷起的毛巾，在大腿下方放置一个小枕头。小腿下面放置枕头可以使脚后跟离开床面，防止老年人的皮肤和床单摩擦。

3. 俯卧位

俯卧位指的是老年人身体向下平趴在床上，头部转向身体一侧。在老年人的头部、腹部和小腿下方放置小枕头(图 2–7–27)。双臂弯曲放在枕头两侧靠近头部。

护理员也可以调整老年人的体位，让老年人的双脚悬垂在床垫的尾部(图 2–7–28)。如果这样做的话，则无需在老年人脚下放置枕头。

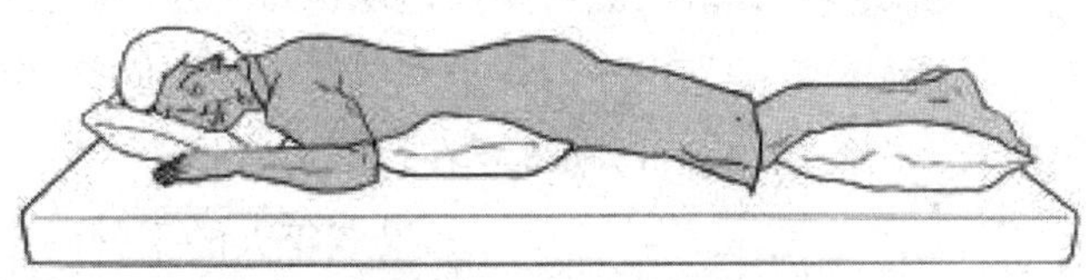

图 2–7–27 俯卧位

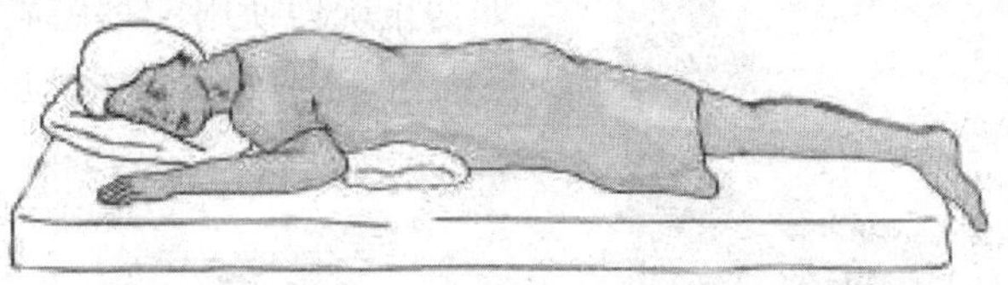

图 2–7–28 俯卧位，双脚垂下床垫边缘

4. 侧卧位

侧卧位指的是侧卧的体位，躺在身体的一侧(图 2–7–29)。为了保持老年人正确的体位，护理员需要按照以下要点操作：

• 在老年人的头部和脖颈下方放置枕头。

• 上面的腿放置在下面的腿的前面或是后面，但是绝不能用上面的腿压住下面的腿。

• 上面的大腿下方放置一个枕头。

• 在老人背部处放置一个小

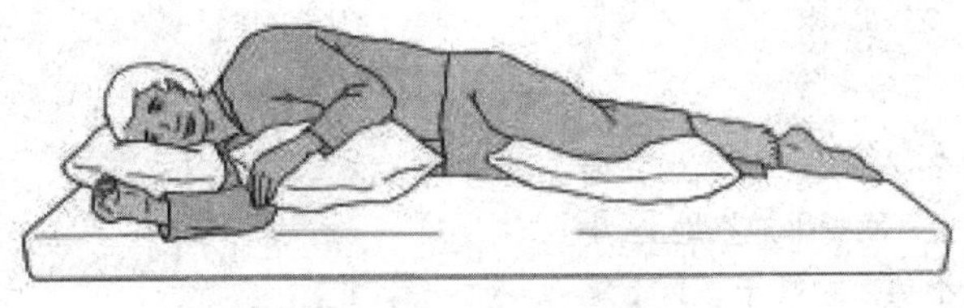

图 2–7–29 侧卧位

枕头。老年人的背部会侧压住小枕头,从而使老年人的背部和床垫呈 45°角。

- 在老年人上面的手臂下方放置一个小枕头。

5. 左胸俯卧

左胸俯卧指的是让老年人上面的大腿全屈,从而不压迫下面的腿,把下面的手臂放在老年人的身后(图 2-7-30)。为了保持老年人正确的体位,护理员需要按照以下要点操作:

- 在老年人的头部和肩部下方放置一个枕头。
- 在老年人上面的腿部下方放置一个枕头。
- 在老年人上面的手臂下方放置一个枕头。

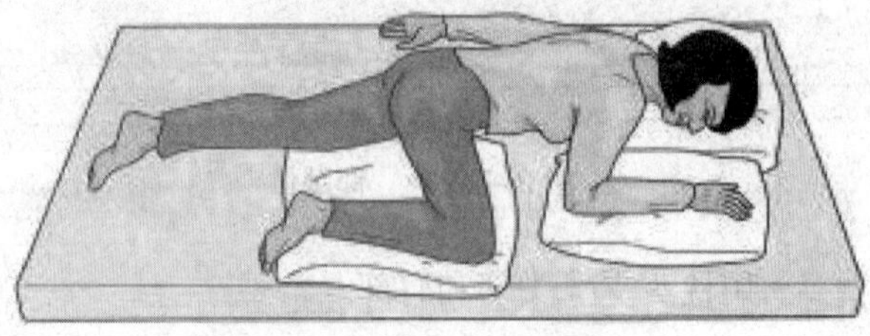

图 2-7-30　左胸俯卧

大多数的老年人不能忍受俯卧位,因为他们的颈部运动受限。左胸俯卧位通常也会让他们不适。在调整老年人左胸俯卧位以前,先和专业人员或护士检查他们的状况。

6. 坐位

坐在座椅上的老年人必须保持他们的上半身和头部直立,否则,将会导致错误不当的体位。为了保持老年人正确的体位,护理员需要按照以下要点操作:

- 使老年人的背部和臀部靠在座椅的椅背上。
- 双脚平放在地上或轮椅的脚踏板上。不要使双脚失去支撑。
- 膝盖和小腿的后侧与座椅边缘保持一点距离(图 2-7-31)。

专业人员或护士也许会让护理员在老年人的腰部放置一个小枕头起到支撑作用。切记,如果老年人使用约束带,则不要在背部放置枕头。

如果老年人的手臂瘫痪,则将瘫痪的手臂放置在枕头上。有人需要使用矫正固位器(图 2-7-32),护理员需要询问医护人员如何正确地使用。使用时,将老年人的手腕放在略微向上的角度。

如果老年人不能保持他们的上半身直立,则需要体位支撑设备(图 2-7-33)。体位支撑设备能够帮助调整老年人至正确的体位。

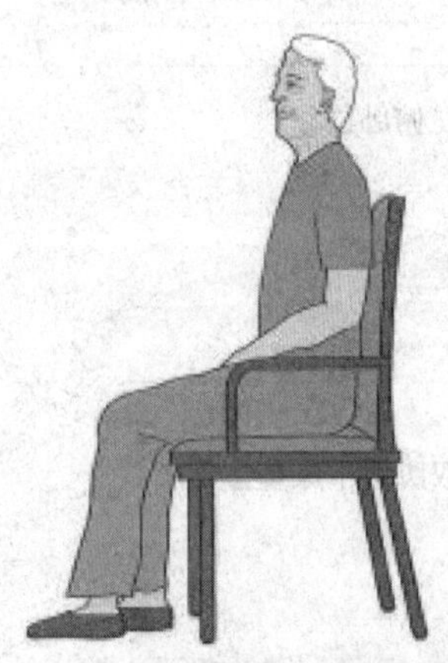

图 2-7-31　老人坐在椅子上。双脚平放在地上,小腿不要接触椅子,背部笔直靠在椅子靠背上

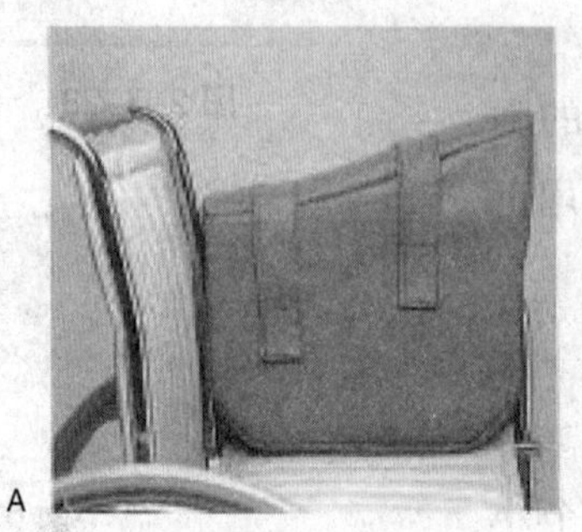

A　B

图 2-7-32　矫正固位器

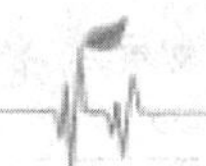

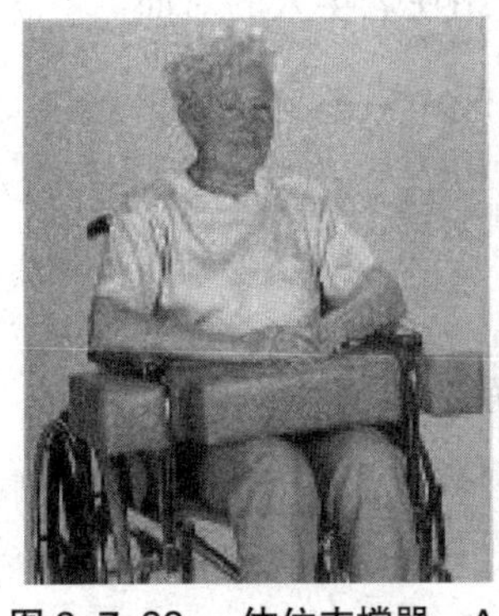

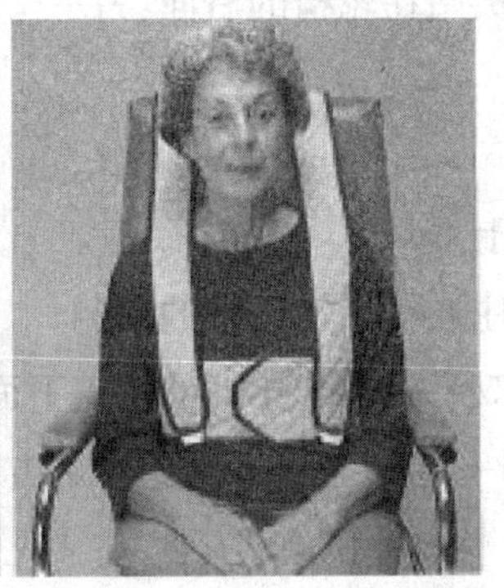

A　B

图 2-7-33　体位支撑器。A，骨盆固定器。B，躯干支撑器

（五）为座椅和轮椅上的老年人更换体位

坐在座椅和轮椅上的老年人很容易滑落到座椅下。为了保证老年人的体位正确安全，护理员必须使老年人的背部和臀部靠在座椅的椅背上。

有的老年人可以自行更换体位，有的老年人需要借助他人的帮助。如果老年人足够警觉和配合，护理员也有足够的力气，则可以使用以下的方法：

- 锁住轮椅的轮子。
- 站在老年人的对面，护理员用膝盖抵住老年人的膝盖，用双脚限制住老年人的双脚。
- 为老年人安装转运带。
- 把老年人的双脚平放在地上。
- 把老人的双手放在轮椅扶手上。
- 当老年人的身体向前倾斜时，抓住转运带的两侧。
- 数到 3 的时候，当老年人的双脚和双臂向下用力时，把老年人向轮椅后方移动（图 2-7-34）。

下面这种方法用于不能配合调整体位的老年人，需要两名护理人员的帮助（图 2-7-35）。

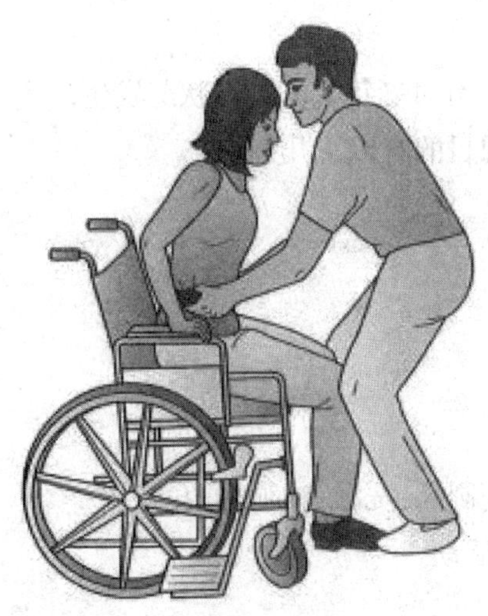

图 2-7-34　轮椅上的老年人重新就位。利用转运带将患者抬到椅位的后方

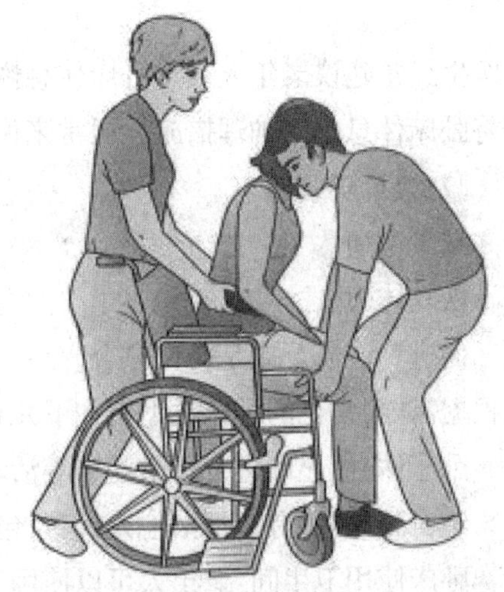

图 2-7-35　两位护理员使轮椅上的老年人重新就位。一名护理员站在椅位后方，抬起转运带。另一名护理员站在老年人前方。重新就位时，护理员的双手双臂置于老年人的双膝下支撑双腿

- 找一位助手协助。一名护理员站在轮椅的后面,另一个站在老年人的对面。
- 锁住轮椅的轮子。
- 为老年人安上转运带。
- 把老年人的双手交叉放在腿上。
- 站在轮椅后面的护理人员抓住老年人转运带的两侧。
- 站在老年人对面的护理人员双手放在老年人的膝盖下面。
- 数到3的时候,两名护理人员一起把老年人向轮椅后方移动。

第八节　适当的身体活动与锻炼

活动对于身心健康十分重要。部分老年人的行走和活动都不需要帮助,但是疾病、手术、损伤和老化会导致机体虚弱与活动受限。有的老年人已经瘫痪,需要长期卧床。有的老年人某些身体的问题会逐渐加重,使活动受限,比如关节炎、神经系统疾病和肌肉萎缩。活动减少或完全不活动会影响机体的每个系统及心理健康。

制订护理计划应包括老年人的活动程度和所需的运动。护理员需要了解如下要点:

- 卧床休息。
- 如何预防长期卧床引起的并发症。
- 如何协助老年人锻炼。

一、卧床休息

医生经常建议老年人通过卧床休息恢复健康问题。有时老年人的身体状况发生改变,也需要将卧床休息作为护理措施。通常来说,卧床休息的目的有以下几点:

- 减少身体活动。
- 减少疼痛。
- 恢复体力。
- 促进功能恢复或是伤口愈合。

根据需要,常见的卧床类型有如下几种。

- 卧床休息:允许进行日常起居等活动,包括吃饭、刷牙、洗澡、剃须、护发等。
- 绝对卧床:所有事都由他人代劳,包括日常起居活动。
- 卧床使用卫生间:老年人可以使用卫生间排泄。

不论是在医院、养老院或是家中均应根据医护的建议,采取以上不同的安排。

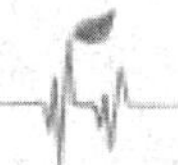

（一）卧床休息所导致的并发症

卧床休息有时会导致严重的并发症，身体各个系统都会受到影响，还会导致褥疮、便秘、粪便嵌塞、尿路感染、泌尿道结石、血栓和肺炎。

由于缺乏锻炼，骨骼肌肉系统也会受到影响，例如挛缩和萎缩就是两个常见的并发症。挛缩指的是由于肌肉异常缩短导致的关节活动度受限。挛缩的肌肉通常就会被固定在某个体位，导致关节畸形并且伸展受限（图 2-8-1）。挛缩的好发部位是指关节、腕关节、肘关节、踝关节、膝关节和髋关节。颈部和脊柱也可能发生挛缩。发生挛缩后，老年人通常会发展为永久性的畸形或残疾。萎缩指的是组织的体积缩小或数量的减少。肌肉萎缩指的是肌肉的体积缩小或肌肉的数量减少（图 2-8-2）。这些并发症必须早期预防，以维持机体正常的活动。

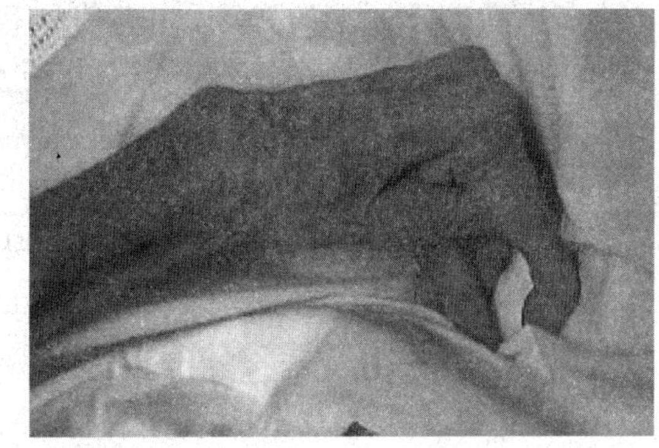

图 2-8-1　挛缩

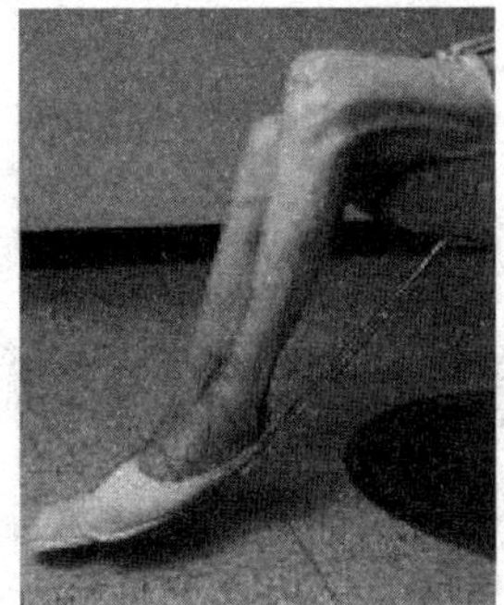

图 2-8-2　肌肉萎缩

长期卧床影响心血管系统后容易出现直立性低血压和血栓。直立性低血压，又称体位性低血压，指的是当老年人突然站起时，血压明显降低。老年人会觉得头晕乏力、眼前黑矇，甚至晕厥。表 2-8-1 列举了直立性低血压的预防措施，缓慢地变换体位是预防的关键。

表 2-8-1　预防直立性低血压

● 为处于仰卧体位的老年人测量血压、脉搏和呼吸
● 使老年人处于斜坡体位，为老年人缓慢地升起床头
——询问老年人是否有乏力、头晕或黑矇的症状，若出现以上症状，则为老年人降低床头。等待片刻逐渐抬高头部，直到坐起扶到轮椅或直立下地
● 帮助老年人坐到床边
——询问老年人是否有乏力、头晕或黑矇的症状，若出现以上症状，则调整老年人至斜坡体位
——测量老年人的血压、脉搏和呼吸
——帮助老年人在床边坐一小会儿
● 帮助老年人站立
——询问老年人是否有乏力、头晕或黑矇的症状，若出现以上症状，则让老年人坐到床边，直到不适症状消失
● 帮助老年人坐到座椅上或协助老年人走路
——询问老年人是否有乏力、头晕或黑矇的症状，若出现以上症状且老年人正在步行，则帮助老年人坐下

正确的护理可以预防长期卧床引起的并发症。正确的体位、关节活动度的练习和体位的经常更换都是重要的护理措施,也是护理计划的一部分。

(二)特殊体位

支持并维持老年人的特定体位时,经常需要用到以下支撑性设备。

• 床板。床板往往被放置在床垫的下方,能够预防床垫向下凹陷(图 2-8-3)。床板通常是包有帆布或其他材料的胶合板,由床头和床脚两部分组成,床头可被抬起。

• 脚踏板。脚踏板往往放置在床的尾端(图 2-8-4),能够预防足踝向下弯曲。脚踏板能够使老年人的脚底平放,脚面与脚踝呈垂直位,从而使老年人站立时,双脚能够保持正确的体位。

• 浴巾卷。浴巾卷能够预防臀部和大腿外翻(外转性旋转)(图 2-8-5)。浴巾卷通常是将浴毯折叠卷起到所需长度,将其末端压在老年人的臀部到膝盖的下方,其余部分挤在老年人身旁起支持作用。枕头和沙袋也可以起到同样的作用。

• 髋部外展楔。髋部外展楔能够保持髋部外展(图 2-8-6)。髋部外展楔需要被放置在两腿之间,常在髋关节置换手术后使用。

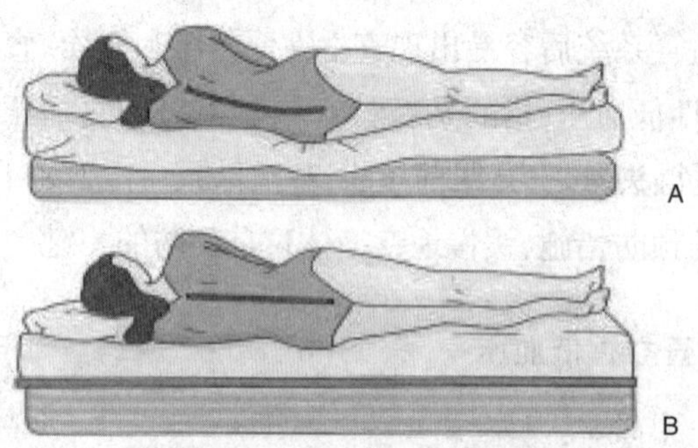

图 2-8-3 床板。A,没有床板的床垫向下凹陷。B,将床板放于床垫下方避免床垫凹陷

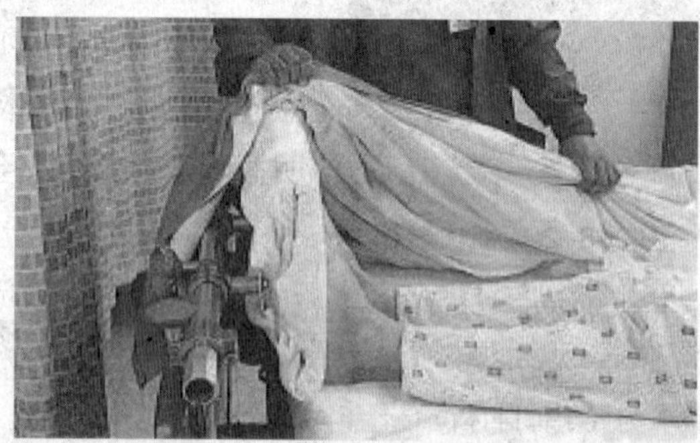

图 2-8-4 脚踏板。脚踏板可使脚平放保持正确的位置

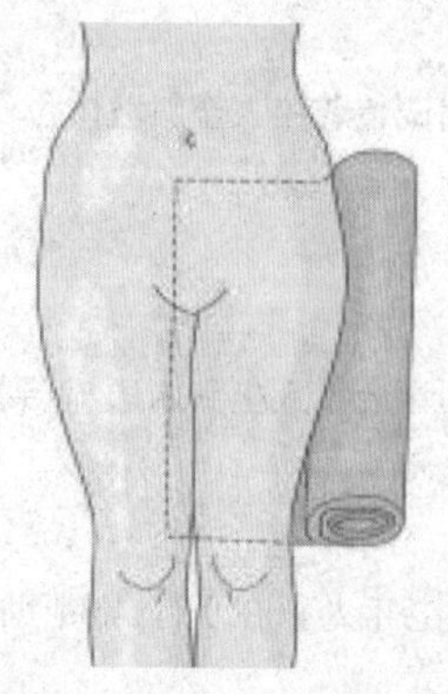

图 2-8-5 浴巾卷。浴巾卷由浴巾折叠卷起做成,从臀部延伸到膝盖

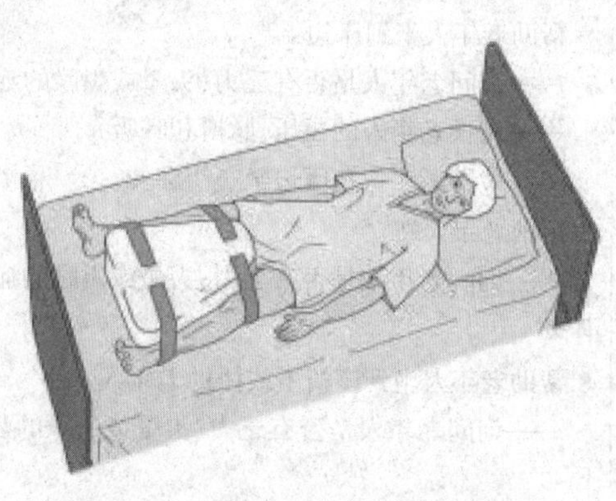

图 2-8-6 髋部外展楔

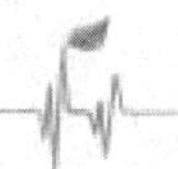

• 手滚筒或握力器。手滚筒或握力器能够预防拇指、手指、手腕的肌肉挛缩(图 2–8–7)。泡沫橡胶海绵、橡胶球、手指垫(图 2–8–8)也具备同样的作用。

• 夹板。夹板能够保持肘关节、腕关节、拇指、指关节、踝关节及膝关节处于正确的体位。使用尼龙扣固定夹板往往比较安全,有的夹板还配有泡沫垫(图 2–8–9)。

• 床护架。床护架能够支撑压在脚上的被褥(图 2–8–10),防止被褥压在脚上引起足下垂和褥疮。

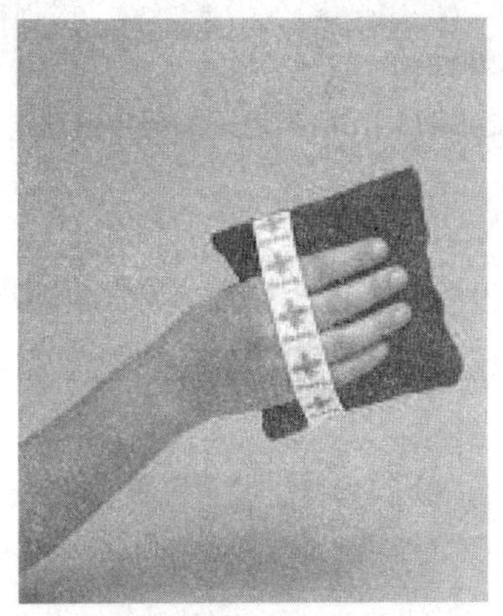

图 2–8–7 手滚筒

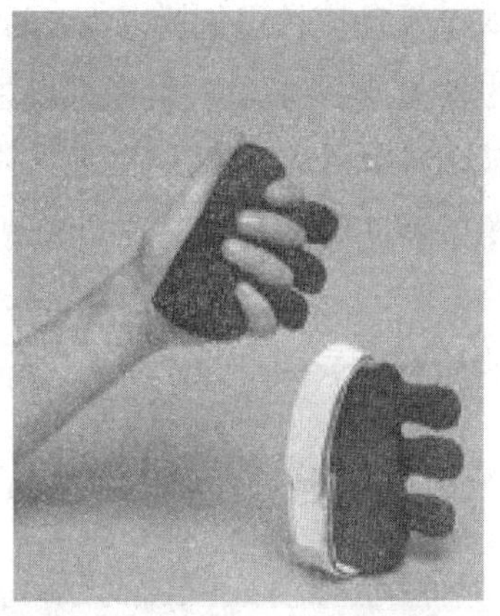

图 2–8–8 手指垫

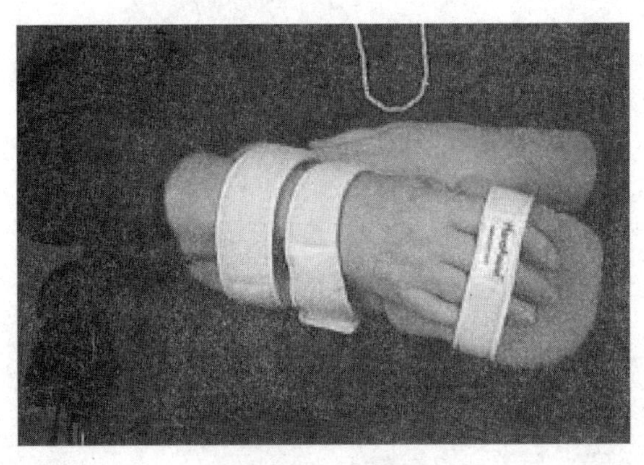

图 2–8–9 夹板

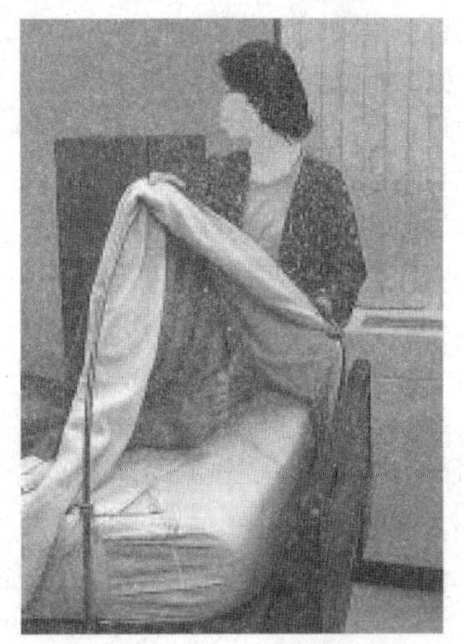

图 2–8–10 床护架

(三)锻炼

锻炼有助于防止肌肉挛缩、萎缩和其他卧床休息导致的并发症。日常生活中和卧床中自行移动翻身时,都可进行锻炼,为了肌肉和关节的健康,还需进行一些其他的锻炼。

吊架用于加强手臂肌肉的锻炼。吊架往往悬挂在床架上(图 2–8–11)。老年人需要双手握住吊环,向上用力使自己的身体离开病床。吊架还用于卧床老年人的移动和翻身。

二、关节活动度练习

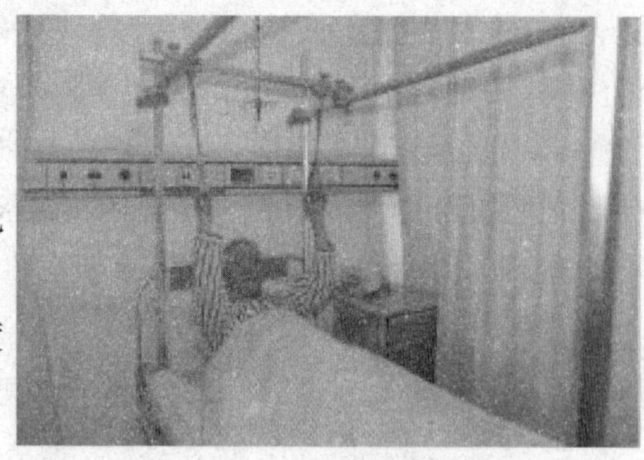
图 2-8-11　吊架用于加强手臂肌肉的力量

关节活动度练习是在不引起疼痛的情况下,要求老年人最大限度地活动关节(表 2-8-2)。

老年人通常一天至少完成两次关节活动度练习。关节活动度练习包括以下三种:

- 主动关节活动度练习:老人自主练习。
- 被动关节活动度练习:由他人协助练习。
- 积极辅助关节活动度练习:在他人的帮助下,老人主动练习。

洗漱、理发、吃饭、运动、走路都包括关节的活动。卧床休息的老年人,以及因患病或受伤而不能自行移动或翻身的老年人,都需要更多的关节活动度练习,根据其具体情况制订练习计划。

表 2-8-2　关节运动

• 外展:使四肢向远离身体正中线的方向运动 • 内收:使四肢向靠近身体正中线的方向运动 • 伸展:伸直身体的某一部分 • 屈曲:弯曲身体的某一部分 • 伸展过度:过度伸直身体的某一部分 • 背屈:翻脚趾或向上勾脚 • 旋转:转动关节 • 内旋:将关节向内旋转 • 外旋:将关节向外旋转 • 跖屈:向脚踝下方弯曲脚部 • 旋前:使关节向下运动,使上臂向内旋转 • 旋后:使关节向上运动,使上臂向外旋转

(一)关节活动度练习的指南

当护理员需要指导老年人进行关节活动度练习时,护理员需要了解如下信息。

- 老年人需要进行的关节活动度练习的种类:主动练习、被动练习或积极辅助练习。
- 需要练习的关节。
- 练习的频率、范围、重复次数。

(二)关节活动度练习的注意事项

关节活动度练习不当,则可能导致受伤,如肌肉拉伤、关节损伤和疼痛。当护理员协助老年人完成关节活动度练习时,请遵守表 2-8-3 中的原则。

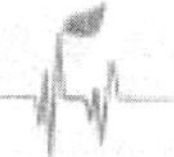

表 2-8-3　关节活动度练习的原则

• 只锻炼医护人员规定的关节部位 • 只暴露需要练习的身体部位 • 使用正确的人体力学的原则 • 护理员需要支撑即将练习的身体部位 • 缓慢、平稳、轻柔地活动关节 • 不要强迫关节过度伸展屈曲，或使老年人感到疼痛

有些部位只允许执业医师完成这种练习，例如颈部的练习十分危险，很容易造成伤害。颈部的关节活动度练习不当，则可能导致严重伤害。一些机构要求护理人员进行此类练习前，必须受过专门的培训。只有经过所在机构的允许和护士指导的前提下，护理员才可以对老年人进行颈部的活动度练习。在家庭护理中，护理员在上岗前应经过专门培训，才可以为老年人提供关节活动度练习。

（三）长期护理中关节活动度练习的重要性

长期照顾老年人需要为他们制订定活动计划。休闲活动能够促进老年人的生理和心理健康，也能够活动关节和肌肉，促进血液循环。休闲活动是社会活动，也是精神激励。活动能够满足老年人的兴趣、生理需求、精神需求和心理需求。玩游戏、看电影、跳舞、运动、购物、参观博物馆、听音乐会、讲座都是常见的活动。有的护理中心还包括园艺活动。

（四）完成关节活动度练习的步骤（表 2-8-4）

表 2-8-4　完成关节活动度练习的步骤

• 如果床栏是升起状态，则放下靠近护理员一侧的床栏 • 调整老年人的体位至仰卧位 • 颈部关节运动（须在专业人员指导下进行）（图 2-8-12） ——将护理员的双手覆盖在老年人的耳朵上，以支撑老年人的头，用护理员的手指支撑老年人的下颌 ——屈曲。让老年人的头向前移动，用下颌去触碰胸部 ——伸展。使头归位，伸直颈部 ——过度伸展。使头向后仰，直至下颌朝上 ——旋转。使头从一侧转向一侧 ——侧屈。让头倒向左侧或右侧 ——重复以上动作 5 次，或者按照计划上的要求练习 • 肩部练习（图 2-8-13） ——一只手抓住老年人的手腕，另一只手抓住老年人的肘部 ——屈曲。向前伸直老年人的手臂并举过头顶 ——伸展。将手臂放至身体一侧 ——过度伸展。把老年人的手臂向身体后侧移动，此时老年人需坐在有直椅背的座椅上或是保持站位

（待续）

表 2–8–4(续)

——外展。使老年人的手臂向远离身体方向运动，运动时要保持伸直上臂
——内收。使手臂向靠近身体方向运动，运动时要保持直臂
——内旋。弯曲肘部，与肩同高，向内摆动前臂
——外旋。弯曲肘部，与肩同高，向外摆动前臂
——重复以上动作 5 次，或者按照计划上的要求练习
• 肘部练习(图 2–8–14)
——一只手抓住老年人的腕关节，另一只手抓住老年人的肘部
——屈曲。弯曲小臂，用手去触碰同侧肩部
——伸展。伸直手臂
——重复以上动作 5 次，或者按照计划上的要求练习
• 前臂练习(图 2–8–15)
——旋前，转动手使手掌向下
——旋后，转动手使手掌向上
——重复以上动作 5 次，或者按照计划上的要求练习
• 腕部练习(图 2–8–16)
——用双手握住老年人的手腕
——屈曲。向手心方向弯曲手腕
——伸展。伸直手腕
——过度伸展。向手背方向弯曲手腕
——径向弯曲。向拇指方向弯曲手腕
——尺骨弯曲。向小指方向弯曲手腕
——重复以上动作 5 次，或者按照计划上的要求练习
• 拇指练习(图 2–8–17)
——一只手握住老年人的手，另一只手握住老年人的拇指
——外展。将拇指向远离其他四指的方向运动
——内收。将拇指向靠近其他四指的方向运动
——对指运动。拇指依次和其他四指对指
——屈曲。将拇指向手掌方向弯曲
——伸展。将拇指向远离手掌方向运动
——重复以上动作 5 次，或者按照计划上的要求练习
• 手指练习(图 2–8–18)
——外展。将手指相互分开
——内收。合拢手指
——伸展。伸直手指，使手指、手、手臂成一直线
——屈曲。握拳
——重复以上动作 5 次，或者按照计划上的要求练习
• 髋部练习(图 2–8–19)
——支撑腿部。一只手放在老年人的膝盖上，另一只手托住脚踝
——屈曲。抬起腿
——伸展。伸直腿
——外展。向远离身体中线的方向移动腿

(待续)

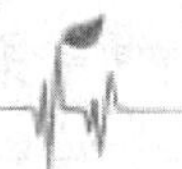

表 2-8-4(续)

——内收。将一条腿向另一条腿的方向移动
——内旋。将腿向内旋转
——外旋。将腿向外旋转
——重复以上动作 5 次,或者按照计划上的要求练习
• 膝部练习(图 2-8-20)
——支撑膝盖。一只手托住膝盖,另一只手托住踝关节
——屈曲。弯曲腿
——伸展。伸直腿
——重复以上动作 5 次,或者按照计划上的要求练习
• 踝部练习(图 2-8-21)
——支撑脚部和踝关节,一只手托住脚,另一只手托住踝关节
——背屈。向上拉动脚,同时向下压低脚后跟
——跖屈。将脚向下弯曲,伸直脚趾
——重复以上动作 5 次,或者按照计划上的要求练习
• 脚部练习(图 2-8-22)
——继续支撑脚和踝关节
——旋前。使脚的腓侧(外侧)向上. 胫侧(内侧)向下
——旋后。使脚的腓侧(外侧)向下. 胫侧(内侧)向上
——重复以上动作 5 次,或者按照计划上的要求练习
• 脚趾练习(图 2-8-23)
——屈曲。蜷缩脚趾
——伸展。伸直脚趾
——外展。把各脚趾横向展开
——内收。合拢脚趾
——重复以上动作 5 次,或者按照计划上的要求练习
• 盖住老年人的腿部。如果需要的话,升起床栏

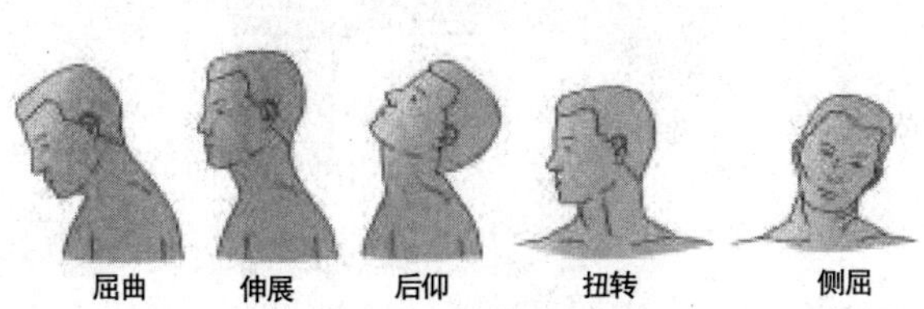

图 2-8-12 颈部关节活动度练习

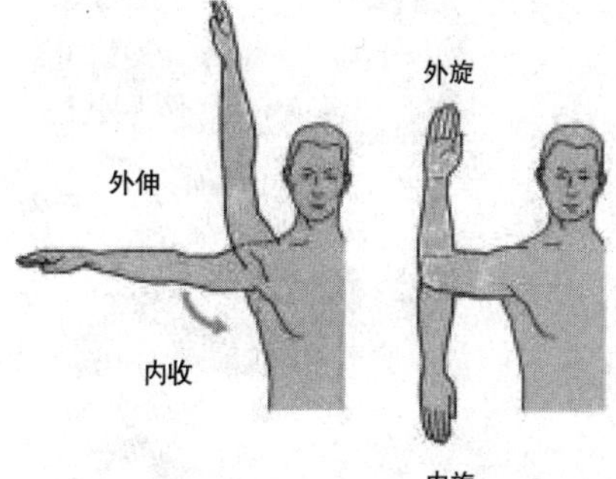

图 2-8-13 肩部关节活动度练习

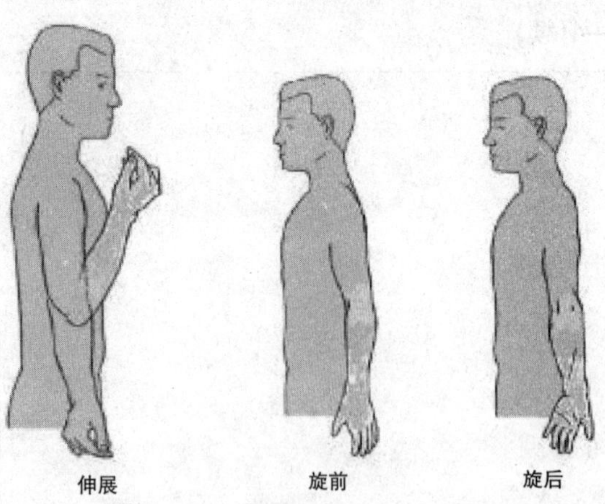

图 2-8-14　肘部关节活动度练习　图 2-8-15　小臂关节活动度练习

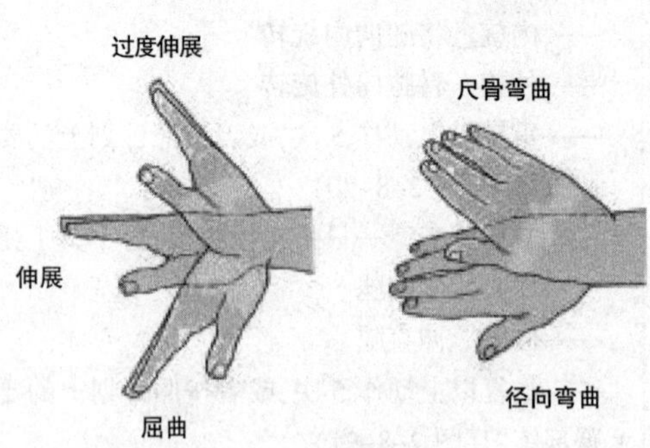

图 2-8-16　腕部关节活动度练习

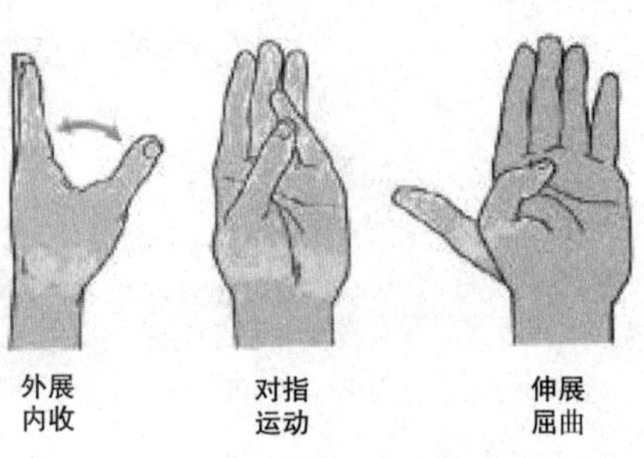

图 2-8-17　拇指关节活动度练习

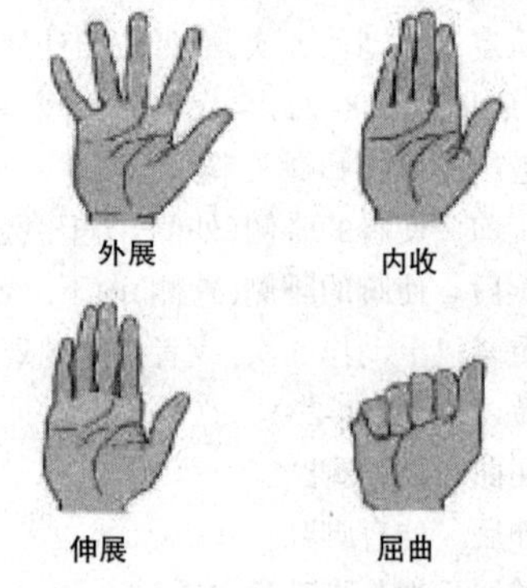

图 2-8-18　手指关节活动度练习

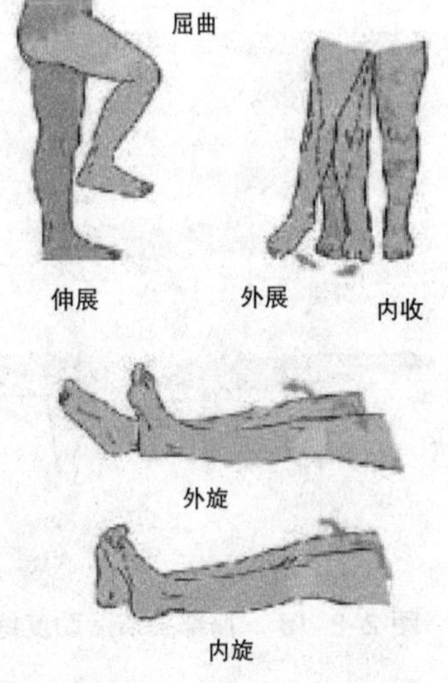

图 2-8-19　髋部关节活动度练习

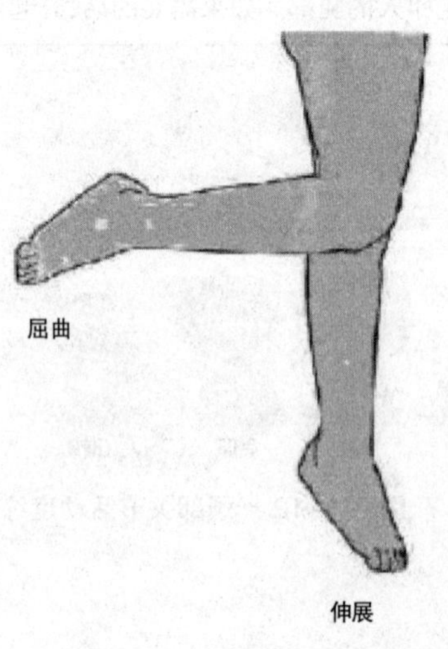

图 2-8-20　膝部关节活动度练习

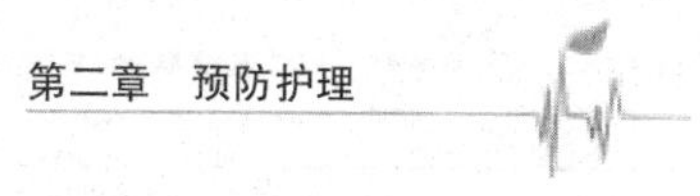

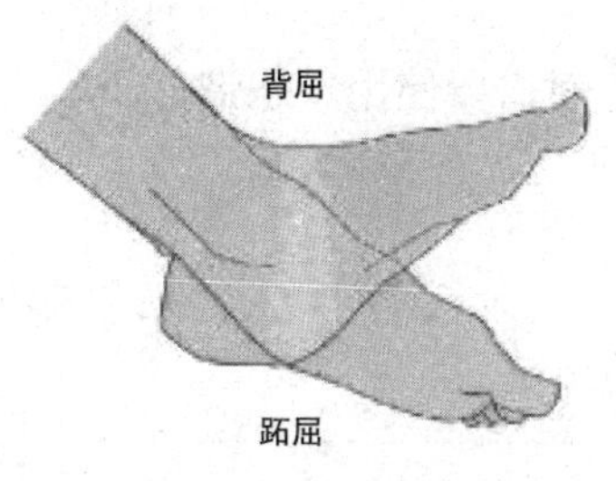

图 2-8-21 踝部关节活动度练习

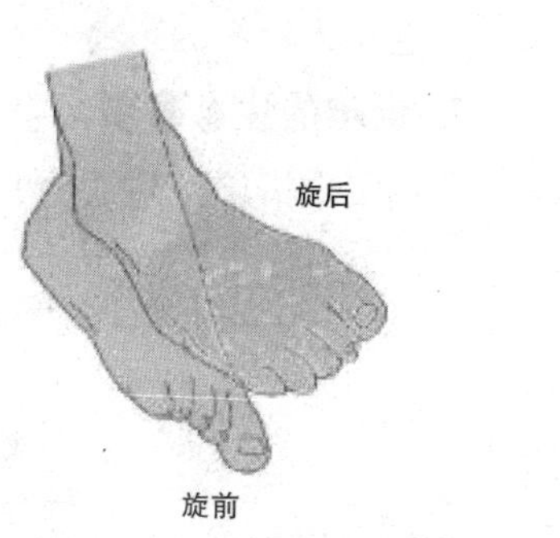

图 2-8-22 脚部关节活动度练习

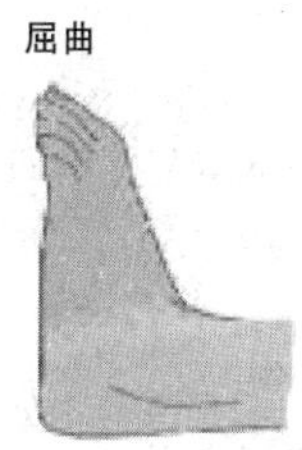

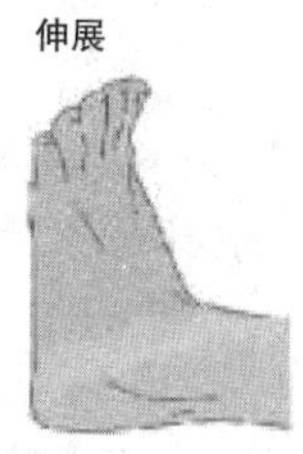

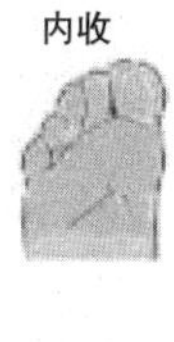

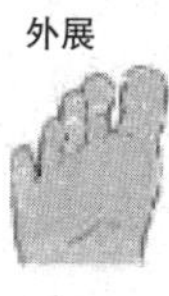

图 2-8-23 脚趾关节活动度练习

三、走步

卧床休息后，老年人的活动量要缓慢且逐渐地增加。先让老年人坐到床边，双腿悬垂，然后在床旁的座椅坐上片刻，接下来，让老年人先在室内行走后再到走廊上行走。如果卧床导致的并发症并没有出现，那么走步对于老年人来说就不是问题。事实证明，正确的体位和合适的锻炼能够预防挛缩和肌肉萎缩。

有的老年人由于卧床、生病、手术或受伤，会出现虚弱乏力的现象。有些使用轮椅的老年人在他人的帮助下也可以行走。如果老年人出现虚弱乏力的状况，护理员可以使用步态带帮助他们，此外，老年人还可以使用墙边的扶手助力。护理员需要时刻检查老年人是否出现直立性低血压。

（一）走步的指南和注意事项

1. 走步的指南

协助老年人行走前，护理员需要了解以下几点：

- 老年人需要哪些帮助。
- 老年人是否使用手杖、助步器、拐杖或支具。
- 老年人无力的部位，右臂、右腿、左臂或者左腿。

- 老年人走步的距离。

2. 走步的注意事项

使用安全措施预防跌倒的发生，协助老年人走步或站立时需要使用步态带。

(二)帮助老年人行走的步骤(表2-8-5)

表2-8-5　帮助老年人行走的步骤

• 将床降低到最低位置，锁住床轮。如果床栏是升起状态的话，放下床栏
• 把床上用品向后折叠几层放在床脚处
• 将准备好的纸巾或垫单铺在老年人脚下，为老年人穿上防滑鞋
• 帮助老年人垂下双腿
• 使用转运带
• 帮助老年人站立。抓住步态带的两端，或将双手穿过老年人的腋下，放在老年人的肩胛骨处
• 当老年人尝试保持平衡时，护理员需要站在老年人的身侧，从后方或两侧抓住步态带，或者把一只手放在老年人的身后，准备随时支撑老年人
• 鼓励老年人站立时将头抬起，腰部挺直
• 帮助老年人行走。走在老年人的侧后方，通过步态带为老年人提供支撑(图2-8-24)。或者把一只手放在老年人的身后，准备随时支撑老年人
• 鼓励老年人正常走路。先要脚跟着地，尽量避免拖着脚走路、滑行或用脚尖走路
• 如果老年人可以接受，则走步至要求的距离，不要催促老年人
• 帮助老年人回到床上
• 降低床头，帮助老年人躺在床中间
• 为老年人脱下鞋子。撤除铺在大单上的纸巾和垫单

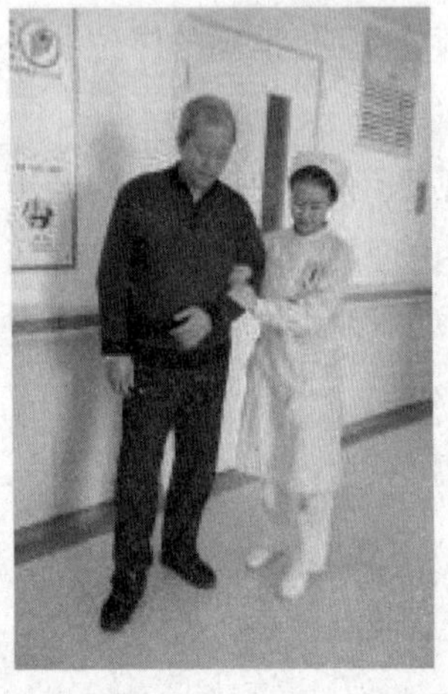

图2-8-24　走在老年人的侧后方协助其走步，为了老年人的安全可使用转运带

(三)防止老年人跌倒

1. 跌倒的发生及注意事项

老年人刚开始站立或走步时，可能会跌倒。有的老年人身体较虚弱时，还可能发生晕倒的情况。地上洒水、地板打蜡、小块地毯或不合适的鞋都可能导致跌倒的发生。

当老年人要跌倒时，护理员要尽量使老年人平稳地落到地上，并且控制跌倒的方向，保护老年人的头部。医生检查前，不要让老年人移动或起身，平静地向老人解释医生将会来查看是否发生诸如骨折的伤害。

2. 帮助跌倒的老年人(表2-8-6)

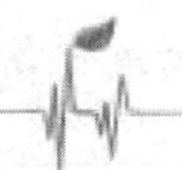

表 2-8-6 帮助跌倒的老年人的步骤

• 双脚分开站立，腰部挺直 • 护理员需要尽快把老年人拉近身体。护理员可以使用转运带，或者用双臂抱住老年人的腰部，或用双臂架住老年人(图 2-8-25A) • 护理员向前移动腿部，让老年人的臀部能垫靠在护理员的腿上(图 2-8-25B)，将腿部逐渐移向老年人 • 逐渐将老年人放低，让老年人从护理员的腿上缓慢滑到地上(图 2-8-25C)，放低老年人时护理员需要弯曲腰部和膝盖 • 让医生来检查老年人，护理员则陪在老年人身边 • 帮助医生将老年人移回病床，如果有需要可以叫其他人员帮忙 • 向医生报告： ——跌倒是如何发生的 ——老年人步行的距离 ——跌倒前，老年人都做了什么运动 ——跌倒前，老年人是否身体不适

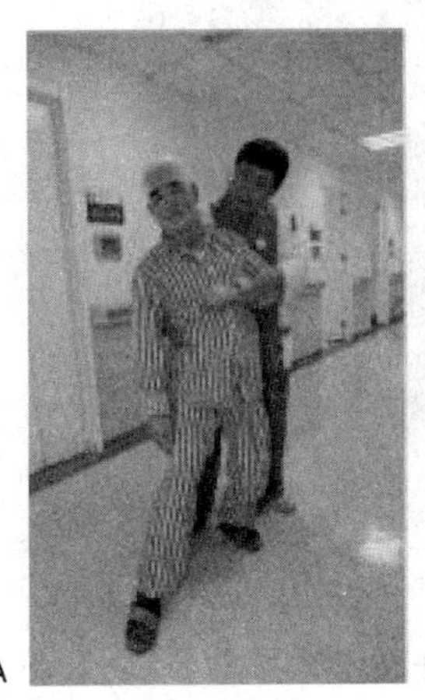
A

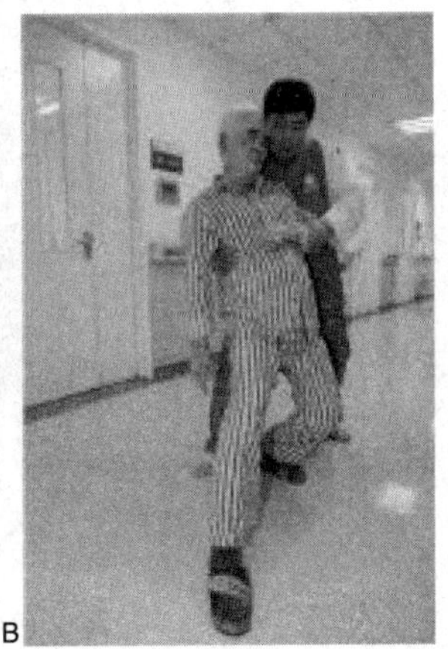
B

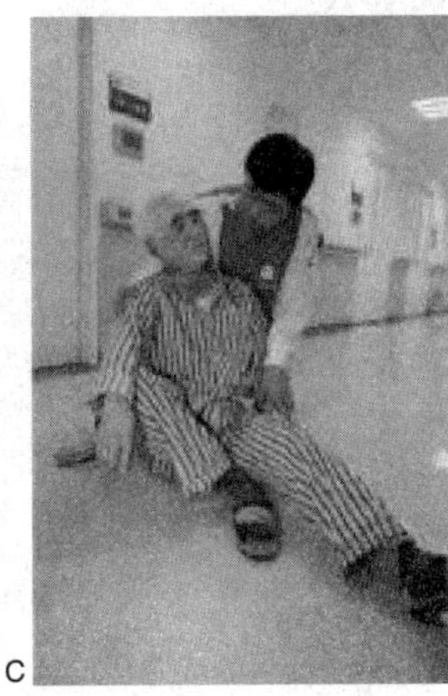
C

图 2-8-25 A，将快要跌倒的老年人支撑起来。B，让老年人的臀部垫靠在护理员的腿上。C，让老年人从护理员的腿上缓慢滑到地上

(四)助行器

助行器可以支撑身体。医生、护士、理疗师都要求老年人使用助行器。老年人使用助行器或是暂时的或是永久的。老年人使用的助行器类型取决于个人状况、需要支撑的部位和身体不便的程度。理疗师或护士会评判老年人需要的类型，并教会老年人如何使用助行器。

1. 拐杖

当老年人有一条腿无法使用或腿部需要借助力量时，可以使用拐杖。腿部永久无力的老年人也可以使用拐杖。他们通常使用前臂拐(图 2-8-26)。腋下拐的拐杖是从腋下延伸到地面(图 2-8-27)。

老年人需要学习使用拐杖走路、上下楼梯、坐下和站立。安全是十分重要的，但是使用拐杖的老年人往往有跌倒的危险。护理员需要遵守如下安全措施：

• 检查拐杖的末端，不能磨损或潮湿。一旦发现磨损或潮湿，要及时更换。潮湿的拐杖必

须要用毛巾或纸巾擦干。

- 检查拐杖是否损坏。检查木质拐杖是否存在裂纹;检查金属拐杖是否出现弯曲。
- 拧紧拐杖上所有的螺丝。
- 老年人运动鞋的鞋底必须平坦且具备防滑功能。
- 老年人的衣服必须舒适。宽松的衣服会集结在拐杖和腋下之间。肥大的衣服和过长的裙子会阻碍老年人视线,无法看到自己的脚和拐杖的末端。
- 练习防止跌倒的安全措施。
- 将拐杖放在老年人触手可及的地方,比如老年人的座椅旁或是墙边。
- 了解老年人使用的拐杖步态。

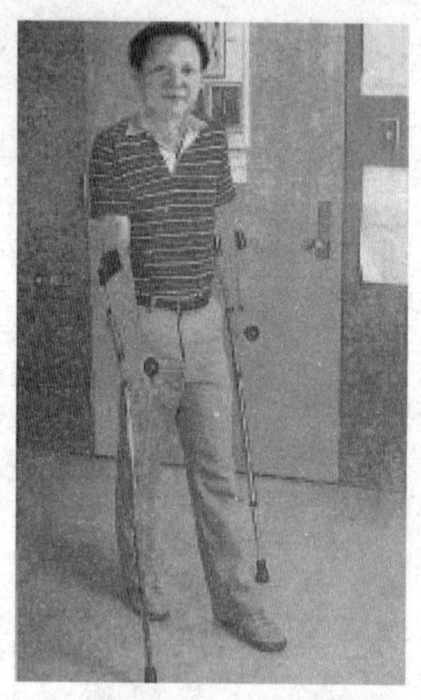

图 2-8-26　前臂拐

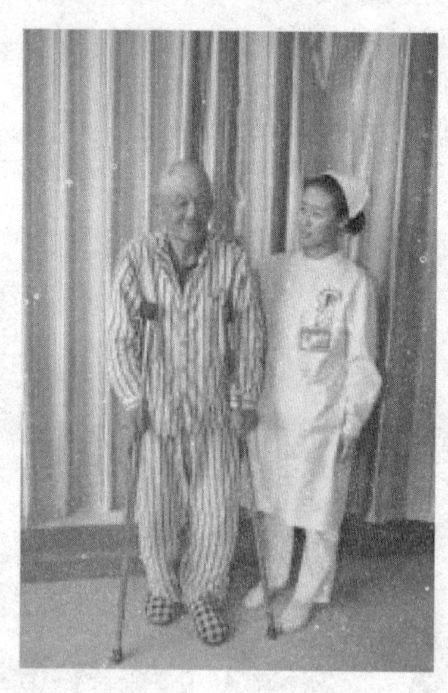

图 2-8-27　腋下拐

2. 手杖

身体一侧不适的老年人可以使用手杖。手杖能够帮助老年人保持平衡,为老年人提供支撑。单头和四头的手杖都很常见(图 2-8-28)。老年人需要使用健侧握住手杖,例如,老年人的左腿无力,则使用右手握住手杖。跟单头手杖相比,四头手杖可以提供更多的支撑,但是却较难移动。

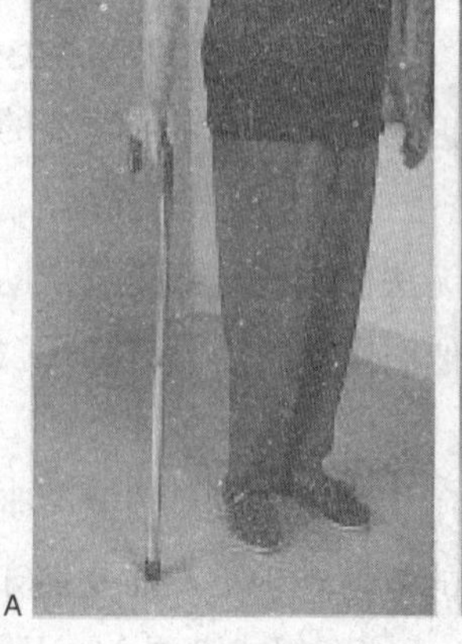

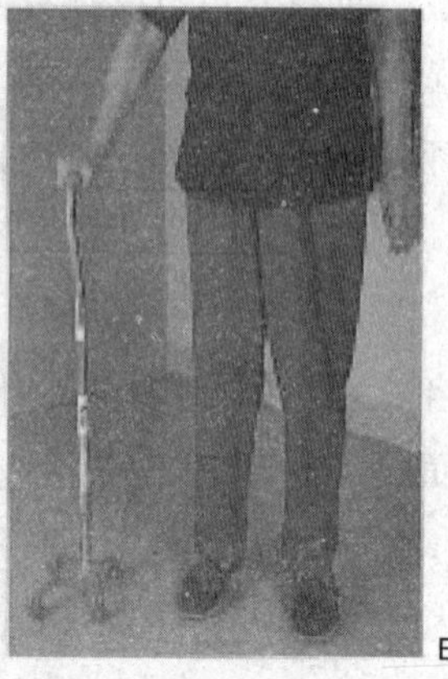

图 2-8-28　A,单头手杖。B,四头手杖

手杖末端应该和老年人的健侧脚边保持大概 15~20 厘米的距离。手柄的高度应该和臀部齐平。老人走路时需要遵守如下要点:

- 第一步,将手杖向前移动 15~20 厘

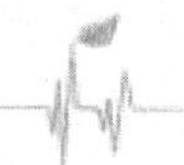

米(图 2-8-29A)。

- 第二步,将患腿向前移动,使其和手杖平行(图 2-8-29B)。
- 第三步,将健腿向前移动到手杖和患腿的前方位置(图 2-8-29C)。

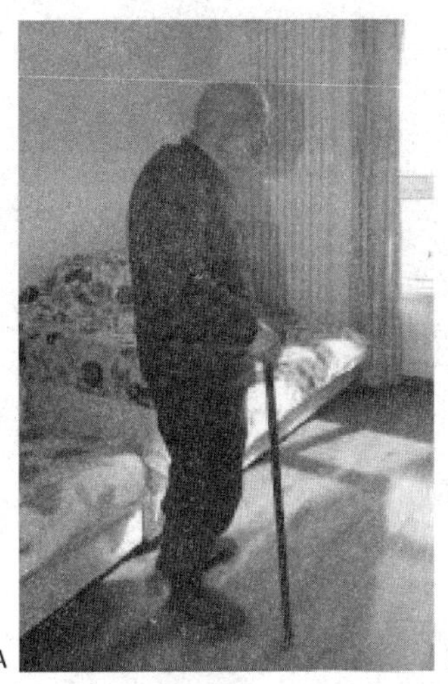
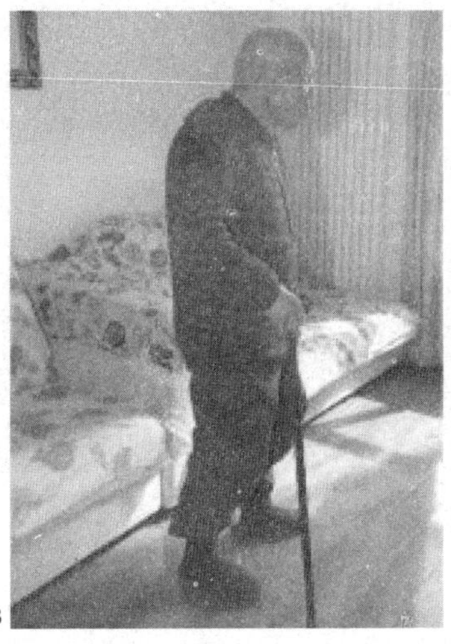
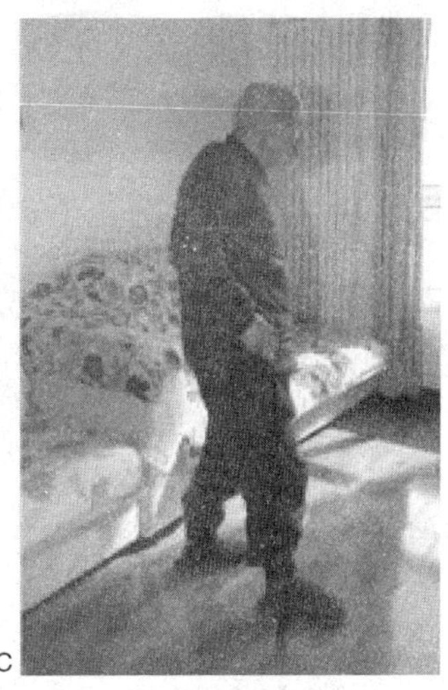

图 2-8-29　用手杖行走。A,将手杖向前移动 15~20 厘米。B,将手杖对侧的腿(患腿)向前移动,使其和手杖平行。C,将和手杖同侧的腿(健腿)向前移动到手杖和患腿的前方位置

3. 走步器

走步器是一种四脚助行器(图 2-8-30)。与手杖相比,它能提供更多支撑,人们会感到更加安全。走步器的种类有很多种。使用标准走步器时,要把走步器置于老年人身前 10~15 厘米,走路时,老年人需要先迈患腿,再迈健腿(图 2-8-31)。

有的老年人使用轮式扶车。轮式扶车的前腿装有轮子,后腿装有橡胶套。老年人需要先把轮式扶车向前推动 10~15 厘米, 再走向它。橡胶套能够防止它在老年人站立或走路时移动。当老年人身体的重量压在走步器的后腿上时,它还具有制动作用。

老年人可以将毛毯、袋子和托盘等必需物品放在走步器上(如图 2-8-30)。此外,走步器能够使老年人获得更多的独立性,他们可以用双手扶着走步器行走。

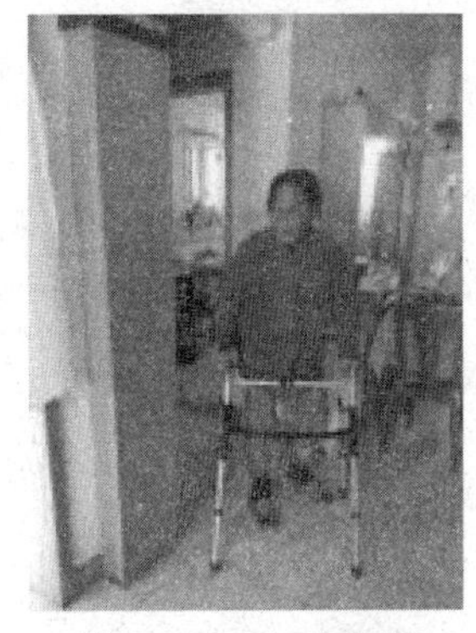

图 2-8-30　走步器

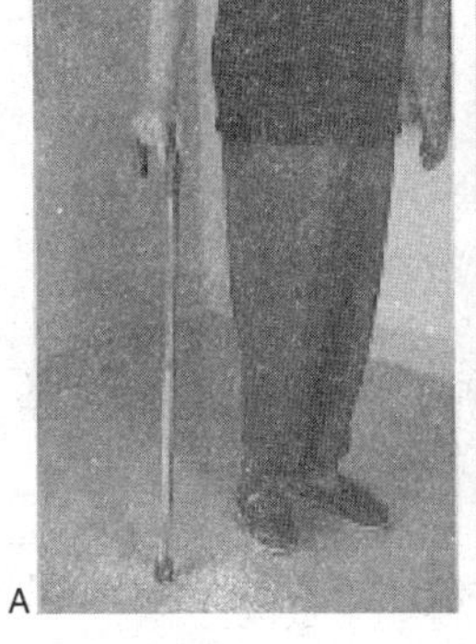
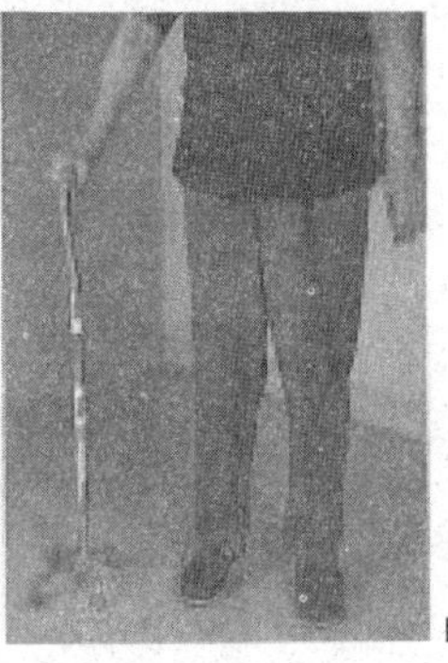

图 2-8-31　使用走步器行走。A，先把走步器置于老年人身前 10~15 厘米。B，双脚先后向走步器移动行走

第三章 患病老年人的基本护理

第一节 协助检查身体

医生和护士执行身体检查，可让护理员去参与协助，检查的目的有以下两点：

- 检查老年人身体健康情况。
- 观察以往疾病的治疗和修养情况。

一、护理员在体检中的作用

护理员需要做什么工作取决于当时的情况，取决于检查单位和老年人需要。护理员可能为老年人做下列工作：

- 协助老年人到达检查部门，并携带必要的文件。
- 辅助老年人脱去外衣，摆好体位。
- 协助老年人去做B超、X光检查。
- 检查完毕把应当检查的化验标本送到指定部门。
- 安全将老年人送到住地。

二、老年人所要做的准备工作

身体检查让很多老年人都感到焦虑，因为他们担心检查的结果可能有异常，会因不知道检查过程而导致焦虑，护理员应该对老年人的感觉和焦虑有所感知，帮助老年人从身体和精神上准备好检查。

检查过程中要注意保护老年人隐私，有些检查需要脱掉外衣，只穿内衣。所以，要适当遮盖老年人，避免着凉。

在检查前，护理员应当了解检查是否需要空腹或是憋尿，事先做好准备。

老人排空尿液时，让检查者更易触摸到腹部的脏器。充盈的膀胱能改变脏器的正常位置和形状，也会导致不适，特别是当腹部的脏器被触到时。如果需要尿液标本，则在这时留取尿液。向老年人解释如何收集标本。注意标本盒应及时贴上标签。

在检查开始之前，测量身高、体重和生命体征，在检查表上记录下这些数据。然后帮助老年人摆好体位准备检查。

（一）老年人所要做的准备工作

为老人检查做准备，护理员需要了解下列信息：

- 什么时候让老年人做好准备。
- 将在哪里检查——检查室或病房。
- 怎么摆老年人的体位。
- 是否需要留取尿液或粪便标本。
- 在检查过程中注意保暖。防止老年人着凉。

（二）有关检查的知情同意及老年人的权利

为了提高生活质量，老年人有个人做出选择的权利。医生或护士有义务告诉老年人有关检查的一些事项，给出检查的合理理由，并告知老年人哪位医生什么时候会为他做检查，并且解释检查过程，以及此过程是否需要家属陪伴。

三、摆体位和遮盖

有时，老年人检查需要特殊的体位，有些体位是不舒服的或尴尬的。检查者告诉护理员怎么帮老年人摆体位。在帮助老年人摆体位之前，需要向老年人解释下面的内容：

- 为什么需要这个体位。
- 怎么做出这个体位。
- 注意保暖和隐私。

（一）屈膝仰卧位用于检查腹部、胸部和乳房

老年人仰卧位，双腿合并，膝盖是屈曲的，髋关节外旋，适当遮盖老人(图 3-1-1A)。

（二）截石位(图 3-1-1B)用来检查阴道

老年人仰卧位，她的臀部放在检查床的尾端，膝盖屈曲，髋关节外旋。双足放在足凳上。一些老年人不能独立做出这样的体位，如果是这样，检查者会告诉护理员摆什么样的体位。

（三）膝胸卧位（图 3-1-1C）用来检查直肠

老年人跪位，用膝盖和胸部支撑身体，头部偏向一侧。双臂在头部上方或肘部弯曲，后背是笔直的。身体与髋部弯曲呈大约 90°。使用方形的布单遮盖老年人后背、臀部和大腿。老年人可以穿短袜。对于高龄老年人来说，通常不采用膝胸位，检查者一般用侧卧位来检查老年人的直肠。

（四）半俯卧位（图 3-1-1D）有时用来检查直肠或阴道

使用方形布单遮盖老年人，检查者翻起方巾的后侧下角暴露老年人会阴部。

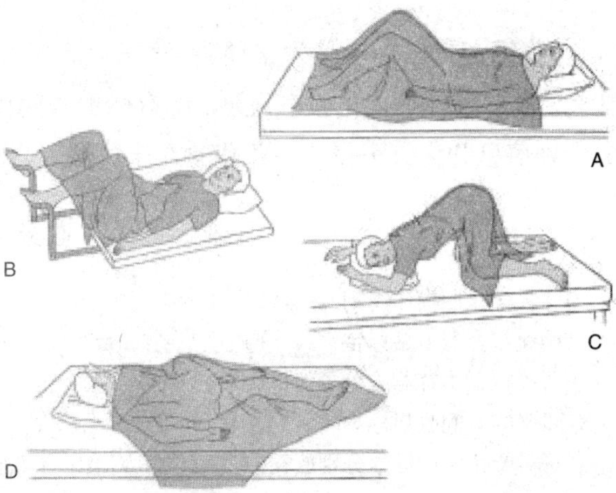

四、协助检查

护理员可能会被要求准备、摆体位和遮盖老年人。在检查过程中护理员可能需要协助医生或护士。

（一）协助检查的原则

为了协助检查，遵守表格 3-1-1 的原则。

图 3-1-1　A，屈膝仰卧位。B，截石位。C，膝胸卧位。D，半俯卧位

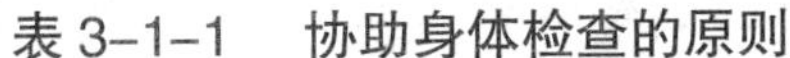

表 3-1-1　协助身体检查的原则

- 在检查前后消毒双手
- 保护隐私。关门，遮挡老年人，仅仅暴露身体需要被检查的部位
- 按检查者的要求协助老年人摆体位
- 当一位女性老年人接受检查时，护理员需待在检查室里（护理员须是女性）。这是对女性老年人和男性检查者的合法保护。一个女性陪护也会增加女性老年人心理上的舒适感。当一位女性检查者检查一位男性老年人时，她也想要一位男性陪护在旁边，这也是对她的合法保护
- 防止老年人跌落

（二）检查之后

在检查之后，老年人需要穿上衣服返回原处。润滑剂用来检查阴道或直肠。在老年人穿上衣服或返回床上之前，清理检查部位的润滑剂。按照医生的要求协助老年人，同时护理员也需要给标本贴标签，把它们和申请单一起送到检验科。

（三）协助检查的注意事项

一些高龄老年人有老年痴呆，他们可能反抗检查者的工作。老年人因为糊涂和害怕导致他们的不安。拒绝或抵抗检查的老年人是不能强迫做检查的，这时检查需要另行安排时间。有时家属可以帮助安抚老年人，以尽量完成检查。

第二节　收集和化验标本

收集和化验标本是为了预防、发现和治疗疾病，医生会嘱咐收集什么标本和需要化验什么。大部分标本在化验室检测。所有标本送到化验室需要申请单，化验申请单包含老年人的识别信息和化验医嘱。一些化验在床边做。当收集标本时，遵守表 3-2-1 的原则。

表 3-2-1　收集标本的原则

• 遵守医学无菌操作规则，注意清洁和消毒 • 准确地在容器上贴标签 • 不要接触标本容器或盖子的里边 • 在正确的时间收集标本 • 各种需要化验的标本分别放在清洁的专用容器内，不得混淆 • 把标本和申请单送到检验科，或放在指定区域

一、尿液标本

收集尿液标本为了化验尿液，应遵守表 3-2-1 中的原则。但是在收集前需要了解以下几点：

- 收集什么时间的标本。
- 是否需要计量。
- 是否有特殊要求。
- 收集时注意观察尿液的颜色、澄清度和气味，是否尿痛、尿频、尿急、排尿困难，或其他的问题。
- 尿液内可能混有血液和细菌，收集时应当注意清洁和消毒。

（一）随机尿液标本

收集随机尿液标本进行尿液化验分析不需要特殊的计量。护理员可以在任何时间收集标本。大部分老年人能够独自收集标本，虚弱和病重的老年人需要帮助。具体步骤见表 3-2-2。

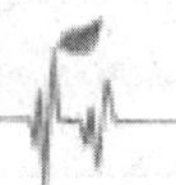

表 3-2-2　收集随机的尿液标本的步骤

• 准备以下物品： ——便盆和尿壶 ——标本收集容器和盖子，在标本容器上贴标签 ——准备塑料袋，放尿标本用 • 保护老年人的隐私 • 告诉老年人在规定的容器内排尿 • 将需要的尿液倒入标本容器里，丢弃剩余尿液 • 把标本容器盖严，把容器放进塑料袋 • 清洁容器，并把它放到合适的地方 • 协助洗手 • 清洗并消毒双手 • 把标本和申请单带到标本指定区域或化验室

（二）中段尿标本

中段尿标本又称清洁尿标本。在收集标本之前清洁会阴部，这样可减少对尿液的污染。老年人先向便器内排尿，暂时中止排尿，同时放置一个无菌标本容器，嘱老年人在向标本容器里排尿直至标本收集完成。

中止排尿对于很多人来说是困难的。在老年人开始排尿后，护理员可能需要举着标本容器等待随时接标本。具体步骤见表 3-2-3。

表 3-2-3　收集中段尿液标本

• 向老年人解释收集标本的过程 • 消毒双手 • 准备以下物品： ——中段尿标本用品（消毒药水） ——标签 ——无菌手套 ——空的容器——便盆、尿壶或便桶 ——塑料袋 ——会阴护理用品 • 在标本容器上贴标签 • 保护隐私 • 提供会阴护理 • 打开无菌包，使用无菌操作技术 • 戴上无菌手套 • 把消毒药水倒在棉球上 • 打开无菌标本容器，不要接触容器和盖子的里面，把盖子倒置，保证里面朝上 • 对于女性老年人——用棉球清洁会阴部：

（待续）

表 3-2-3(续)

——用护理员非优势手的拇指和食指,分开阴唇(这只手现在是被污染的,它不应该接触任何无菌的东西) ——从前到后把尿道口区域洗干净,每次使用一个干净的棉球 ——收集尿液标本时,保持阴唇张开(图 3-2-1) • 对于男性老年人——用棉球清洁阴茎 ——用护理员的非优势手抬举阴茎 ——从尿道口开始清洁阴茎,环状清洁,一圈用一个棉球,由内向外消毒 ——在尿液标本收集完之前,一直保持举起阴茎 • 告诉老年人向小便器内排尿 • 收集需要的尿液量 • 在老年人停止排尿之前,移开尿液标本容器 • 放开阴唇或阴茎 • 让老年人最后的尿排在便器里 • 把尿液标本容器盖好盖子,仅接触容器或盖子的外面 • 擦净容器外面 • 把容器放在塑料袋里 • 在老年人排尿后,提供卫生纸 • 把便器放到卫生间 • 协助洗手 • 脱掉手套,清洁双手

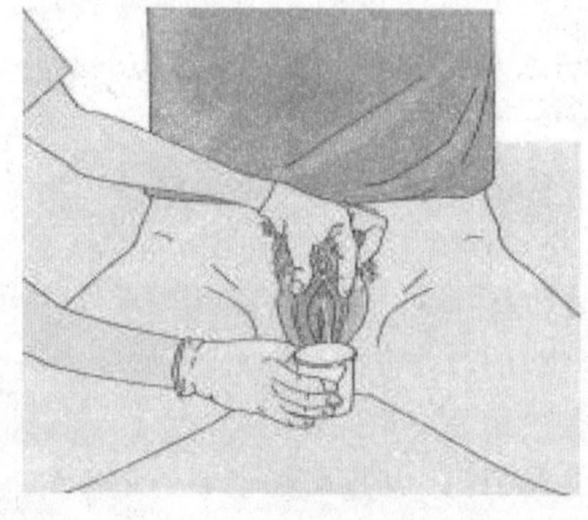

图 3-2-1 阴唇分开以收集中段尿液标本

(三)24 小时尿液标本

收集 24 小时内全部的尿液为 24 小时尿液标本。尿液在这个时间段内冷藏保存,这样阻止了细菌的生长。有一些化验,尿液收集容器内还需要加入防腐剂。

24 小时尿液标本采集前,排尿一次,然后收集之后产生的 24 小时内的全部尿液。老年人和护理员应该清楚地理解尿液收集过程和时间。

收集 24 小时内全部的尿液的步骤见表 3-2-4。

表 3-2-4 收集 24 小时内全部的尿液的步骤

• 向老年人解释收集标本的过程 • 准备以下物品: ——24 小时尿液收集器 ——如果需要的话,准备防腐剂 ——如果需要的话,准备冰桶 ——2 个用于记录的 24 小时尿液标本标签及 1 个用于尿液收集器上的标签

(待续)

表 3-2-4(续)

——漏斗 ——尿液容器,包括便盆、尿盆 ——手套 ——量杯 • 在标本容器上贴标签 • 戴上手套 • 提供便盆或尿盆,或者协助老年人到卫生间或便桶 • 告诉老年人排尿 • 丢弃尿液,并记录时间,这是收集 24 小时尿液开始的时间 • 清洁便盆、尿盆、便桶 • 在标签上记录收集 24 小时尿液开始和结束的时间,也在尿液收集器上记录这些 • 让老年人在之后 24 小时内排尿时使用便盆、尿盆或便桶,告诉他在排尿后记录,提醒他不要同时排大便,不要把卫生纸放到尿液收集器里 • 用漏斗把尿液倒入尿液收集器里,不要溢出任何尿液 • 清洁尿液收集器 • 如果需要,使用冰桶 • 要求老年人 24 小时末时再排尿一次,把本次尿液倒入尿液收集器,在这一步操作时需要戴上手套

(四)二次尿标本

二次尿标本又称少量新鲜尿液标本。老人排两次尿液，第一次排尽膀胱内不新鲜的尿液,30 分钟后老年人再次排尿并留取标本,此次收集的是膀胱内新鲜的尿液,这次排尿通常是很少量的。

少量新鲜尿液标本用来化验尿糖和尿酮体。收集二次尿标本的步骤见表 3-2-5。

表 3-2-5　收集二次尿标本的步骤

• 准备以下物品： ——尿液容器,包括便盆、尿盆 ——尿液标本收集器 ——手套 • 告诉老年人把尿排净 • 让老年人喝大约 200 毫升水 • 让老年人安静地休息 20~30 分钟,再次排尿 • 按照需要留取尿液,放在标本收集器内,密封 • 在标本收集器上贴好标签,送到指定地方

二、粪便标本

当怀疑消化道出血时,需要检查便潜血。粪便也可以用来化验脂肪、病菌、蠕虫和其他非正常内容物。粪便不应该混杂尿液。一些化验需要新鲜的大便。如果需要新鲜的标本,需要立即送到化验室。

(一)粪便标本收集指南

在收集粪便标本之前,护理员需要得知如下信息:

- 什么时间收集标本。
- 有何特殊要求,如几天内需要禁食某类食物后化验。
- 标本是否需要特殊处理。
- 报告和记录观察到的内容。
- 收集标本时遇到的问题。
- 粪便的颜色、量、黏稠度和气味。
- 老年人主诉的疼痛或不适。
- 粪便含有细菌,还可能含有血液,护理员应注意清洁和消毒。

(二)粪便标本收集的步骤(见表 3-2-6)

表 3-2-6　收集粪便标本的步骤

• 准备以下物品: ——便盆和盖子或便桶 ——尿壶 ——厕所里的标本盆 ——标本容器和盖子 ——压舌板 ——一次性袋子 ——手套 ——卫生纸 ——申请单 ——塑料袋
• 把标本容器贴标签
• 告诉老年人排便,如果老年人不使用厕所,提供便盆、便桶或小便器,并清洁这些设备
• 如果老年人使用厕所,把标本容器放到马桶后边(图 3-2-2)
• 协助老年人使用便盆或去厕所,帮老年人穿上衣服以防止滑倒
• 告诉老年人不要把卫生纸放到便盆或标本收集器里,提供一个袋子放卫生纸
• 使用压舌板取适量粪便放进标本容器里(图 3-2-3)。从大便中间取标本,根据需要从大便的不同部位取标本
• 把标本容器盖上盖子,不要接触容器、盖子的内部。把容器放进塑料袋
• 用卫生纸包上压舌板丢弃到袋子里
• 整理过程中注意清洁、消毒
• 把粪便标本和申请单一同尽快送到指定化验部门

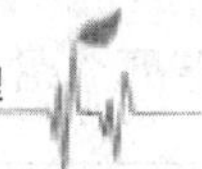

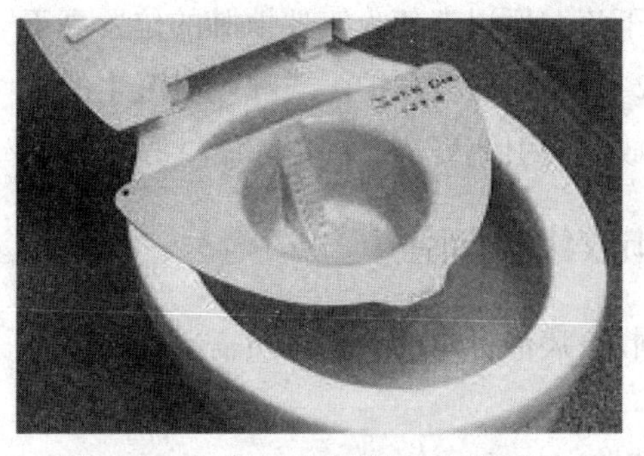

图 3-2-2　把标本容器放到马桶后边

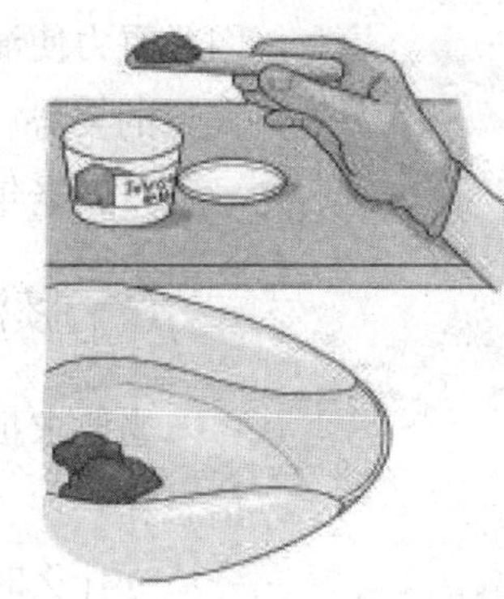

图 3-2-3　用压舌板从便盆中取小量粪便放进标本容器里

（三）化验粪便中是否有血液

粪便中有血液可能是很多原因导致的。消化性溃疡、结肠癌和痔疮是常见原因。低位结肠出血时粪便呈鲜血便，胃出血时粪便呈黑便、柏油样便。

有时出血量很小，粪便中很难看到血液。因此，常常需要化验便隐血。这个化验常常用来筛查结肠癌。

很多因素能够影响化验结果。一是进食红肉，老年人在做这个化验前 3 天不能进食红肉及高叶绿素食物。痔疮出血、月经期也可以影响化验结果。

粪便中混有鲜血、黑便、柏油样便都可以用肉眼观察到。如果出血量很小，而且是间断出现，则需要做潜血化验（也称隐血化验），这种化验常常在家中进行。护理员应当掌握其化验方法。具体操作方法，根据所使用的试剂不同，操作步骤各异。每次只要阅读使用说明书和操作指南即可。

三、痰液标本收集

呼吸道疾病导致肺、支气管、气管分泌黏液。当通过嘴吐出时，此种黏液称为痰液。痰液不是唾液。唾液是稀薄的液体，它是口腔的唾液腺分泌的。

痰液标本可以化验血细胞（白细胞、红细胞等）、细菌和变异细胞。老年人从气管、支气管咳出痰液，对于老年人来说这个动作一般是痛苦且困难的。在早晨收集痰液标本是比较容易的。因为晚上睡觉时分泌物在气管、支气管积聚，早上醒后就会易于咳出。

老年人用水漱口，清洁唾液和食物残渣。老年人不能用含药物的液体漱口，因为它会破坏细菌。

咳痰过程可能使老年人感到费力，看见痰液的性状也令人生厌。因此，对老年人的耐心关怀是非常重要的。护理员在收集完痰液标本后盖上收集器的盖子，需要尽快送去化验。

高龄老年人可能没有力气咳出痰液，有些体位依靠重力引流的原理可使痰液容易咳出。

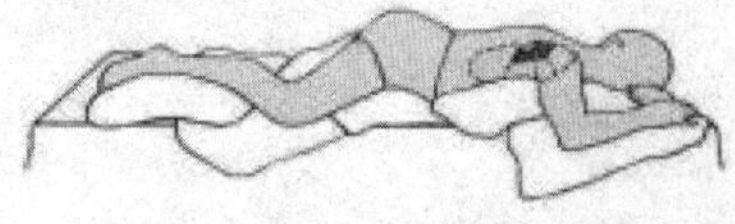

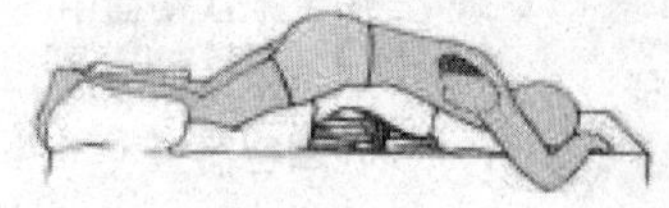

图 3-2-4　一些有利于痰液引流的姿势

因为重力使液体向下流，所以老年人需要取肺的位置高于气道的姿势(图 3-2-4)。护理员在护士或呼吸科医生的指导下帮助老年人摆放痰液引流姿势。

(一)痰液标本收集的指南

当要求护理员收集痰液标本时，护理员需要得知以下信息：

- 什么时间收集标本。
- 需要多少痰液——通常是几毫升。
- 老年人是否能自己拿着痰液标本收集器。
- 报告和记录哪些观察到的内容：

  ——收集标本的时间；

  ——收集痰液的量；

  ——老年人咳痰是否容易；

  ——痰液的颜色——透明、白色、黄色、绿色、褐色或红色；

  ——痰液的气味——无味或臭味；

  ——痰液的黏稠度——黏稠的、稀的或泡沫状的；

  ——观察到的其他情况。

(二)痰液标本收集的注意事项

因为痰液可能含有血液或细菌,需要注意清洁和消毒。

如果老年人有或怀疑有肺结核,应遵守预防空气传播规范,同时护理员在操作时要戴口罩保护自己。

(三)痰液标本收集的操作步骤(表 3-2-7)

表 3-2-7　痰液标本收集的操作步骤

• 收集以下物品： ——痰液标本容器和标签 ——申请单 ——一次性袋子 ——手套 ——卫生纸 • 给痰液标本容器贴标签 • 让老年人用清水漱口 • 告诉老年人拿着痰液收集器时不要触摸容器内部

(待续)

表 3-2-7(续)

• 告诉老年人咳嗽时,用卫生纸盖住口鼻 • 让老年人咳痰前做 2~3 次深呼吸 • 让老年人准确地把痰吐到痰液收集器里,不应该把痰液吐到外边或是容器的边缘 • 把痰液标本容器盖上盖子 • 把痰液标本和申请单一同尽快送到指定化验部门

第三节　排尿

排泄体内的废物是新陈代谢最终程序。呼吸系统、消化系统、皮肤系统和泌尿系统都是排出体内废物的器官。消化系统排出半固态的粪便,肺部排出二氧化碳,泌尿系统排出来自血液的尿液,同时维持体内水分和电解质的平衡。汗液包括水分和其他废物。

一、泌尿系统基本知识

人体的两个肾位于上腹部脊柱两侧紧靠背部肌肉的位置。血液流经两个肾,尿液在肾中生成。

尿液是由血液过滤掉的废物和多余的液体组成。尿液流经两个输尿管到达膀胱,然后储存在膀胱里。

二、正常排尿

健康的成人每天会排尿 1500 毫升。影响排尿的因素有很多,包括年龄、疾病、摄入食物和液体的量和种类、气温、体温、汗液和药物。有的饮食和利尿药物会增加排尿,比如咖啡、茶、酒精。此外,高盐摄入会导致身体需求更多的水,从而保留水分,减少尿量。

排尿是将尿液从膀胱中排出的过程。液体的摄入量、生活习惯、周围是否有厕所、活动、工作和疾病都会影响排尿的频率。老年人通常会在睡前、起床后和餐前排尿。有的老年人需要每 2~3 小时排尿一次,但是深夜排尿会影响睡眠。

有的老年人需要他人协助移动到卫生间，也有的老年人使用便盆、尿壶或室内便器排尿。遵照表 3-3-1 的原则和老年人的护理计划。

表 3-3-1 正常排尿的原则

• 明确并遵守老年人的排尿习惯 • 根据需要，协助老年人移动到洗手间，或为老年人提供室内便器、便盆或尿壶。老年人也许急需排尿，所以护理员需要及时提供帮助 • 尽可能地为老年人调整至舒适而自然的排尿体位，女性需要坐着或蹲着，男性需要站着 • 便盆或尿壶保持常温 • 为了保暖和隐私，排尿时给老年人盖上衣物 • 保护老年人隐私。关上房间或厕所的门或是用屏风遮挡，如果老年人可以自行排尿，护理员可以离开房间 • 如果老年人虚弱或站立不稳的话，护理员需要在老年人的身边 • 给老年人足够的排尿时间，不要催促 • 如果老年人排尿困难，则护理员需要为老年人打开水龙头，让老年人听到水流的声音或把老年人的手指头放进温水里，刺激老年人排尿 • 根据需要，为女性老年人进行会阴护理 • 排尿后，协助老年人洗手，准备好洗脸盆、肥皂、毛巾

(一)观察尿液

正常的尿液是浅黄色、稻草色或琥珀色的，澄清而没有沉淀，有着淡淡的气味。护理员需要观察老年人尿液的颜色、透明度、气味、尿量和沉淀物。

有的食物会影响尿液的颜色。红色的食物会导致尿液发红，比如染料、甜菜、黑莓和大黄；而胡萝卜和红薯会导致尿液呈浅黄色。有的药物也会改变尿液的颜色。此外，芦笋、洋葱会使尿液出现特别的气味。

护理员需要认真观察尿液的颜色和气味，如有异常及时反映。如果老年人感到尿急、尿道刺激感、尿痛或排尿困难，护理员需要及时向家属报告，如果出现表 3-3-2 中的情况，也需要及时报告。

(二)便盆

无法下床的老年人需要使用便盆。女性使用便盆排尿和排便，男性使用便盆只是排便，排尿需要尿壶。便盆的材料有塑料、金属或搪瓷，金属便盆通常是凉的，使用前需要用水暖热并擦干。

骨科专用便盆的边缘很薄，其中一端的深度只有 2 厘米(图 3-3-1)，这一端需要放置在老年人的臀部下方(图 3-3-2)。骨科专用便盆适用于下列人群：

- 打石膏的老年人。
- 需要牵引的老年人。
- 背部行动受限的老年人。

表 3–3–2　常见的排尿问题

问题	表现	原因
尿痛	排尿疼痛或排尿困难	尿路感染、外伤、尿路梗阻
血尿症	尿液中含血	肾脏疾病、尿路感染、外伤、肿瘤
夜尿症	夜间排尿频繁	液体过量摄入、肾脏疾病、前列腺疾病
少尿症	尿量过少,24 小时不足 500 毫升	液体摄入过少、休克、烧伤、肾脏疾病、心力衰竭
多尿症	尿量增多,24 小时 3000 毫升以上	药物、液体摄入过量、糖尿病、激素紊乱
尿频	排尿频繁,夜尿三次以上	液体摄入过量、膀胱感染、膀胱压力异常、前列腺疾患、药物影响
尿失禁	膀胱失去控制	外伤、疾病、尿路感染、生殖或泌尿道手术后、老化、粪便嵌塞、便秘
尿急	排尿需求急切	尿路感染、害怕尿失禁、膀胱过度充盈、应激状况

- 脊椎损伤或手术的老年人。
- 髋部骨折的老年人。
- 髋关节置换手术的老年人。

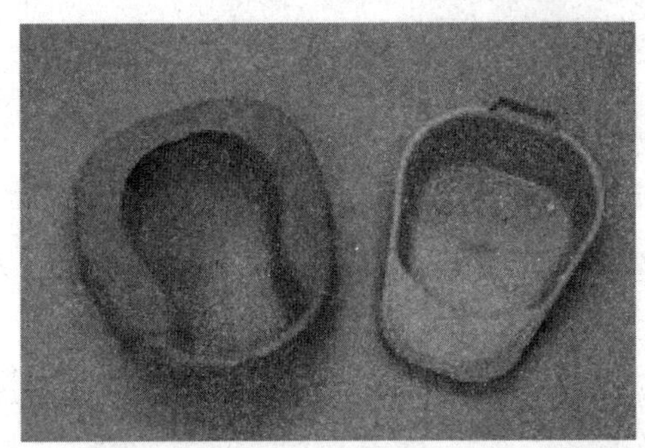

图 3–3–1　标准便盆(左)和骨科专用便盆(右)

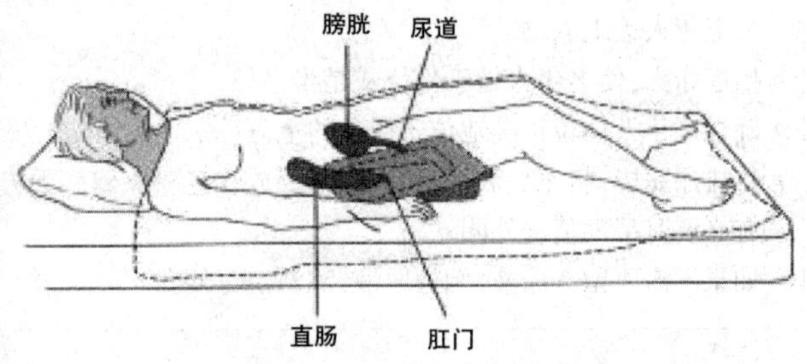

图 3–3–2　用骨科专用便盆的姿势,小的一端放置在老年人的臀部下方(女用)

1. 使用便盆的指南

协助老年人使用便盆前,护理员需要得知如下信息。

- 使用哪种类型的便盆——标准便盆或骨科专用便盆。
- 老年人的体位限制和活动限制的情况。
- 为老年人处理尿液前,是否需要留尿化验。
- 报告和记录的内容:

——尿液的颜色、透明度和气味;

——尿量;

——是否存在沉淀;

——老年人是否感到尿急、尿热、排尿困难或其他问题。

2. 使用便盆的注意事项

排尿和排便也许都包含血液和细菌，细菌可以在肮脏的便盆中存活和生长。因此，为老年人处理便盆和排泄物时，护理员需要做到清洁和消毒。便盆一经使用，也必须彻底清洗和消毒。

一些老年人由于骨质疏松症而骨骼脆弱，或由于关节炎而关节疼痛，使用骨科专用便盆更为合适。

3. 使用便盆的步骤(表 3-3-3)

表 3-3-3　使用便盆的步骤

• 如果需要的话，把便盆暖热并擦干 • 调整老年人的体位至仰卧位，轻缓地抬高床头 • 让老年人弯曲膝盖，抬起臀部，护理员把手伸进老年人的背部下方，帮助老年人抬起臀部，把便盆放在老年人的下方(图 3-3-3) • 如果老年人无法自行抬起臀部，则按如下步骤操作： ——为老年人翻身，使他背对护理员 ——把便盆紧紧地贴住老年人的臀部(图 3-3-4A) ——把便盆向下及向老年人的方向推压(图 3-3-4B) ——确认便盆已贴紧老年人臀部，同时为老年人翻身至仰卧位 ——确保便盆在老年人臀部下方的中间位置 • 为老年人盖上衣物 • 抬起床头，使老年人处于坐位或是半坐位 • 确保老年人体位正确地位于便盆的上方(图 3-3-5) • 待排尿完毕，将床头放平，用一侧上臂放在老年人双膝下方，轻轻抬起臀部，另一手拉出便盆 • 有必要时帮助清洗外阴 • 如果不需要留存尿液，倒掉尿液，清洁消毒便盆

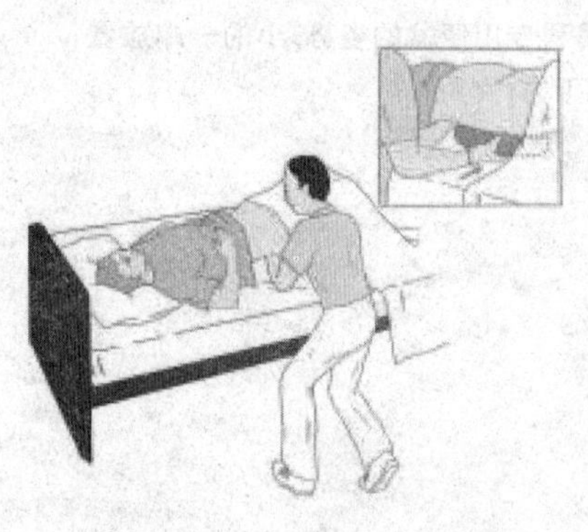

图 3-3-3　护理员帮助老年人抬起臀部，把便盆滑到老年人身下

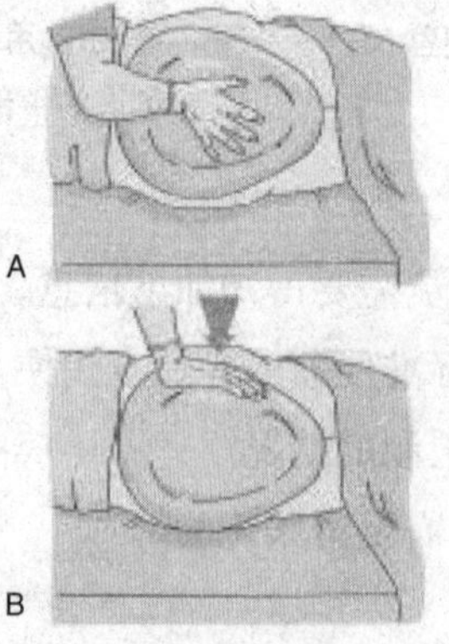

图 3-3-4　放置便盆。A，让老年人侧躺，把便盆紧紧地贴住老年人的臀部。B，向老年人的方向向下推压便盆

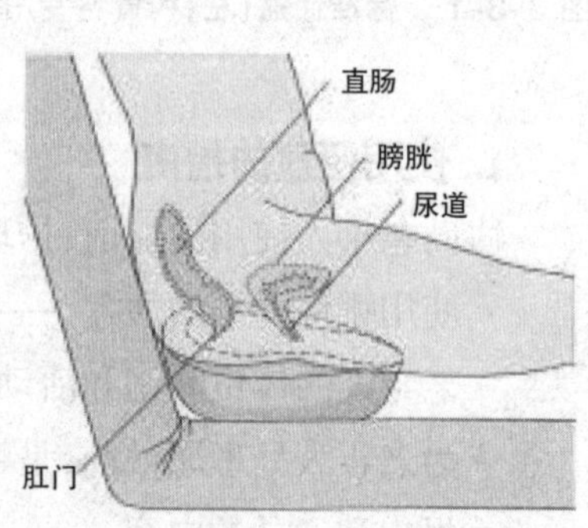

图 3-3-5　确保老年人体位正确地位于便盆的上方，尿道和肛门口直向开放

（三）尿壶

男性使用尿壶排尿(图 3–3–6)。尿壶配有壶盖和把手，可以挂在老年人的床栏上，方便老年人拿取。如果可能的话，老年人可以站着使用尿壶，或者坐在床边或躺在床上使用尿壶。有的老年人需要他人协助才能站立，护理员也许还需要为一些老年人摆放并拿着尿壶。

老年人排尿后，需要盖上尿壶的盖子，防止尿液洒出。排尿结束后，护理员取走尿壶，清洗、消毒。

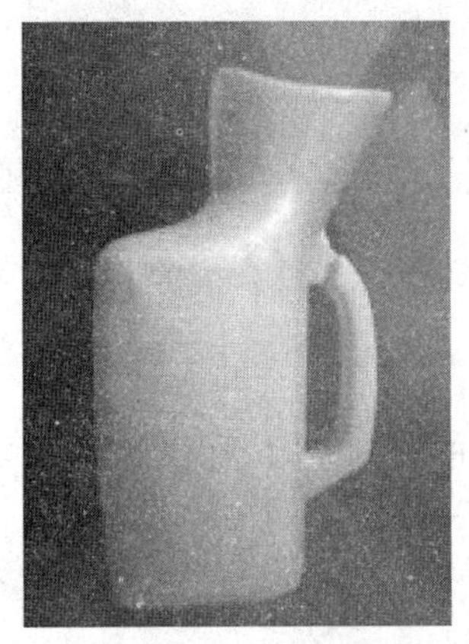
图 3–3–6　男性尿壶

1. 使用尿壶的指南

老年人使用尿壶前，先得了解以下几点：

- 老年人如何使用尿壶——站着、坐着或躺着。
- 是否需要帮老年人摆放并拿住尿壶。
- 老年人是否需要协助站立，如果是的话，是否一人可以完成。
- 处理排泄物前，是否留取尿液化验。

2. 使用尿壶的注意事项

处理尿壶和排泄物时，注意清洗和消毒。及时地清空尿壶，防止异味和细菌的传播。装满尿液的尿壶很容易倾洒，导致安全隐患，而且很不雅观又有异味。尿壶的清洁和便盆一样。

（四）室内便器

室内便器是配有便盆或内置容器的开口座椅或轮椅(图 3–3–7)。无法走到卫生间的老年人经常使用室内便器，室内便器可以允许老年人以正常体位排泄，室内便器的扶手和椅背还能为老人提供支撑，防止跌倒。

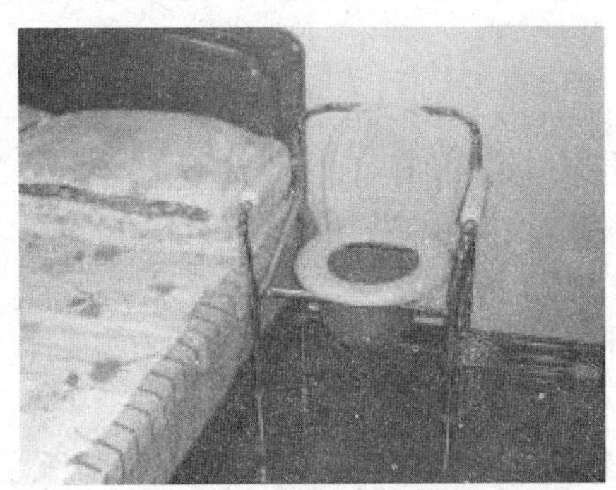
图 3–3–7　室内便器是配有内置容器的如厕座椅，内置容器可从座椅下滑出以便倾倒和清洗

1. 使用室内便器的指南

协助老年人使用室内便器前，护理员需要知道以下几点：

- 室内便器是否放在床旁。
- 老年人需要哪些帮助。
- 老年人是否可以独自使用。
- 处理排泄物前，是否需要留取部分化验检查。

2. 使用室内便器的注意事项

使用室内便器，老年人需要从床上、座椅上或轮椅上转移到便器上。

尿液和粪便中可能含有血液和细菌，便器的内置容器使用后需要彻底清洗。

3. 协助老年人使用室内便器的步骤(见表3-3-5)

表3-3-5　协助老年人使用室内便器的步骤

• 把室内便器推到床边，摆放稳当
• 协助老年人坐到床边，协助老年人穿上外衣，协助老年人坐到便器上，并注意保暖
• 告诉老年人排尿后或需要帮助时，及时呼叫(如果需要的话，留在老年人的身边，保持尊重，尽可能地保护老年人隐私)
• 排尿结束后，根据需要帮助老年人清洁外阴
• 帮助老年人回到原来的位置
• 注意尿液的颜色、尿量和其他特征
• 清空并使用消毒水清洗内置容器
• 将内置容器放回室内便器，将其他设备放回原处

三、尿失禁

尿失禁是膀胱或是尿道的括约肌或神经功能障碍，丧失对排尿的控制能力。尿失禁可能是暂时的，也可能是永久的。

(一)尿失禁的类型

尿失禁的基本类型有如下几个：

• 压力性尿失禁。尿液在运动和某些活动过程中流出，尿量极少，往往少于50毫升。这通常被称为尿淋漓，常伴随大笑、打喷嚏、咳嗽、举重物或其他活动时发生，妊娠后期和肥胖老年人也会发生此种情况。这种问题常见于女性，伴随着衰老及由于怀孕而导致的骨盆肌肉弱化而发生。

• 急迫性尿失禁。由于迫切需要排尿，而使尿液无法排出。常见于不能及时上厕所的老年人，尿频、尿急和夜间排尿十分常见，成因包括尿路感染、神经系统功能紊乱、膀胱癌和前列腺肿大。

• 充溢性尿失禁。当膀胱装满尿液时，尿液会自行流出。老年人往往会感到膀胱不是空的，但是尿量却极少，成因包括糖尿病、前列腺肥大和服用某些药物。

• 功能性尿失禁。老年人可以控制排尿，但是不能及时如厕，成因包括行动受限、身体受到限制、走不到厕所或是难以脱下裤子、头脑混乱和神志不清。

• 反射性尿失禁。尿液间歇性无法排出。虽然膀胱装满尿液，但是老年人却没有需要排尿的感觉，常见成因包括神经系统疾病和外伤。

有时肠道、直肠和生殖系统手术也会导致尿失禁，甚至会同时发生多种类型的失禁，称为混合性尿失禁。

(二)尿失禁的护理

尿失禁会令老年人感到尴尬，不但会弄湿衣服，散发异味，而且会伴有皮肤红肿、感染、

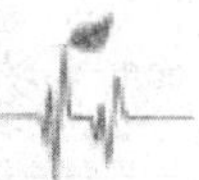

褥疮的风险。当老年人急速去往厕所的途中,还存在跌倒的危险。此外,老年人的尊严和自尊心也会受到影响,常常会导致老年人丧失独立性,而不愿与他人交往或参加社会活动。

对尿失禁老年人的护理方式,这通常取决于尿失禁的类型,见表 3–3–6。护理员需要按照正常排尿的步骤进行操作,防止老年人出现尿失禁。有的老年人会进行排尿训练解决此类问题,也有的老年人使用导尿管。

表 3–3–6 尿失禁的护理措施

• 记录老年人的排尿情况,包括尿失禁发生的时间,是否能够使用厕所、马桶、便盆或尿壶的情况 • 鼓励老年人按照计划的时间间隔排尿 • 遵循老年人的排尿训练计划 • 让老年人穿容易脱解的裤子。因为老年人急于解扣子、拉开拉链和脱内裤时,容易发生尿失禁 • 按照专业人士的指示,鼓励老年人锻炼骨盆底肌肉 • 帮助老年人预防尿路感染: ——鼓励老年人饮水 ——让老年人穿纯棉内裤 ——保持会阴部位的清洁和干爽 • 睡前减少液体摄入 • 提供良好的会阴皮肤护理 • 提供干爽的衣服和床单

尿失禁用品能够帮助老年人保持下身干爽,通常称为纸尿裤或尿不湿,其有两层棉垫和一层防水底面。尿液先渗透第一层棉垫,然后被第二层棉垫吸收。

照顾尿失禁老年人的护理人员要有耐心,因为需要经常护理,也许刚进行完皮肤护理并更换完干净的衣服和床上用品,他们就再次弄湿。记住,尿失禁是排尿不受老年人控制的,这不是老年人故意所为。因此护理员需要善良、有同情心、可以理解老年人并富有耐心。

(三)尿失禁的注意事项

尿失禁在老年人中非常常见,他们可能同时罹患以下疾病:神经系统疾病、内分泌系统疾病、生殖泌尿系统疾病、老年痴呆症、肿瘤、瘫痪等。此外,尿失禁的并发症也会为老年人带来严重的问题,比如跌倒、褥疮和尿路感染。因此,长期住院或长期护理是十分必要的。

老年痴呆的老年人也许会在错误的地方排尿,比如垃圾桶、花盆和壁橱等;有的老年人会拿起排泄物扔在地上或厕所里;也有的老年人会抵抗护理人员为其清洁和护理。因此,护理员需要与家属确定帮助老年人的具体措施。

尿失禁使整个家庭的压力加大,他们经常难以处理尿失禁的问题,这也是家庭需要家庭护理的常见原因。

四、导尿管

导尿管通过尿道插入膀胱,用于引流尿液,控制尿失禁。

- 直形导尿管需要引流膀胱内的尿液,然后撤除,用于一次性导尿。
- 留置导尿管(又称弗利导尿管)需要留在膀胱里,尿液会不断地流向尿袋。将留置导尿管插入膀胱后,其顶端有一个球囊会随之膨胀,防止导尿管从膀胱内掉出(图 3-3-8)。

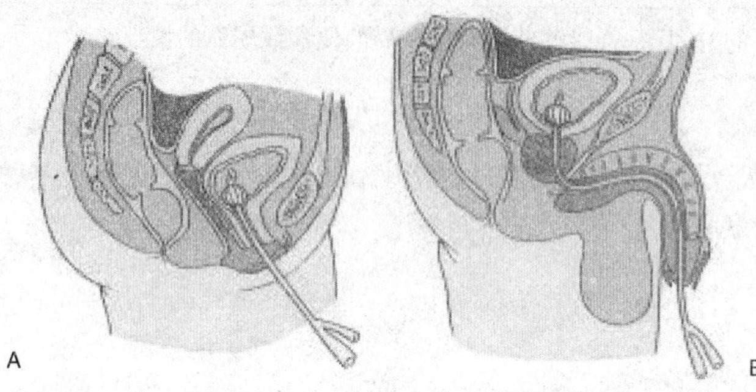

图 3-3-8 留置导尿管。A,女性尿道的留置导尿管,顶端膨胀的球囊防止导尿管从膀胱内滑出。B,男性尿道中带有膨胀球囊的留置导尿管

导尿管插入是为老年人插入导尿管的过程,通过医生或护士完成。在正确的教育和培训下,护理人员也可以为老年人插入导尿管。

导尿管经常用于手术前后和手术进行中,从而保持膀胱的排空状态,这可以降低手术期间的膀胱损伤,否则手术中膀胱会充满尿液,挤压周围器官。

一些老年人会因过于虚弱或残疾而无法使用便盆、尿壶或无法到厕所如厕,比如十分衰弱的老年人。对于他们来说,导尿管可以促进舒适感,防止尿失禁。此外,导尿管可以保护伤口和褥疮不与尿液接触,并易于记录每小时的尿液排出量。但是,导尿管只是失禁后的排泄措施,并不能治疗失禁。此外,导尿管也能够辅助诊断:

- 收集无菌尿液标本。
- 老年人排尿后,测量残留在膀胱内的尿液量,又称残尿。

(一)护理留置导尿管老年人的安全措施

留置导尿管的老年人,泌尿系统感染风险是很高的。护理员应遵守表 3-3-7 中的促进舒适和安全的措施以减少感染。

表 3-3-7 护理留置导尿管的老年人

• 遵守医疗无菌操作的原则
• 使尿液通过导尿管(需要有导管和储尿袋连接)流出,导管不能打结,导管不能受压
• 确保导尿管和尿袋连接紧密
• 保持尿袋位于膀胱的下方,防止尿液回流进入膀胱
• 将尿袋连接到床架、椅背或较低的输液架上,不要将尿袋连接到床栏上,否则当床栏升起时,尿袋将会高于膀胱,使尿液回流

(待续)

表 3-3-7(续)

• 不要把尿袋放在地上,这样会造成污染 • 将尿袋盘绕在床边,固定在床褥下面(图 3-3-9)。根据专业人员的指示,使用夹子、胶带、安全别针、橡皮筋或其他设备固定导管,导管冗长的部分必须置于尿袋以上的位置 • 把导尿管固定在大腿内侧(图 3-3-9A),或将其固定在男性的腹部,从而防止多余的导管移动和摩擦。根据专业人员的指示,用胶带或其他设备固定导尿管 • 检查导尿管是否泄漏,检查导尿管和尿袋连接的位置,如果有任何泄露,及时向家人报告,必要时请专业人员处理 • 每日提供 1~2 次导尿管护理,必要时一并护理会阴部位 • 每日在老年人便后和阴道出现分泌后,为老年人提供会阴护理 • 每日为老年人至少清空尿袋一次。测量并记录尿量。老年人尿量的增减都需要记录并向患者家属或专业人士报告 • 使用老年人自己的测量器具测量排泄量,防止老年人之间的细菌传播 • 不要让尿袋里的液体接触任何物体 • 如果老年人出现尿道疼痛、烧灼感、刺激或尿管排出,需要及时处理,注意尿液的颜色、透明度、气味和是否存在沉淀 • 鼓励老年人多饮水

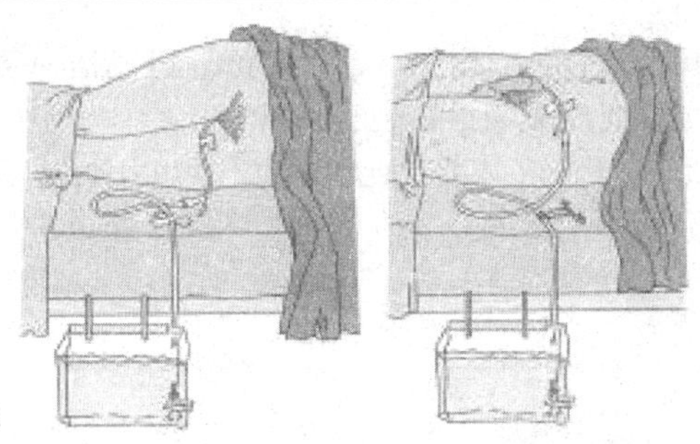

图 3-3-9　固定导尿管。A,将尿袋盘绕在床边,固定在床褥下面。将导尿管固定在大腿内侧,导尿管要足够松弛防止摩擦尿道。B,将导尿管固定在男性的腹部

(二)使用导尿管的指南

护理员护理携带导尿管的老年人时,需要了解以下几点:

• 何时提供护理:

——每日一次或每日两次,排便后或阴道出现分泌物时。

• 把导尿管放置在哪里:

——大腿或腹部。

• 如何固定导尿管:

——用夹子、胶带、安全别针、橡皮筋或其他设备辅助。

• 报告和记录的内容:

——老年人是否感到疼痛、灼热感、刺激。

——老年人的生殖部位是否结痂、引流异常或分泌异物。

——检查尿液的颜色、透明度和气味。

——尿液是否存在沉淀物。

——导尿管是否泄露。

尿液也许包含细菌和血液,遵守清洁消毒处理规则。

(三)护理留置导尿管老年人的步骤(见表 3-3-8)

表 3-3-8　护理留置导尿管老年人的步骤

• 向老年人解释操作步骤 • 洗手 • 准备下列物品: ——会阴护理所需用品 ——手套 ——防水垫 ——毛巾 • 保护老年人隐私,使用屏风等 • 戴上手套 • 为老年人保暖并遮挡会阴部位 • 将防水垫放在臀部下方,让老年人弯曲膝盖,将臀部抬离床铺 • 使用肥皂清洁会阴,使用毛巾擦干 • 分开女性老年人的阴唇,如果男性老年人未割包皮,则缩回其包皮(图 3-3-10),检查是否有皮肤黏膜异常、引流异常或分泌物 • 握住尿道开口处的导尿管 • 使用清洁纱布或是纸巾,清洁导尿管从尿道口到下方 10 厘米的位置(图 3-3-11)。从顶端向下清洁,不要来回擦洗,也不要用力抻拉导尿管,使用毛巾的干净部位重复此步骤,根据需要更换毛巾 • 使用清水清洁导尿管顶端到下方 10 厘米的位置。从顶端向下清洁,不要来回擦洗,也不要用力抻拉导尿管,使用毛巾的干净部位重复此步骤,根据需要更换毛巾 • 撤除防水垫 • 为老年人盖上被子,恢复原来体位

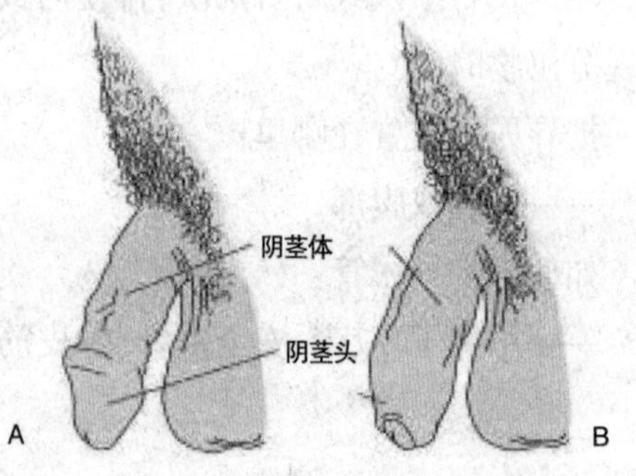

图 3-3-10　A,割了包皮的男性。B,未割包皮的男性

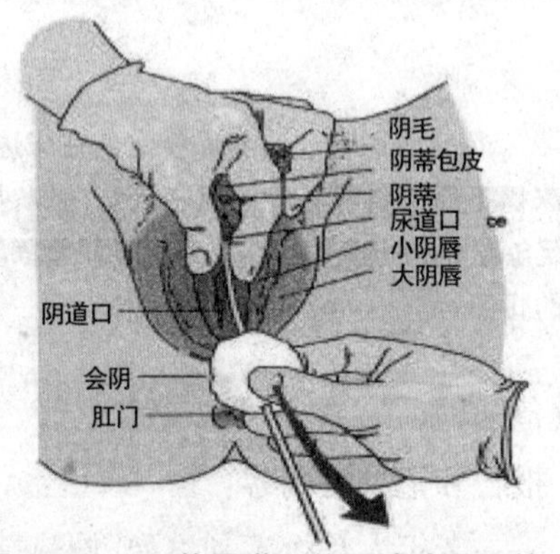

图 3-3-11　从尿道口往下清洁导尿管,大约清洁 10 厘米长

(四)引流系统

留置导尿管与引流袋相连构成一个密闭的引流系统,意味着没有任何东西可以从导尿管或尿袋进入引流系统。尿液引流系统必须确保无菌,一旦细菌进入引流系统,则可能发生感染。因为细菌沿着导尿管逆行进入膀胱和肾脏,会导致泌尿系统感染,甚至危及健康和生命。引流系统包括导管和尿袋,导管的一端连接导尿管,另一端连接尿袋。

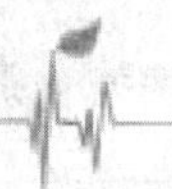

尿袋需要悬挂在床架、座椅或轮椅上，不得接触地面，确保尿袋的位置时刻低于老年人膀胱的位置。一些老年人站起来时需用带子悬挂尿袋，尿袋的位置也需要低于膀胱。

有时引流系统会发生意外断开，如果发生这样的情况，不要触摸导尿管或导管的末端，并按照以下要点操作：

- 洗手，戴上手套。
- 使用消毒湿巾擦拭导管与导尿管相连接的部分。
- 使用另一块消毒湿巾擦拭导尿管的末端，擦拭后也不要用手触摸。将导管连接到导尿管上。

清空尿袋的步骤见表 3–3–9。

表 3–3–9　清空尿袋的步骤

• 遵守引流系统的指南和注意事项 • 准备下列物品： ——量筒 ——手套 • 洗手 • 戴上手套 • 将量筒移到尿袋的下方 • 打开引流管的夹子 • 让尿液流到量筒里，不要让尿液流出口触碰筒壁(图 3–3–12) • 重新夹上夹子 • 测量尿液 • 冲洗量筒，将其放回原处 • 摘下手套，洗手 • 在摄入和输出表上记录时间和尿量

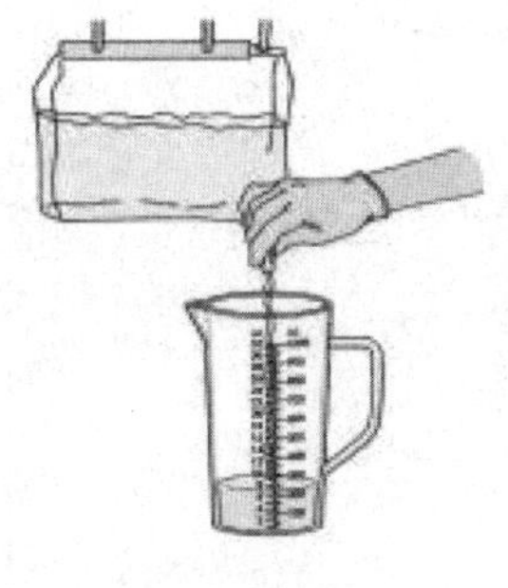

图 3–3–12　打开引流管的夹子，让尿液流到量筒里，不要让尿液流出口触碰筒壁

(五)阴茎套导尿管

阴茎套导尿管经常用于行动不便的男性老年人，又称外导尿管、密闭式导尿管或尿套。阴茎套导尿管是一个柔软的能够套在阴茎上面的护套，导管连接阴茎套导尿管和尿袋，许多男性老年人都更偏爱使用腿置尿袋(图 3–3–13)。

使用阴茎套导尿管需要遵守产品说明书操作。用肥皂和清水彻底地清洗阴茎，然后将其擦干再使用。

弹力胶带能够固定阴茎套导尿管。使用弹力胶带固定导尿管，在阴茎的大小改变时，弹力胶带会随之拉伸，使血液流向阴茎。不要使用胶带固定阴茎套导尿管，因为胶带不能伸缩，会中断阴茎的供血，从而损伤阴茎。

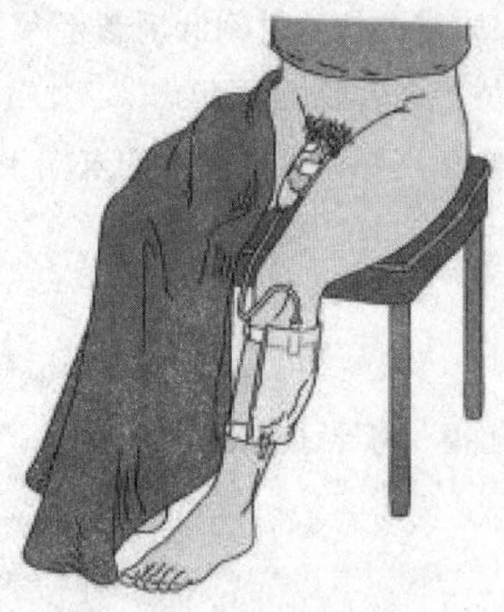

图 3-3-13 将阴茎套导尿管连接在腿置尿袋上

1. 使用阴茎套导尿管的指南

为老年人摘下或使用阴茎套导尿管前,护理员需要了解以下几点。

- 阴茎套导尿管型号的选择——小号、中号或大号。
- 注意更换时间。
- 使用腿置尿袋还是常规引流系统。
- 报告和记录的内容:

  ——阴茎是否发红或肿胀;

  ——尿液的颜色、透明度、气味和沉淀物。

2. 使用阴茎套导尿管的注意事项

如果老年人的阴茎红肿、刺激或出现皮肤破裂的迹象,则不要使用阴茎套导尿管。如果护理员对阴茎套导尿管的使用方法并不熟悉,请专业护士为护理员演示正确的使用步骤,然后让护士观察护理员的操作步骤是否有错误或漏洞。

阴茎中的血液必须流动顺畅,所以必须使用螺旋状的弹力胶带固定。尿液也许包含细菌和血液,注意清洁和消毒。

3. 使用阴茎套导尿管的步骤(表 3-3-10)

表 3-3-10 使用阴茎套导尿管的步骤

• 向老年人解释操作步骤
• 洗手
• 准备下列物品:
——阴茎套导尿管
——弹力胶带
——尿袋和腿袋
——尿袋帽
——装有热水的水盆
——肥皂
——毛巾
——浴毯
——手套
——防水垫
——纸巾
• 将纸巾和所需用品放在床头桌上
• 保护老年人隐私,拉上遮蔽帘
• 根据人体力学原理升高床位,如果使用床栏的话,升起床栏
• 将防水垫放在老年人的臀部下方
• 将尿袋挂在床架上,或悬挂腿置尿袋,为其夹上夹子
• 露出老年人的阴茎

(待续)

表 3-3-10(续)

• 戴上手套
• 提供会阴护理,检查阴茎是否出现红肿或溃疡
• 紧握住阴茎,将其套在阴茎套导尿管里,使阴茎和阴茎套导尿管的末端间距 3 厘米
• 使用弹力胶带固定阴茎套导尿管,弹力胶带要螺旋状缠绕阴茎(图 3-3-14)。不要将胶带缠绕阴茎一周
• 将阴茎套导尿管和引流管连接,并将多余的导管在床上打圈,然后固定到床垫上,或使用腿置尿袋

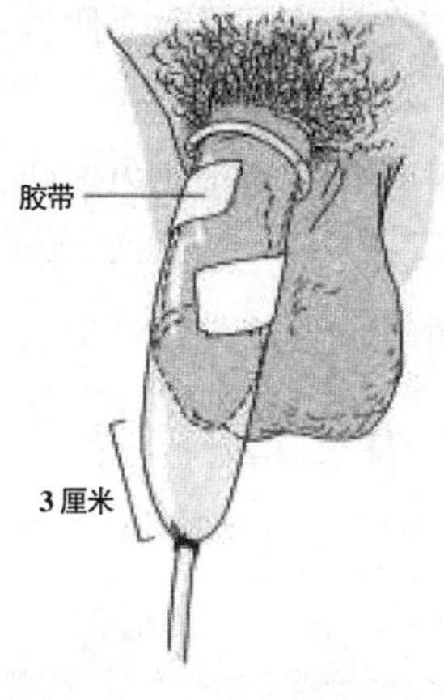

图 3-3-14　将阴茎套在阴茎套导尿管里

五、膀胱训练

膀胱训练能够帮助尿失禁的老年人,一些老年人移除导尿管后需要进行膀胱训练,目的是控制排尿。控制膀胱能够促进舒适感,提高生活质量,也能够增加老年人对健康的自信心。护理员需要按照指示,协助老年人进行膀胱训练。

训练膀胱的两种基本方法如下:

• 使用厕所、室内便器、便盆和尿壶的老年人应定时排尿,一般为老年人提供 15~20 分钟的时间排尿,遵守正常排尿的原则,如果可能的话,让老年人使用正常排尿的体位。

• 老年人佩戴导尿管时,通常采用用夹子夹闭导尿管的方式阻止尿液排出,以达到训练膀胱的目的。最开始的时候,通常夹闭 1 个小时,过一段时间,夹 3~4 个小时。夹子拿下去时,尿液会随之流出。导尿管移除后,鼓励老年人每 3~4 个小时排尿一次。

第四节　排便

排便是基本生理需求,常常受很多因素影响,包括环境、习惯、年龄、饮食、运动、饮水和药物。因此,排便很容易出现问题,促进正常排便是十分重要的,护理员需要协助老年人满足他们的排便需求。

胃肠道是消化系统的一部分,排便指的是将废物从胃肠道中排出的过程。食物和液体通过口部摄入,通过胃部消化,被消化的食物和液体形成食糜。

食糜通过胃部进入小肠,营养物质会进一步地消化和吸收,然后食糜进入大肠(大肠或结肠),液体会被吸收,于是食糜的水分减少,变成固状。粪便指的是需要通过肛门排出体外的大量结肠中的半固体废物。

粪便随着肠道的蠕动而移动,肠道蠕动是肠道肌肉收缩和舒张的交替过程。粪便通过大肠移动到直肠,储存在直肠里,直到排出体外。排便是将直肠中的粪便通过肛门排出体外的过程。

一、正常排便

有的老年人每天都需要排便，有的老年人每2~3天排便一次，也有的老年人每天排便2~3次。许多老年人在早餐后排便,也有的老年人在晚餐后排便。

粪便通常是棕黄色的,胃出血和小肠出血会导致黑色或柏油色的粪便,降结肠出血和直肠出血会导致红色的粪便。食用甜菜也会导致粪便呈红色,大量摄入绿色蔬菜会导致粪便呈绿色。疾病和感染会导致粪便呈灰色、白色、苍白、橘色或绿色。

粪便在正常情况下是柔软的、成形的、湿润的,形状和直肠一样,并且伴有由于肠内细菌作用导致的正常气味,某些食物和药物也会导致气味异常。

护理员对粪便的观察对护理过程很有帮助，因此护理员需要在处理粪便前先仔细地观察如下要点,如果发现粪便异常,则需要化验。

- 颜色。
- 分量。
- 稠度。
- 形状。
- 排便频率。
- 老年人排便时是否伴有疼痛或不适。

二、影响排便的因素

(一)对正常排便的影响因素

许多因素会影响排便的频率、稠度、颜色和气味。使用正确的护理步骤满足老年人的排泄需求时,会考虑到这些因素,从而使老年人能够正常排便。

- 环境。排便属于私密行为,其气味和声音都令人尴尬。许多老年人急切需要排便时,会因缺少私密空间而放弃,也有的老年人会因周围有他人在场,而抑制住对排便的欲望。
- 习惯。许多老年人习惯早餐后排便,特别是当老年人做完一些令人放松的活动后,例如喝热饮、看书和散步,因为这些活动都能够使人放松,当老年人感到放松,不再紧张时,排便往往会更加容易。
- 饮食。平衡膳食和食量对于排便而言是很重要的。高纤维的食物会留下残渣,促进胃肠蠕动。水果、蔬菜、全谷类食品、面包都是高纤维食物。牛奶和奶制品会导致某些老年人便秘或腹泻,巧克力和其他食物也可能导致类似的情况。辛辣的食物会刺激肠胃,导致便频或腹泻。产气食物会刺激胃肠蠕动,从而导致排便,包括洋葱、豆子、卷心菜、菜花、萝卜和黄瓜。

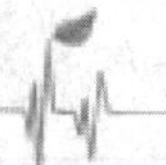

• 液体。粪便含有液体。粪便的稠度取决于水分在结肠中被吸收的多少。液体的摄入量、尿液的排出量和呕吐也决定着粪便的稠度。当大量的水分被吸收或液体摄入不足时,粪便会变得干燥和坚固。干结的粪便在结肠中移动很慢,往往会导致便秘。每天喝 6~8 杯水能够促进正常排便。诸如咖啡、茶、热苹果汁和热水等热饮也能够增加胃肠的蠕动。

• 活动。运动和活动能够维持肌肉张力并刺激胃肠蠕动,而不活动和卧床往往会导致异常排便和便秘。疾病、手术、受伤和年迈经常会导致老年人不能活动。

• 药物。药物能够防止便秘或控制腹泻,但是有的药物的副作用会导致腹泻或便秘。缓解疼痛的药物经常会导致便秘。用于抗感染的抗生素杀死结肠中的病菌,同时也杀伤正常菌群,造成菌群失调则会导致腹泻,因为正常菌群有助于形成粪便。

• 残疾。有的老年人无法控制排便,当粪便进入直肠时,他们就会排便。这样的老年人往往需要进行排便训练。

• 年龄。老年人的肠道蠕动功能不佳,粪便无力被排出。

(二)影响老年人排便的因素

年龄会导致胃肠系统的改变。老年人的粪便通过肠道的速度减慢,所以容易造成便秘。有的老年人失去了对排便的控制,也有的老年人容易罹患肠肿瘤和肠道疾病。

老年人也许无法完全排空直肠, 他们经常需要在第一次排便的 30~45 分钟后进行二次排便。

许多老年人希望能够每天排便,因为异常排便经常令他们感到担忧。医护人员会引导他们正常排便。

(三)舒适和安全的排便

护理计划含有满足老年人排便需求的措施,包括饮食成分、饮水量适当和运动等。遵照表 3–4–1 中促进舒适和安全排便的措施。

表 3–4–1　舒适和安全排便

• 协助老年人移动到卫生间或室内便器,或者尽快为老年人提供便盆
• 如果可能的话,将室内便器放在卫生间的坐桶上,将老年人移动到卫生间排便,从而保护老年人的隐私
• 保护老年人隐私,让访客离开房间,关上房门或使用屏风
• 确保便盆温暖
• 调整老年人的体位至正常坐位或蹲位
• 为老年人盖上衣物,保暖并保护隐私
• 为老年人提供足够的排便时间
• 将呼叫器和卫生纸放在老年人手边
• 如果老年人可以自行排便的话,护理员需要离开房间

(待续)

表 3-4-1(续)

● 如果老年人大便失禁,护理员需要定期安排老年人排便
● 为老年人提供会阴护理
● 及时地清除粪便,减少异味,防止细菌的传播
● 协助老年人便后洗手

三、排便的异常问题

排便的常见问题包括便秘、粪便嵌塞、腹泻、大便失禁和胃肠胀气。

(一)便秘

便秘是大便干结难以排出的表现。一般认为48小时内没有排便,即是便秘。有时也需要根据个人的习惯进行判断。老年人通常努力排便,而粪便往往又粗又干,这样的粪便通过肛门时,老年人会感到疼痛。当粪便在肠内移动过慢时,就会发生便秘,因此需要大量地喝水。便秘的常见成因包括低纤维饮食、抑制排便欲望、液体摄入量少、不活动、药物、年龄和某些疾病。改变饮食、饮水、活动、药物和灌肠能够防止或缓解便秘。

(二)粪便嵌塞

粪便嵌塞指的是粪便长期滞留并积聚在直肠中,无法排出。粪便往往干结,呈油灰状。如果便秘无法得到缓解,则会导致粪便嵌塞。老年人无法排便,干结粪便中的水分会被吸收,液体粪便则通过直肠中大量的干结粪便,从肛门中流出。

老年人往往多次尝试排便,因此会导致腹部不适、恶心、肠痉挛、肛周疼痛等问题。护理员需要向专业人士报告这些迹象和症状。

为了检查嵌塞问题,会为老年人进行直肠指检。用涂抹润滑剂的、戴着手套的手指插入老年人的直肠,以触碰干结的粪便(图3-4-1)。能够被触碰到的粪便位于直肠的靠下位置,有时粪便位于结肠的靠上位置,则触碰不到。直肠指检经常会使老年人产生排便的冲动,有时医生也会让老年人服用药物或进行灌肠处理粪便嵌塞的问题。

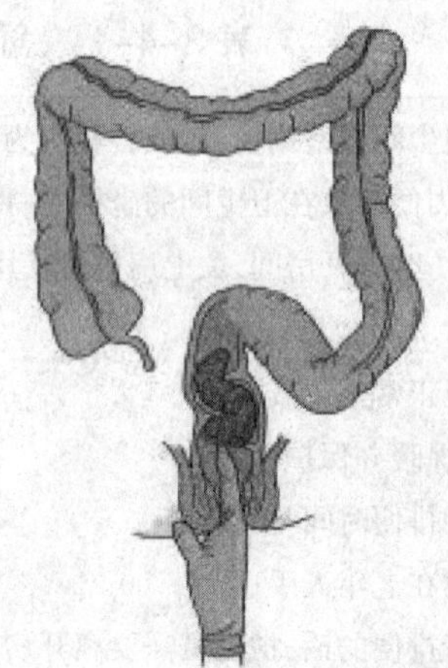

图 3-4-1 食指常用于检查粪便嵌塞,嵌塞的粪便可用戴着手套的手指移除,称为手指去除嵌塞法。手指勾住粪便的一节,一起从肛门中移出,然后将粪便丢弃到便盆中,并根据需要重复此过程。大多数老年人会在此过程中感到不适和尴尬

检查并去除嵌塞的粪便是非常危险的,因为会刺激到直肠中的迷走神经,迷走神经会影响心脏，减慢心率，许多老年人的心率会降低到危险水平。

1. 去除粪便嵌塞的指南及注意事项

护理员为老年人检查并去除嵌塞前，需要先确保了解如下几点：

- 护理员需要确认允许进行此项操作。
- 护理员进行过必要的学习和训练。
- 护理员必须足够谨慎和轻柔，否则会导致直肠出血。护理员可能会接触到粪便，它们可能含有细菌和血液，需要注意卫生与消毒。

2. 移除粪便嵌塞的步骤

老年人肠蠕动乏力，粪便嵌塞需要借助外力排出，因此，移除嵌塞的粪便是必要的（表3-4-2）。

表 3-4-2　移除粪便嵌塞的步骤

• 首先检查粪便嵌塞的情况，确认需要帮助移除
• 检查老年人的脉搏、脉率和节律
• 让老年人侧卧位，露出老年人的肛门部位
• 将护理员戴着手套的食指涂抹上润滑剂
• 让老年人用嘴深呼吸
• 当老年人深吸气的时候，将戴着手套、涂上润滑剂的手指插入老年人的肛门
• 护理员用食指勾住一块粪便将手指和粪便一起移出
• 用卫生纸清洁护理员的手指，将卫生纸丢弃到便盆中
• 根据需要继续使用润滑剂
• 重复移出粪块，直到护理员的手指感受不到粪便
• 使用护理员干净的那只手检查老年人的脉搏，记录脉率和节律。如果脉率变慢或节律异常，立刻停止此步骤
• 使用卫生纸清洁老年人的肛门部位，必要时用温水清洗
• 摘下手套，洗手，安排老年人恢复到原来的体位
• 清空便盆，并为其清洗消毒

（三）腹泻

腹泻指的是频繁地排泄液体粪便。粪便快速地流经肠道，减少了液体吸收的时间，因此老年人会迫切地需要排便。有的老年人不能及时到达卫生间，就会发生腹部绞痛、恶心和呕吐。腹泻的成因包括感染、某些药物、摄入刺激性食物、摄入含有细菌的饮食等。

1. 护理腹泻老年人的操作要点

护理员需要按照如下要点操作：

- 及时协助老年人进行排便。

• 及时处理粪便,防止异味和细菌的传播。

• 提供良好的皮肤护理。液体粪便会刺激皮肤,经常使用卫生纸擦拭也会伤害肛门周围的黏膜、皮肤,最好用温湿巾擦拭。

2. 腹泻对机体的影响

腹泻过程中水分的流失会导致脱水,脱水指的是组织中的水分流失过多。老年人在脱水的情况下,会脸色苍白、皮肤干燥、出现舌苔、少尿、口渴、无力、头晕和头脑混乱,还会出现一些严重的迹象,比如血压下降、脉搏加速和呼吸加快,甚至会发生死亡。为了满足老年人的液体需求,需要静脉补充水分。

细菌往往会导致腹泻,所以预防胃肠道感染是十分重要的。接触老年人的粪便时,注意卫生和消毒。

(四)大便失禁

大便失禁指的是无法通过肛门控制粪便和气体的排泄,成因包括如下几点:

• 肠道疾病。

• 神经系统疾病和损伤。

• 腹泻。

• 某些药物。

• 患有心理健康问题或痴呆症的老年人可能意识不到排便的需求。

1. 护理大便失禁老年人的要点

大便失禁会影响老年人的情绪,比如无奈、尴尬、愤怒和耻辱,因此护理员需要为老年人完成如下几点:

• 排便训练。

• 餐后和每 2~3 小时协助老年人排便。

• 使用大便失禁的护理产品,从而保持衣服和床单的清洁。

• 进行良好的臀部皮肤护理。

2. 老年人大便失禁的特点

许多老年人都会腹泻,也许会把粪便沾染到身上。有的老年人意识不到排便,有时排尿时也会有粪便排出。此时,应该根据情况注意观察并及时查看。如果因为大便失禁造成脱水,则需要补充水分,严重时需要静脉输液。

(五)肠胃胀气

胃部和肠道内通常会存在气体,它们通过口腔(嗳气和打嗝)和肛门(屁)排出体外。肠胃胀气指的是胃肠内形成的大量气体,成因包括如下几点:

• 进食时咽入空气,包括嚼口香糖、进食速度快、使用吸管喝饮料、喝碳酸饮料等,紧张或焦虑的老年人喝水时也可能吸入大量空气。

- 肠道内的细菌发酵产生。
- 产气食品，包括洋葱、豆类、卷心菜、菜花、萝卜等。
- 便秘。
- 肠道手术和腹部手术。
- 减少肠道蠕动的药物。

如果气体无法排出体外，肠道就会膨胀，也就是说，肠道会因气体的压力膨胀扩张，随之开始腹部绞痛、钝痛、气短、腹胀等。腹胀是老年人的常见问题，散步、在床上移动和左侧卧位可以使老年人排气。医生也许会通过灌肠、药物或直肠插管，以缓解胀气。

四、排便训练

排便训练的目标有如下两个：

- 控制自主排便。
- 养成规律排便的习惯，从而防止粪便嵌塞、便秘和大便失禁。

三餐，特别是早餐，能够激起排便的冲动。老年人排便的时间通常要记录下来，这个时间需要为老年人提供卫生间、室内便器或便盆。促进排便的因素包括高纤维饮食、增加体液的摄入、饮用热饮、活动。

医生会为老年人使用栓剂刺激排便。栓剂是圆锥状的固体药物，将其插入到肛门后，它会因体温而融化。一般老年人插入栓剂 30 分钟后，就会产生便意(图 3-4-2)。

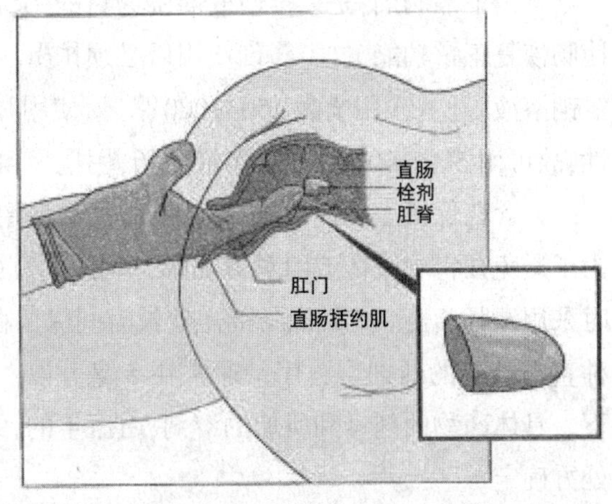

图 3-4-2　将栓剂插入直肠

(一)灌肠

灌肠指的是将液体注入直肠和降结肠的过程，灌肠的目的有如下几个：

- 通便和清洁肠道，缓解便秘，排出粪便嵌塞和胀气。
- 应用低温溶液为高热患者降温。
- 稀释和清除肠道内的有害物质，减轻中毒。
- 某些手术和为诊断、检查或分娩做准备。

为老年人灌肠通便时的安全舒适措施见表 3-4-3。

表 3-4-3　灌肠的安全舒适措施

• 先让老年人自行排便，以增加灌肠过程中老年人的舒适度
• 使用浴用温度计测量灌肠液的温度
• 按照医生的指示，为老年人使用规定分量的灌肠液
• 调整老年人的体位至胸膝位或左侧卧位
• 成人灌肠管插入的深度通常是 8~10 厘米
• 为老年人插入灌肠管前，先使用润滑剂涂抹灌肠管的顶端
• 为老年人插入灌肠管时，如果护理员感到阻力或老年人感到疼痛或出血，立即停止插管
• 成人灌肠袋举起的高度通常是位于肛门以上 30 厘米
• 放缓输入灌肠液的速度，通常 10~15 分钟注入 750~1000 毫升
• 为老年人输入灌肠液时，握住灌肠管
• 根据灌肠液的分量和种类，决定保留灌肠液的时长
• 灌肠时和灌肠后可能随时会排便，灌肠前应当做好排便的准备

1. 灌肠的种类

医生会根据需要使用灌肠液，灌肠液的种类取决于灌肠的目的，主要有大量不保留灌肠、小量不保留灌肠、保留灌肠、清洁灌肠。

2. 常用的灌肠液

• 泻下灌肠剂：是以排便或灌洗为目的，又称清除灌肠剂。主要为清除粪便，减低肠压，使肠恢复正常功能，这类药剂使用后必须排出。常用的有生理盐水、5%软肥皂溶液、1%碳酸氢钠溶液等。一次用量为 250~1000 毫升，使用时必须温热并缓缓灌入。甘油对肠黏膜有刺激性，故可用 50%~60%甘油水溶液灌肠，用量为 40~150 毫升。

• 含药保留灌肠剂：是指在直肠起局部作用或吸收发挥全身作用的液体药剂。很多药物为了避免在胃中破坏或因对胃黏膜有刺激不宜服用。也有的是因为患者处于不能口服给药时采用灌肠给药。此类灌肠剂需较长时间保留在肠中，故又称保留灌肠剂。微型灌肠剂是一种直肠给药的新剂型，用量通常在 5 毫升以下。具体药物的剂量和所加的溶剂，由医生的处方确定。

• 营养灌肠剂：系患者不能经口摄取营养而应用的含有营养成分的液体药剂。也属于保留灌肠剂。常用的有葡萄糖、鱼肝油及蛋白质等液体药剂。

3. 灌肠的操作指南(图 3-4-3)

(1)操作前准备：

• 评估患者的病情、合作程度、肛周情况。

• 根据医嘱准备灌肠溶液及用物：灌肠溶

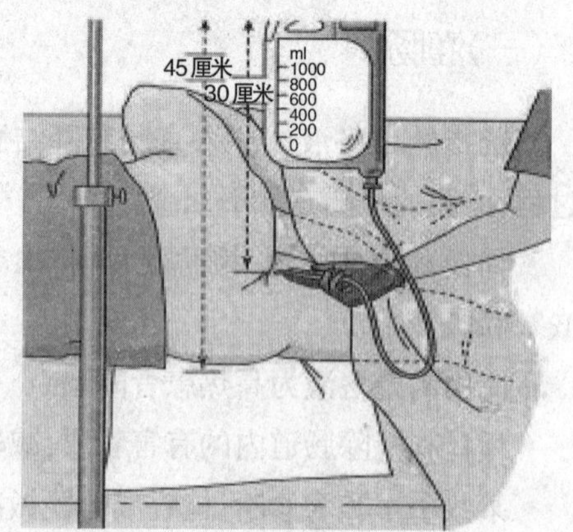

图 3-4-3　注入灌肠剂。老年人取左侧卧位，灌肠袋悬挂在静脉注射架上，距离肛门 30 厘米，床垫上方 45 厘米

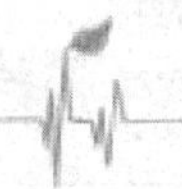

液为 0.1%~0.2%肥皂水、生理盐水。液体量为成人 500~1000 毫升。

• 灌肠液温度以 39℃~41℃为宜，降温时用 28℃~32℃，中暑患者用 10℃左右的生理盐水。

• 关闭门窗，适当遮挡(使用屏风或布帘)。

(2)大量不保留灌肠。目的：解除便秘；降温；为某些手术、检查做准备；稀释并清除肠道的有害物质，减轻中毒。

①操作前准备：

• 了解老年人的合作程度、肛周情况。

• 根据医嘱准备灌肠溶液及用物：灌肠溶液为 0.1%~0.2%肥皂水、生理盐水。液体量为成人 500~1000 毫升，温度以 39℃~41℃为宜，降温时用 28℃~32℃，中暑患者用 10℃左右生理盐水。

• 关闭门窗，适当遮挡。

②操作步骤：

• 备齐用物携至床边，向患者解释，嘱其排尿，屏风遮挡。

• 患者取左侧卧位，双膝屈曲，露出臀部，垫治疗巾及橡胶单于臀下，弯盘放于臀边。

• 挂灌肠筒于架上，液面距肛门 40~60 厘米，润滑肛管，连接玻璃接管，并排气，夹紧肛管。

• 将肛管轻轻插入直肠 7~10 厘米，松开夹子，使溶液缓慢灌入。

• 观察液体灌入情况，如灌入受阻，可稍移动肛管；有便意时，适当放低灌肠筒，并嘱患者深呼吸。

• 液体将流完时，夹紧橡胶管，用卫生纸包住肛管拔出，放弯盘内，擦净肛门。嘱患者平卧，保留 5~10 分钟后排便。

• 清理用物，并做好记录。

③注意事项：

• 掌握灌肠的温度、浓度、流速、压力和液量，溶液不得超过 500 毫升，压力要低(液面距肛门不超过 30 厘米)；降温灌肠应保留 30 分钟后排出，排便后 30 分钟测体温，并记录。

• 灌肠过程中注意观察患者反应，若出现面色苍白、出冷汗、剧烈腹痛、脉速、心慌、气急等，立即停止灌肠并通知医生进行处理。

• 禁忌证：急性腹痛、消化道出血、严重心血管疾病等不宜灌肠。

• 操作时尽量少暴露患者肢体，保护患者自尊心，并防止受凉。

• 肝性脑病患者禁用肥皂水灌肠；充血性心力衰竭患者或钠水潴留患者禁用生理盐水灌肠。

(3)小量不保留灌肠(图 3-4-4)。目的：软化粪便，解除便秘，排出积气，用于腹部或盆腔手术及危重、老幼患者及孕妇等。

①操作前准备：

• 评估患者、环境准备同大量不保留灌肠。

• 根据医嘱准备灌肠溶液及用物。溶液温度为38℃。选用灌肠溶液通常为50%硫酸镁30毫升、甘油60毫升、温开水90毫升,或选用油剂,即甘油或液状石蜡50毫升加等量温开水;或各种植物油120~180毫升。

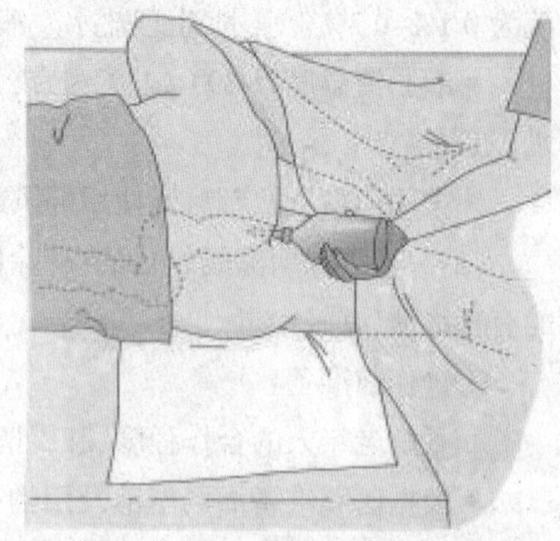

图3-4-4　小容量灌肠管插入肛门深度为5厘米

②操作步骤:

• 备齐用物至病床边,患者准备及环境准备同大量不保留灌肠。

• 润滑肛管,将注洗器接于肛管,排气并夹紧肛管,插入肛管7~10厘米,放松夹子使溶液全部流入。灌毕再注入温开水5~10毫升。

• 捏紧肛管并拔出,嘱患者保留10~20分钟后再排便。

• 整理病床,清理用物并记录。

(4)保留灌肠。目的:镇静、催眠及治疗肠道感染。

①操作前准备:

• 评估患者的病情、心理状态、合作程度等。

• 根据医嘱准备灌肠溶液,一般镇静催眠用10%水合氯醛;肠道抗感染用2%小檗碱、0.5%~1%新霉素或其他抗生素等。灌肠液量不超过200毫升。温度为39℃~41℃。

• 关闭门窗,适当遮挡。

②操作步骤:

• 备齐用物携至患者床边,嘱患者先排便、排尿。

• 取适当卧位,臀部抬高10厘米。

• 嘱患者深慢呼吸,轻轻插入肛管15~20厘米,液面距肛门不超过30厘米,缓慢灌入药液。

• 拔出肛管后嘱患者至少保留药液1小时以上。

• 整理病床,清理用物,观察患者反应和疗效,做好记录。

③注意事项:

• 肛门、直肠、结肠等手术后患者,排便失禁者均不宜做保留灌肠。

• 肠道疾病患者在晚间睡眠前灌入为宜。

• 慢性菌痢取左侧卧位;阿米巴痢疾取右侧卧位。

(5)清洁灌肠。目的:彻底清除滞留在结肠中的粪便。常用于直肠、结肠检查和手术前做肠道准备。

①用物:同大量不保留灌肠。

②方法:清洁灌肠即反复多次地大量不保留灌肠。首次用肥皂水,以后用生理盐水,直至排出液清洁无粪块为止。注意灌肠时压力要低,液面距肛门高度不超过40厘米。

五、肛管排气

肛管需要插入老年人的肛门，从而缓解肠胃气胀和肠道扩张，使粪便容易排出。

对成人而言，肛管需要插入肛门 10 厘米，保持 20~30 分钟。此外，肛管可以每 2~3 小时重新插入一次，但是肛门直肠手术后不能使用肛管。

肛管经常会连接气袋或水袋（图 3-4-5）。随着气体的注入，袋子会膨胀。如果为老年人连接的是水袋，随着气体注入水中，水会冒泡。因此，肛管需要连接导管，然后导管连接水袋。

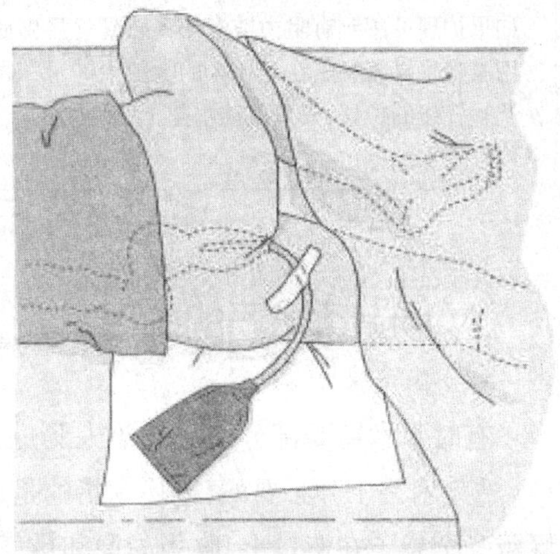

图 3-4-5　插入肛管。肛管插入肛门 10 厘米。固定在大腿上，气袋搁在床上

（一）使用肛管的指南

为老年人插入肛管前，护理员需要了解以下几点。

- 使用肛管的型号。
- 何时插入肛管。
- 将肛管保留在肛门内的时间。
- 将导管连接到气袋或是水袋。
- 报告和记录的内容：
  ——老年人的排气量；
  ——老年人是否疼痛或不适。

（二）使用肛管的注意事项

将肛管缓慢、轻柔地插入肛门，如果感到有阻力或老年人感到疼痛出血时，立即停止操作，通知专业人士来查看情况。

护理员也许会接触到粪便，粪便可能会含有细菌和血液，因此要注意清洁、消毒。

（三）插入肛管的步骤（见表 3-4-4）

表3-4-4　插入肛管的步骤

• 调整老年人的体位至胸膝位或左侧卧位 • 戴上手套 • 将防水垫放在老年人的臀部下方

（待续）

表 3-4-4(续)

• 露出老年人的肛门部位 • 在导管上方 10 厘米的部分涂抹润滑剂 • 分开老年人的臀部,露出肛门部位 • 让老年人用嘴深呼吸 • 当老年人呼气时,将肛管插入老年人的肛门,深度约 10 厘米 • 如果护理员感到有阻力或老年人感到疼痛出血时,立即停止操作 • 用胶带将导管粘贴在老年人的大腿上 • 调整气袋的位置,安放在防水垫上 • 恢复原来的体位

六、肠造瘘术后的护理

有时手术需要部分切除老年人肠道,常见原因有癌症、肠道疾病、外伤(刺伤或枪伤)等。造瘘术是十分必要的,造瘘术指的是创造人工开口的手术,开口称为造口。老年人需要佩戴一个袋子在造口上,收集粪便和排气。造口没有神经末梢,因此,造口感觉不到痛苦。当护理员触摸造口时，老年人也不会感到疼痛。

(一)结肠造口术

结肠造口术指的是在结肠和腹壁之间创造开口的手术，将部分结肠与腹壁相连,然后创造一个开口,使粪便和排气通过造口排出，而不是通过肛门。使病变或受伤肠道有更充裕的时间恢复,肠道疾病治愈后,可以再通过手术重新连接肠道。

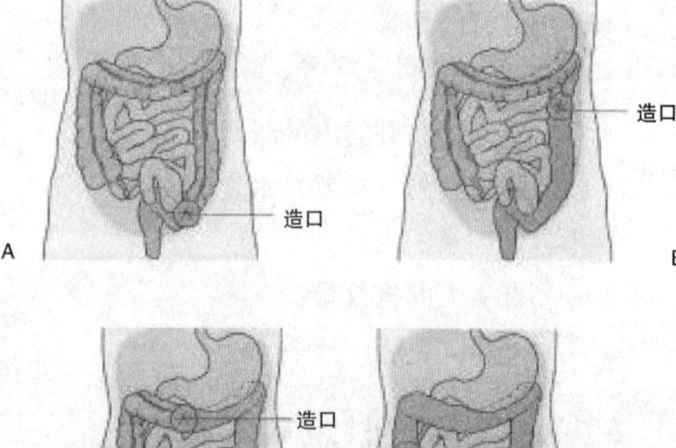

图 3-4-6　结肠造口术的位置

结肠造口术的位置取决于病变的部位(图 3-4-6),而粪便的稠度也取决于结肠造口术的位置。粪便的稠度范围从液体到成形,结肠吸收的水分越多,粪便就浓缩成形。如果结肠造口术的位置靠近结肠的顶端,粪便则是液体状态,如果结肠造口术的位置靠近结肠的末端,粪便则是成形状态。

粪便会刺激皮肤,而皮肤护理能够防止造口周围的皮肤破损。皮肤清洁擦干后,在造口周围放置皮肤保护垫,防止粪便接触皮肤。皮肤保护垫是保护皮肤的一部分。

(二)回肠造口术

回肠造口术指的是在回肠和腹壁之间创造开口的手术。将部分回肠与腹壁相连,然后创造一个开口,整个结肠都被切除(图 3–4–7),液态粪便会不断地从回肠造口中排出,水分不会被吸收,因为结肠已经被切除。小肠内的粪便含有消化液,非常刺激皮肤,所以回肠造口袋必须佩戴正确,以免粪便接触皮肤。此外,还需要良好的皮肤护理。

(三)贮粪袋

贮粪袋的背面附有黏合剂,能够粘到老年人的皮肤上(图 3–4–8)。许多贮粪袋的底部都能通过别针、夹子封闭开口。当贮粪袋中出现粪便时,则需要清空贮粪袋,当其充满气体膨胀鼓起时,也需要打开贮粪袋,打开前需要先用卫生纸擦拭开口处。

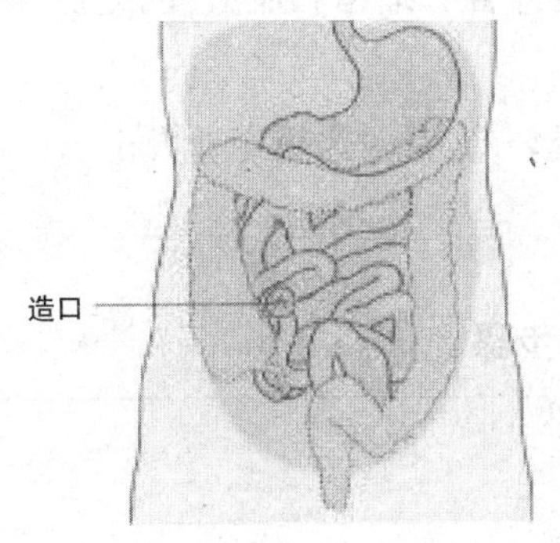

图 3–4–7　回肠造口术,整个结肠被手术切除

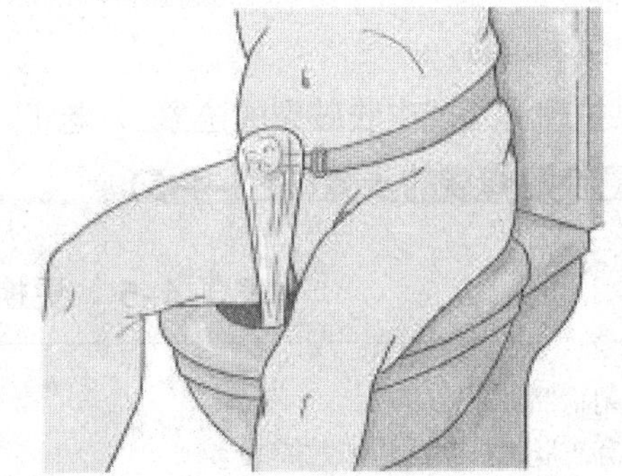

图 3–4–8　贮粪袋固定在造瘘带上。贮粪袋中粪便满时将末端松开,将粪便直接倒入马桶中

贮粪袋需要及时更换,保持清洁。也要保护瘘口周围的皮肤。

防止异味的方法如下：

- 良好的卫生护理。
- 清空贮粪袋。
- 避免摄入产气食物。
- 在贮粪袋中放些除臭剂(专业人士会告诉护理员使用哪一种除臭剂)。

老年人可以穿正常的衣服,但是紧身服装会阻止粪便流入贮粪袋,而且紧身服装会使装有粪便和气体的贮粪袋容易被外人看到,故护理员应建议老年人穿适当宽松的衣服。

进食后肠蠕动会增加,因此贮粪袋在早餐前是空的。也就是说,早餐前排便的可能性很小。如果老年人需要脱下贮粪袋洗澡沐浴,则最好在早餐前完成。更换新的贮粪袋 1~2 小时后,才能进行洗澡沐浴,因为这段时间能使黏着剂紧粘到皮肤上。

1. 更换贮粪袋的指南

许多老年人可以自行安装贮粪袋,也有的老年人需要他人的帮助。当专业人士让护理员为老年人更换贮粪袋时,护理员需要进行过必要的教育和培训。护理员要从专业人士和护理计划中了解以下几点。

- 使用贮粪袋的老年人的手术类型——结肠造口术或回肠造口术。
- 使用什么设备。
- 报告和记录的内容:
  ——是否出现皮肤破裂的迹象(正常的造口是红色的,像黏膜一样);
  ——粪便的颜色、分量、稠度和气味;
  ——老年人是否疼痛或不适。

2. 更换贮粪袋的注意事项

为老年人更换贮粪袋时,可能会接触粪便,粪便中也许含有细菌和血液,因此护理员需要注意卫生和消毒。

如果护理员发现皮肤破裂的迹象,为老年人更换贮粪袋前,及时告诉专业人士。

3. 更换贮粪袋的步骤(表 3–4–5)

表 3–4–5 更换贮粪袋的步骤

• 准备下列物品: ——带有皮肤保护垫的清洁贮粪袋 ——皮肤保护垫(如果不是贮粪袋的一部分的话) ——贮粪袋夹子、别针或细线 ——清洁造瘘专用固定带(如果使用的话) ——纱布或纸巾 ——胶布清除剂 ——棉球 ——便盆 ——防水垫 ——浴毯 ——水盆 ——肥皂或清洁剂 ——贮粪袋除臭剂 ——手套 ——一次性袋 • 保护老年人隐私 • 放下靠近护理员一侧的床栏 • 为老年人盖上浴毯,将床上用品向后折叠几层,放到床脚 • 戴上手套

(待续)

表 3-4-5(续)

• 将防水垫放在老年人的臀部下方 • 将贮粪袋从造瘘专用固定带上拆下,移除固定带 • 轻柔地拆除贮粪袋,撤下皮肤保护垫,将贮粪袋丢弃到便盆里 • 使用纸巾或纱布擦拭造口的周围,清理黏液和粪便,将污染的纸巾丢弃到便盆里,将污染的纱布丢弃进一次性袋里 • 用胶带清除剂将棉球弄湿,擦拭造口周围,从造口向外侧清除遗留的皮肤保护垫 • 盖上便盆的盖子,拿到卫生间(如果老年人使用床栏的话,离开之前为老年人升起床栏) • 估计粪便的分量,注意粪便的颜色、分量、稠度和气味 • 摘下手套,洗手,戴上干净的手套 • 将热水倒入水盆,放在床头桌上,下面垫几张纸 • 根据需要,使用肥皂或其他清洁剂,清洗造口周围的皮肤,冲洗并擦干 • 如果皮肤保护垫和贮粪袋是分离的话,安放皮肤保护垫 • 为老年人佩戴上干净的造瘘专用固定带 • 为新的贮粪袋放入除臭剂 • 撕下贮粪袋背面的胶带 • 将贮粪袋放置在造口的上方,贮粪袋的开口朝下 • 将皮肤保护垫压实,使贮粪袋能够粘在皮肤上,从造口向外侧轻柔地逐渐用力按压 • 保持用力 1~2 分钟 • 将造瘘专用固定带连接到贮粪袋上 • 撤除防水垫 • 摘下手套,洗手 • 将老年人扶到原位

第五节 营养与液体

食物和水是机体基本的生理需求,是维持生命的必需品。食物的数量和质量直接影响着人们的生理健康和心理健康。不良饮食和不良饮食习惯的影响如下:

- 增加感染的风险。
- 增加急慢性疾病的风险。
- 使慢性疾病加重。
- 导致伤口愈合不良。
- 影响机体身心健康,增加事故和受伤的风险。

饮食不但能够给人带来快乐,而且还是和家人朋友社交活动的一部分。家庭或朋友聚餐的质量和场合十分重要,不然则会造成饮食不良。

影响饮食习惯的因素有很多,包括文化、经济及个人喜好。不同民族的饮食习惯略有不同,应加以注意。此外,饮食习惯还包括选择食物、准备食物和提供食物。在满足老年人需求的同时,应考虑到这些因素的影响。

一、消化系统的结构和功能

消化系统分解食物，使其能够被细胞吸收利用，这个过程称为消化。消化系统也称胃肠系统，包括消化道和附属器官。消化道是指从口腔到肛门的通道，主要有口腔、咽部、食管、胃、小肠和大肠。附属器官包括牙齿、舌头、唾液腺、肝、胆囊和胰腺。

消化始于口腔。口腔负责接收食物，并为消化做准备。通过咀嚼，牙齿将食物切断磨碎成小块，以利于吞咽消化。舌头可以辅助咀嚼吞咽。味蕾是舌头上的感觉神经末梢，可以感受甜、酸、苦、辣、咸。唾液腺位于口腔内，负责分泌唾液。唾液可以使食物微粒湿润，有利于吞咽，唾液内含有淀粉酶，可以初步分解淀粉，也是食物消化的开始。吞咽时，舌头会将食物推向咽部。

咽部是一个肌性管道。随着咽肌收缩，吞咽得以继续。咽部的收缩将食物推向食道。食道是一个约 25 厘米长的肌性管道，从咽部延伸到胃。不随意肌收缩称为蠕动，它会通过蠕动将食物从食道推向胃。

胃是肌性囊，位于腹腔的左上方。胃壁肌肉收缩，搅拌食物，从而将食物分解成更小的微粒。胃黏膜中的腺体可以分泌胃液，食物和胃液混在一起形成半液态物质，称为食糜。通过胃的蠕动，食糜从胃进入小肠。

小肠大约 5 米长，分为三部分。第一部分是十二指肠。在十二指肠中，更多的消化液会与食糜混在一起，消化液中的一种就是胆汁。胆汁是一种由肝合成的绿色液体，储存在胆囊之中。此外，由胰腺和小肠分泌的消化液也会与食糜混合。消化液会把食物分解成能够被吸收的物质。

食糜继续蠕动通过小肠的空肠和回肠。小肠上的小突起称为小肠绒毛，它可以吸收消化食物并进入毛细血管。大部分的食物吸收都发生在空肠和回肠里。食糜最后进入大肠，更多的液体会被吸收，而固体废弃物则经肛门排出体外。

二、基本营养

吸收营养是机体摄取、消化、吸收、利用食物和液体的过程。机体的生长修复和维持身体各项功能需要良好的营养供应、合理的平衡饮食和适当的热量摄入。高脂和高热量的饮食会导致体重增加或肥胖，而低热量的饮食则会导致体重减轻。

食物和液体均含有营养物质。营养物质指的是能够被机体摄取、消化、吸收的物质。营养物质可分为脂肪、蛋白质、碳水化合物、维生素、矿物质和水。

脂肪、蛋白质、碳水化合物是机体的主要能量来源。营养物质代谢产生的能量通常以卡路里来计算，卡路里指的是机体燃烧食物获得的能量。以下是营养物质与热量的换算：

- 1 克脂肪=9 卡路里。
- 1 克蛋白质=4 卡路里。

- 1 克碳水化合物=4 卡路里。

(一)饮食指南金字塔

饮食指南金字塔是指人们选择食物的最佳比例，它主要分为以下的层面：

- 面包、谷类、大米、面食。
- 蔬菜。
- 水果。
- 牛奶、酸奶、奶酪。
- 肉类、家禽、鱼类、豆类、蛋类、坚果。
- 脂肪、油、糖。

饮食金字塔建议人们多吃金字塔底层的食物，随着层次的升高，摄入量要逐渐减少，目标是低脂饮食。多吃面包、谷类、大米、面食、水果和蔬菜。牛奶、酸奶、奶酪、肉类、家禽、鱼类、豆类、蛋类、坚果要适量摄取。脂肪、油、糖要少量摄取。

食物需要每天摄入，因为它们含有必需营养素，但是没有哪一种食物或哪一组食物可以涵盖所有身体需求的营养物质。

饮食指南金字塔适用于所有成年人，旨在让人们更加健康。许多疾病都和饮食相关，比如心脏病、高血压、中风、糖尿病及某些癌症。请遵照饮食指南金字塔安排饮食，从而降低患病风险(表 3-5-1)。

表 3-5-1　饮食指南

• 保持健康： ——目标是保持健康的体重 ——每天进行身体锻炼 • 建立健康的基础： ——让饮食指南来指导食物的选择 ——每天都要选择各种谷物，特别是五谷杂粮 ——每天都要选择各种水果蔬菜 ——确保食物安全可食 • 合理选择： ——选择低饱和脂肪、低胆固醇、含少量全脂的食物 ——选择低糖的饮料和食物，从而控制糖分摄入量 ——选择盐分少的食物 ——控制酒量

1. 谷类、薯类及杂豆

谷类包括小麦面粉、大米、玉米等及其制品，如米饭、馒头、烙饼、面包、饼干、麦片等。薯类包括红薯、马铃薯等，可代替部分粮食。杂豆包括大豆以外的其他干豆类，如红豆、绿豆、芸豆等。谷类、薯类及杂豆是膳食中能量的主要来源。建议用量是以原料的生重计算，如面包、切面、馒头应该折合成面粉量计算。米饭、大米粥等应该折合成相当的大米量来计算。

谷类、薯类及杂豆食品的选择应该重视多样化,粗细搭配,适量选择一些全谷类制品。其食入量以老年人的实际情况确定。

2. 蔬菜

蔬菜包括嫩茎、叶、花菜类、根菜类、鲜豆类、茄子、瓜菜类、葱蒜及菌藻类。深色蔬菜是指深绿色、深黄色、紫色、红色等颜色深的蔬菜,蔬菜不但低脂,而且富含纤维、维生素 A、维生素 C、碳水化合物和矿物质。因此,各种蔬菜都需要摄入。建议每天摄入 300~500 克新鲜蔬菜,其中深色蔬菜要占一半以上。

3. 水果

水果富含碳水化合物、维生素 A、维生素 C、钾和其他矿物质。新鲜的水果和果汁是最佳选择,而冷冻和罐头的水果最好是无糖的。凡是加有糖或糖浆的果汁都属于高糖高热量食物。建议每天吃新鲜水果 200~400 克,品种宜多样,根据具体情况选择含糖量、口味不同的水果。蔬菜和水果对身体各有不同的作用,不能相互替代。

4. 肉类

肉类包括猪肉、牛肉、羊肉、禽肉及动物内脏,建议每天摄入量在 50~70 克左右。目前我国居民的肉类以猪肉为主,但猪肉含脂肪量较高,应尽量选择瘦肉或是禽肉。动物内脏有一定的营养价值,但其胆固醇的含量较高,不宜多食用。

5. 水产品类

水产品类包括鱼、虾、蟹等。其营养特点是脂肪含量低,蛋白质丰富,容易消化,是优质蛋白的良好来源,建议每天摄入量为 50~100 克,根据条件可以多吃一些。

6. 蛋类

蛋类包括鸡蛋、鸭蛋、鹅蛋及其加工制品。蛋品的营养价值高。建议每天最少摄入一个鸡蛋的量。

7. 乳品类

乳品类有牛奶、羊奶和马奶,最常见的是牛奶。乳制品包括奶粉、酸奶、奶酪等,不包括奶油、黄油。这组食物富含蛋白质、碳水化合物、脂肪、钙和核黄素。建议每天的摄入量为液态奶 300 克,酸奶 360 克,奶粉 45 克。有条件可以多吃一些。

8. 大豆及坚果类

大豆包括黄豆、黑豆、青豆,其常见的制品包括豆腐、豆浆、豆腐干等。建议每日摄入量为 30~50 克,以蛋白质的量计算,40 克干豆相当于 80 克豆腐干、120 克北豆腐、240 克南豆腐、650 克豆浆。坚果包括花生、瓜子、核桃、杏仁、榛子等。由于坚果的蛋白质与大豆相似,有条件的可吃 5~10 克坚果代替相当量的大豆。如果咀嚼有困难,可以研磨以后食用。

9. 烹调油

烹调油包括各种供烹调使用的动物油和植物油。植物油包括花生油、豆油、菜籽油、芝麻油、调和油等。动物油包括猪油、牛油、黄油。每天烹调油的摄入量在 25~30 克左右。尽量少

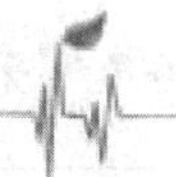

用动物油。烹调油也应多样化，应当经常更换种类，食用多种植物油。

10. 食盐

食盐是人体必需的调味品，健康成年人每天摄入量不应超过 6 克（包括酱油和其他食品中的食盐）。一般 20 毫升酱油中含 3 克食盐，10 克黄酱中含有 1.5 克食盐，如果菜肴中需要用酱油或是黄酱，应按比例减少食盐的用量。对于有高血压、肾脏等疾病的人，对于食盐的用量应当严格控制。

（二）必须营养品

没有哪种食物或哪组食物可以涵盖所有必需营养品。健康平衡的饮食需要摄入金字塔中各层的食物，从而确保充足的必需营养物质的摄入。

• 蛋白质。蛋白质是最重要的营养物质，组织的生长和修复都需要蛋白质，它来自于肉类、鱼类、禽类、蛋类、牛奶、奶制品、谷类、豆类、豌豆和坚果。

• 碳水化合物。碳水化合物能够提供身体所需的能量和纤维素，它们来自于水果、蔬菜、面包、谷物和糖。碳水化合物在消化时会分解成单糖，单糖可被吸收进入血液。纤维素不能被人体消化，它能为肠排泄提供大量的食糜。

• 脂肪。脂肪不但能够提供能量，还能够为食物增味，并帮助机体合理利用某些维生素。它来自于肉类、猪油、黄油、食用油、牛奶、奶酪、蛋黄和坚果。摄入过多的脂肪会被机体囤积起来成为体脂（脂肪组织），使人发胖。

• 维生素。维生素用于维持机体的某些功能。它们不能提供能量，但是机体需要储存维生素 A、D、E、K，而维生素 C 和维生素 B 不会被储存，因为它们需要通过每天的消化吸收获得。某种维生素的缺乏会导致身体出现疾病。表 3–5–2 列举了常见维生素的来源和主要功能。

表 3–5–2　常见维生素的功能和来源

维生素	功能	来源
维生素 A	促进成长；改善视力；促进头发、皮肤和黏膜的健康；抵抗感染	肝脏、绿色蔬菜、黄色蔬菜、鱼肝油、蛋黄、黄油、奶油、全脂牛奶
维生素 B_1（硫胺素）	改善肌肉张力、神经功能、消化系统；促进食欲、正常排泄和碳水化合物的使用	猪肉、鱼类、禽类、蛋类、肝脏、面包、面条、麦片、燕麦、土豆、豌豆、蚕豆、大豆、花生
维生素 B_2（核黄素）	促进成长和眼睛的健康；改善蛋白质和碳水化合物的代谢；促进皮肤和黏膜的健康	牛奶、奶制品、肝脏、绿色叶状蔬菜、蛋类、面包、麦片
维生素 B_3（烟酸）	促进蛋白质、脂肪和碳水化合物的代谢；改善食欲、神经系统功能和消化系统功能	牛肉、猪肉、肝脏、鱼类、花生、面包、谷类、绿色叶状蔬菜、奶制品

（待续）

表 3-5-2(续)

维生素	功能	来源
维生素 B_{12}	促进红细胞的形成、蛋白质的代谢和神经系统的功能	肝脏、肉类、家禽、鱼类、蛋类、牛奶、奶酪
叶酸	促进红细胞的形成、胃肠功能和蛋白质的代谢	肝脏、肉类、鱼类、家禽类、绿色叶状蔬菜、粗粮
维生素 C(抗坏血酸)	促进组织所需物质的形成；改善血管、皮肤、牙龈、骨骼和牙齿的健康；促进伤口愈合；预防出血；抵抗感染	柑橘类水果、西红柿、土豆、卷心菜、草莓、绿色叶状蔬菜、瓜类
维生素 D	促进钙和磷的吸收代谢；促进骨骼健康	鱼肝油、牛奶、黄油、肝脏
维生素 E	促进正常繁殖、红血细胞的形成和肌肉功能	植物油、牛奶、蛋类、肉类、谷物、绿色叶状蔬菜
维生素 K	促进血液凝固	肝脏、绿色叶状蔬菜、蛋黄、奶酪

• 矿物质。矿物质用于身体的多项活动，包括骨骼和牙齿的生长、神经肌肉功能、体液平衡和其他身体活动。表 3-5-3 列举了常见矿物质的主要功能和饮食来源。

表 3-5-3　常见矿物的来源和功能

矿物	主要功能	来源
钙	促进牙齿和骨骼的形成、血液凝固、肌肉收缩、心脏功能和神经功能	牛奶、奶制品、绿色蔬菜、全谷类、蛋黄、干豌豆、豆类、坚果
磷	促进骨骼和牙齿的形成，神经和肌肉的功能，蛋白质、脂肪和碳水化合物的利用	肉类、鱼类、家禽类、牛奶、奶制品、坚果、蛋黄、干豌豆、豆类
铁	红细胞的主要成分，红细胞携带氧，运送到全身	肝脏、肉类、蛋类、绿色叶状蔬菜、面包、谷物、干豌豆、豆类、坚果
碘	甲状腺素的主要成分；促进成长和代谢	加碘盐、海鲜、贝类
钠	促进体液平衡和神经肌肉功能	几乎所有的食物
钾	促进神经功能、肌肉收缩和心脏功能	水果、蔬菜、谷物、肉类、干豌豆、豆类

(三)注意查看食物标签

许多食物包装上都贴有标签,标签上注明食品的总量,各种成分的含量,在食用时,根据老年人的具体情况,安排每餐的采用量。食物标签对于分配膳食比例是重要的参考依据。

三、影响饮食和营养的因素

(一)影响饮食和营养的个体因素

许多因素都影响着营养吸收和饮食习惯。有些因素从婴幼儿期开始,然后贯穿一生,也有的因素是后天发展而成的。

- 年龄。年龄会影响营养的需求和吸收的能力。
- 地域。我国地域广大,不同地区的人有不同的饮食喜好。如南甜北咸东辣西酸;南方人喜好米饭,北方人喜好面食;南方人喜好清淡,北方人喜好油腻,这和地理环境不同有关。
- 经济。收入较低的人常会购买便宜的富含碳水化合物的食物,他们的饮食往往缺乏蛋白质、某些维生素和矿物质。
- 食欲。食欲指的是对食物的欲望。人们会在饥饿时需求食物,在吃饱时胃口感到满足。食物的气味和外观可以激起食欲。在食欲较差时也会进食,厌食可能是由疾病、药物、焦虑、疼痛和绝望的情绪引起。食物如果色香味不佳也会导致没有食欲。
- 个人喜好。每个人对食物的喜好不同,通常会被家里的饭菜口味影响。身体的反应也会影响食物的选择,人们通常会避免导致过敏、恶心、呕吐、腹泻、消化不良及引起不良反应的食物。
- 疾病。生病和康复治疗期间的食欲通常会降低,但是对营养物质的需求会升高。因为机体必须抵抗感染、修复组织、恢复血容量,而且营养物质会因呕吐和腹泻而丢失。有的疾病和药物会引起口腔溃疡,使老年人进食时感到疼痛。牙齿脱落会影响咀嚼食物,特别是咀嚼蛋白质食物。需要长期护理的老年人通常血液循环不良,需有良好的营养搭配,满足不同的疾病需求。

(二)家庭中影响饮食和营养因素的护理要求

护理员可能需要买菜、计划饮食和做饭,所以护理员必须了解饮食指南金字塔、基本营养和食品标签,此外,护理员还需要知道老年人的食物偏好和饮食习惯。例如,有的老年人晚上吃得多,早上、中午吃得少,有的老年人每天都吃一样的早餐。

护理员需要查看老年人饮食计划中允许食用的食物,为老年人准备饭菜时考虑老年人的进食习惯和消化能力。一份好的食谱对于计划和准备饭菜来说非常有用。

护理员需要计划整周的菜单。查看食谱，确保需要的食材能够买到。

正确储存食物。将每日的奶制品、新鲜蔬菜、水果立即冷藏，肉类、家禽、鱼类及当日不用的冷冻食品立即冷冻。干的、袋装的、罐装的及瓶装的食物要分别储存。

(三)养老机构中饮食和营养因素的护理要求

长期护理中心设有如下饮食要求：

- 必须满足每个老年人的营养和饮食需求。
- 老年人必须膳食平衡。食物必须富于营养且味道可口，既不要过咸也不要过甜。
- 食物看起来和闻起来应让人很有食欲，味道香且色泽佳。
- 热的食物必须趁热吃，凉的食物必须在凉的状态进食。保证食物的正确温度。提供膳食时要及时。
- 准备能够满足老年人需要的食物。有的老年人需要切碎、磨碎的食物，有的老年人需要食用医生调配的特殊饮食。
- 每个老年人一天至少用餐三次，根据需要，宵夜也要为老年人提供。

四、特殊饮食

对于营养不良或患病的老年人，医生会指定特殊的饮食计划(表 3-5-5)，可能是为了控制体重，也可能是为了避免某种物质的摄入。

规律饮食、普通饮食、家庭饮食意味着没有饮食的限制。患有糖尿病、心脏病、肾病、胆囊疾病、肝病、胃病、肠病的老年人需要特殊饮食。外伤和褥疮的老年人需要高蛋白饮食促进伤口的康复。老年人和残疾人需要在饮食中加入麦麸，膳食纤维有利于胃肠蠕动。过敏、肥胖和其他疾病的老年人也需要特殊饮食。

控盐饮食和糖尿病饮食十分常见，有咀嚼问题的老年人也许需要供给容易吞咽的饮食。

表 3-5-4　特殊饮食

饮食	适应证	允许的食物
清流食——室温下的液体食物和少量残渣食物，无刺激和不产气食物	术后、急性疾病、感染、恶心、呕吐、准备胃肠道检查	水、茶、咖啡(不添加牛奶或奶油)、碳酸饮料、明胶、果汁(苹果、葡萄、草莓)、无脂肪清汤
全流食——室温下的液体食物或体温下的溶化食物	术后清流食的下一步饮食、胃部不适、发热、恶心、呕吐、咀嚼障碍、吞咽障碍、无法消化固体食物	清流食、水果汁、蔬菜汁、牛奶、奶昔、熟谷物、冰淇淋、果子露、酸奶

(待续)

表 3–5–4(续)

饮食	适应证	允许的食物
半流食——半固体食物，易消化食物	全流食的下一步饮食、咀嚼障碍、胃肠功能紊乱、感染	所有的液体食物，蛋类(非油炸)，切碎的烤肉、熏肉、鱼肉及禽肉，奶酪，乳酪，水果汁，精制面包(无面包皮)，饼干，熟谷物，熟蔬菜，菜泥，无皮无籽的熟的水果或无皮水果罐头，布丁，蛋糕和软饼干
无渣或低渣饮食——在结肠中遗留少量残渣食物	结肠疾病、腹泻	咖啡、茶、牛奶、碳酸饮料、果汁、精制面包和饼干、加入奶油的精制谷物、大米、奶酪、鸡蛋(非油炸)、布丁、蛋糕、蛋羹、冰冻果子露、冰淇淋、蔬菜汁、无皮无籽的熟的水果或无皮水果罐头、土豆(非油炸)、熟蔬菜、面食，禁食生水果及生蔬菜
高纤维饮食——在结肠中遗留残渣和大量纤维，刺激胃肠蠕动	便秘、胃肠道疾病	所有的水果和蔬菜、全麦面包、全谷类、油炸食品、全谷物、大米、牛奶、奶油、黄油、奶酪、肉类
清淡饮食——功能及性状上无刺激、低粗粮食物，适宜温度下的食物，无香料或调料的食物	溃疡、胆囊疾病、肠道疾病、腹部手术后	瘦肉、白面包、加入奶油的精制谷物、奶酪、布丁、蛋糕、饼干、蛋类(非油炸)、黄油、无皮无籽的水果和蔬菜罐头、果汁、土豆(非油炸)、面食、米饭、熟胡萝卜、豌豆、甜菜、菠菜、南瓜、芦笋、蔬菜蛋汤，禁食油炸食品
高热量饮食——卡路里摄入量增加至 3000~4000 卡路里，包括正餐和餐间零食	体重增加、甲状腺素增高	所有规定食物、餐间小吃的大部分食物
低热量饮食——提供充足营养，同时控制热量，从而促进减肥和减少体内脂肪	体重减轻	低脂肪食物、低碳水化合物食物、瘦肉；避免黄油、色拉油、米饭、糕点、碳酸饮料、酒精饮料、糖果、薯片和类似的食物
高铁饮食——含有大量铁的食物	贫血、失血的患者	肝脏、瘦肉、蛋黄、贝类、干果、干豆类、绿色叶状蔬菜、青豆、花生酱、营养面包及谷类
低脂肪（低胆固醇）饮食——脂肪含量低的食物，不添加脂肪的食物	心脏病、胆囊疾病、脂肪消化失衡、肝病、胰腺疾病	脱脂牛奶、乳酪、奶酪、明胶、果子露、水果、瘦肉、家禽、鱼、虾、低脂肪肉汤、脱脂牛奶汤、米饭、面食、面包、谷类食品、蔬菜、土豆
高蛋白饮食——促进组织愈合	烧伤、高热、感染、某些肝脏疾病	肉类、牛奶、鸡蛋、奶酪、鱼类、家禽、面包、谷类食品、绿色蔬菜
低钠饮食——定量控制钠含量	心脏疾病、水肿、肝脏疾病、某些肾脏疾病	水果、蔬菜、无盐黄油；避免食盐调料、高盐食物、咸菜；限制烹饪过程中的食盐使用
糖尿病饮食计划——每天同一时间进食同量碳水化合物、蛋白质和脂肪	糖尿病	根据营养和能量要求安排

(一)控盐饮食

人们平均每天的盐摄入量为 3~5 克,而机体的需求量不超过 2.4 克。健康的人会通过尿液排出多余的钠。

心脏病、肝病、肾病、某些药物和妊娠并发症会导致身体保留多余的钠,这种状况下的人往往需要控盐饮食。盐分会导致身体保留多余的水分,如果身体盐分过高,那么则需要保留更多的水分。这会导致组织肿胀、血容量增加、心脏负荷增加、血压增高。心脏病老年人可能会因为心脏负荷增加,而导致严重的问题或死亡。控盐能够降低体内的钠含量,使身体保留少量的水分。随着组织血管中的水分减少,心脏的负荷也会逐步减轻。医生会要求限制盐分的摄入量,所以护理员可以购买低盐或无盐食物。

表 3–5–5　高盐食物

面包、谷类、大米、面食组	• 咸饼干 • 威化饼干 • 松饼 • 烘焙粉 • 椒盐卷饼 • 加盐的点心
蔬菜组	• 泡菜 • 番茄汁 • 放有奶油或调料的蔬菜 • 用盐腌制的冷冻蔬菜半成品 • 薯条 • 咸菜
水果组	• 没有限制
罐装食物组	• 午餐肉罐头 • 沙丁鱼罐头 • 鲱鱼罐头 • 凤尾鱼罐头 • 金枪鱼罐头

(待续)

表 3-5-5(续)

脂肪、油、糖组	• 沙拉 • 蛋黄酱 • 烤点心
奶制品组	• 乳酪 • 芝士 • 酸奶油制品
肉、家禽、鱼、豆类、蛋类、坚果组	• 腌肉 • 火腿 • 香肠 • 肉皮冻 • 动物内脏 • 咸味爆米花 • 咸的干果 • 花生酱
调料组	• 盐 • 发酵粉 • 嫩肉粉 • 辣酱油 • 黄豆酱、番茄酱、辣椒酱、土豆酱、肉酱、烤肉酱

(二)糖尿病老年人的饮食计划

糖尿病老年人饮食计划是专为糖尿病老年人设计的。糖尿病是由于胰岛素缺乏而导致的慢性病。胰腺产生并分泌胰岛素,胰岛素的主要功能是促进机体利用糖分。没有足够的胰岛素,糖就会在血管内累积,而不能被细胞利用从而转化为能量。糖尿病的治疗通常包括注射胰岛素或口服降糖药,注意饮食并加强锻炼。

营养师和老年人需要共同制订饮食计划,包括如下几点。

• 老年人的个人喜好:饮食习惯、用餐时间、生活习惯。这对限制食物的用量和改变食物的准备方法都十分必要。

• 热量需要:每天都需要摄入等量的碳水化合物、蛋白质和脂肪。

• 规律进食:老年人每天在同一时间用餐。

• 确保老年人的正餐和加餐都在每天的同一时间,因此要保证老年人准时用餐。老年人的吃饭时间规律,能够维持体内的血糖水平稳定。

护理员需要经常查看老年人的饮食情况，及时汇报老年人的饮食情况。如果老年人什么都没吃，就需要给老年人加餐。护士会告诉护理员加餐的菜单，通常不会涉及老年人正餐时未吃的食物。胰岛素的注射量也取决于日常食物摄取量，因此护理员要随时向护士报告老年人饮食习惯的改变。

(三)吞咽困难老年人的饮食计划

吞咽困难指的是老年人在吞咽方面有困难。护理员可以通过更改食物的稠度和浓度从而满足老年人的需求(表 3-5-6)。营养师和护士会共同为老年人决定适当的食物稠度和浓度。

表 3-5-6　吞咽困难老年人饮食

浓度	描述
浓汤、菜泥、果泥	没有块状物，需盛放在盘子上。浓度类似土豆泥
增稠液体	没有块状物，用牛奶、肉汁、肉汤煮成浓汤。根据需要，加入增稠剂(比如一些水果)，不要盛放在盘子里，使用勺子搅拌均匀，盛放在碗里
中等浓度	较以上略稠的食物，无法保持形状，搅拌均匀
高浓度	蜂蜜的浓度。盛一小勺，放在茶杯中，搅拌均匀
酸奶状浓度	酸奶的浓度，可以保持形状，需要使用勺子进食

吞咽缓慢指的是老年人不能摄入足够的食物和水而导致身体不能得到足够的营养物质。不安全吞咽指的是食物进入气道。误吸指的是将液体或物体吸入肺部。

护理员也许需要为吞咽困难老年人喂食。为了保证老年人的安全，护理员必须做到如下几点：

- 了解吞咽困难的迹象和症状(表 3-5-7)。

表 3-5-7　吞咽困难的迹象和症状

• 老年人拒绝食用需要咀嚼的食物 • 老年人吃饭时，食物会从老年人口中溢出 • 食物会使老年人的脸颊鼓起 • 老年人进餐速度慢，尤其是固体食物 • 老年人抱怨食物过硬、难以下咽或有哽咽感 • 老年人在饭前、饭中、饭后咳嗽或窒息 • 老年人吃下的食物发生反流 • 老年人突然猛烈地呕吐 • 食物从老年人的鼻腔流出 • 老年人饭后声音嘶哑

(待续)

表 3–5–7(续)

• 吞咽食物后,老年人说话或呼吸发出漱口声
• 老年人的唾液过多,流口水
• 老年人抱怨经常感到胃灼热
• 食欲下降
• 体重莫名下降
• 老年人出现反复性肺炎

• 调整老年人的头部和颈部,保持正确的位置。

• 根据护理计划为老年人喂食。

• 遵守误吸的预防措施(表 3–5–8)。

• 如果老年人在餐中或餐后出现抽噎、咳嗽、呼吸困难、不正常呼吸、不正常呼吸声的现象,必须及时报告。

表 3–5–8　误吸的预防措施

• 遵守护理计划,协助老年人进食。
• 老年人进食前,调整老年人至半坐体位或协助老年人坐到椅子上。
• 用枕头支撑老年人的颈部、上背部、肩部。
• 老年人进食时,观察老年人是否有误吸的迹象和症状。
• 老年人每次吃完东西后,检查老年人口中、舌头下方和喉咙处是否有食物的残存。如果有,请将食物清除,并向护士或家人报告。
• 饭后调整老年人至半福勒体位或协助老年人坐到椅子上。使老年人维持这个体位至少 1 小时。
• 饭后为老年人进行口腔护理。

五、液体平衡

水是生命之源,水分过多或过少都会导致死亡。水分通过液体和食物摄入,通过尿液、粪便、呕吐物、皮肤出汗和肺部呼吸排出。

液体平衡是健康所需。液体的摄入量和排出量必须保持相等。如果液体摄入大于排出,身体组织会因为水分积聚而肿胀,这种情况通常导致水肿。心脏病和肾病老年人时常发生水肿。脱水指的是机体组织中的水分减少,排出量大于摄入量。常见的脱水原因是水分摄入不足、呕吐、腹泻、出血、出汗和尿量增多。

(一)正常液体需求

成人日需最低水分约为 1500 毫升,大约每日 2000~2500 毫升的液体摄入才能维持正常液体平衡。天气炎热、运动、发烧、疾病及额外的液体丢失，都会使液体需求量增加。

随着年龄的增加，机体的含水量会减少。老年人患病会影响液体的平衡，例如心脏病、肾病、癌症和糖尿病。有的药物会导致身体失水，也有的药物会导致身体保留多余的水分。老年人脱水和水肿的风险很高。

（二）特殊要求

医生可能会对老年人24小时的液体出入量有具体要求，从而维持正常的液体平衡。护理计划中常见的要求有如下几点：

• 鼓励补水。老年人需要饮用大量液体，要求可能是泛指的，也可能是具体规定摄入量。护理员必须记录老年人的液体摄入量，为老年人提供各种不同的液体，并保证液体的温度适当。液体必须按时供应给那些无法自行摄取液体的老年人。

• 限制饮水。液体摄入量被限制在特定范围内，老年人往往只可饮用少量液体，并使用体积较小的容器饮水。护理员必须记录老年人的液体摄入量。老年人需要频繁的口腔卫生护理，从而保持口腔黏膜的潮湿。

• 禁食。老年人不能进任何饮食。手术前后、化验检查前、诊断性操作前和治疗某些疾病中通常会要求老年人禁食。禁食的老年人需要在床头做出标志。此外，老年人需要进行经常的口腔卫生护理，但是老年人不能吞咽任何液体。手术前、化验检查前和诊断性操作前通常需要禁食6~8小时。

（三）记录摄入量和排出量

医生和护士会要求给老年人记录摄入和排出液体量。这不但能够用于评估液体平衡和肾功能，还能够评估并制订治疗计划。当老年人有特殊液体要求时，也要保持记录。

所有经口的液体都要测量并记录，包括水、奶、咖啡、茶、果汁、汤和软饮料。静脉注射液和胃管喂食量也要记录。液体排出包括尿液、呕吐物、腹泻物和创伤引流。

1. 测量摄入量和排出量的方法

• 摄入量和排出量均使用毫升测量。

• 护理员需要知道所用容器的大致体积。

• 测量液体体积的容器叫量筒，用于测量剩余液体、尿液、呕吐物和引流物。它的外形像是量杯，上面标有毫升的刻度(图3–5–1)。塑料尿壶等容器经常刻有许多容量的标记。

• 摄入量和排出量的记录表应该放在床边。当测量摄入量和排出量时，数值可以记录在表里。在规定的时间里相加。

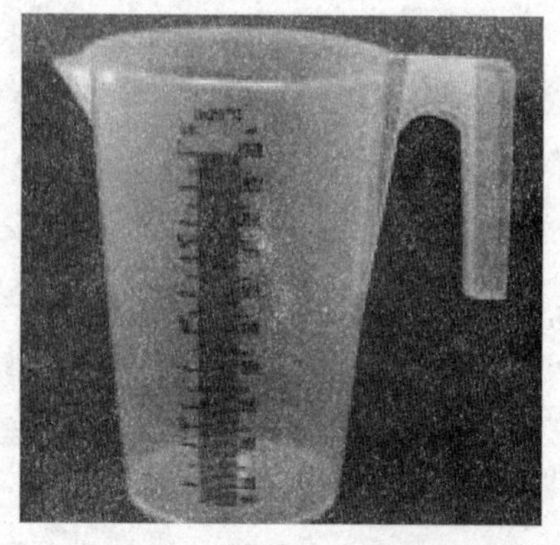

图3–5–1　量筒

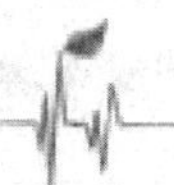

- 护理员需要向老年人解释测量摄入量和排出量的目的和用途。一些老年人测量并记录他们的摄入量，也许会得到家人的帮助。尿壶、便桶、便盆、标本盘都是用来测量排泄物的工具。护理员需要提醒老年人不要去厕所排泄，也不要将卫生纸扔进这些容器中。

2. 测量摄入量和排出量的指南

为老年人测量摄入量和排出量前，护理员需要掌握以下几点。

- 老年人是否需要特殊液体要求，如鼓励补水、限制饮水、禁食。
- 报告测量的时间：每天固定时间的总量。
- 老年人使用排泄用具的大致容积。
- 老年人是否在连续输液，输入多少量。

3. 测量摄入量和排出量的注意事项

尿液也许含有细菌或血液，细菌可以在尿壶、便桶、便盆、标本盘中生长。为老年人处理这些设备时要注意卫生和消毒。

4. 测量摄入量和排出量的步骤(表 3–5–9)

表 3–5–9 测量摄入量和排出量的步骤

准备步骤
• 准备下列物品：
——摄入量和排出量的记录表
——测量用具
——手套
操作步骤
• 戴上手套
• 按照如下步骤测量摄入量：
——将老年人所需液体倒入量筒
——视线平视刻度，得出结果
• 按照如下步骤测量排出量：
——将老年人的排泄物倒入用来测量的量筒
——视线平视刻度，得出结果
• 把液体倒入厕所，避免飞溅
• 冲洗量筒。处理厕所中的液体，把量筒放回到原来的位置
• 清洁冲洗尿盆、粪盆、弯盘及其他容器，把脏水倒入厕所，把容器放回到原来的位置
• 摘下手套，为手部消毒
• 在摄入排出表上记录数值

六、满足食物和液体需求

影响食欲和进食能力的因素主要有身体虚弱、疾病、食物有异味、食物不美观、不舒适的体位、口腔卫生需要、排泄需要和疼痛。

(一)准备食物

护理员需要为老年人准备食物。他们也许会需要先排泄,进行口腔护理,戴义齿、眼镜和助听器。如果他们有失禁的情况,护理员还要保证他们的清洁与干燥。此外,舒适的体位对进食十分重要。

护理员需要保证食物的色香味俱全,并将令老年人不快的物品移出房间。

1. 准备食物的指南

为老年人准备食物,护理员需要得知如下信息:

- 老年人需要哪些帮助。
- 老年人需要什么类型的口腔卫生护理。
- 老年人是否佩戴义齿。
- 老年人在哪里进餐:床上或座椅上。
- 老年人是否佩戴眼镜或助听器。
- 老年人如何进入餐厅:自行进入或需要他人帮助。
- 老年人是否使用轮椅、助行器或手杖。
- 老年人进餐前,是否需要排泄或护理口腔卫生。

2. 为老年人准备食物的步骤(表 3-5-10)

表 3-5-10　为老年人准备食物的步骤

• 确保老年人的眼镜和助听器摆放正确 • 协助老年人进行口腔卫生护理,确保义齿摆放正确 • 协助老年人排泄,确保失禁老年人的清洁与干燥 • 协助老年人洗手 • 如果老年人在床上进食,遵守如下步骤: ——抬高床头至舒适的位置 ——清洁床头桌,把它调整到老年人前方的位置 • 如果老年人在座椅上进食,遵守如下步骤: ——协助老年人移动到座椅或轮椅上 ——移除床头桌上的物品,清洁床头桌 ——调整床头桌的位置,放在老年人的前方 • 如果老年人在餐厅进食,护理员需要协助老年人移动到餐厅,餐后送回房间

(二)喂饭

虚弱、瘫痪、打石膏及其他身体受限的老年人无法自己进食,护理员需要为这样的老年人喂饭。

护理员必须根据老年人的喜好提供食物,老年人进餐过程中需要喝水,有助于咀嚼和吞咽。

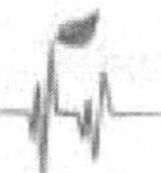

为老年人喂饭时，通常都使用勺子，因为勺子比筷子方便、安全，不易对老年人造成损伤。每勺饭的量应控制在勺子容量的三分之一左右，这有助于老年人咀嚼和吞咽。有些老年人每勺饭的量也许还要更少，护理员必须根据情况操作。

需要喂饭的老年人通常容易生气，而且会觉得难堪和尴尬，甚至有些老年人会拒绝吃饭。护理员要尽可能地让老年人做他们所能做的一切。有的老年人可以用手，护理员则可以让他们拿面包、饼干和点心；有的老年人还可以拿更多的东西，护理员则可以让他们拿牛奶或者果汁，但是不能让他们拿热饮。总之，护理员不能让老年人的行动超出其活动能力，并随时为老年人提供协助，即使他们会把食物洒落，护理员也仍要鼓励他们去尝试。

视力不好的老年人能够辨别到食物的气味，甚至也许能闻出食物的种类。护理员需要告诉老年人托盘上的食物都有哪些，为视力不佳的老年人喂饭。

吃饭可以促进交流，护理员需要将老年人带入愉快的话题中，但是护理员必须留给老年人咀嚼和吞咽的时间。此外，护理员要坐在老年人面前，因为护理员坐着老年人可以更加放松，也表现出护理员有充裕的时间照顾他，而站着交谈会让人认为护理员很赶时间。而且面对老年人，护理员可以看到他的饮食情况，以及是否有吞咽困难。

1. 为老年人喂饭的指南及注意事项

- 老年人需要帮助的原因，以及老年人需要哪些帮助。
- 老年人是否可以使用手指拿食物。
- 老年人的行动限制范围。
- 老年人的饮食限制范围。
- 每勺的饭量：三分之一勺子还是要更少一些。
- 老年人是否患有吞咽困难，如果是的话，需要采取哪些安全措施。
- 报告和记录的内容：
  ——老年人摄入食物的数量和种类；
  ——老年人是否感到恶心，或出现吞咽困难；
  ——老年人是否出现吸入性肺炎的迹象。
- 记住检查食物的温度，滚烫的食物会烫伤老年人。

2. 为老年人喂饭的步骤(表 3–5–11)

表 3–5–11　为老年人喂饭的步骤

• 在老年人的下颌下方至胸部周围放置一条餐巾 • 告知老年人托盘上都有些什么 • 准备要吃的食物，按照老年人的个人偏好和护理计划的要求为食物调味 • 按照老年人偏好的顺序喂饭，保持液体食物和固体食物的交替，为了安全，使用勺子喂饭(图 3–5–2)，并留给老年人足够的时间咀嚼，不要催促老年人

(待续)

表 3-5-11(续)

• 如果老年人无法使用杯子喝水,则为老年人提供吸管。每样饮品都需要一根吸管,此外,为虚弱的老年人准备的吸管要短一些 • 如果老年人患有吞咽障碍,则根据护理计划操作。一些患有吞咽障碍的老年人不能使用吸管。很多浓稠的饮品需要使用勺子饮用 • 用和蔼的方式与老年人交谈 • 鼓励老年人尽量多吃饭 • 使用纸巾为老年人擦嘴 • 记录老年人的饭量和所吃食物种类 • 如果有需要的话,记录老年人的摄入量 • 戴上手套,协助老年人清洁口腔并洗手

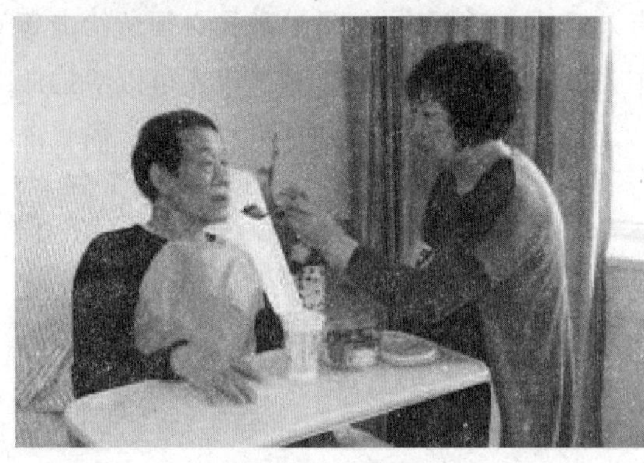

图 3-5-2 用勺子喂饭

(三)餐间饮食

常见的餐间饮食有饼干、牛奶、果汁、蛋糕、蛋羹。为老年人喂餐间饮食时,需要遵守同样的步骤。

(四)提供饮水

护理人员每次换班时, 都需要为老年人更换新鲜的水,换班之外的时候,如果老年人的水罐空了,护理员也需要为其续好水。在此之前,护理员需要了解老年人对液体的需求。护理员需要根据护理步骤为老年人提供饮水。

细菌可以通过水杯和水罐传播,因此护理员需要按照如下要点操作,防止细菌传播:

- 确保水罐贴有老年人名字的标签、房间号和床号。
- 不要触摸水杯或水罐的内侧或是边缘处。

七、满足特殊需要

许多老年人因为疾病、手术、外伤而无法进食,医生会采取相应的措施满足他们对食物和液体的需求。

(一)肠内营养

不能咀嚼吞咽的老年人通常需要肠内营养。肠内营养指的是通过胃肠导管给老年人输入营养,护理员将配好的营养液输入喂养管。

- 鼻胃导管。医生或护士将导管通过鼻子插入胃中(图 3-5-3)。

• 鼻空肠导管。医生或护士将导管通过鼻子插入到小肠(十二指肠或空肠)(图 3–5–4)。

• 胃造瘘管。通过手术在胃上造口,将胃导管插入其中(图 3–5–5)。

• 空肠造瘘管。通过手术在空肠中造口,将导管插入其中(图 3–5–6)。

• 经皮内镜下胃造瘘管。医生使用内镜,经皮穿刺进入胃,将导管通过这个路径插入胃。内镜是从老年人口腔经食管插入到胃。穿刺针是通过皮肤穿刺到胃。导管是通过穿刺针插入到胃中(图 3–5–7)。

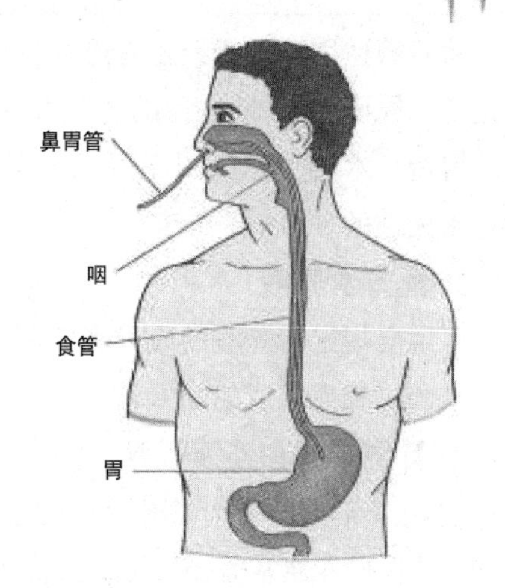

图 3–5–3　鼻胃导管通过鼻子和食道插入胃中

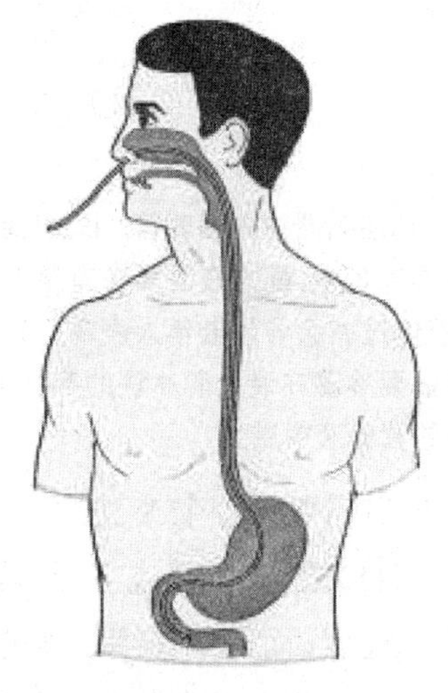

图 3–5–4　鼻空肠导管通过鼻子插入到小肠的十二指肠或空肠

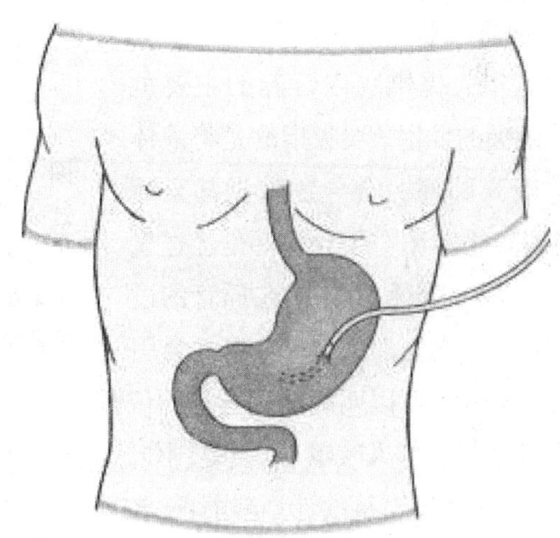

图 3–5–5　胃造瘘管

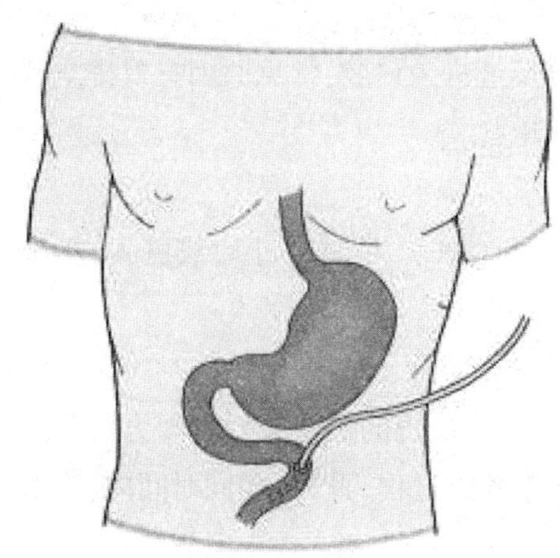

图 3–5–6　空肠造瘘管

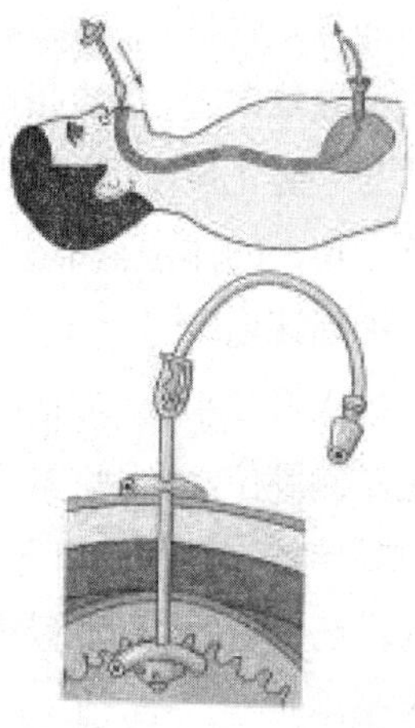

图 3–5–7　经皮内镜下胃造瘘管

营养管适用于不能经正常途径(口腔、食管、胃)获得营养的老年人。头部、颈部和食管肿瘤是常见原因。此外,昏迷的老年人、吞咽障碍的老年人和痴呆的老年人也需要肠内营养。

胃造口术、空肠造口术适用于长期需要肠内营养的老年人。造口可能是暂时性的,也可能是永久性的。

1. 配方营养液

医生会规定营养液的成分和定量。大部分配方营养液均包括蛋白质、碳水化合物、脂肪、维生素和矿物质。成品配方营养液十分常见。有时营养部门也会自己配置营养液。

2. 计划喂养和连续喂养

有的老年人需要计划喂养或连续喂养。计划喂养通常需要每天通过注射器和喂养袋提供四次喂养(图 3–5–8),每次喂养大约输入 230~360 毫升。

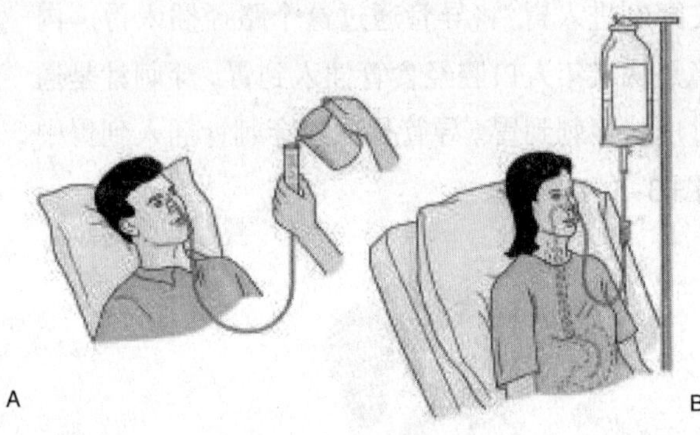

图 3–5–8 A,用注射器注入喂养管。B,将配方液通过喂养袋滴入喂养管中,配方液需要在室温下为老年人输入,因为液体过凉会导致老年人痉挛。有时连续喂养的配方液需要冷藏在装有碎冰块的容器中,因为细菌会在温暖的营养液中滋生

3. 预防误吸

为老年人提供肠内营养的主要危险就是误吸的发生。误吸指的是将液体或固体吸入肺部,会导致肺炎甚至死亡。鼻胃导管和鼻空肠导管都是经过食管,然后进入胃部和小肠。在插管的过程中,导管可能会滑入气道,这就会引起误吸。X 光片可以明确显示导管的位置,因此,插管完成后需要拍一个 X 光片。

导管会因老年人咳嗽、打喷嚏、呕吐、吸痰和体位不适而移位,从胃部或空肠处转移到食管,然后进入气道。每次计划喂养前,护士都会检查导管的位置,而需要连续喂养的老年人,护士会每 4 小时检查一次。此外,护士每次插入注射器和抽走胃肠分泌物时也需要进行检查,并测量分泌物的 pH 值(酸碱度),胃液是酸性,肠液是碱性。护理员在任何时候都不要检查老年人的导管是否移位。

反流也会导致误吸。反流指的是食物从胃部反流进入口腔,常见原因有胃排空延缓和进食过多等。为了防止反流,护理员需要做到如下几点。

- 调整老年人的体位至半坐体位。
- 遵守护理计划中对老年人需要保持此体位的时长:1 小时、2 小时或更久。半坐体位有助于营养液进入胃肠系统,防止误吸。
- 避免左侧卧位,因为此体位会阻碍胃部排空。

用鼻空肠导管和空肠造口导管喂养的老年人发生反流的机会较低,因为营养液是低速率直接进入小肠,消化是食物缓慢地从胃部进入小肠的过程。此外,相同时间内,胃部能够处理的食物多于小肠。

4. 观察

老年人的主要危险是误吸,其他危险还包括腹泻、便秘及胃排空延迟。如果老年人出现下列症状,护理员必须立即报告:

- 恶心。
- 导管喂养时感到不适。
- 呕吐。
- 腹泻。
- 腹胀。
- 咳嗽。
- 老年人感到消化不良或胃灼热。
- 造口周围出现红肿、脓液、恶臭或疼痛。
- 体温升高。
- 出现呼吸困难的症状和迹象。
- 脉率加快。
- 老年人感到胃肠胀气。

5. 舒适措施

导管喂食的老年人通常需要禁食。因此,老年人经常会感到口唇干燥和喉咙肿痛,从而引起不适。一些老年人能够通过食用硬糖或嚼口香糖来缓解症状。此外,老年人需要经常清洁口腔、涂抹护唇膏、冲洗口唇。这些护理在老年人清醒时需每 2 小时进行一次,鼻腔需每 4 小时清洗一次。

通过鼻子插入导管会刺激鼻腔,造成压迫,有时还会改变鼻孔的形状。安全地固定导管可以防止这些问题。使用管夹将导管固定在老年人鼻部,管夹的泡沫垫可以防止鼻腔压迫(图 3–5–9)。无需再使用胶布固定,因为胶布会对鼻部造成额外的刺激。此外,导管也可以固定在老年人的衣服上,护理员需要先把橡皮筋绑到导管上,再用曲别针把橡皮筋别到衣服上,或者用胶布把导管固定到衣服上。

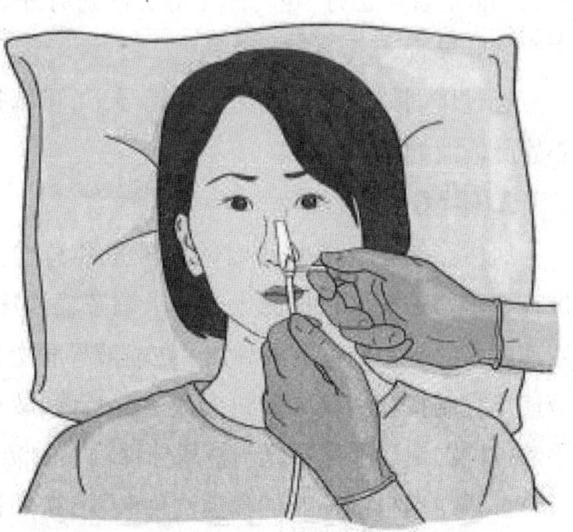

图 3–5–9 将导管固定在鼻部

(二)静脉注射疗法

静脉治疗指的是将液体通过注射器或导管输入到静脉中,又称静脉治疗或静脉输液。医生进行静脉注射疗法的目的如下:

- 当老年人无法口服营养液时,需要

通过静脉为老年人注射营养液。

- 补充由于疾病和外伤导致的矿物质和维生素缺失。
- 注射葡萄糖为机体提供能量。
- 为老年人注射药物或输血。
- 提供营养支持，包括高浓度的钠盐、蛋白质、碳水化合物、维生素和矿物质，有时还会输入脂肪乳，这些需要根据情况由医生确定。

静脉注射疗法用于住院、门诊，以及需要长期护理和家庭护理的老年人。护士会根据医生的要求为老年人进行静脉注射治疗，注射药物、营养物或输血。

1. 注射部位

注射部位可以是周围静脉，也可以是中心静脉。周围静脉注射位置往往远离身体中央(图 3–5–10)，成人常常使用手背、前臂、肘窝的位置。

锁骨下静脉和颈内静脉是中心静脉穿刺注射的部位，它们靠近心脏的位置。医生会将长导管插入中心静脉，导管的头端会插入上腔静脉或右心房(如图 3–5–11)。这个导管称为中心静脉导管或中心线导管。导管通过头静脉或贵要静脉并将头端插入锁骨下静脉或上腔静脉的方式称为经外周静脉穿刺中心静脉置管术。只有医生和经过特殊训练的护士才能完成这个操作。

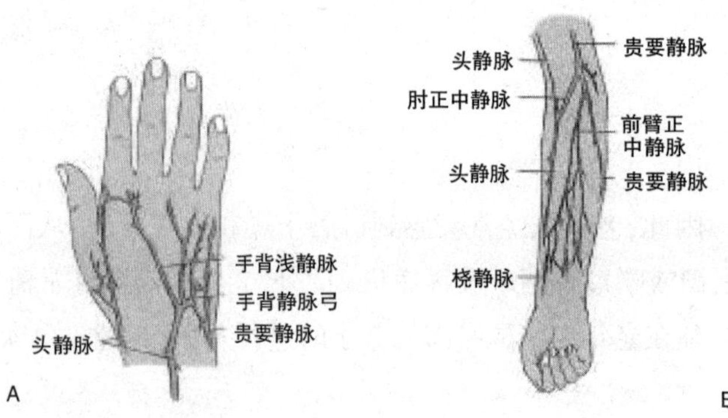

图 3–5–10　周围静脉注射位置。A，手背。B，小臂和肘窝

中心静脉输液用于大量补液和长期静脉注射治疗，也可用于静脉注射对外周血管有刺激的药物。有时外科手术需要插入中心静脉导管。

经过培训的护理员在护士的指导下，可以护理中心静脉输液的患者。

2. 输液速度

医生会对老年人每小时的输液量和总输液时间进行要求。护士会根据医生的要求调节输液速度，输液速度指的是每分钟的液滴数。在输液导管上都有输液速度控制按钮。旋紧按钮输液速度减慢，放松按钮输液速度加快。这样可以调整每分钟输入的滴数。

如果使用自动控制的输液注射装置，按照说明书规定的方法，调动适当的液体滴数就可以了。

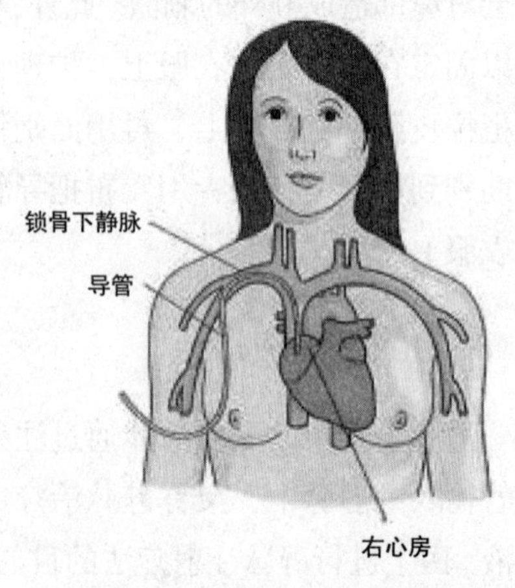

图 3–5–11　中心静脉注射位置

第六节　生命体征的测定

生命体征能够反映人体最基本的三项生理功能，即体温调节功能、呼吸功能和心脏功能。人体生理功能的四项生命体征是：

- 体温。
- 脉搏。
- 呼吸。
- 血压。

一、检测和报告生命体征

人们的生命体征在一定范围内是可以变化的，往往会受到睡眠、活动、饮食、天气、噪声、锻炼、药物、情绪(生气、恐惧、焦虑)、疼痛和疾病的影响。

(一)需要检测生命体征的情况

检测生命体征能够检测正常身体功能的改变，也能够反映老年人的身体对治疗的反应。因此，老年人的生命受到威胁时，生命体征往往能够给出信号。生命体征是护理过程中评估检测的重要部分，需要在以下情况进行检测：

- 体检时。
- 准备入住医院或是健康护理机构时。
- 根据老年人身体状况的需要，决定检测的频率。
- 手术前后的观察。
- 复杂的操作或诊断性测试前后。
- 跌倒或受伤后。
- 药物影响呼吸系统或循环系统时。
- 老年人感到疼痛、眩晕、头晕目眩、虚弱、呼吸急促、心率加快或不适时。

(二)需要报告生命体征的情况

生命体征甚至能够反映出老年人身体状况的微小改变。当护理员检测、记录和报告老年人的生命体征时，数据的准确性是十分必要的。如果护理员不能保证检测结果的准确，可以让护士再检测一次。通常在老年人躺位或坐位且放松的状态下，为老年人检测生命体征，特殊情况除外。一旦出现下列情况，护理员必须立即报告：

- 任何一项生命体征较上一次检测发生明显变化。

• 生命体征高于或是低于正常范围。

生命体征的检测结果需要记录在规定的记录本上。如果老年人需要频繁检测，则可以绘成曲线图，以便于医生和护士对比老年人体征前后的变化情况。

二、体温

体温指的是体内热量，是身体产热和散热的平衡。热量通过细胞代谢食物产生，通过皮肤、呼吸、尿液和粪便散发。体温相对恒定，通常在早晨体温较低，下午和晚上体温较高。体温会受到年龄、天气、锻炼、情绪、压力和疾病的影响。妊娠和月经也会影响体温。体温需要用体温计检测，检测单位通常使用摄氏度。

（一）体温检测的部位

体温检测部位有口腔、肛门和腋窝（腋下），每个部位都有各自的正常范围（表3–6–1）。

表3–6–1　正常体温

身体部位	基线	正常范围
肛门	37.5℃	37.0℃~38.0℃
口腔	37℃	36.5℃~37.5℃
腋窝	36.5℃	35.9℃~37.0℃

1. 口腔温度

口腔温度在下列情况下不能检测：

- 昏迷的老年人。
- 面部、颈部、鼻子或口腔进行过手术或有过损伤的老年人。
- 吸氧老年人。
- 用嘴呼吸的老年人。
- 使用鼻胃管的老年人。
- 精神错乱、焦躁不安、头脑混乱、方向不明的老年人。
- 一侧身体瘫痪的老年人。
- 口腔溃疡的老年人。
- 癫痫的老年人。

另外，老年人的体温低于年轻人，因此口腔温度为37℃的老年人可能已经发烧。

2. 肛门温度

不能检测口腔温度时，为老年人检测肛门温度。如果老年人出现以下情况，不能检测肛门温度：

- 腹泻。
- 患有直肠疾患或损伤。
- 肛门直肠术后。
- 头脑混乱或焦躁不安。
- 心脏病患者。为心脏病老年人检测肛门温度十分危险，因为体温计会刺激肛门内的迷走神经。迷走神经会影响心脏，因此，迷走神经的刺激会减慢心率，使老年人处于危险之中。

3. 腋下温度

腋下温度不如其他部位的温度准确，因此只有在其他部位无法使用时，才为老年人检测腋下温度。

（二）玻璃水银体温计

玻璃水银体温计是中空玻璃管(图 3–6–1)。玻璃管中的物质是水银或非水银混合物，遇热会膨胀上升，遇冷会收缩下降。细长和葫芦形的体温计均用于检测口腔和腋窝温度。肛门体温计的顶端短而粗，且有红色的颜色编码。

1. 玻璃水银体温计的缺点

玻璃水银体温计可重复使用，但是也会出现如下问题：

- 检测需要较长时间，大约 3~10 分钟，取决于检测部位。口腔检测需要 2~3 分钟；肛门检测需要至少 2 分钟；腋下检测需要 5~10 分钟。
- 易于损坏。损坏的肛门体温计会伤害老年人的肛门和结肠。
- 老年人也许会咬坏或损坏口腔体温计，容易割伤口腔，吞食水银会导致水银中毒。

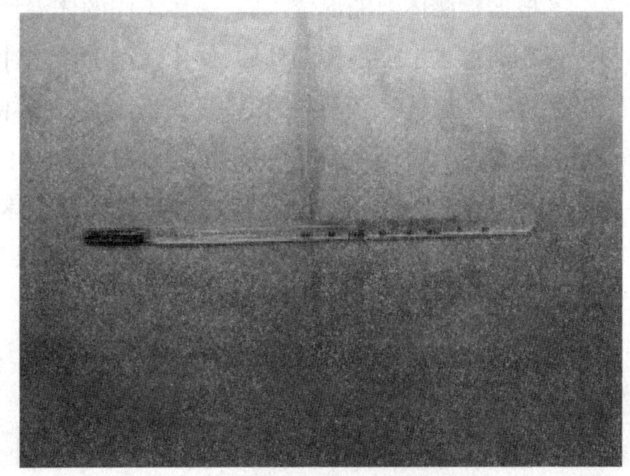

图 3–6–1 玻璃水银体温计

2. 使用玻璃水银体温计的安全提示

如果玻璃水银体温计损坏，需要立即处理。水银是有毒性的液体，不要触碰水银，也不要让老年人接触水银。散落的水银应收集到能够密封的瓶内，集中处理，勿放入垃圾桶里。

3. 读取玻璃水银体温计

摄氏体温计上，每条长线意味着 1 度，刻度范围是 33℃~42℃，每个短线意味着 0.1 刻度(十分之一)(图 3–6–2)。

读取玻璃体温计，请遵守如下要点：

• 握住体温计的尾端，拿到与眼睛水平的位置(图 3–6–3)。

• 慢慢地来回转动体温计，直到可以看到水银或红线。

• 读取最接近的刻度就是当时的体温。

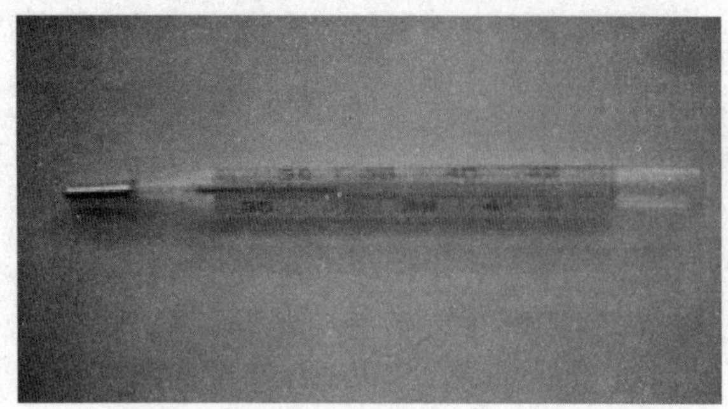

图 3–6–2　摄氏体温计，此时的温度是 37°C

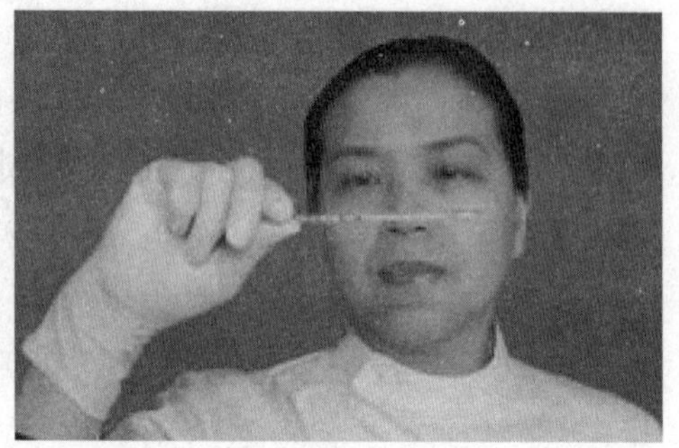

图 3–6–3　握住体温计的尾端，在与眼睛水平的位置读取

4. 使用玻璃体温计的注意事项

为了防止感染，安全地得到准确的检测，请遵守如下要点：

• 根据检测体温的部位不同，采用不同的体温计。

• 在消毒水中浸泡体温计后，使用流动的冷水冲洗，然后用纸巾将其擦干。

• 检查体温计是否断裂、损坏。如果体温计损坏，不得使用。

• 甩落体温计，使玻璃管中的物质流回顶端。握住体温计尾端，站在远离墙、桌子和其他坚硬物体的位置，抖动手腕，直到玻璃管中的物质低于体温计中的最低温度(35℃)(图 3–6–4)。

• 体温计应当每人一支，不得混用，以避免传染疾病。

5. 检测体温

玻璃体温计用于检测口腔、肛门和腋下的温度。

(1)检测各部位温度的特殊措施

• 口腔。玻璃体温计需要放在口腔中 2~3 分钟。

• 肛门。为体温计涂抹适量润滑剂，以便插入肛门并防止组织损伤。握住体温计的尾端，防止它全部进入肛门或损坏折断。玻璃体温计需要放在肛门中 2 分钟，注意遮挡老年人的臀部。

• 腋下。腋下必须干燥，不要在老年人洗澡后检测腋下温度。玻璃体温计需要放在腋下 5~10 分钟。

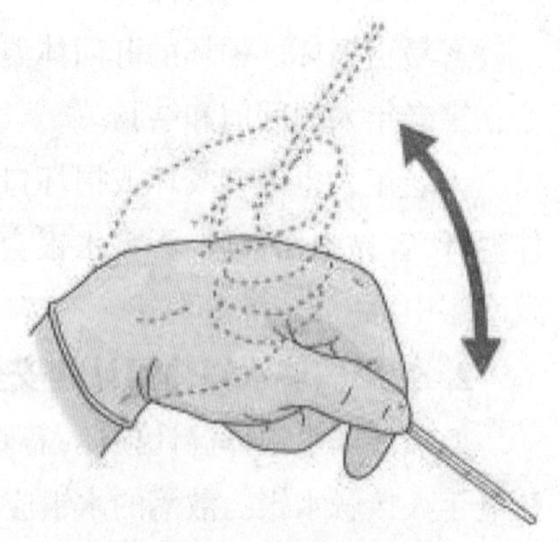

图 3–6–4　抖动手腕，甩动体温计

(2)护理员为老年人检测体温时需要了解的情况

• 检测部位：口腔、肛门或腋下。

• 何时为老年人测量体温。

● 如何报告并记录。

体温计需要放入口腔、肛门和腋下。每个部位都有细菌，甚至含有血液。因此，每位老年人必须使用个人体温计，从而防止细菌的传播和感染。

(3)使用玻璃体温计检测体温的步骤见表 3-6-2。

表 3-6-2　使用玻璃体温计检测体温的步骤

● 向老年人解释操作步骤，如果需要检测口腔温度，检测前 15~20 分钟内让老年人不要进食、饮水、抽烟或嚼口香糖 ● 如果为老年人使用口腔体温计，则按如下步骤操作： ——让老年人弄湿他的嘴唇 ——把体温计的顶端放在老年人的舌头下方(图 3-6-5) ——让老年人闭上嘴唇，使体温计保持在口腔内 ——让老年人不要说话，提醒老年人不要咬体温计 ——使体温计在口腔中保持 2~3 分钟 ● 如果为老年人使用肛门体温计，则按如下步骤操作： ——调整老年人的体位至侧卧位(图 3-6-6) ——用纸巾蘸取适量润滑剂，然后涂抹到体温计的顶端 ——脱去裤子露出肛门部位 ——把体温计插入肛门约 3 厘米。不要过度用力，防止损伤黏膜 ——握住体温计的尾端，保持 2 分钟 ——取出温度计后要擦拭老年人的肛门区域，清除润滑剂 ● 如果为老年人使用腋下体温计，则按如下步骤操作： ——帮助老年人露出腋窝 ——用干毛巾擦拭腋下 ——把体温计的顶端放在腋下的中央 ——让老年人把手臂放到胸前，夹紧体温计(图 3-6-7)。如老年人不能完成该动作，则护理员需要帮助老年人固定住体温计 ——使体温计在腋下保持 5~10 分钟 ● 拿出体温计，查看温度并记录

(三)其他体温计

数字体温计。数字体温计会在体温计的正面显示体温(如图 3-6-8)，检测时间大约为 60 秒。有的数字体温计能够保存上一次检测的体温。数字体温计为电池供电，会在使用后大约 10 分钟关闭。使用此类型体温计需要遵守产品说明书上的操作。使用时需要外加保护套，多用于检测腋下温度。

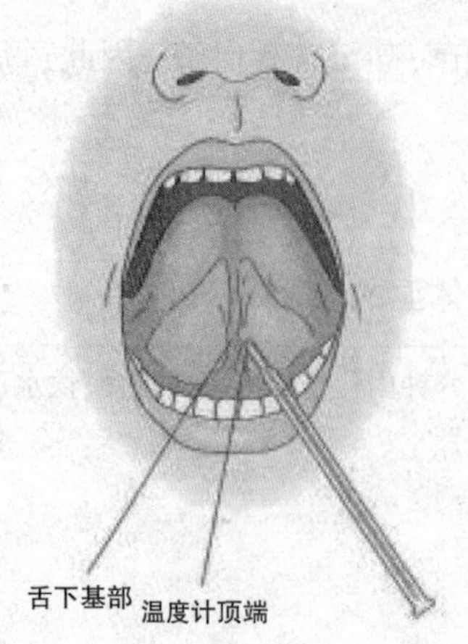

图 3–6–5　体温计的顶端放在老年人的舌下基部

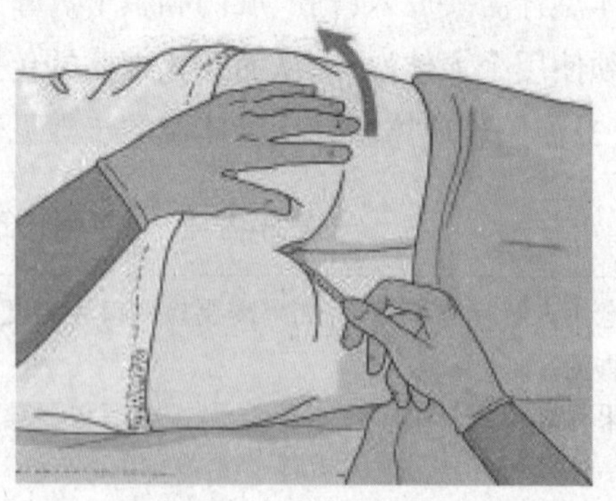

图 3–6–6　使用肛门体温计时让老年人处于侧卧位，抬起上臀部露出肛门

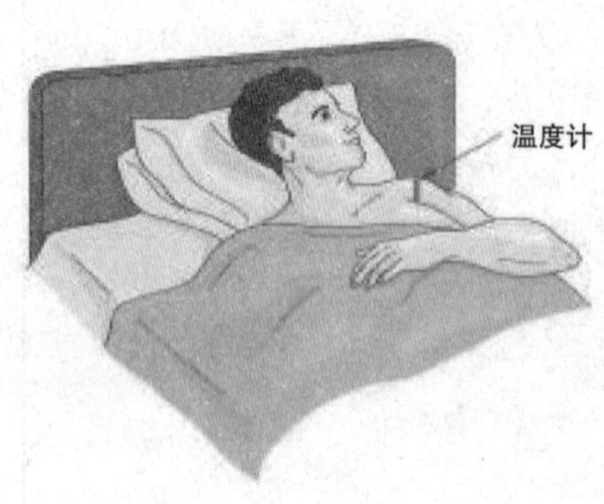

图 3–6–7　让老年人把手臂放到前胸，以便体温计在腋下夹紧

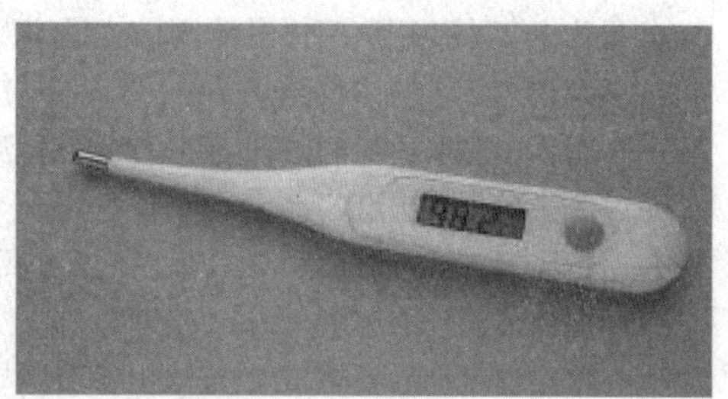

图 3–6–8　数字体温计

三、脉搏

动脉把血液从心脏运输到身体各部位(见表 3–6–3)。脉搏是血液通过动脉时所感到的心脏的跳动。脉搏每搏动一次就意味着心脏跳动一次。

表 3–6–3　心脏和血管的结构和功能

心脏是一个肌性器官，它把血液通过血管泵至组织和细胞。心脏处于胸腔中下部偏左的位置。 心脏有四个心腔。位于上面的心腔称为心房，右心房接收来自身体组织的血液，左心房接收来自肺部的血液。位于下面的心腔称为心室，心室负责向外泵血，右心室泵出血液到肺部进行氧合，左心室泵出血液到身体各个部位。 心脏活动有两个阶段。心脏舒张是休息阶段，心室填满血液；心脏收缩是工作阶段，心脏收缩时血液被泵入血管中。 血液通过血管流到各个身体组织和细胞。动脉运输来自心脏的血液，动脉的血液富含氧气。主动脉是最大的动脉，它直接接收左心室的血液。主动脉分支到其他动脉，将血液输送到身体各个部位。静脉负责将血液传送回心脏。

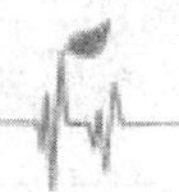

（一）测量脉搏的常见部位

身体的每一侧都有颞动脉、颈动脉、肱动脉、桡动脉、股动脉、腘动脉、胫后动脉、足背动脉（如图 3–6–9）。这些动脉位于骨性突起的上方，接近人体表面，容易被感知。

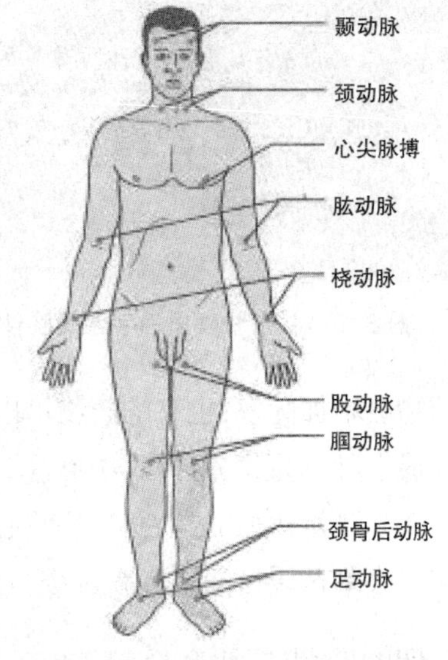

图 3–6–9　测量脉搏的常用部位

桡动脉的位置最为常用，因为它很容易找到。护理员可以在不打扰老年人的情况下，找到老年人的桡动脉位置。为老年人进行心肺复苏术和出现其他紧急情况时，需要检测颈动脉。

心尖冲动能够在心尖部被感知。心尖部指的是心脏的最下方，位于左乳头的下方。使用听诊器能够检测心尖冲动。

（二）使用听诊器

听诊器是用于听心脏、肺和其他身体器官产生的声音的工具（图 3–6–10），也用于检测心尖冲动和血压。听诊器能够放大声音，使耳朵更容易听见。

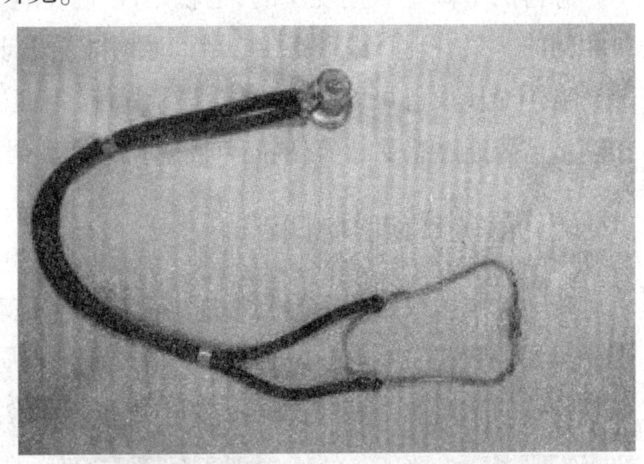

图 3–6–10　听诊器

使用听诊器时，请遵守如下要点：

- 使用前后，用消毒湿巾擦拭听筒和胸件。
- 护理员用手温暖胸件（图 3–6–11）。
- 把听筒放进护理员的耳朵，使听诊器的弯曲处朝前。听筒需要佩戴合适，从而避免噪声及耳部疼痛或不适。
- 将胸件放在需要检测动脉的上方（如图 3–6–12）。
- 防止噪声。不要让任何东西触摸导管，让老年人不要说话。

听诊器需要接触许多老年人和工作人员。因此，护理员必须防止传染。使用前后，都需要用消毒湿巾擦拭听筒和胸件。

（三）脉率

脉率是 1 分钟内的心跳数或脉搏数，不同年龄段的脉率不同。脉率受很多因素影响，包括发烧、运动、恐惧、愤怒、焦虑、兴奋、高温、更换体位和疼痛。这些因素也会使心跳加快，有

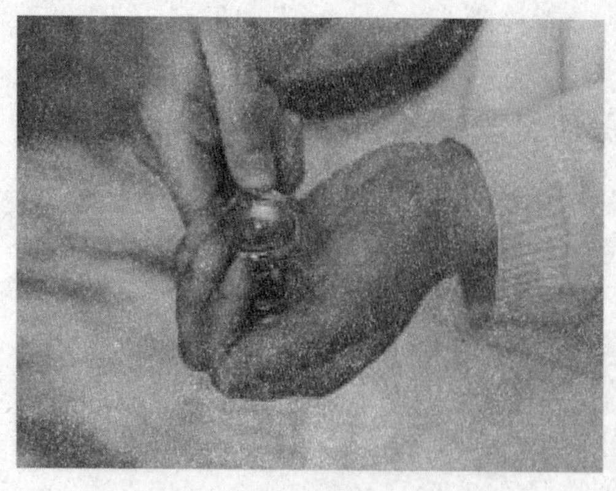
图 3-6-11　护理员用手温暖胸件

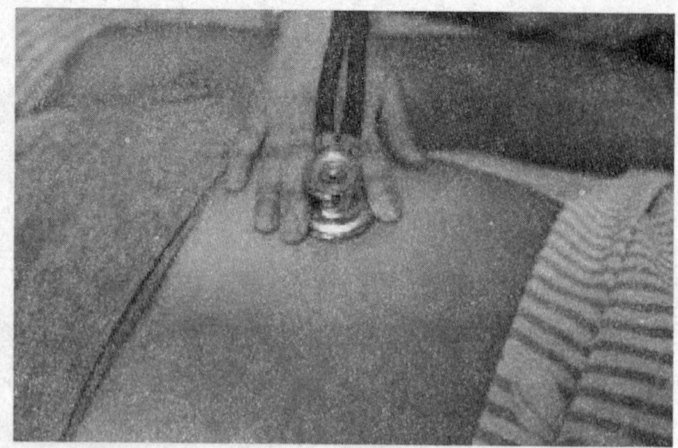
图 3-6-12　用食指和中指夹住听诊器胸件放在合适位置

的药物会增加脉率，也有的药物可以减缓脉率。

成人脉率为每分钟 60~100 次。低于 60 或高于 100 的脉率属于异常，应及时报告。

- 心跳过速指的是心率过速，心率高于每分钟 100 次。
- 心跳过缓指的是心率过缓，心率低于每分钟 60 次。

（四）脉搏节律和脉搏强度

脉搏的节律应该是规律的，也就是说，脉搏有着固定的模式，每次心跳之间的间隔时间是相同的。只有当心律不齐或心跳间歇时才会出现不规律的脉搏。

电子血压设备可以测试脉搏，显示脉率和血压，但是不能显示脉搏节律和强度的信息，护理员需要通过感受脉搏，从而判断脉搏节律和强度。

（五）检测桡动脉脉搏

桡动脉脉搏最常用于检测常规生命体征。桡动脉位于手腕的拇指一侧（如图 3-6-13），把一只手的食指、中指或中间三个手指放在桡动脉上，检测 30 秒的脉搏数，然后乘以 2，就是每分钟的脉搏数，如果心脏跳动得不规则需要检测 1 分钟。

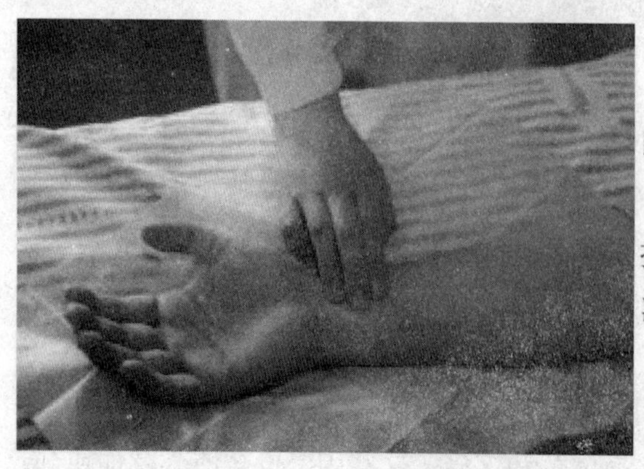
图 3-6-13　中间的三个手指常用于测桡动脉脉搏

1. 检测脉搏的指南

为老年人检测脉搏前，护理员需要了解以下几点：

- 检测什么部位的脉搏——桡动脉脉搏、心尖冲动，或同时检测桡动脉脉搏和心尖冲动。
- 何时检测脉搏。
- 是否需要检测其他生命体征。
- 检测脉搏的时长——30 秒或 1 分钟。

- 报告和记录。

——脉率:如果脉率低于 60 或高于 100 立即报告。

——脉搏是否规律。

——脉搏强度:强壮、完整、有力、虚弱、纤细或微弱。

2. 检测脉搏的注意事项

不要使用拇指检测脉搏,因为拇指本身含有脉搏。报告错误的脉率可能会延误发现老年人的病情。

3. 检测桡动脉脉搏的步骤(表 3-6-4)

表 3-6-4 检测桡动脉脉搏的步骤

• 调整老年人的体位至坐位或平躺
• 找准老年人的桡动脉脉搏,把护理员的食指和中指或中间三个手指放在老年人桡动脉上
• 注意老年人的脉搏强壮还是虚弱,是否规律
• 检测 30 秒的脉搏数,然后乘以 2,就是每分钟的脉搏数
• 如果老年人的脉搏不规律,则检测 1 分钟的脉搏数,并记录在规定的表上

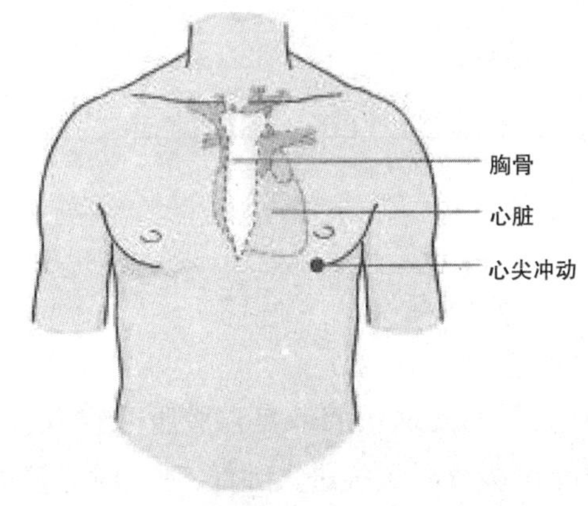

图 3-6-14 心尖冲动位于胸骨左侧 5~7.5 厘米处左侧乳头下方的位置(即胸腔左侧,乳头下方)

(六)检测心尖冲动

心尖冲动需要使用听诊器检测，这个方法用于心脏病、心律不齐、服用影响心脏药物的老年人(图 3-6-14)。

心尖冲动需要检测 1 分钟，正常的心跳声是由连续的“扑通扑通”声组成,每一次扑通算是一次心跳，不要把一次扑通计算成两次心跳。

检测心尖冲动操作见表 3-6-5。

表 3-6-5 检测心尖冲动操作

• 清洁听诊器的听筒和胸件
• 调整老年人的体位至坐位或平躺
• 露出老年人的左胸腔乳头区域,不要暴露老年女性的乳房
• 用护理员的掌心温暖胸件
• 把听筒放进护理员的耳朵
• 把胸件放在老年人左侧乳头下方、胸骨左侧 5 厘米的位置,找准老年人的心尖冲动
• 检测 1 分钟的心尖冲动,注意脉搏是否规律,并记录在规定的表上

（七）检测心尖－桡动脉脉搏

心尖冲动与桡动脉搏动频率应为一致。有时，心脏收缩不足以引起桡动脉的搏动，这时桡动脉率低于心尖部脉率。这种情况可以出现在有心脏疾患的老年人中。为了解心尖冲动和桡动脉脉率是否一致，需要2名工作人员同时检测两个部位，一位测量脉率，一位测量心尖冲动。同时检测心尖冲动和桡动脉搏动被称为心尖–桡动脉脉搏。脉搏短绌指的是心尖冲动和脉率不一致。心尖冲动永远不会小于桡动脉搏动。

检测心尖–桡动脉脉搏见表3–6–6。

表3–6–6　检测心尖–桡动脉脉搏

• 清洁听诊器的听筒和胸件
• 调整老年人的体位至坐位或平躺
• 用护理员的掌心温暖胸件
• 露出老年人的左胸腔乳头区域，不要暴露女性老年人的乳房
• 把听筒放进耳朵
• 找准老年人的心尖冲动，护理员的同事负责找准老年人的桡动脉脉搏(图3–6–15)
• 发出信号两人同时开始检测
• 同时各检测1分钟的脉搏
• 发出信号两人同时停止检测，将结果分别记录在规定的表上

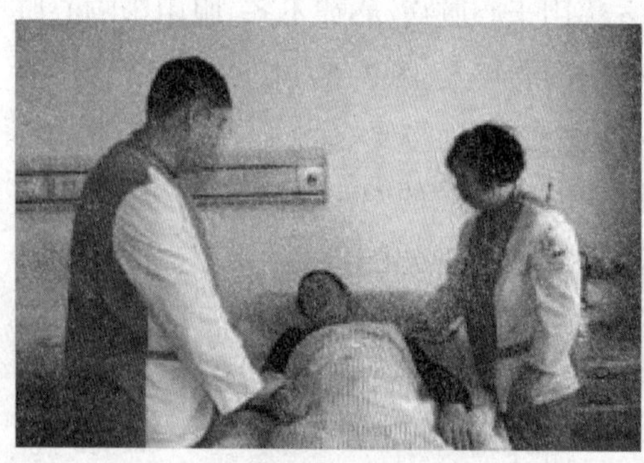

图3–6–15　检测心尖–桡动脉脉搏，一个护理员检测心尖冲动，另一人负责找准老年人的桡动脉脉搏

四、呼吸

呼吸指的是从鼻腔或是口腔吸入空气，从肺部呼出。吸气时氧气进入肺部，呼气时二氧化碳自肺部呼出。每一次呼吸都包括一次吸气和一次呼气。吸气时胸腔上升，呼气时胸腔下降。

（一）呼吸系统的结构和功能

人体的每一个细胞都随时需要氧气。呼吸系统(图3–6–16)携带氧气进入肺部，并排出体内的二氧化碳。呼吸是为细胞供应氧气，排出二氧化碳的过程。

空气进入人体需要通过鼻腔或是口腔，然后经过喉部，喉部是一个通过空气的管形通道，空气通过喉部进入气管。气管在末端分开，形成右支气管和左支气管，每个支气管都通入肺部。

支气管通入肺部后，分散成为许多更小的分支，称为细支气管。最终，细支气管进一步

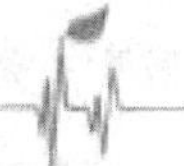

分支,成为微小的气泡,称为肺泡。它们均由毛细血管供应营养。

氧气和二氧化碳在肺泡和毛细血管之间交换。毛细血管中的血液携带来自肺泡的氧气，然后血液回到左心,再由左心泵入全身,肺泡将来自毛细血管的二氧化碳经过气管呼出体外。

每个肺由肺叶构成。右肺有三个肺叶,左肺有两个肺叶。一个称为膈肌的肌性器官将胸腔和腹腔分隔,由肋骨、胸骨和椎骨组成的骨骼框架负责保护肺部。

健康的成人每分钟呼吸 16~20 次。很多因素影响着呼吸率、体温和脉搏。心脏和呼吸疾病通常会增加呼吸率。心率和呼吸率的比例,在正常情况下是 4:1。如果心率是 80 次,呼吸就应该是 20 次左右。

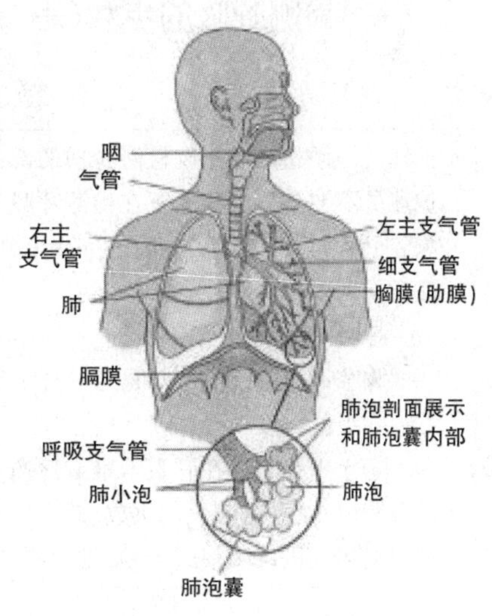

图 3-6-16　呼吸系统

呼吸通常是安静、不费力、规律的,胸腔两侧会水平地上下起伏。

当老年人休息时,为其检测呼吸。调整老年人的体位,使护理员能够看到他胸腔的起伏,在某种程度上,老年人能控制呼吸的深度和呼吸率。所以,当老年人意识到自己的呼吸被检测时,会不自主地改变他们的呼吸节律。因此,护理员不能让老年人知道他们的呼吸正在被检测。

为老年人检测脉搏后,及时继续检测呼吸。保持护理员的手指或听诊器在脉搏位置上,老年人会以为护理员仍在检测脉搏。此时为老年人检测呼吸,计算胸腔 30 秒内起伏的次数,然后乘以 2,就是老年人 1 分钟的呼吸数。如果老年人的呼吸模式异常,则检测老年人 1 分钟的呼吸数。

(二)检测呼吸的指南

为老年人检测呼吸前,护理员需要了解以下内容。

- 检测呼吸时长:30 秒或 1 分钟。
- 何时检测呼吸。
- 是否需要检测其他生命体征。
- 报告和记录的内容:

——呼吸率;

——呼吸的深度和胸腔两侧是否水平起伏;

——呼吸是否规律;

——老年人是否有呼吸障碍或感到疼痛;

——是否存在呼吸噪声。

(三)检测呼吸的步骤(表3-6-7)

表3-6-7　检测呼吸的步骤

• 护理员的手指放在手腕检测脉搏的部位上 • 护理员不要告诉老年人正在检测呼吸 • 胸腔上升时开始计算,胸腔的一次上升和一次下降是一次呼吸 • 注意下列要点: ——呼吸是否规律 ——胸腔两侧起伏的水平是否一样 ——呼吸的深度 ——老年人是否存在呼吸困难或疼痛 • 计算胸腔30秒内起伏的次数,然后乘以2,就是老年人1分钟的呼吸数 • 如果老年人的呼吸模式异常,则检测老年人1分钟的呼吸数,并记录在规定的表上

五、血压

血压是血管内的血液对血管壁的压力。血压受到下列因素影响:

- 心脏收缩力。
- 循环系统中的血液容量。
- 血液所受到的阻力。

心肌的收缩阶段被称为收缩期,这是心脏的射血阶段。心肌的舒张阶段被称为舒张期,这时心脏处于回血阶段。检测时通常要记录舒张压和收缩压的数值。收缩压代表心脏向动脉系统供血所产生的压力,又称高压。舒张压代表心脏舒张时动脉的压力,又称低压。血压是以毫米汞柱(水银血压计)为单位进行衡量。收缩压需要记录在舒张压的上方,比如,120毫米汞柱的收缩压和80毫米汞柱的舒张压,应该写成“120/80毫米汞柱”。

(一)正常血压和异常血压

血压可以随时改变,表3-6-8列举了影响血压的因素。

表3-6-8　影响血压的因素

• 年龄。血压随着年龄的增长而升高 • 性别。女性的血压通常低于男性,妇女绝经后,血压会随之上升 • 血容量。血容量指的是系统中的血液含量。严重的出血会导致血容量降低,随之血压降低。静脉注射输液能够迅速增加血容量,随之血压上升 • 应激。应激包括焦虑、恐惧、情绪不稳。血压会因应激的变化而变化 • 疼痛。疼痛一般会使血压升高,但是剧烈的疼痛会导致休克,休克时血压降低 • 锻炼。运动时血压升高,因此运动后不要立即检测血压

(待续)

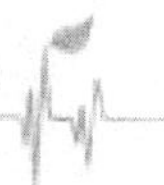

表 3-6-8(续)

- 体重。超重老年人的血压较高,血压会随着体重的减轻而降低
- 饮食。高钠饮食会增加体内的水含量,多余的液体会使血压升高
- 药物。服用药物可以升高血压或降低血压
- 体位。平躺时血压较低,站立时血压较高。突然改变体位会导致血压急速下降(体位性低血压),比如突然站起时,血压也许会急速下降,还有可能发生眩晕和昏厥
- 吸烟。吸烟会使血压升高。香烟中的尼古丁会导致血管收缩,因此心脏必须加大强度才能泵血流经狭窄的血管
- 酒精。过量饮酒会导致血压升高

因为血压容易上下波动,所以血压的正常范围是:

- 收缩压低于 120 毫米汞柱。
- 舒张压低于 80 毫米汞柱。

如果老年人的收缩压高于 140 毫米汞柱,或舒张压高于 90 毫米汞柱,这种情况被称为高血压,这是需要接受治疗的指征。收缩压低于 90 毫米汞柱或舒张压低于 60 毫米汞柱也需要及时报告,这种情况被称为低血压。虽然很多健康老年人的血压偏低,但是低血压很可能会危及生命。

(二)老年人的正常血压和异常血压

老年人的动脉狭窄,失去弹性,心脏需要加大强度泵血流经血管。因此,老年人的收缩压和舒张压都偏高。对于大多数老年人来说,正常的血压是 150/90 毫米汞柱以下。

老年人也存在直立性低血压的危险。

(三)检测血压的设备

听诊器和血压计均用于检测血压。血压计具有袖带和检测装置。常用血压计有如下两种类型:

- 水银血压计最常用,也准确,因为它用刻度读取水银柱数值(图 3-6-17B)。
- 电子血压计能够在屏幕上显示出收缩压和舒张压的数值(图 3-6-17C),以及脉率。请遵守产品说明书使用。

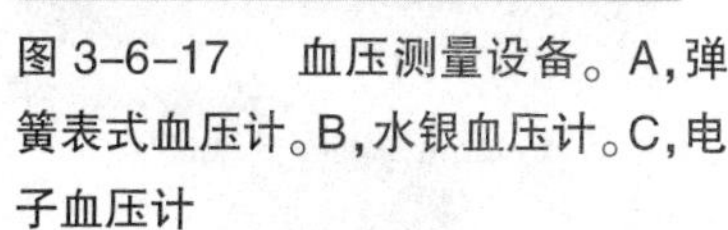

A

B

C

图 3-6-17　血压测量设备。A,弹簧表式血压计。B,水银血压计。C,电子血压计

血压袖带需要包裹在老年人的前臂上,一根胶管连接袖带和血压计,另一根胶管连接袖带和小型手持球囊。随着球囊被挤压,袖带会随之充满气体,充满气体的袖带会对肱动脉造成压力,随着袖带放气,血压可以被测出。

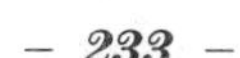

血液流经动脉时会发出声音,听诊器是用来在袖带放气时,听肱动脉的声音。电子血压计无需使用听诊器。

(四)检测血压的指南

1. 操作

血压通常在肱动脉处检测。表 3-6-9 列举了检测血压指南。

表 3-6-9　检测血压的操作

• 不要检测进行过静脉注射、透析或打石膏的手臂。如果老年人进行过乳腺手术,不要在伤口一侧检测血压。避免检测受伤的前臂
• 测压前半小时不能进食或吸烟,并应在安静、温度适当的环境休息 5~10 分钟。焦虑、紧张、过冷、过热、膀胱充盈、疲劳、疼痛都可能影响血压数值
• 为平躺或坐立的老年人检测血压
• 把袖带包裹在赤裸的前臂上(成人袖带长度为 35 厘米,宽度为 15 厘米),最好是裸露的前臂
• 确保袖带绑紧,松散的袖带会影响检测数值的精准性,其松紧度是袖带和皮肤之间可以伸入一个手指。袖带的下缘距离肘窝上 2 厘米
• 把听诊器的胸件放在肱动脉的上方,整个听头必须紧贴皮肤
• 确保室内安静。讲话、电视、收音机和走廊的声音都会影响检测数值的精准性
• 每次测量血压前,检查刻度管内水银凸面应正好在刻度零处,玻璃管上端气孔不能被堵塞
• 检查者先在肘窝处触及肱动脉搏动,再将听诊器胸件置于肘窝处肱动脉上,轻压听诊器胸件与皮肤密切接触,不可压得太重。然后向袖带内充气,边充气边听诊,待肱动脉搏动消失后,再将汞柱升高 20~30 毫米汞柱后,缓慢放出袖带中的空气,汞柱缓慢下降,以每秒下降 2 毫米汞柱为宜,当听到第一个声音时所示的汞柱数值为收缩压;此后声音逐渐减弱,当声音消失时所示的汞柱数值为舒张压,二者之差为脉压(图 3-6-18)
• 因双上肢血压可相差 10~20 毫米汞柱,故同一患者应固定测量较高一侧的上臂血压,若双臂血压相差不大,一般固定测量右上臂血压
• 如果护理员不确定数值的精准性,则重新检测。第二次检测前,先等待 30~60 秒
• 如果护理员不能听到血液搏动声,立即报告

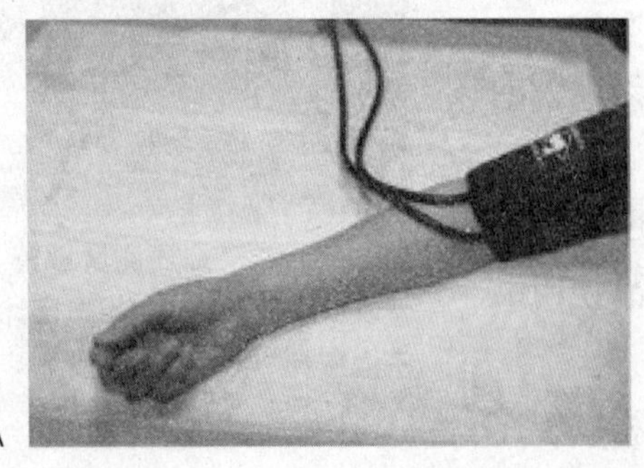

A

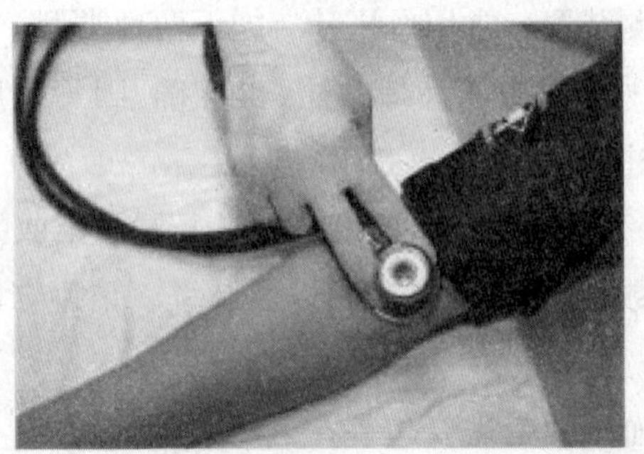

B

图 3-6-18　测量血压。A,把袖带置于肱动脉之上。B,听诊器胸件放在肱动脉上方

2. 注意事项

为老年人检测血压前，护理员需要了解以下几点：

- 何时检测血压。
- 老年人的手臂是否进行过静脉注射、透析或打石膏。
- 老年人是否进行过乳腺手术，伤口在哪一侧。
- 老年人是否需要平躺或采取坐位。
- 使用哪个尺寸的袖带——常规、小号或大号。

第七节　舒适、休息与睡眠

对于健康而言，舒适、休息和睡眠都十分必要。一个在生理、情感、社会和精神方面都完整的人会被是否舒适、休息和睡眠是否充足所影响。身体不适和疼痛属于生理或精神问题。无论是什么原因，它都会影响休息和睡眠，破坏身体功能，降低生活质量。

休息和睡眠可以恢复体力和保持健康，而生病和受伤则需要更多的休息与睡眠。人体需要不断地储存能量，治愈并改善身体状况。当人们生病或受伤时，需要更多的能量恢复身体的功能。

一、舒适

（一）舒适和疼痛的概念

舒适是一种愉悦的状态，没有身体或情感的痛苦，能够保持冷静与平和。年龄、疾病、活动、温度、通风、噪声、气味和照明都会影响舒适度。这些因素需要合理控制以满足老年人的需要。

疼痛或不适意味着痛楚、伤痛、剧痛和令人不快的感觉。舒适与否是一种主观感受，他人无法看到、听到、摸到或闻到，而是必须依靠老年人的讲述。如果有老年人感到不适，护理员要立即引起注意并报告。疼痛具有个体性，每个人的感受都是不同的。一个人感觉十分痛苦，可能对另一个人来说并不严重。一个人感觉疼痛难忍，可能对另一个人来说可以忍受。如果老年人抱怨身体疼痛不适，那么事实就是如此，护理员不能看到、听到、摸到或是闻到老年人的疼痛，因此护理员必须相信。疼痛是身体发出的警告信号，它意味着组织的伤害。疼痛的出现就意味着老年人需要就诊。

（二）房间要求

- 需要一个舒适、安静的房间。

- 床的长度和宽度要与老年人相适合。
- 定时清洁床垫，让床垫干净、舒适。
- 床上用品(垫单、毯子和被套)要满足天气和气候的需求。
- 房内清洁有序，室内气味清新。
- 适宜的室内温度是22℃~27℃。
- 合理的噪声水平。
- 充分的通风和适宜的室内湿度。
- 适宜的照明。

(三)疼痛的类型

疼痛的类型有以下几种，了解这些可以帮助医生进行诊断。

- 急性疼痛：由于受伤、疾病、外伤或手术引起的突发性疼痛。这种疼痛通常伴有组织损伤，一般是急性发作，持续时间较短，一般少于1个月，治疗可帮助缓解。
- 慢性疼痛：持续时间多于6个月，痛感时而持续、时而间断，通常不伴有组织损伤，但治愈后还需要疼痛一段时间。关节炎和肿瘤是常见的病因。
- 放射性痛：组织损伤部位及其邻近部位产生的疼痛。心脏病引发的痛感往往会在左胸部、左下颌、左肩及左臂体现出来，而胆囊疾病则会引起右上腹部、背部及右肩的疼痛(图3-7-1)。

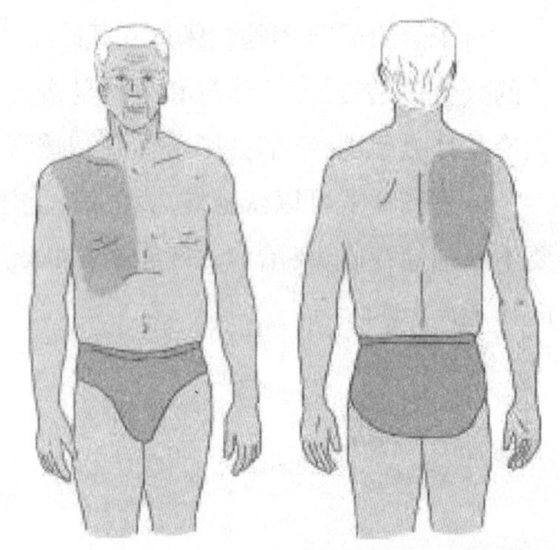

图3-7-1 胆囊疾病引起右上腹部、背部及右肩疼痛

- 幻觉痛：身体已经不存在的部位感到疼痛。比如，右腿已经截肢的老年人却感到右腿疼痛。

(四)疼痛的影响因素

老年人有时能够处理好疼痛，有时却不能，因为疼痛的影响因素有很多。

1. 以往经验

以往生活的经验能够告诉我们将要做什么，或预知将要发生的事情。无论是什么事情的经验都可以让我们对下一次发生的相似事件有所预示。此外，我们还可以从家人和朋友的身上借鉴经验。

老年人可能经历过疼痛。疼痛的严重性、诱因、持续时间和缓解方法，这些都会影响老年人对这次疼痛的感知。了解缓解的方法可以帮助老年人更好地处理疼痛。

有的老年人没有出现过疼痛的症状，一旦疼痛发生，会变得恐惧焦虑，这会使疼痛更加严重。

2. 焦虑

焦虑的情绪和恐惧、害怕、担心、关心的感觉有关。老年人通常会紧张不安，觉得有麻烦或受到威胁，甚至感到危险，觉得哪里不对劲，但又不清楚是为什么。

疼痛和焦虑息息相关。疼痛可以引发焦虑，而焦虑决定老年人的疼痛程度。减少焦虑可以帮助老年人缓解疼痛。例如，医生向苏先生解释术后可能会感到疼痛，但是服用药物会缓解疼痛。苏先生知道了疼痛的诱因，也知道该期待什么。这能够减轻老年人的焦虑，从而缓解老年人的疼痛。

3. 休息和睡眠

休息和睡眠能够恢复体力，降低机体消耗，促进自我修复。缺乏必要的休息和睡眠会影响对日常生活的思考和处理。对睡眠和休息的需求会随着生病和受伤的发生而增加。疲惫焦躁时，痛感会更加严重。此外，当老年人疲惫却不能休息时，往往会把注意力集中在疼痛上。

4. 注意力

老年人越是关注于他的疼痛，痛感就越明显。有时剧烈的疼痛完全是老年人自己空想出来的，甚至是看起来很严重的中度疼痛，也可能是由于老年人的过度关注导致的。

疼痛通常会在晚上加剧，因为晚上的活动较少，而且较为安静，没有访客，没有广播或电视，其他人都已入睡。当老年人无法入睡时，就会有时间关注他的疼痛。

5. 个人和家庭责任

个人和家庭的责任也会影响老年人对疼痛的感知。当老年人需要照顾孩子时，往往会忽略自己的疼痛。有的人带病工作，也有的人因为恐惧严重的疾病而否认痛感的存在。

6. 疼痛的意义

对于某些人来说，疼痛是疾病的预警，可能意味着严重的疾病和需要进行疼痛的检查，对于这些人来说，他们会刻意忽略或否认疼痛的存在。但是有时，疼痛也会带来好处，它是一种疾病的信号，提醒老年人早做检测，早诊断、早治疗。

7. 他人的支持

家人和朋友的安慰和支持，能够减轻痛感。被他人抚摸，也能够缓解疼痛，即使是被周围的陌生人抚摸也是有帮助的。有的老年人没有家人和朋友的照顾，要独自面对疼痛。这会增加老年人的焦虑感，因为他们有更多的时间关注痛感。因此，独自面对疼痛是一件很艰难的事，尤其是对老年人。

8. 老年人自身的感觉

老年人对疼痛不敏感，他们感觉不到疼痛或是感觉并不严重。这样的老年人更容易受到疾病的伤害。疼痛通常伴有组织损伤，如果疼痛不被感知，则老年人就无法意识到需要寻求医疗救护。有的老年人存在许多可以引起疼痛的疾患。慢性疼痛可能会掩盖新的疼痛，老年人可能会忽略或否认存在新的疼痛,因为他们认为疼痛是由已知的健康问题引起的。也有的老年人是因为不能接受真实病情,而特意忽视自身的疼痛。有的老年人受思维的影响,无法正确地用语言表达自己的疼痛,而他们的行为变化可能标志着他们的痛感。护理人员必须对疼痛的迹象和症状表示警觉,并及时报告老年人的健康变化。

(五)疼痛的迹象和表现

护理员无法看到、听到、感到或闻到老年人的疼痛,而是必须依赖于老年人对护理员的倾诉。当护理员发现任何疼痛的迹象时,必须及时报告,报告和记录时尽量使用老年人的原话。需要通过如下信息评估老年人的疼痛。

• 部位:老年人疼痛的位置。让老年人自己指出疼痛的区域。疼痛是否具有放射性,询问老年人是否还有其他区域疼痛,并指出这些区域。

• 开始时间和持续时间:疼痛的开始和其持续时间,有无规律性。

• 强度:老年人是否明确疼痛属于轻、中或重度疼痛,让老年人用 1~10 分来评估自己的疼痛,10 分为最重(图 3–7–2)。

• 描述:让老年人描述疼痛。表 3–7–1 罗列了描述疼痛的词语。

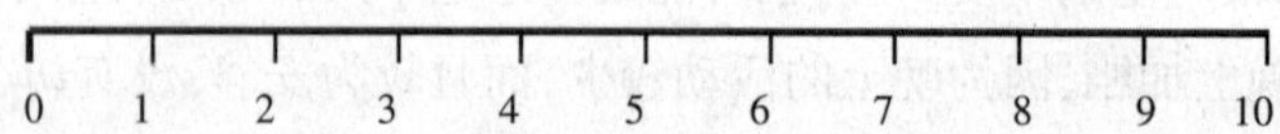

图 3–7–2　疼痛评分量表。0 为无痛,0~3 为轻痛,3~7 为中度痛,7 为重度痛,10 为极度疼痛

表 3–7–1　描述疼痛的词语

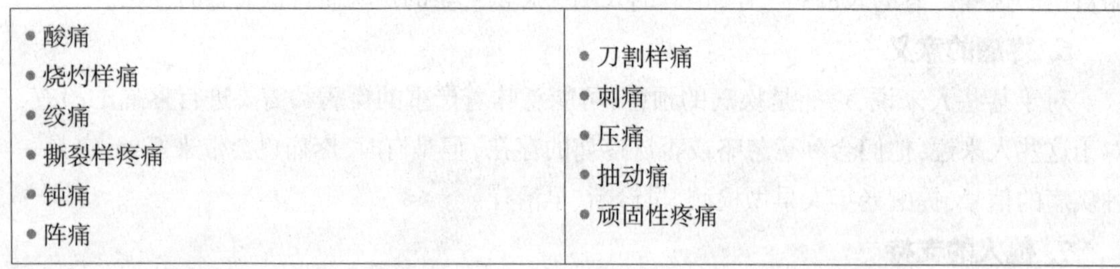

• 酸痛 • 烧灼样痛 • 绞痛 • 撕裂样疼痛 • 钝痛 • 阵痛	• 刀割样痛 • 刺痛 • 压痛 • 抽动痛 • 顽固性疼痛

• 诱因:引发疼痛的原因,包括在床上移动或翻身、咳嗽、深呼吸、饮食或运动等。询问老年人疼痛开始前和开始时有何活动。

• 生命体征:测量老年人的脉搏、呼吸和血压。慢性疼痛时,生命体征往往是正常的;而急性疼痛往往有脉搏的增快、呼吸频率的增加及血压的升高。

• 其他迹象和症状:老年人是否还有其他症状,比如昏迷、恶心、呕吐、乏力、麻木、刺痛等。表 3–7–2 罗列了伴随疼痛发生的迹象和症状。

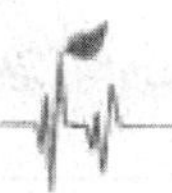

表 3-7-2　疼痛的迹象和症状

机体反应	• 脉搏和呼吸加快，血压升高 • 恶心 • 皮肤苍白 • 出汗 • 呕吐
行为	• 语言的变化：语速变慢或变快，声音变大或变小 • 痛哭 • 倒吸气 • 表情痛苦 • 呻吟 • 按住疼痛部位 • 易怒 • 维持一个体位且拒绝移动 • 寡言少语 • 躁动不安 • 触痛 • 尖叫

(六)疼痛的护理措施

1. 缓解疼痛的护理措施

通过护理方法可以提高老年人的舒适程度，减轻痛苦。护理计划包括表 3-7-3 中的措施（图 3-7-3）。

表 3-7-3　缓解疼痛的护理措施

• 使老年人处于舒适的体位，用枕头支撑其身体 • 保持床单平整无皱 • 确保老年人没有压住引流管(如果有引流管) • 协助老年人排泄 • 提供毯子保暖驱寒 • 为老年人翻身、托举、移动时，尽量保证动作轻缓 • 老年人服用止痛药 30 分钟后，再开始护理或进行其他活动 • 播放轻松的音乐分散老年人的注意力	• 抚摸老年人以增进舒适度 • 避免床或椅子突然移动发出刺耳的声音 • 温柔地对待老年人 • 如果老年人服用了强效止痛药或是镇静药，要实行以下安全措施： ——每 10~15 分钟都要检查一次老年人 ——当老年人想要起身时，及时提供帮助 • 根据需要，为老年人供暖或降温 • 提供安静不刺眼的环境

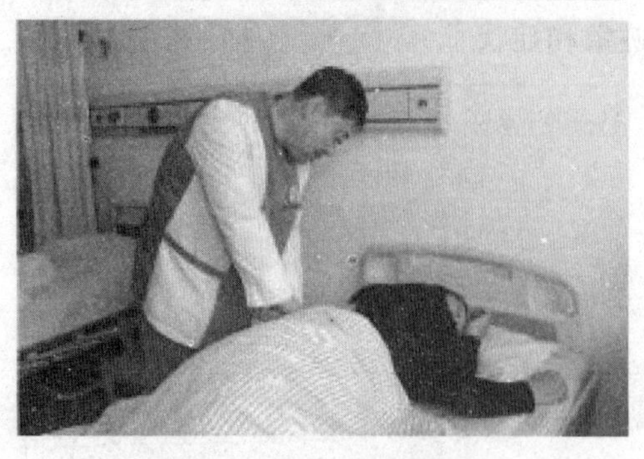

图 3-7-3　采取措施，缓解疼痛。用枕头支撑老年人的身体，使其处于舒适的体位。保持室内昏暗，用毛毯保暖。进行背部按摩抚摸，使老年人放松

2. 缓解疼痛的其他措施

有时，还需要一些其他措施，包括分散注意力、放松疗法和意念导引。护士、理疗师、专家会使用这些措施。如果需要他们帮助，他们会告诉护理员怎么做。

(1)分散注意力：分散注意力指的是改变老年人的关注点，将老年人的注意力从疼痛转移到其他方面。音乐、游戏、唱歌、看电视、养花、做适当的手工工艺可以分散老年人的注意力(图 3-7-4)。

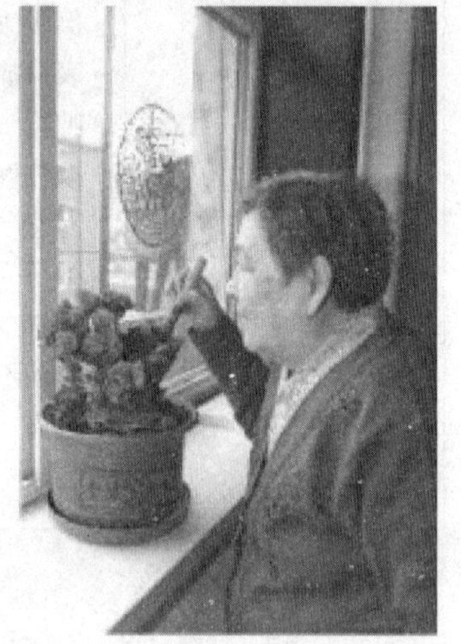

图 3-7-4　养花能够帮助分散老年人疼痛的注意力

(2)放松疗法：放松疗法指的是为老年人的精神和身体减压。放松状态能够缓解老年人的疼痛和焦虑。老年人需要学会放松方法，配合深呼吸和肌肉的收缩。舒适的体位和安静的空间是十分重要的。

小贴示

护理员引导的放松示例

“首先要尽可能找到一个舒服的姿势。手臂放在身体两侧，腿不要交叉，移动到一个你感觉最舒服的位置，深吸气，感觉你的胃部和胸部缓慢地上升。放松，现在缓慢地吐气，缓慢地放松。”

“数四个数，1、2 时吸气，3、4 时呼气。继续，深呼吸，你的身体开始放松，想着‘放松’。你能够感到身体的每一个部分，现在把注意力放在肌肉上，继续深呼吸，放松。”

“集中注意力在你的脸上、下颌、颈部，当你有任何紧张的时候，深呼吸，放松。集中注意力在你的手上，注意手部的感觉，现在握拳，紧紧地握拳，随着呼气，放松拳头，很好，注意你手部的感觉，想着‘放松’，你的手部觉得很温暖，或重或轻，放松，越来越放松。现在注意你的前臂，注意所有张力，放松你的手臂，你感觉你的身体都放松了，从你手部的手指到你手臂的肌肉都放松了。”

然后护士会引导老年人放松身体其他部位的肌肉。

(3)意念导引：意念导引指的是创造并集中注意力于某一意念。老年人要创造一个能令他愉悦的场景（为老年人创造一个愉悦的场景），这个场景要记录在护理计划中，这样每个工作人员就可以为同一个老年人使用相同的意念。平静轻柔的声音能够帮助老年人集中注意力于意念上。轻柔的音乐、温暖的毛毯、昏暗的光线也有助于老年人进入放松状态。

医生通常使用药物来控

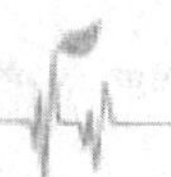

制和缓解疼痛。有的药物会导致体位性低血压,也会导致老年人困倦、昏迷和协调障碍。因此,护理员需要保护老年人,防止其跌倒和受伤。

二、休息

> **小贴示**
>
> **意念引导示例**
>
> “想象你躺在一张铺有蔓蔓青草的床上,耳边回荡着附近河川的潺潺流水声。这是一个温暖舒适的日子。眼前是一片蓝色的野花,鼻间是一片浓郁的芳香。”

(一)休息的概念

休息指的是平静、舒适和放松,没有焦虑和紧张。休息意味着不活动,或者进行一些平静和放松的活动。例如,阅读、听歌、看电视、刺绣、园艺、烹调、打太极拳、散步和做手工工艺活动。

(二)如何促进休息

护理员可以通过满足老年人的生理需要来促进休息。口渴、饥饿、疼痛和排泄的需求都会影响休息。正确的体位、安静的环境、清洁干燥无皱的床、干净整齐的房间都可以提高休息的质量。

满足老年人的安全需要。提高老年人的安全感,在各种活动中需要平稳和缓慢,避免跌倒或其他伤害。

满足老年人休息前的习惯。这种习惯包括上厕所、刷牙、洗手、洗脸、祷告、吃夜宵、喝水、锁门。护理员必须尊重老年人的休息和生活习惯。

爱和关怀感能够促进休息。家人和朋友的探视或来电能够使老年人放松,感到被关怀和重视。为老年人读信件也能够促进放松和休息(图 3-7-5)。

自尊的需求与自我感觉良好有关。有的老年人会认为病号服让人感觉尴尬,也有的老年人会担心身体被暴露。许多老年人穿上自己的睡衣能够休息得更好。个人卫生和形象也会影响老年人的自尊,包括护发、清洁、无异味。良好的卫生和形象能够使老年人自我感觉良好。老年人的自尊心得到满足,则更容易休息。

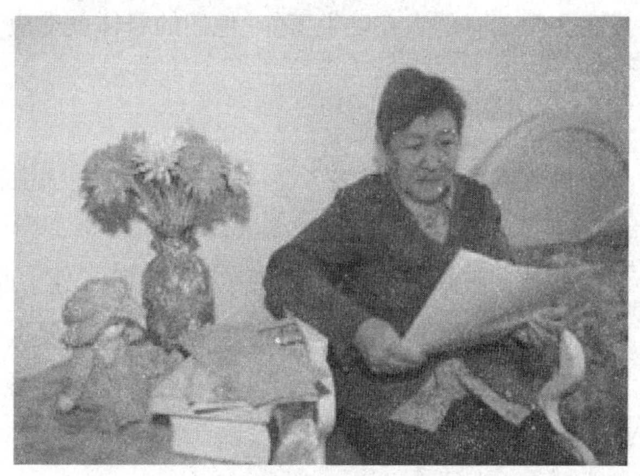

图 3-7-5　住在护理中心的老年人读家人和朋友的来信

有的老年人在休息 15~20 分钟后就能恢复精力,也有的老年人需要更长的时间。健康护理计划中通常要求要有午休时间。

生病或受伤的老年人需要更多的时间休息。有的老年人护理中和护理后都需要休息。例如,洗澡和穿衣会让有的老年人感到疲惫,需要休息。有的老年人需要餐后休息。护理员不要让老年人挑战身体的极限,当他们需要休息时,满足他们的需求,不要催促。分散注意力、放松疗法、意念导引和背部按摩都可以促进休息。

三、睡眠

(一)睡眠的概念

睡眠是一种无意识、随意肌自主活动减少和低代谢的状态。无意识的老年人对外界环境无法感知,不能回应外界的人和事,也没有自主的手臂、腿部移动。代谢指的是食物在体内燃烧转化成能量的过程。睡眠只需要少量的能量,因此睡眠过程中代谢变慢。睡眠状态是暂时的,老年人会从睡眠状态中清醒。

睡眠是生命的基本需求,能够放松人的精神和身体。睡眠过程中,身体储存能量,人体功能减慢,生命体征较清醒时减弱,机体组织重新修复再生。睡眠能够缓解压力、紧张和焦虑,让老年人恢复精力,重获能量。因此,老年人的思维能力和机体功能都会较睡前有所提高。

(二)昼夜节律

睡眠是昼夜节律的一部分,昼夜节律是基于一天 24 小时循环的节律,又称日夜节律或生理节律。昼夜节律可以影响人体功能,有的人早上的功能状态会更好,他们会更加警觉和积极,思维能力和反应能力也会更好,也有的人晚上的功能状态会更好。

昼夜节律包括睡眠和苏醒的交替循环。老年人的生物钟标志着老年人的睡眠时间和苏醒时间。如果你每天在同一时间睡去和醒来,那么你可能在闹钟响起之前就醒过来,这就是生物钟的一部分。健康护理可能会打扰老年人的昼夜节律和睡眠苏醒的交替循环,因此容易发生失眠。有的人在晚上工作,他们的身体就适应了睡眠苏醒交替循环的改变。

(三)睡眠周期

睡眠有两个阶段(表 3-7-4)。非快速动眼睡眠分为四个时相,这四个时相是睡眠由浅入深的过程。

快速动眼睡眠是眼球快速转动的阶段。处于此睡眠状态的人,很难被唤醒,这是恢复精力的时段,白天发生的事和问题会在脑海中重复。

在 7~8 个小时的睡眠过程中,往往要经历 4~6 个动眼和非动眼睡眠的循环,非动眼睡眠的第一个阶段通常不会重复。

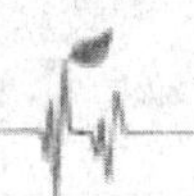

表 3-7-4　睡眠周期

非快速动眼睡眠的第一时相	• 浅睡眠 • 持续几分钟 • 生命体征逐渐舒缓 • 代谢逐渐放慢 • 老年人感到困倦放松 • 很容易被唤醒 • 被唤醒后有做白日梦的感觉
非快速动眼睡眠第二时相	• 酣睡 • 进一步放松 • 仍然容易被唤醒 • 持续 10~20 分钟 • 人体功能持续放缓
非快速动眼睡眠的第三时相	• 深度睡眠的第一个阶段 • 很难唤醒老年人 • 老年人几乎没有活动 • 肌肉完全放松
非快速动眼睡眠的第四时相	• 深度睡眠 • 很难唤醒老年人 • 身体休息并恢复 • 生命体征较醒来时更加舒缓 • 生命体征放缓 • 持续 15~30 分钟 • 可能发生梦游和遗尿(夜间无意识尿床)
快速动眼睡眠	• 梦境生动绚烂 • 入睡 50~90 分钟后进入梦乡 • 眼球快速转动 • 血压、脉搏、呼吸出现波动 • 随意肌放松 • 开始精神恢复 • 很难唤醒 • 持续 20 分钟

(四)睡眠需求

不同年龄对睡眠有着不同的需求。随着年龄的增长,人们对睡眠的需求会逐渐下降(表3-7-5)。

表 3-7-5　平均睡眠需求

年龄段	小时/天
新生儿(出生 4 周内)	14~18
婴儿(4 周到 1 岁)	12~14
学步的儿童(1 岁到 3 岁)	11~12
学龄前儿童(3 岁到 6 岁)	11~12
儿童(6 岁到 12 岁)	10~11
少年(12 岁到 18 岁)	8~9
青年(18 岁到 40 岁)	7~8
中年(40 岁到 65 岁)	7
老年(65 岁以上)	5~7

(五)睡眠的影响因素

许多因素都会影响睡眠的时间和质量。睡眠质量和老年人睡的好坏有关,也和动眼和非动眼睡眠的需求量有关。

• 疾病。疾病会增加人们对睡眠的需求,但是疾病的迹象和症状会干扰睡眠,包括疼痛、恶心、呕吐、咳嗽、呼吸困难、腹泻、尿频和瘙痒。治疗和手术也会干扰睡眠,比如有时老年人在服药或接受治疗时无法入睡,使用牵引器和石膏会使老年人处于不舒适的体位,而疾病引发的不良情绪也会影响睡眠,例如恐惧、焦虑、担心。

• 营养。睡眠需求会随着体重的增加而增加,随着体重的减少而减少。有的食物会影响睡眠,比如含有咖啡因的食物(巧克力、咖啡、茶、可乐)都不利于睡眠,而含有左旋色氨酸的蛋白(牛奶、奶酪、牛排)则有利于睡眠。

• 锻炼。锻炼可以改善健康。锻炼需要能量,人们通常在锻炼后会觉得很舒服,最终觉得很累。疲惫有助于睡眠,但是睡前锻炼不利于睡眠。锻炼会使机体向血液中释放使机体兴奋的物质,所以睡前两个小时要避免运动。

• 环境。人们往往适应于自己的睡眠环境,比如床、枕头、噪声、光线及身旁的人。任何一点和平时环境不同的改变都会影响睡眠的时间和质量。

• 药物和其他物质。安眠药促进睡眠,抗焦虑、抗抑郁药和止痛药也能够促进睡眠,但是这些药物会缩短快速动眼睡眠的时间,使精力得不到充分的恢复,就会发生行为异常和睡眠剥夺的问题。酒精也是药物,能够使人困倦、促进睡眠,但是它会干扰快速动眼睡眠。酒精会使人在睡眠状态中苏醒,并且很难再度入睡。有的药物含有咖啡因,咖啡因会使人兴奋,不利于睡眠。有的药物的副作用是尿频和做噩梦,也会影响睡眠。

• 生活方式的改变。生活方式与日常作息及生活习惯有关,生活方式的改变会影响睡眠。旅游、假期、社会活动都会影响正常睡眠的时间。这些改变会影响正常的睡眠苏醒循环和昼夜节律。

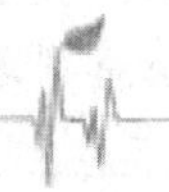

• 情感问题。恐惧、担心、绝望和焦虑都会影响睡眠，原因包括工作、个人问题、家庭问题、失去爱人和朋友。此外，经济问题也会产生巨大的压力。他们可能难以入睡或经常醒来，难以再度入睡。

（六）睡眠障碍

睡眠障碍是一个反复发生的睡眠问题。睡眠障碍不仅会影响睡眠的时间和质量，还会影响生活习惯。表 3–7–6 列举了会发生的迹象和症状。

表 3–7–6　睡眠障碍的迹象和症状

• 手部颤抖	• 易怒
• 对问题、对话和处境的反应速度变慢	• 疲劳乏力
• 词语记忆力下降，词不达意	• 犯困
• 推理和判断力下降	• 情绪躁动
• 脉搏不稳	• 坐立不安
• 眼部充血肿胀	• 注意力下降
• 出现黑眼圈	• 产生幻觉
• 喜怒无常，情绪变化不定	• 协调能力障碍
• 定向力障碍	• 口齿不清

1. 失眠

失眠是一个慢性长期的症状，主要表现为老年人入睡困难，或整夜不睡。失眠有如下三种形式：

• 很难入睡。

• 全夜时醒时睡。

• 过早苏醒，难以再度入睡。

情感问题是导致失眠的常见原因，另一个原因是害怕在睡梦中死去。有的人害怕自己醒不过来，他们通常都是患有心脏病或是不治之症的人。还有一个原因是担心无法入睡。此外，疾病所致的身体和精神不适也会导致失眠。护士会采取一些措施促进睡眠，情感或生理问题造成的失眠也需要治疗。

2. 梦游

梦游指的是人在睡眠状态下离开床，走来走去。老年人往往意识不到自己在梦游，对于梦游时发生的事也没有记忆。孩子梦游的可能性大于成人，梦游一般持续 3~4 分钟或是更长。

压力、疲劳、服用某些药物都是导致梦游的常见原因。护理员需要保护老年人不受伤害，避免跌倒。监视仪、导尿管、鼻胃导管都会导致老年人受伤。当老年人离床时，导尿管和鼻胃导管会被迫从身体中拔出。护理员需要引导老年人回到床上，他们很容易受到惊吓，所以护理员要轻柔地唤醒他们。

（七）促进睡眠

1. 促进睡眠的护理措施

护士需要评估老年人的睡眠模式，并且详细报告表3-7-6中罗列的迹象和症状，制订促进睡眠的措施（表3-7-7）。观察老年人睡眠情况，这有助评估老年人是否已经形成规律的睡眠模式。

表3-7-7　促进睡眠的护理措施

• 护理工作不要干扰正常休息与睡眠规律 • 睡前避免剧烈运动 • 鼓励老年人睡前避免思考往事或家庭事宜 • 允许有弹性的睡眠时间，老年人疲惫则可以入睡，不要求固定时间 • 提供舒适的室温 • 协助老年人睡前洗热水澡 • 为老年人提供睡前小吃 • 避免摄入咖啡因（咖啡、茶、可乐、巧克力） • 避免酒精性饮料 • 睡前排泄 • 确保失禁的老年人睡前身体清洁干燥，更换尿不湿	• 遵守规定的睡眠时间 • 让老年人穿宽松舒适的睡衣 • 为体寒老年人提供保暖物品 • 减少噪声 • 昏暗的照明——拉上窗帘，将灯调暗或关掉 • 确保床上用品干净、干燥、平整 • 确保老年人处于舒适的体位 • 按照要求支撑老年人的某些部位 • 提供背部按摩 • 提供缓解疼痛的措施 • 让老年人睡前阅读 • 让老年人看电视或听音乐 • 按照要求对老年人进行放松疗法

2. 促进老年人睡眠

老年人的精力远不如年轻人，他们白天可能会犯困。这种情况下，护理员需要让老年人睡觉，并调整老年人的护理时间，允许他们适当地小憩。

有的老年人患有老年痴呆，有些类型的老年痴呆会伴有常见的睡眠问题。夜间游荡十分常见，还会出现躁动不安和思想混乱，这增加了跌倒的风险。护理员需要平静地引导老年人回到自己的房间。夜间在安全且有监控的环境散步对某些老年人来说是有帮助的。

3. 促进睡眠的个性化护理

许多老年人都有自己的睡前习惯。如果他们的习惯是安全而有利于睡眠的，则允许他们保持。有的老年人需要使用自己的特定顺序完成卫生护理的步骤；有的老年人喜欢在睡前检查一遍室内环境；有的老年人睡觉时习惯关灯；有的老年人需要睡前吃零食；有的老年人需要在床上看电视；也有的老年人需要在睡前看读物或进行其他宗教仪式。

老年人睡眠是护理计划的一部分，因此，老年人可以自行选择何时小憩、何时睡觉，以及促进休息和睡眠的措施。护理员需要遵守护理计划和老年人的个人意愿。

第八节　吸氧和保持呼吸通畅

氧气是一种无味、无色的气体,它是生命存活的基本要素。呼吸停止几分钟可以导致死亡,如果没有充足的氧气则能够引起严重疾病。疾病、手术、外伤可以影响血液及细胞中氧气的含量。

人体通过呼吸系统的活动从空气中获得氧气。呼吸系统把氧气送到肺脏,排出二氧化碳。呼吸运动包括了吸气和呼气两个过程。空气通过鼻腔进入人体,再通过咽喉部(食物和空气共用的通道)进入气管。

气管在较低位置分为左、右主支气管,每个支气管进入一侧肺,在进入肺脏过程中,支气管分为多个细支气管。细支气管再细分,最后形成肺泡。毛细血管为肺泡供氧。氧气和二氧化碳在肺泡和毛细血管间交换。毛细血管中的血液从肺泡中获取氧气,血液流回左心房,然后通过左心室泵入身体其他组织器官。肺泡从毛细血管中获取二氧化碳,然后呼出。

每侧肺脏分成多个肺叶,右肺含有 3 个肺叶,左肺含有 2 个肺叶。肺脏和腹腔被膈肌分开。胸廓的骨结构保护肺脏,它们包括肋骨、胸骨、椎骨。

一、影响供氧的因素

呼吸系统及循环系统的功能正常才可以为细胞提供所需氧。任何涉及上述系统的疾病、外伤或手术都可以影响组织器官摄取和利用氧气。机体的各个系统彼此之间相互依赖。任何系统(如神经系统、泌尿系统、骨骼肌系统)功能的改变均可影响氧气的摄取。氧气摄取受下列因素影响:

- 呼吸系统。呼吸系统的结构和功能必须是完整的。通畅的气道及正常的肺泡能够交换氧和二氧化碳是必要条件。
- 心血管系统。血液能够从心脏流入和流出,血管发生狭窄时影响血液流动,毛细血管和细胞能够交换氧和二氧化碳。
- 红细胞数量。红细胞含有血红蛋白,血红蛋白从肺脏获得并携带氧气至各组织脏器细胞内。骨髓可以制造足够的红细胞,但是营养不良、药物、白血病可以影响骨髓的功能。贫血也可降低红细胞的数量。
- 神经系统的功能。神经系统疾病和损害能够影响呼吸肌的功能,可以出现呼吸困难。脑部的损伤影响呼吸频率、节律和深度。麻醉药和镇静药影响脑细胞功能,这些能够减慢呼吸频率。血液中氧气和二氧化碳的浓度也可以影响脑细胞功能。当缺氧时,呼吸频率增加,机体尽量摄取更多的氧气。当二氧化碳增加时,呼吸频率也增加,机体尽量排出更多的二氧化碳。
- 老龄化。老年人的呼吸肌功能减弱,肺组织弹性功能减弱。同时,老年人咳嗽的力度下降,他们用力才可以咳出呼吸道的分泌物。老年人手术后易患呼吸道感染,有时也和排痰不畅有关。

• 运动。运动能够增加氧气摄取量。通常,呼吸的频率和深度的增加可以将更多的氧气带入肺脏。患有呼吸和循环系统疾病的老年人在休息时可以获取足够的氧气,但是轻微的活动就会导致需氧量增加,但是心肺疾患不能满足氧气的需求,会发生缺氧现象。

• 发热。发热导致需氧量增加。为了满足机体的需要,呼吸频率和深度及心率都会增加。

• 疼痛。疼痛可使呼吸次数增加,引起氧气摄入量增加,但是,胸腹部的损伤和手术常常累及呼吸肌,进而影响氧的供应。

• 药物。一些药物抑制脑部的呼吸中枢。呼吸抑制是指浅弱呼吸,呼吸频率小于12次/分钟,呼吸太浅则不能送入足够的氧气到肺。麻醉药物能够有这些影响,在安全剂量范围内,麻醉药能够缓解严重的疼痛。滥用毒品是导致呼吸抑制、呼吸停止的危险因素,它们可能影响麻醉药物的药效。

• 吸烟。吸烟能够导致气管、支气管、肺泡的损伤,影响氧的传递,是慢性阻塞性肺疾病、肺癌、冠心病的危险因素。

• 过敏。过敏是指对某种物质敏感,导致机体产生反应出现症状和体征。流鼻涕、打喷嚏、喘息和鼻塞是常见症状。过敏导致上呼吸道黏膜水肿,随着水肿的加重,发生气道的堵塞,气道的堵塞则会有发生休克和死亡的危险。花粉、灰尘、食物、药物和吸烟常导致过敏。

• 接触污染物。污染物质通常指水或空气中有害的化学物质。例如,灰尘、烟雾、毒素、石棉、煤尘和锯末,它们会损害肺脏。家里、工作单位和公共场所都可以发生上述污染物的接触。

• 营养。制造红细胞需要丰富的营养,机体需要铁剂和维生素(包括维生素B_{12}、维生素C及叶酸)制造红细胞。

• 酒精。酒精抑制大脑,过量地饮酒减弱了咳嗽反射,增加了误吸的危险。由于误吸导致气道阻塞和肺炎的风险增加。

二、呼吸功能异常

呼吸功能包括三个过程,如果其中一个过程受影响,即会出现呼吸功能异常。

• 空气进入和移出肺脏。

• 氧气和二氧化碳在肺泡进行交换。

• 血液将氧气带入细胞并带出二氧化碳。

(一)缺氧

缺氧指细胞没有足够的氧气供应。细胞不能够获取足够的氧气,因而不能够发挥正常的

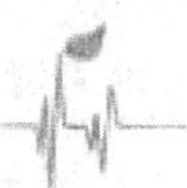

功能。任何影响呼吸功能的因素均可导致缺氧。大脑对缺氧很敏感,烦躁不安是早期的症状,也可表现为头晕和意识障碍。缺氧的临床表现包括以下几点:

- 烦躁不安。
- 头晕。
- 定向障碍。
- 反应迟钝。
- 行为、性格异常。
- 注意力不集中。
- 忧虑。
- 焦虑。
- 疲乏。
- 心率增快。
- 呼吸的频率和深度增加。
- 发绀(皮肤、嘴唇、指甲发绀)。
- 呼吸困难。

缺氧是危及生命的,所有的器官均需要氧气才能发挥正常的功能,因此需要立即给氧纠正缺氧状态,并及时去除缺氧的原因。

(二)呼吸异常

成人正常的呼吸频率是每分钟16~20次,婴儿和儿童呼吸频率较快。正常的呼吸是平静的、不费力的、规律的。左右胸廓的起伏是对称的。以下是异常的呼吸类型:

- 呼吸急促:呼吸频率大于等于24次/分钟。常见的原因有发热、运动、疼痛、怀孕、呼吸道阻塞和缺氧。低氧血症是血液中氧气含量的下降。
- 呼吸过慢:呼吸频率小于12次/分钟。常见原因有药物过量和呼吸中枢病变。
- 呼吸暂停:它发生在心跳停搏和呼吸停止的时候,睡眠呼吸暂停(是通常所说的“打呼噜”)就是其中的表现之一。
- 肺换气不足:呼吸浅慢,有时不规律。常见病因有由于肺脏疾病而导致的肺泡功能异常,例如肺炎。其他的原因还包括肥胖、呼吸道阻塞和药物的副作用。神经系统和骨骼肌疾病影响呼吸功能也是常见原因。
- 过度换气:比正常呼吸深而快,常见病因包括哮喘、肺气肿、感染、发热、神经系统疾病、缺氧、焦虑、疼痛和某些药物。
- 呼吸困难:困难的、疲劳的或疼痛的呼吸。心脏疾病、运动和焦虑是常见原因。
- 周期性呼吸:呼吸频率和深度逐渐增加,然后,呼吸逐渐变慢变浅。呼吸可能停止约10~20秒钟。药物过量、心脏疾病、肾脏疾病和中枢神经系统疾病是常见病因。周期性呼吸常发生于死亡之前。
- 端坐呼吸:只有在坐位时,才能较舒适地呼吸。常见病因包括肺气肿、哮喘、肺炎、心绞痛和其他呼吸、心脏疾病。

• 比奥氏呼吸(脑膜炎式呼吸):10~30 秒呼吸暂停后出现的深而快的呼吸。常常伴随神经系统疾病。

• 潮式呼吸:深而快的呼吸,常发生于糖尿病昏迷的老年人。

(三)辅助检查与化验

呼吸系统疾病可能是急性或慢性疾病。及时准确地报告护理员观察到的病情(表 3-8-1)。为了满足老年人的氧气需求,快速反应是十分必要的,采取措施,纠正问题,防止疾病进行性加重。

表 3-8-1　呼吸系统疾病的临床表现及症状

• 缺氧的临床表现
• 任何异常的呼吸模式
• 老年人自觉气短或喘息
• 咳嗽(非频繁或连日地咳嗽)
——干咳或剧烈咳嗽
——咳嗽声刺耳或犬吠样咳嗽
——有痰或无痰
• 咳痰
——颜色:无色、白色、黄色、绿色、棕色或红色
——气味:无味或恶臭味
——浓度:黏稠痰、水样痰、多泡(有气泡或泡沫)
——咯血:血性痰,注意观察痰是鲜红、暗红、血染或带有血丝
• 呼吸嘈杂
——哮鸣音
——湿罗音
——啼鸣音
• 胸痛(描述部位)
——连续的或是间断性的(时有时无)
——个人的描述(剧痛、刀绞样痛、疼痛)
——加重的因素(运动、咳嗽、打呵欠、打喷嚏、签字、深呼吸)
• 发绀
——皮肤
——黏膜
——口唇
——甲床
• 生命体征变化
• 体位
——直坐
——向前斜倚着或伏首前倾于桌上

医生通过下列检查寻找疾病的病因：

• 胸部 X 光片。通过胸部 X 光片检查发现肺部的改变。腰部至颈部的衣服、首饰需要脱掉。穿上 X 光片检查的专用衣服。

• 支气管镜。腔镜进入气管和支气管，检查气道是否因为血液、肿瘤造成阻塞，取病理进行病理学检查，或进行吸痰，取出气道中的异物。在检查前老年人需要禁食 6~8 小时，这样可以减少恶心、呕吐和吸入性肺炎的危险。检查过程中需要给老年人麻醉。检查后，在吞咽功能恢复之前需要老年人禁食并仔细观察老年人反应，这个过程通常需要 2 个小时。医务人员负责指导检查前后的护理。

• 胸腔穿刺术。胸腔穿刺术是刺穿胸膜，让空气或液体从胸腔里引流出来的操作。医生刺入一个穿刺针，从胸壁进入胸膜腔。外伤或疾病能够导致气胸、血胸或胸水。有时，抽胸水是为了化验其成分。治疗药物也可以同时注射入胸腔，这个过程需要几分钟。穿刺时，首先记录老年人生命体征，进行局麻，让老年人坐在椅子上，身体稍微前倾，告诉老年人不要说话、咳嗽和活动(图 3-8-1)。老年人暴露穿刺点的位置，标记体表定位。胸部 X 光片检查可发现肺部是否受损。观察老年人是否出现呼吸短促、呼吸困难、咳嗽、咳痰、胸痛、发绀、生命体征的变化和其他呼吸系统的症状体征。

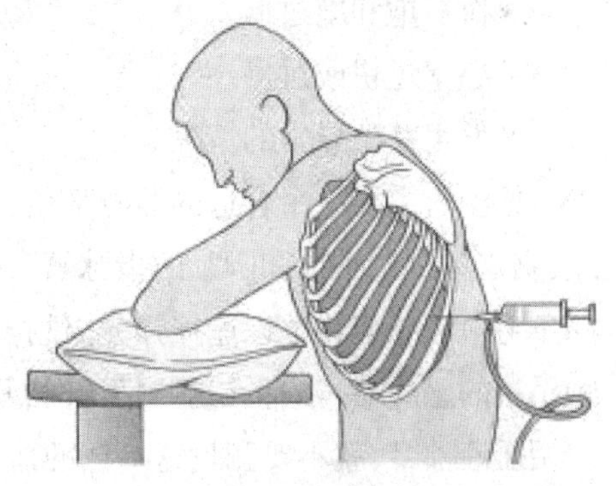

图 3-8-1 老年人做胸腔穿刺术的姿势

• 肺功能检查。这个检查可检测老年人的吸入和呼出气体的量，也可以检测肺容量，检测时，让老年人尽力做深呼吸。老年人通过接口管向机器里吹气(图 3-8-2)。这个检查帮助评估肺脏疾病的危险程度或术后肺功能的恢复，也可以测量肺疾病的进程和治疗效果。检查后，老年人常常感到疲劳，需要休息。

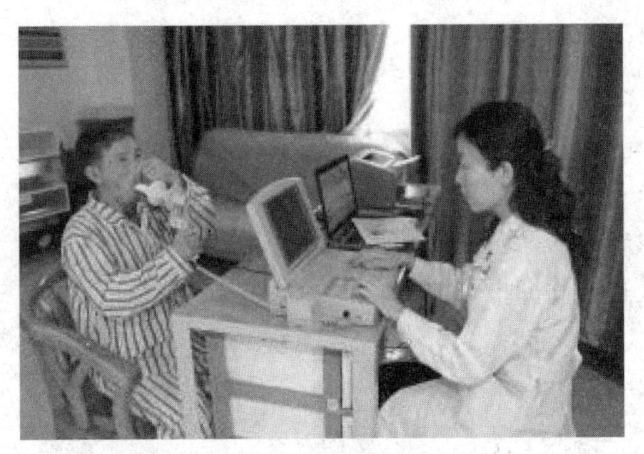

图 3-8-2 肺功能检查

• 动脉血气分析。从股动脉或桡动脉抽取动脉血液，实验室化验动脉血中的氧含量。需要首先化验血红蛋白的量，抽血完毕后需要压迫穿刺点至少 5 分钟，如果老年人有凝血功能障碍，需要按压时间更长。这个操作需要由专门医务人员执行。

(四)指脉氧(脉冲血氧计)

指脉氧是测量外周动脉血中的血氧含量。血氧含量是指血红蛋白携带氧气的量。正常的血氧饱和度是95%~100%。例如,如果97%的血红蛋白携带氧气至组织器官,可以提供充足的氧气,如果只有90%的血红蛋白携带氧气至组织器官,则不能提供足够的氧气。指脉氧的测量能够预防和治疗缺氧。感受器放在手指、脚趾、耳垂、鼻子或前额(图3-8-3)。来自感应器一侧的光束穿过组织，然后被另一侧的探测器接受。通过计算光束在组织中的通过率即可以测量血氧饱和度，也显示心率。如果发生以下情况指脉氧仪器则会报警：

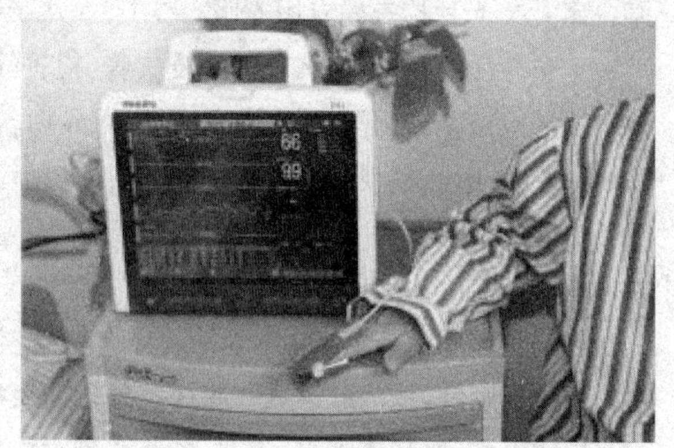

图3-8-3　血氧饱和度测量感应器放在手指上

- 血氧饱和度过低。
- 心率过快或过慢。
- 发生其他异常的情况。

检测时需要一个合适的监测部位，避免选择破损或肿胀的部位，如果老年人血液循环差,则避免测量手指和脚趾的指脉氧。强光、指甲油、假指甲和运动都会影响测量结果,放置一条毛巾在感应器上以遮挡强光。洗掉指甲油,或测量其他的部位。运动,如颤抖、癫痫,会影响手指的感应器。当存在这些情况时,耳垂是较好的测量位置。血压袖带影响血液流动,如果使用血液袖带,就不要测量这一侧的血氧饱和度。

1. 测量血氧饱和度的指南

当护理员协助测量血氧饱和度时,需要了解以下内容。

- 测量哪个部位。
- 怎么使用设备。
- 使用什么感应器。
- 使用什么类型的胶带。
- 关于血氧饱和度和心率的报警范围：
  ——如果血氧饱和度低于报警数值(一般为95%),立即报告护士；
  ——如果心率高于或低于报警范围,也要立即报告护士。
- 什么时候测量。
- 是否同时测量心率和脉率。
- 检查探测部位是否变化(通常每2小时检查1次)。
- 报告和观察的内容：
  ——测量日期和时间；
  ——血氧饱和度和心率；
  ——心率和脉率是否一致；
  ——老年人在测量时做什么；

——其他情况。

2. 安全警告

老年人的病情可以很快发生变化，监测心率、血氧饱和度并不能让护理员减少对老年人病情的观察。护理员应时常观察缺氧的症状和体征。

3. 操作步骤(表 3-8-2)

表 3-8-2　操作步骤

• 依照测量血氧饱和度的指南和安全警告 • 向老年人解释测量血氧饱和度的过程 • 洗手 • 准备以下物品： ——血氧饱和度测量仪和探头 ——指甲油去除剂(如果老年人指甲上有指甲油) ——棉球 ——血氧饱和度记录表 ——胶带 ——纸巾 • 提供舒适的体位 • 根据需要使用指甲油去除剂、棉球去掉指甲油 • 用纸巾把测量位置擦干 • 把探头夹在或用胶带固定到测量位置 • 打开血氧饱和度测量仪 • 设定血氧饱和度及脉率的报警区间，打开自动报警设置 • 测量老年人的心率，与仪器所显示数据比较，两个数据应该是相同的。如果数据不相同，告诉护士 • 观察显示的血氧饱和度，在记录本上记录下数值 • 保持探头在监测部位持续监测，监测结束后关闭设备，取走探头

(五)收集痰液标本

肺部疾病会导致肺、气管、支气管分泌黏液增多。来自于呼吸系统的黏液，当从口腔咳出时叫做痰液。痰液标本用来化验红细胞、细菌、异常细胞。收集痰液标本的具体事项，请参考本章第二节中关于痰液的标本收集方法。

三、提高血氧含量

为了获得足够的氧气，空气必须进入肺部较深的位置。空气应该到达氧气和二氧化碳交换的肺泡。疾病和创伤能够阻止空气到达肺泡，疼痛和麻醉可以影响深呼吸和咳嗽。因此，分泌物阻塞在气管和肺内影响气体流动和肺功能。同时,分泌物也为细菌的寄生和繁殖提供培养基,可以导致感染性疾病。

为满足老年人的氧气需求,在护理中常用以下几种方法。

(一)适当体位

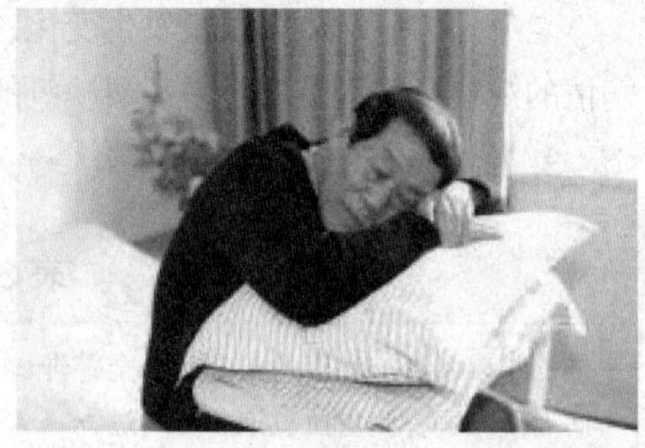

图3-8-4 老年人端坐位姿势。在跨床小桌上放一个枕头可提高舒适度

通常,半坐卧位或斜坡位较容易呼吸。老年人合并呼吸困难时,通常喜欢坐位或趴在桌子上呼吸,这称为端坐呼吸。可以在桌子上放一个枕头,使老年人感到舒适一些(图 3-8-4)。

老年人要时常更换体位,如果医生不限制摆放某种体位,则老年人不应该长时间地保持单侧卧位。因为肺内分泌物较多,可能导致卧侧肺膨胀不全。根据护理计划至少每 2 个小时需要更换体位 1 次。

(二)咳嗽和深呼吸

咳嗽使痰液排出,深呼吸使空气进入肺部较深的位置。锻炼咳嗽和深呼吸帮助老年人治疗呼吸疾病。在手术后和卧床时锻炼咳嗽和深呼吸,对于老年人来说,这些锻炼是痛苦的。当咳嗽剧烈时注意不要使伤口裂开。

咳嗽和深呼吸帮助预防肺炎和肺不张。肺不张是一部分肺组织不能膨胀,它常常是因为痰液阻塞气道所致,空气不能进入这部分肺,导致肺组织不张。肺不张是术后并发症。长期卧床、肺疾病、中风是肺不张的常见病因。

当老年人清醒的时候,医生要求每 1~2 小时做 1 次咳嗽和深呼吸,根据病情可以增减。

1. 咳嗽和深呼吸的指南

当护理员被要求协助老年人锻炼咳嗽和深呼吸时,护理员需了解以下几点。

- 什么时候要求老年人做咳嗽和深呼吸。
- 老年人需要做多少次深呼吸和咳嗽。
- 报告和记录观察到的情况:

——老年人做深呼吸和咳嗽的次数;

——老年人在做的过程中有什么不适。

2. 帮助老年人锻炼咳嗽和深呼吸的步骤(表 3-8-3)

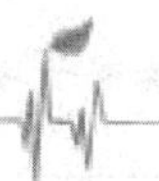

表 3-8-3　帮助老年人锻炼咳嗽和深呼吸的步骤

- 帮助老年人摆一个舒适的体位:半卧位或斜坡体位(图 3-8-5)
- 帮助老年人做深呼吸
- 老年人双手放于胸前
- 让老年人呼气,尽力呼出气体。告诉老年人胸廓尽可能下降到最低
- 让老年人深吸气,尽力吸入更多的气体,提醒老年人通过鼻腔吸入空气
- 告诉老年人屏住呼吸 3 秒钟
- 让老年人撅起嘴缓慢呼出气体(图 3-8-6),告诉老年人胸廓尽可能下降到最低
- 重复以上四步
- 要求老年人咳嗽:

——要求老年人手指交叉放在伤口上(图 3-8-7A),老年人也可以把枕头或折叠的毛巾放在伤口上(图 3-8-7B)

——让老年人做一次深吸气

——让老年人嘴张开,用力咳嗽两次

——如此动作可以重复几次

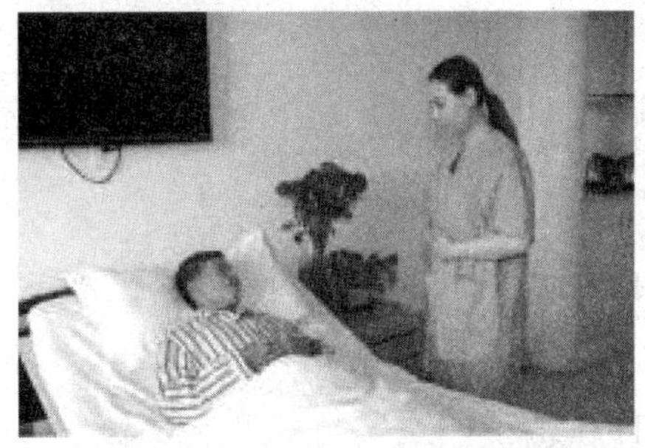

图 3-8-5　双手放于胸前进行深呼吸

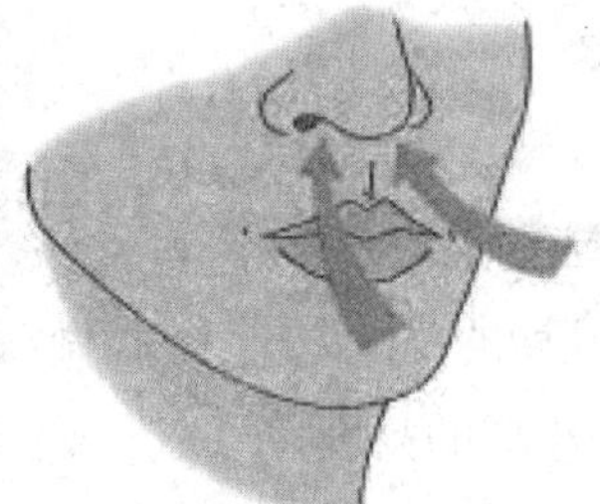

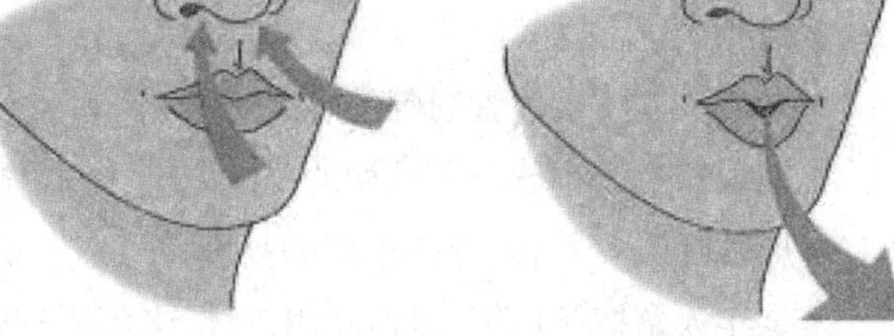

图 3-8-6　进行深呼吸训练时,用鼻子吸气,撅起嘴唇呼气

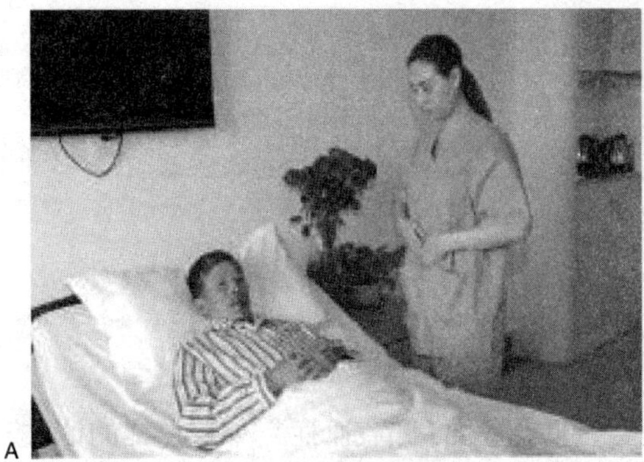

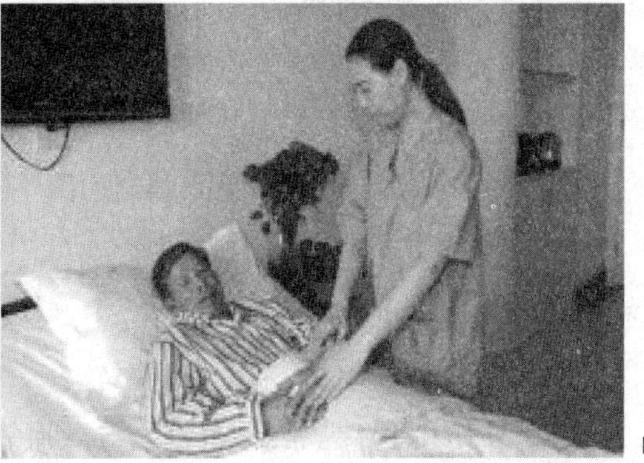

图 3-8-7　有伤口的老年人进行咳嗽训练。A,手指交叉放在伤口上。B,在伤口上垫上枕头

（三）诱发性肺活量的测定法

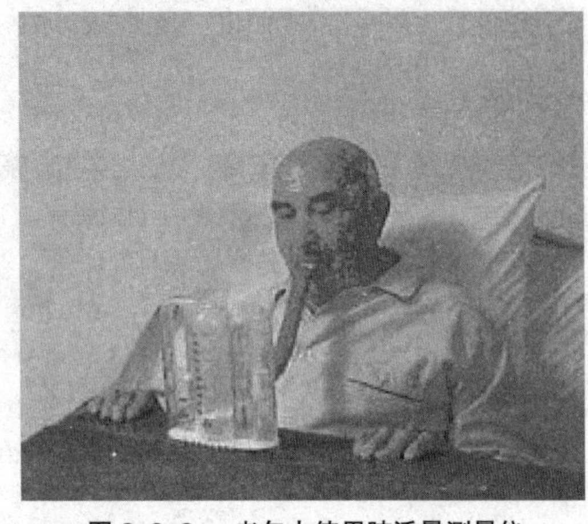
图 3-8-8　老年人使用肺活量测量仪

诱发的意思是指激发，肺活量即是测量吸入空气的量。诱发性肺活量测量仪，是激发老年人吸气一直到达预先设定的空气容积。当吸气时，老年人可以看仪器里的小球，观察空气的活动(图 3-8-8)。

诱发性肺活量也叫做持续性最大吸气法。持续性最大吸气法是指尽可能深地吸入气体，屏住呼吸持续一段时间，通常保持至少 3 秒钟。

目的是提高肺功能，预防或治疗肺不张。像打哈欠、叹息，长的、深的而慢的呼吸有助于空气进入肺里，促进分泌物排出，提高氧气和二氧化碳在肺泡毛细血管中的交换。

按如下方法使用设备：

- 肺活量测量仪垂直放置。
- 老年人正常呼气。
- 老年人紧闭接口管周围的嘴唇。
- 在仪器上的小球升至预期的高度之前，一直做深慢呼吸。
- 屏住呼吸 3~6 秒，保持小球的高度。
- 老年人拿掉接口管，慢慢呼出气体，老年人这时可以咳嗽。
- 在几次正常呼吸后，可重复此步骤。

护理员需要了解以下内容：

- 老年人做诱发性肺活量训练的频率。
- 老年人需要进行多少次呼吸。
- 预期肺活量是多少。
- 注意接口管需要清洁消毒后再使用。

四、辅助氧疗

疾病、外伤和手术常常影响呼吸，导致血氧含量低于正常(低氧血症)。如果这样的话，按照医生医嘱进行氧疗。

氧疗如同药物治疗，医生决定氧流量的大小，什么时候吸氧。一些老年人需要持续吸氧，有些老年人需要吸氧是因为胸痛或呼吸短促。吸氧帮助缓解胸痛。呼吸疾病老年人需要足够

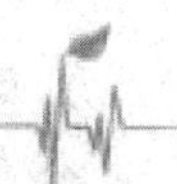

的氧气和休息。中等量的锻炼或活动,老年人即可出现呼吸短促。吸氧帮助缓解呼吸短促。护理员不能擅自给老年人吸氧,只有医务人员可以决定氧疗。护理员辅助护士提供安全的护理。

(一)氧气来源

1. 氧气供应的方式

(1)壁装插头。氧气管道接到每个病床床头(图 3-8-9)。

(2)氧气瓶。氧气瓶放在床边。小的氧气瓶在急救和转运患者时应用，在老年人散步或坐轮椅时也可使用（图 3-8-10)。刻度表显示剩余氧气的量。

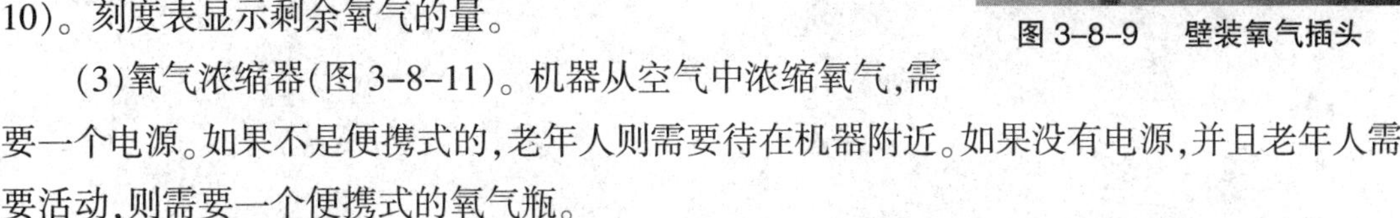

图 3-8-9　壁装氧气插头

(3)氧气浓缩器(图 3-8-11)。机器从空气中浓缩氧气,需要一个电源。如果不是便携式的,老年人则需要待在机器附近。如果没有电源,并且老年人需要活动,则需要一个便携式的氧气瓶。

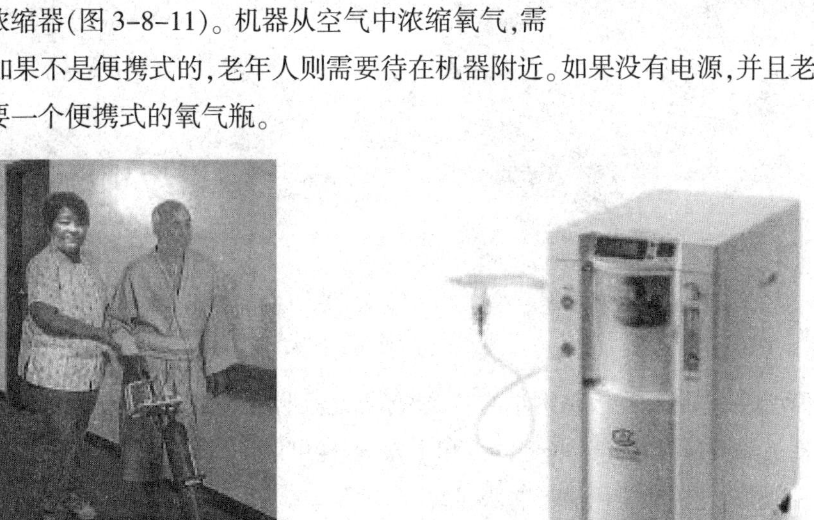

图 3-8-10　老年人走路时使用轻便的氧气瓶

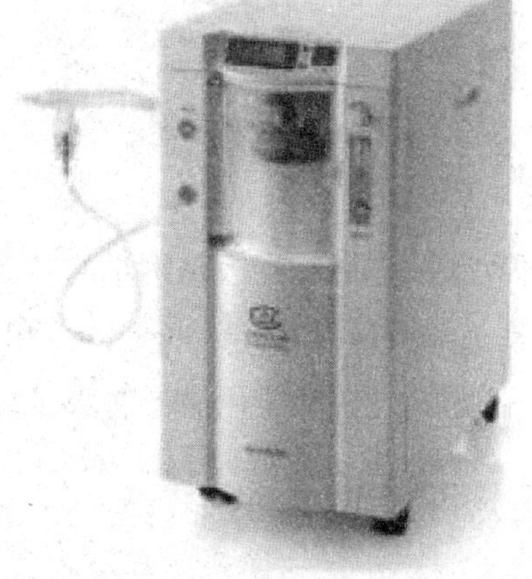

图 3-8-11　氧气浓缩器,也称制氧机

2. 使用氧气时的安全防火措施

老年人和家人应该熟练掌握供氧设备的使用方法,知道设备的储存地方,这包括防火措施(表 3-8-4),在房间内放置灭火器。

表 3-8-4　使用氧气时的安全防火措施

• 在房间内放“不要吸烟”的标志 • 把易燃物品拿出房间,包括酒精、指甲油去除剂、油、油脂 • 把氧源和氧气管道远离热源和明火,包括蜡烛、火炉等一切热源 • 如果产生明火,立即关闭氧气。保证人员安全。拨打火警电话

(二)吸氧设备

医生决定吸氧选用什么设备,这些设备包括以下两种:

• 鼻导管(图 3-8-12)。鼻导管插入鼻孔,导管从耳后转到颏下以固定鼻导管。老年人戴着鼻导管时,可以吃饭喝水。较紧的鼻导管会使鼻腔感到疼痛不适,也可能使耳朵、面颊感到不适。

• 普通面罩(图 3-8-13)。罩住嘴和鼻孔。面罩表面有小孔,当呼气时,二氧化碳从这里呼出。

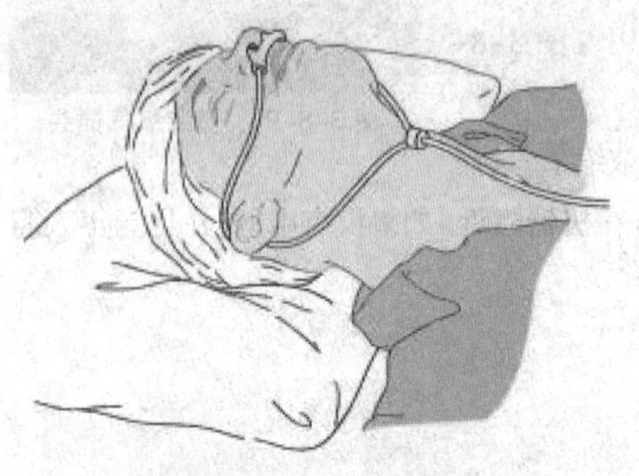

图 3-8-12　鼻导管

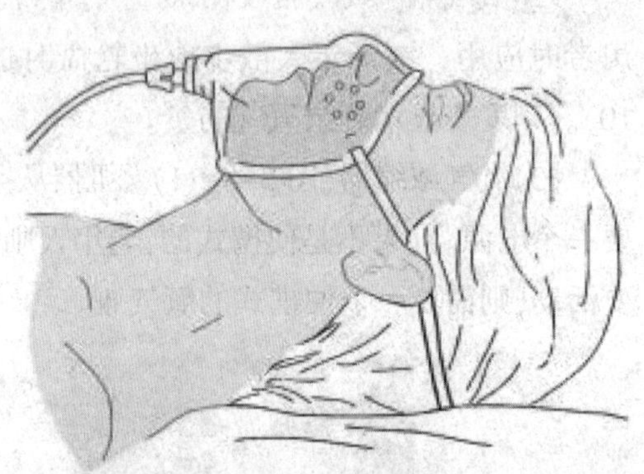

图 3-8-13　普通面罩

戴面罩时,讲话和吃饭是困难的。需要仔细地倾听老年人说话。在面罩下面会聚集水汽,所以护理员需要保持老年人面部清洁和干燥,这样可以预防面罩造成的不适。当吃饭时,摘掉面罩。通常,吃饭时应用鼻导管吸氧。

(三)氧流量

氧流量是给氧的总量。流量大小用每分钟输出多少升氧气表示(升/分钟)。按照医生的要求调节氧流量(图 3-8-14)。没有氧流量表的设备,可根据湿化瓶中水泡流量的多少来调节。

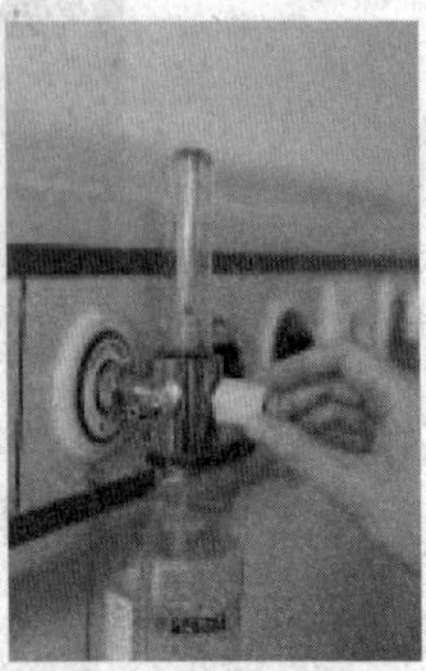

图 3-8-14　用流量计设置氧流量

(四)给氧装置

氧气是干燥气体。如果不加湿氧气就会使气道黏膜变干。将蒸馏水加到湿化瓶里来产生水蒸气(图 3-8-15)。氧气携带水蒸气一起进入呼吸道。湿化瓶中的气泡用以显示是否产生水蒸气。低流量(1~2 升/分钟)套管吸氧通常不需要湿化瓶。

在使用给氧设备时,还应遵守如下规则:

• 是否需要给氧应听从医生的要求和患者的需要。

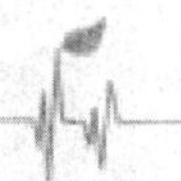

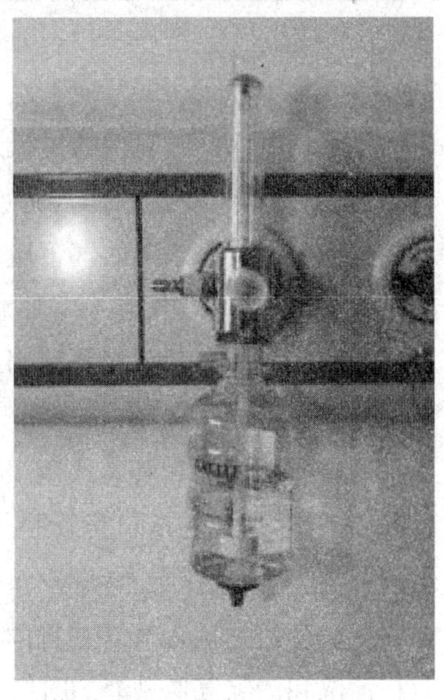

图 3-8-15　给氧装置连接湿化瓶

• 确保给氧装置固定良好,不会过紧。

• 经常检查给氧装置部位的皮肤情况，有无刺激现象。检查的部位如耳后、鼻下等是否有磨损。

• 当使用面罩时要保持面部的清洁与干燥。

• 根据需要调节流量器。

• 确保湿化瓶中水位合适，如果湿化瓶中无气泡产生，应当添加清洁水。

• 确保氧气连接导管位置正确,使用胶布或夹子固定在老年人的衣服上。

• 确保连接导管无打结或扭转。

• 确保老年人未压在氧气导管上。

• 出现低氧血症、呼气困难及不正常的呼吸模式时,立即报告。

• 根据专业护士的指导,对老年人进行口腔卫生的护理。

• 确保给氧装置是干净的,无黏液阻塞。

五、人工气道

人工气道可以保证呼吸道通畅。常用于以下情况：

• 疾病、外伤、分泌物或者误吸堵塞气道的时候。

• 意识不清或完全昏迷的老年人。

• 老年人麻醉复苏的时候。

气管插管是插入一个人工气道,这个人工气道通常是一次性的塑料制品,具有不同型号。常见的人工气道有如下几种：

• 口咽通气道。通过口插入到咽(图 3-8-16A)。护士或者专业医师负责此项操作。

• 鼻咽导气管。从一个鼻孔插入到咽(图 3-8-16B)。护士或者专业医师负责此项操作。

• 气管内导管。从口或者鼻子插入到气管(图 3-8-16C),医生用喉镜进行插管。

• 气管切开术插管。通过外科气管切开造瘘处插入人工气道(图 3-8-16D)。有些气道带有气囊,向气囊中充气可以保证气管插管位置的固定。由医生负责此项操作。

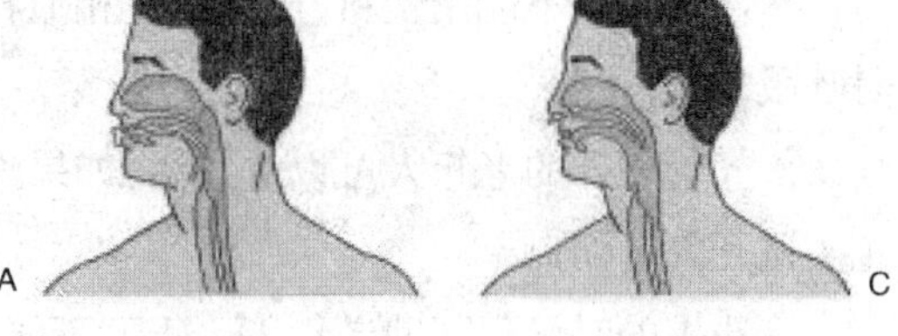

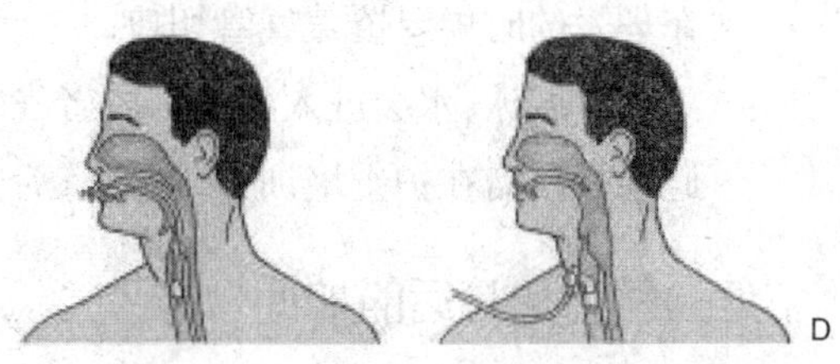

图 3-8-16　人工气道。A,口咽通气道。B,鼻咽导气管。C,气管内导管。D,气管切开术插管

(一)气管切开术

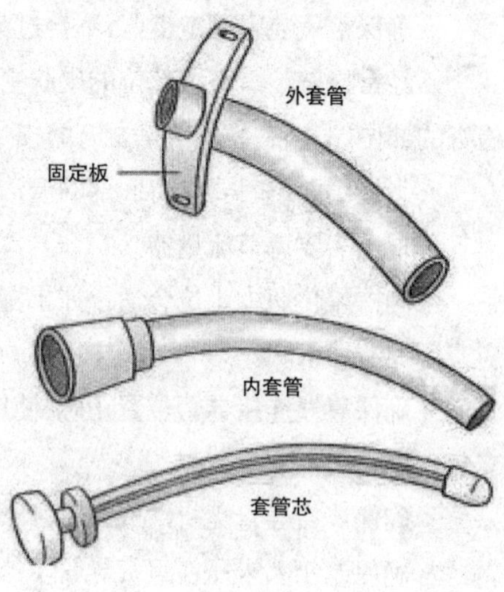

图 3-8-17　气管切开套管的组成部分

气管切开术是暂时性的机械通气。当手术移除气管结构的时候才是永久的。癌症、严重的气道外伤,或者脑损伤可能会有永久的气管造口术。此项操作需要医生完成。

气管切开套管的材料是塑料的或者金属的,一般由三个部分组成(图 3-8-17):

- 带有圆头的套管芯。用于插外套管,然后就被移除(套管芯可以在造口套管脱落需要再次插管时使用,所以它应该放在桌上以备不时之需)。
- 内套管是插入气管并且固定在正确位置的,只有在清洗和清除气道黏液的时候才移除内套管。内套管可以用来保持气道的开放。

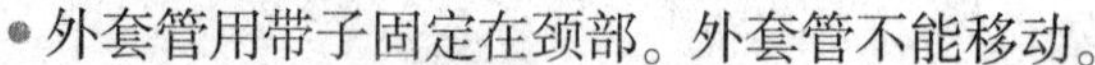

- 外套管用带子固定在颈部。外套管不能移动。

有些塑料的造口套管没有内套管,这种套管用于经常吸痰的老年人。由于频繁地吸痰,黏液就不会粘在套管上。

(二)气管切开后的安全措施

气管切开后的安全措施如下:

- 不要用松散的纱布或者有线头的辅料覆盖切口。
- 当出门的时候要覆盖气管切口或者套管。老年人可用围巾作为气管切口覆盖物,覆盖物可阻止尘土、昆虫和其他小的颗粒进入到气管切口。
- 气管切口不能用塑料、皮革或者相似材料的东西覆盖。这些材料会阻止空气进入,阻碍呼吸通畅。
- 气管切开的老年人可以洗盆浴,如果洗淋浴的话,要带淋浴防护装置。洗浴时,要将水龙头避开气管切口。
- 洗头的时候要帮助老年人。千万不能让水进入到气管切口。
- 在理发的时候要覆盖气管切口。
- 不允许游泳,水会进入到套管或者气管切口中。
- 此项操作需在护士培训、掌握熟练后方可施行。

(三)气管切开后的护理

气管切开护理包括如下:

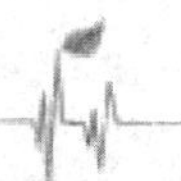

- 清洁内套管上的黏液并且保持气道通畅。
- 清洁气管切口以预防感染和皮肤损伤。
- 应用干净的系带以预防感染。

护理员可以帮助护士做气管切开护理。每天做一次或者每 8 到 12 小时做一次。当老年人出现分泌物过多、系带或者领口污染、敷料污染或潮湿时，也需要进行气管切开护理。

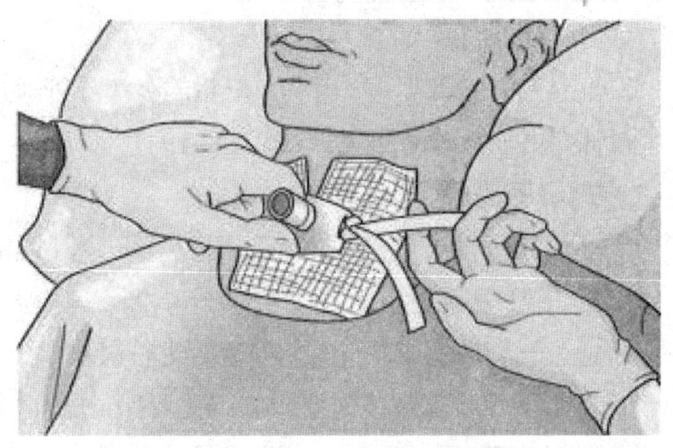

图 3-8-18 对于成人，系带下可以伸进一根手指

(四)安全警示

当系带移动的时候，护理员必须把外套管固定在正确位置。系带必须固定但不能太紧。对于一个成年人，在系带的下边应该能放下一根手指(图 3-8-18)。黏液可能包含细菌或者血液，需要注意清洁消毒。

对于做人工气道的老年人来说，作呕和哽咽的感觉是常见的。在口腔、鼻腔或者咽喉里有异物时会有不适的感觉，如有恶心、干呕、憋气等。护理员需要使老年人感到舒适并且确保呼吸通畅，告诉老年人人工气道是辅助正常呼吸的，通过经常触摸老年人显示护理员对老年人的关心。有气管内导管的老年人不能说话，有些气管造口管允许老年人说话，老年人不能说话时，交流时可以使用纸和笔、交流板和手势。

六、气道吸痰

分泌物可以聚集在上呼吸道。聚集的分泌物可以有如下影响：

- 阻挡气流进出气道。
- 为细菌生长提供环境。
- 妨碍氧气和二氧化碳的交换。

分泌物阻塞气道会导致低氧血症的发生。通常咳嗽会使痰液咳出。对于那些不能咳嗽，或者咳嗽太微弱无法咳出分泌物的人来说，他们需要吸痰。吸痰是吸出痰液(分泌物)的过程。导管的一头连接到一个吸引器，另一头连接到吸痰管。吸痰管插入到气道，分泌物通过吸痰管吸出。

(一)吸痰路径

鼻子、口腔和咽组成上呼吸道。气管和支气管是气道的下半部分。

1. 口咽路径

通过嘴和咽部吸痰。用一个略粗的吸痰导管通过口腔进入到咽部，这一操作需要老年人能够张口并且合作才可完成(图 3-8-19)。

2. 鼻咽路径

通过鼻子和咽部吸痰。导管通过鼻子进入到咽部。

3. 下呼吸道吸痰

通过气管插管或者气管切开套管进行吸痰。

在给下呼吸道吸痰前要求肺强力呼吸。强力呼吸意味着给肺额外的呼吸。这就需要用到简易呼吸器(图 3-8-20)。将简易呼吸器接到一个氧气装置上，然后把氧气传输装置从气管插管或者气管切开套管上移除。简易呼吸器连接气管插管或者气管切开套管上。双手挤压简易呼吸器的球囊以给肺部充气。护士或者专业医师为患者进行 3 到 5 次这样的操作。

对待氧气要像对待药品一样，因此护理员需要获得许可后才可以为老年人给予氧气。

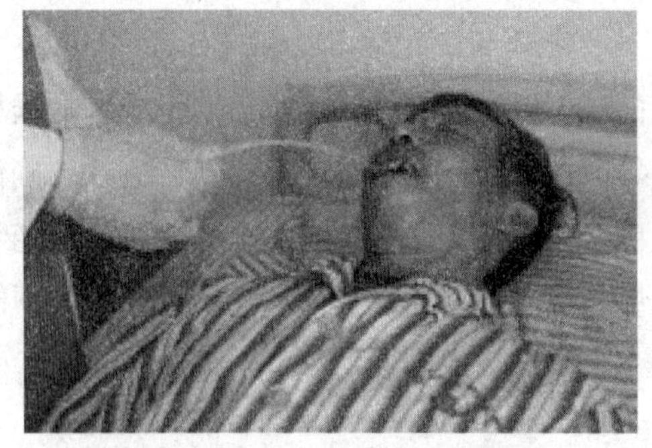

图 3-8-19　经口腔的吸痰管

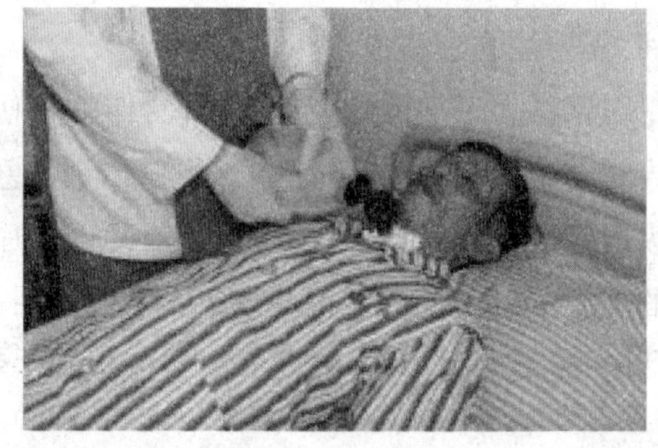

图 3-8-20　使用简易呼吸器。双手挤压呼吸器

(二)安全警示

如果操作不正确，吸痰可以引起严重的损伤。吸痰的过程也可以清除气道内的氧气，导致老年人在吸痰期间不能获得足够的氧气。低氧血症和其他威胁生命的问题就可能会发生。这些问题可以出现呼吸系统、心脏血管系统和神经系统的症状。它们可以引起心脏骤停、感染和气道损伤。护理员可以帮助护士吸痰。严格执行表 3-8-5 里的安全措施和原则。在老年人床旁要时刻准备着吸痰装置和物品，当需要吸痰的时候，护理员可能没有时间从物品储备处拿物品。痰液可能有细菌或血液，需注意清洁消毒。

(三)吸痰安全措施和原则(表 3-8-5)

表 3-8-5 吸痰安全措施和原则

• 跟护士学习吸痰过程。了解护士想让护理员做什么
• 向护士报告咳嗽和呼吸困难的症状和体征。这些症状和体征发出需要吸痰的信号。根据需要吸痰,而不是有计划地吸痰
• 使用无菌技术,可以防止细菌进入到气道
• 护士告诉护理员需要使用的导管型号。如果导管太大,会损害气道
• 插入吸痰管时不能吸痰。因为当吸痰的时候,空气就被吸出气道
• 平滑地插入导管能防止损伤黏膜
• 吸痰的过程周期包括插入导管、吸痰和移除导管。一次吸痰不超过 10 到 15 秒(护理员在吸痰的时候屏住呼吸,这个可以帮助护理员感受老年人在吸痰时候的感觉是什么样的)
• 在吸痰间歇时,用水或者生理盐水清洗导管
• 每吸痰一次要停顿 20 到 30 秒或更长
• 吸痰导管在同一位置插入不能超过 3 次。每次插入导管,气道损伤和低氧血症就有可能会发生
• 在吸痰之前、过程中和之后都要注意老年人的脉搏、呼吸和面色,也要观察老年人的意识水平。如果以下任何一个情况发生立刻报告: ——脉率下降或者脉率少于 60 次/分钟 ——不规律的心脏节律 ——血压降低或者升高 ——呼吸困难 ——血氧饱和度下降

七、胸腔引流管

空气、血液或者体液可以聚集在胸膜腔内,这可因为胸部的损伤或者手术导致胸廓塌陷而发生。

• 气胸是空气聚集在胸膜腔内。

• 血胸是血液聚集在胸膜腔内。

• 胸腔积液指的是胸膜腔内聚集渗出的体液。

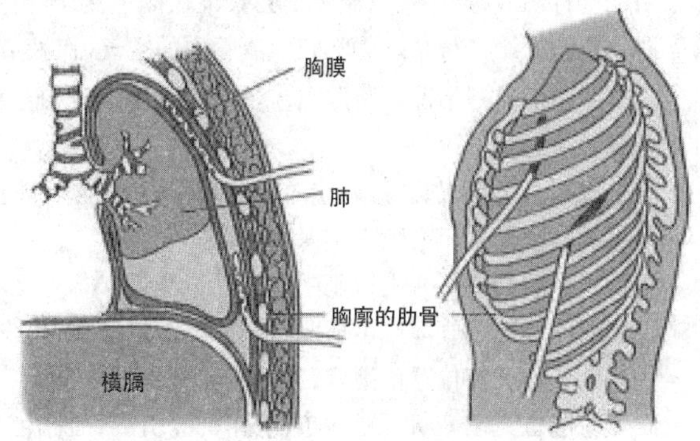

图 3-8-21 胸腔引流管插入胸膜腔

当空气、血液或者体液聚集在胸膜腔内的时候会对胸腔内的脏器产生压力。这个压力会导致肺部塌陷,空气不能到达受累的肺泡,而且氧气和二氧化碳不能进行交换,就会出现呼吸困难和低氧血症。如果进一步压迫心脏则会因为影响了心脏的泵血功能而威胁生命。医生为了导出空气、体液或者血液要进行胸腔穿刺术(图 3-8-21)。

这个操作可以在无菌手术室、急诊室或床旁进行。

胸腔引流管连接到水封引流系统(图 3-8-22),这个系统必须是密闭的,以防止空气进入到胸膜腔内。引流瓶中的液体可以保持这个引流系统的密闭性。在图 3-8-23 中,展示了水封引流系统的工作原理。

- 胸腔引流管连接到连接套管。
- 连接套管连接到引流装置的流入管。
- 引流装置的流入管延伸入水下,水可以防止空气通过胸腔引流管进入到胸膜腔内。请看表 3-8-6 对胸腔引流置管老年人的护理。

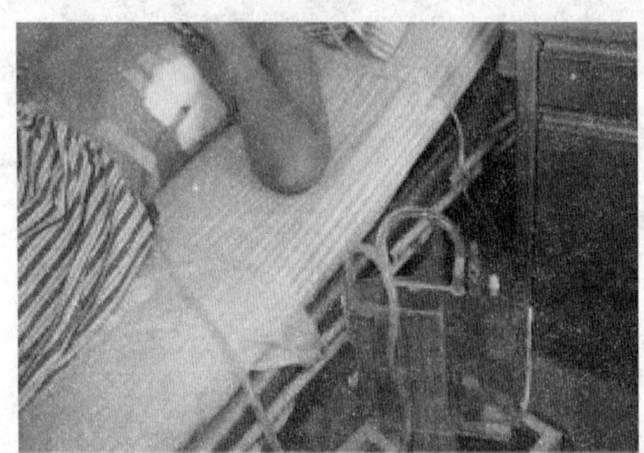

图 3-8-22　胸腔引流管连接一次性的水封引流系统

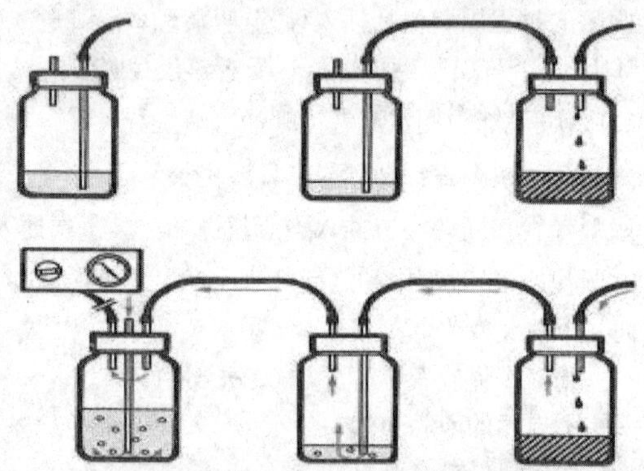

图 3-8-23　水封引流系统示意图

表 3-8-6　胸腔引流置管老年人的护理

- 保持引流系统在胸部下方的位置
- 根据医嘱监测生命体征,生命体征有改变立刻报告
- 立刻报告低氧血症和呼吸困难的症状和体征。当老年人抱怨疼痛或者出现呼吸困难情况的时候也要报告
- 保持连接套管系在床上。允许一定程度的松弛度,这样可以防止老年人移动的时候胸腔引流管脱出。如果引流管打圈成襻的话,引流液则会聚集在襻中,影响引流
- 防止套管打结。打结妨碍胸腔引流管内的空气、血液或者体液的流出
- 观察胸腔引流液情况。胸腔引流液有任何变化立刻报告护士,包括引流量增加或者出现明显血性引流。记录胸腔引流量
- 根据医嘱给老年人翻身,调整体位。动作小心轻柔,防止胸腔引流管脱出
- 根据医嘱帮助老年人咳嗽和深呼吸
- 根据指导帮助老年人进行刺激性肺活量测量
- 记录引流系统的气泡产生情况。如果气泡量增加、减少或者停止立刻报告护士
- 如果装置的任何位置松弛或者断开,立刻告诉护士
- 在床旁准备无菌液状石蜡纱布,防止胸腔引流管脱出
- 如果胸腔引流管脱出的话立刻呼叫帮助。用无菌液状石蜡纱布覆盖插管位置

第九节　听力与视力问题

听觉与视觉对人们生活、工作、学习起到极其重要的作用,也是保障人身安全必不可少的功能。例如,当你看到、听到外界的危险情景就会躲避到安全的地方,能够自我保护。

许多人患有不同程度的听力与视力障碍。常见的起因包括先天缺陷、后天的损伤和疾病。当然,身体的老化也是失去听力和视力的多见原因。

一、耳病

耳朵是一个具有听觉和保持身体平衡的重要器官(图 3–9–1)。耳朵分为外耳、中耳和内耳三部分。外耳外面的部分称为耳郭。声波经过耳郭传到耳道。耳道中的腺体分泌蜡状的耳垢。耳道长约 3 厘米,延伸至鼓膜。鼓膜将外耳和中耳分隔。中耳是一个小的空腔,包含咽鼓管和三块听小骨。咽鼓管连接中耳和喉咙,空气进入咽鼓管使得耳鼓两边具有相同的气压。听骨将来自鼓膜的声音增强,再将声音传递到内耳。三块听骨分别是:锤骨,看起来像锤;砧骨,与铁砧相似;镫骨,形似马镫。内耳由半规管和耳蜗组成。耳蜗看起来像蜗牛壳,里面有淋巴液。淋巴液将声波从中耳传播到听觉神经,听觉神经再将信息传给大脑。三个半规管与身体平衡相关。它们感觉头的位置及其位置变化,将信息传递给大脑。本节讲述中耳炎、美尼尔氏病及听力障碍。

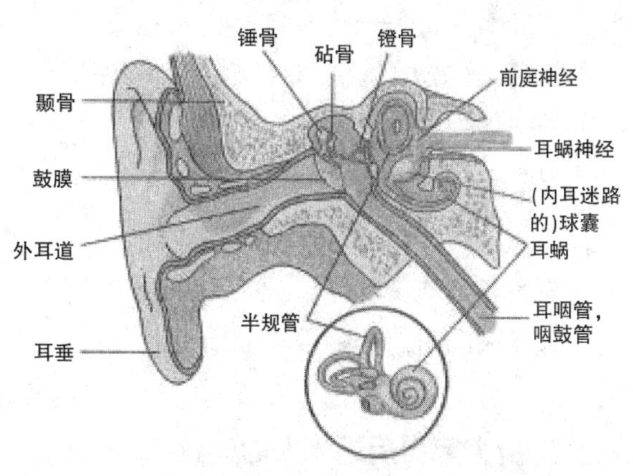

图 3–9–1　耳朵示意图

(一)中耳炎

中耳炎指的是中耳受到感染,分为急性和慢性中耳炎。慢性中耳炎能够损坏鼓膜或听小骨,而鼓膜或听小骨是传导听力必需的,慢性中耳炎会导致永久性的听力障碍,同时伴随着发烧和耳鸣。医生会使用抗生素来治疗中耳炎。

(二)美尼尔氏病

美尼尔氏病是内耳的一种慢性疾病。耳内积聚的液体引起中耳内的压力增高,导致耳鸣、听力障碍和眩晕。眩晕时会感到头昏眼花、天旋地转,严重的眩晕会引起恶心呕吐,病发会持续几分钟到数小时。

通常通过使用药物、限制摄入过多的液体和低盐饮食来减少耳朵中的液体。晕眩时要注意安全,老年人需要躺下,以免跌倒。病床周围要使用护栏。老年人的头部要保持静止不动,不要转头。如果要与老年人交流,正对着站在老年人的前面。如果必须要移动老年人,需慢慢移动,避免突然移动。同样也要避免使用强光。老年人走路时要搀扶,不能让老年人独自行走,以防眩晕发生。

(三)听力障碍

听力障碍是指很难听到正常的对话。损失程度可轻可重,最严重的情况就是变聋,不能单纯通过听觉来理解语言。各种年龄段的人群都会发生听力障碍。男性患病的概率比女性高。常见的原因有以下几点:

- 年龄老化引起内耳变化,很难听清高音调的声音。
- 噪声。一次巨响的噪声就会导致听力障碍,也可能是长期影响造成的。来自立体声音响、耳机、汽车、飞机、电动工具及工业机器产生的强音是常见的有害噪声。
- 感染。
- 吸烟。
- 头部受伤。
- 肿瘤。
- 药物(常见的药物是链霉素、卡那霉素)。
- 遗传性疾病。
- 先天性缺陷。

耳垢会堵住耳道,可能导致暂时性的听力障碍。医生帮忙除掉耳垢后,听力会有所提高。不要试图自己取出耳垢,也不要向耳朵中塞入任何东西,包括棉球。

老年人的听力会随着年龄增大而损失。根据老年研究所的报道,年龄 65 到 74 岁的老年人中有三分之一的人都患有听力障碍。年龄高于 85 岁的人中,50%以上都患有听力障碍。

1. 听力障碍后老年人的症状

老年人自身可能不会注意到听力在逐渐损失。老年人出现行为及态度的变化,也可能认为是听力障碍所导致的。成人听力障碍的表现如下:

- 讲话声音太大。
- 将听力好的耳朵转向说话的人。
- 回答问题不恰当。
- 与人对话时要求别人重复。

听力障碍老年人的心理及社交方面也会出现变化,这些方面不加注意常容易被忽视,甚至引起误解。听力障碍的老年人与人交流时,通常会做出错误的应答,因此老他们可能会尽量减少社交以免尴尬,长时间发展下去,老年人就会感到孤独、无趣及被忽略。同时,当老年人只能听到部分对话时, 他们会变得多疑, 会认为别人是在谈论自己或者故意说话声音很

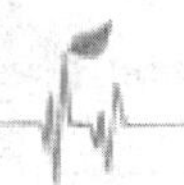

小。而有些老年人会尽量避免对话，以免因为不合适的应答而被误解。当老年人尽全力去听别人的谈话时容易引起疲劳，导致易怒。

讲话也离不开听力。听力决定你怎样发音及说话的音量。听力障碍可能会导致发音模糊不清、词语发音错误、语调单一，所说的话会难以理解。不要试图猜测或者假装你理解老年人所说的话，这样只会导致不良的结果。参照表 3–9–1 的指南与老年人进行交流。

表 3–9–1　如何与语言障碍的人交流

• 集中注意力听老年人所说的话 • 问老年人自己知道答案的问题，这样可以了解老年人是如何说话的 • 决定谈话的主题，这样有助于理解说话要点 • 必要时，要求老年人重复刚才说过的话 • 重复老年人说的话，问老年人是否正确 • 可以让老年人把关键词语和信息写下来 • 观察老年人嘴唇的动作 • 观察老年人的面部表情、手势及肢体语言，这样可以帮助理解

2. 交流

老年人们会观察面部表情、手势及肢体语言，按照表 3–9–2 中的方法，能够使老年人们理解交流内容。有些人还会学习手语。

表 3–9–2　如何与听力受损的人交流

• 集中老年人的注意力。提前提示护理员的出现，护理员可以举起胳膊或手，或者轻轻触碰老年人的手臂，不要使其受惊吓或者从后面接近老年人 • 与老年人的身体处于同等高度。老年人坐着护理员也坐着，老年人站着护理员也站着 • 说话时与老年人面对面，不要在说话时转身或者走开，不要在门外或者另一个房间里与老年人说话 • 确认老年人佩戴着助听器，助听器是打开工作着的 • 站或坐的位置光线要好，阴影和强光都会使得老年人看不清护理员的脸 • 确认老年人戴着必需的眼镜或隐形眼镜，这样老年人才能看清护理员的脸，看清护理员的面部表情 • 说话要清晰，语速要慢 • 用正常的声音说话，不要嚷叫 • 适时调整说话的音调，并询问老年人是否能够听得更好。如果老年人没有佩戴助听器，而护理员是女性，则降低说话的音调。因为女性的声音是高音调的，可能要比男性的低音调难听到。如果老年人佩戴了助听器，则可以适当提高音调 • 说话时不要吸烟、吃东西或者嚼口香糖，这样会影响嘴唇的动作 • 护理员站或坐在老年人好的耳朵的一侧 • 首先要说明谈话的主题 • 当护理员要变换话题时要告诉老年人，并且向老年人解释谈的新话题 • 尽量用简短的语句 • 使用手势及面部表情是有用的提示

（待续）

表 3-9-2(续)

• 重要的名字或词语要写下来 • 如果老年人听不懂,试着用另一种表达方式。谈话与讨论要简短,以免老年人厌烦 • 必要时重复和强调话语 • 护理员要注意自己的面部表情、手势及肢体语言所给出的信息 • 减少和消除背景噪声,例如,关掉收音机、音响、电视、空调和风扇

3. 助听器

听力受损的人应当佩戴助听器,助听器能够放大声音,提示老年人外界的声音,如电话声、门铃、烟雾报警器声、闹钟等。它并不能矫正或者治愈听力问题,不会改善听力。佩戴助听器能够听得更好是因为它可以将声音放大,背景噪声和说的话都被放大。

当助听器工作异常时,尝试下列方法解决:

- 检查助听器的开关是否打开。
- 检查电池的位置及电量,及时更换电池。
- 必要时清洗污垢。

助听器较昂贵,需妥善拿取和安置,并遵照产品使用说明书帮助老年人正确佩戴。夜晚时将其电池取出,不用时关闭电源。

二、眼部疾患

各个年龄段的人都可能有视力损失。病情可轻可重,轻度的为部分视觉损失,严重的可完全失明。可能突然发病,也可能逐渐发病。可能一只眼睛受累,也可能两只眼睛都受累。

小贴示

眼睛的结构和功能

眼睛是视觉的接收器,它是容易受损的器官。颅骨、眼睑、眼睫毛及眼泪都是保护眼睛的。眼睛有三层结构:

- 巩膜,即眼白,是眼睛的最外层,由坚韧的结缔组织构成。
- 脉络膜是眼睛的第二层,由睫状肌和虹膜组成。虹膜赋予眼睛颜色。虹膜中间的圆孔为瞳孔。瞳孔的尺寸随着进入眼睛的光量而变化,在明亮的地方,瞳孔会收缩,在昏暗或黑暗的地方,瞳孔会扩大。
- 眼睛最内层的是视网膜,它包含视觉的接收器和视神经的神经元。

光线通过角膜进入眼睛。角膜是眼睛最外层中透明的部分,它覆盖整只眼睛。光束进入瞳孔后面的晶状体,再反射至视网膜,由视神经传递到大脑。眼房将角膜与晶状体分隔开。眼房中充满房水。房水帮助角膜保持它的形状和位置。晶状体后面是玻璃体,呈凝胶状,能够支撑视网膜和保持眼睛的形状。

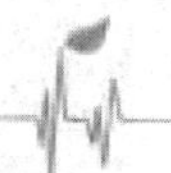

(一)青光眼

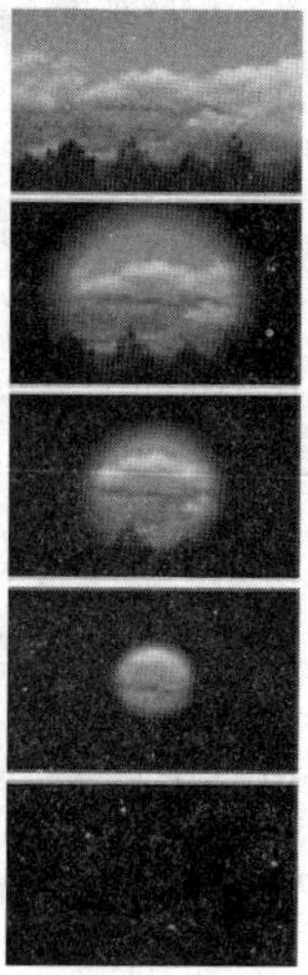

青光眼是老年人常见的眼病。通常表现为眼内压力升高,破坏视神经,导致视力下降,最终导致失明。青光眼可突然发病或逐渐发病。发病时,周边视觉逐渐消失,老年人出现管状视野(图 3-9-2)。典型症状为视觉模糊、看到光圈、对强光很敏感。

青光眼是视力障碍的主要诱因之一。40 岁以上的人发病率很高。还有其他诸如家族史、糖尿病及眼伤或眼部手术史也是常见原因。

青光眼的治疗方法有药物治疗和手术治疗。治疗目标仅为防止视神经进一步受损,已受损的视神经不能修复。

图 3-9-2　A,正常视野。B,管状视野。C、D、E,视力逐渐变弱,直至失明

(二)白内障

晶状体变混浊,导致光线不能进入眼睛(图 3-9-3),视觉变模糊和暗淡,色彩看起来像褪色了。老年人患白内障,最常见的病因是老化。白内障只能通过手术治疗,将原有晶状体移除,植入一个人工的晶状体。术后视觉几乎恢复正常。术后需要以下护理:

- 遵照医嘱,按时戴护眼罩。
- 提醒老年人不要揉或者按压患病的眼睛。
- 不要碰撞眼睛。
- 没有医生的许可,不允许淋浴或者用洗发水洗头。
- 当眼睛有液体流出或疼痛时要及时报告。

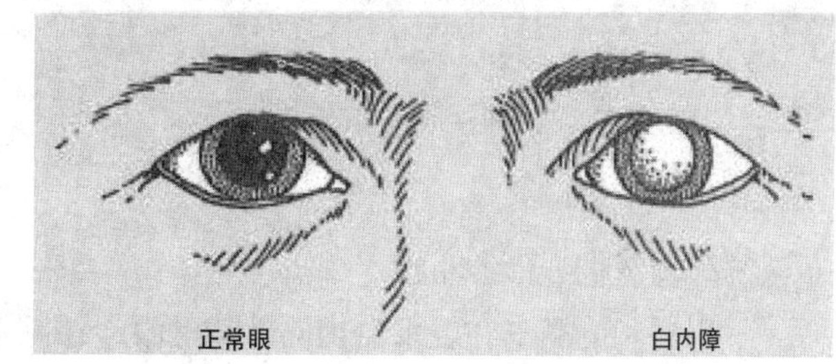

图 3-9-3　正常眼睛与有白内障的眼睛对比

(三)矫正视力的眼镜

眼镜和隐形眼镜能够矫正很多视力问题。有些老年人在阅读或者远眺时佩戴眼镜,有些老年人则在进行所有活动时都戴着。

1. 眼镜

镜片是坚硬的玻璃或者塑料,需要每天清洗。先用温水清洗玻璃镜片,再用软纸吸干。塑料的镜片很容易划伤,需要用特别的清洗剂、纸或者布清洗。

(1)护理眼镜的指南:当护理员要清洗眼镜时,先要清楚是否需要特别的清洗剂,然后按照厂商的说明操作。

(2)护理眼镜的注意事项:眼镜比较昂贵,要小心保护以免损害。当老年人不戴眼镜时,将眼镜放入眼镜盒后再放在床头柜里。

2. 隐形眼镜

隐形眼镜戴在眼睛表面,很容易脱落。参照厂商的说明取下和清洗隐形眼镜。当眼睛变红、眼部出现分泌物、眼睛疼痛或者视线模糊时要及时报告。

(四)人工眼(义眼、假眼)

当眼部受伤或者患病时,有时候会摘除眼球,老年人会戴上假眼(图 3-9-4)。假眼的颜色和形状与另一只眼睛相同,有些假眼是永久性植入的,有些是可以取下的。如果假眼是可以取下的,老年人需要学习取下、清洗和插入的方法。

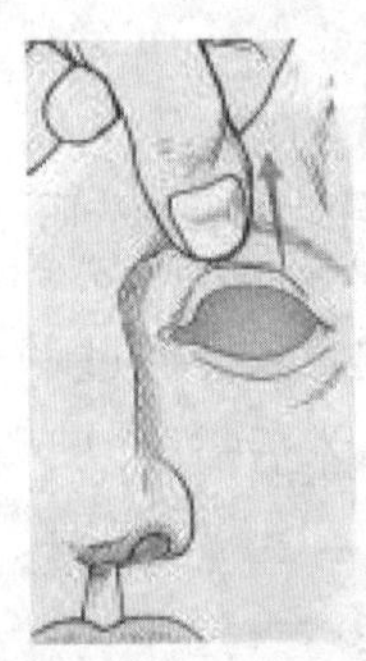
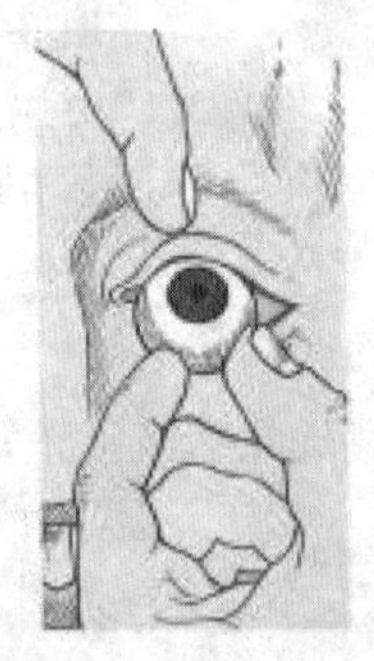
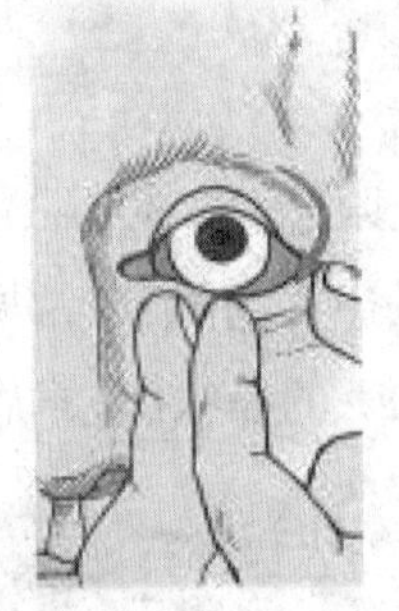
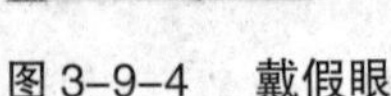

图 3-9-4　戴假眼

假眼是老年人的财产,小心保护以免其丢失或损坏。取下假眼暂时不用时,请按照以下方法操作:

- 用温和的肥皂和温水清洗假眼,并漂洗干净。
- 在盒子中铺一块软布或者纱布,以免划伤或损坏假眼。
- 在盒子中注入水或者盐水。
- 将假眼放入盒子中,盖上盖子。
- 用水或者盐水,以及毛巾或者纱布清洗眼窝。用方形纱布擦干水。
- 用温和的肥皂和温水由内向外清洗眼睑,并擦干。

(五)失明

失明的常见病因有出生缺陷、意外及眼部疾病。失明也可能是一些疾病的并发症。失明的程度可轻可重,有些人的视力完全丧失,有些人能够感受到少许光但是不能用来看东西,然而有些人能看东西却不能看报纸、图书等。盲人的定义是指只能看到 60 厘米以内的物体,而正常人能够看到 6 米以内。

严重的视力丧失,适应过程既艰难又持久,需要特殊的教育和训练。走动、日常活动、读盲文及使用导盲犬,这些都需要训练。

盲文是利用凸点书写的文字,不同组合的凸点表

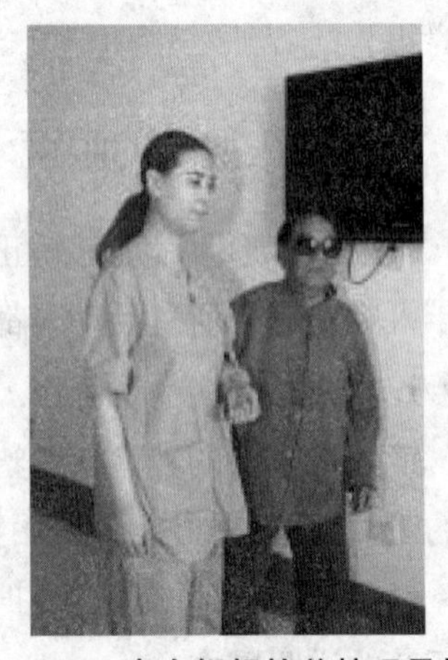

图 3-9-5　盲人轻轻扶着护理员的胳膊,在护理员稍微靠后点的位置走

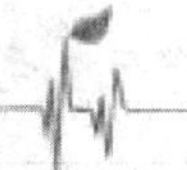

示字母表中的每个字母，前 10 个字母的表达方法同样用来表示数字 0 到 9。许多书、杂志和报纸都有盲文版。

对于许多老年人来说，盲文很难学习，可以从书店和图书馆中找到有声读物来帮助老年人学习。

盲人学习走路时可以拄一根顶端为红色的手杖，或者借助导盲犬。两者都被世界范围内的盲人广泛使用。导盲犬能够提示危险，指引盲人过马路。

要尊重盲人，大多数的盲人适应得很好，能够独立生活。参照表 3-9-4 中的方法护理盲人。

表 3-9-4　护理盲人

• 首先问清楚老年人能看见多远的距离。不要猜测老年人完全失明或者有部分视力
• 如果老年人喜欢，可以打开灯。当灯开着或者关掉时告诉老年人
• 调整窗帘或遮挡，以免光线太强。晴天和下雪天时，光线会很刺眼
• 讲话时要面对老年人，语速要慢，吐字要清晰
• 用正常语调讲话，不要大嚷或大声讲话，失明并不意味着听力障碍
• 要让老年人意识到护理员的出现，护理员应首先介绍自己，说出自己的名字
• 介绍其他人时，说明这些人所在的方位和他们正在做什么
• 不必回避用“看”这样的词语
• 帮助老年人使用房间，描述房间的布局，以及家具和设备的方位和用途
• 让老年人试着走动，帮其摸到和找到家具及设备
• 不要让老年人停留在房间的中间，保证老年人能够摸到墙或者家具
• 不要随意改变家具及设备的位置
• 保持门全部敞开或者关闭，不要让门半开着
• 要提供帮助时，先问“我能帮助你吗？”，然后尊重老年人的选择
• 当护理员离开房间时，要告诉老年人
• 老年人行走时，护理员是要提供帮助的。护理员需要在老年人稍微靠前点的位置走(图 3-9-5)，告诉老年人哪只胳膊可以用来扶。不要推拉，或者让老年人走到护理员的前面。用正常步幅走路即可
• 遇到路边或者台阶时，要告诉老年人是上还是下
• 帮助老年人走动时，要告诉老年人所在的位置，如门、拐弯、家具和其他障碍物
• 要提供具体方位，比如说“就在你的后面”“在你的左边”或者“在你的前面”。不要使用模糊的词语，如“在那边”或“在这边”
• 保持门厅和走廊里没有任何障碍物阻挡老年人行走
• 帮助老年人选择食物时，念食品的名称给老年人听
• 避免使用有花样和图案的餐盘、餐巾、餐垫和桌布，应使用纯色的，并能够形成对比。例如，将白色的餐盘放在黑色的餐垫或者桌布
• 说明食物和饮料的位置，可以利用时钟的表面指示位置。或者扶着老年人的手使其能够摸到盘子中的东西
• 必要时，帮助老年人夹菜或者进行其他类似的帮助
• 老年人能够做到的生活琐事，尽量让老年人自己做，以增加其生活情趣

第十节 常见的疾病问题

护理员对常见疾病有初步认识和了解,在接触老年患者时,会对护理工作有帮助,知道他们的病情,了解其痛苦所在,从而有目的地进行护理和沟通。

一、癌症

癌症是目前常见多发病之一,而且发病率每年都在增加。许多需要护理的老年患者是癌症患者,了解这方面的常识,对护理他们是很必要的。

在组织器官生长和修复的时候,细胞进行复制,有序地分裂。有时,在内外环境的影响下,细胞分裂和增殖失去控制,大量的异常细胞生长,这些新生长的异常细胞称为肿瘤细胞。肿瘤分为良性和恶性(见表 3-10-1)。

表 3-10-1 良性肿瘤和恶性肿瘤的区别

良性肿瘤	恶性肿瘤
一般生长缓慢,在相当一段时间内体积变化不大	短时间内体积明显增大
与周围的界限清楚,形状多数规则	与周围界限不清,与正常组织犬牙交错形状不规则
不向周围或是远处转移	向周围扩散或是向远处转移
对身体的影响一般是局部的压迫,一般不危及生命	影响全身健康,代谢紊乱,如贫血、消瘦,可危及生命
手术切除可治愈	多需要综合治疗,疗程长
肿瘤标记物检测阴性	肿瘤标记物检测可以阳性

癌症可以在任何部位发生,最常见的部位是皮肤、肺、结肠、直肠、乳腺、前列腺、子宫和泌尿道。在美国,癌症是导致死亡的第二大病因。它发生在所有的年龄段。

(一)癌症的病因分类

1. 根据致癌物质分类

(1)化学因素:是最主要的病因,约 70%~90%的人类肿瘤由化学物质引起。许多化学品都有致癌性,如多环芳香烃类、芳香胺类、亚硝基化合物、致癌性元素(如氡、镭等)、烟草燃烧的产物等。

(2)物理因素:包括各种电离辐射、紫外线、强电磁场、机械刺激、石棉和石棉样纤维、

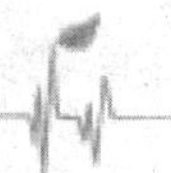

PM2.5 微粒等。

(3)生物因素：包括寄生虫、真菌、细菌及病毒，如黄曲霉毒素、幽门螺旋杆菌、人乳头瘤病毒等。

2. 根据来源分类

(1)外源性致癌物：即存在于人体以外的生活环境中的因素，各种化学、物理、生物的病因，可分为下列各类。

• 职业性致癌物：如化学因素中的烷化剂类、多环芳香类、致癌性元素及其他化合物。物理病因中的电离辐射、石棉等，人们在开采、生产、加工、使用等过程中，由于长期接触以致发生肺癌、皮肤癌和白血病等职业性癌。

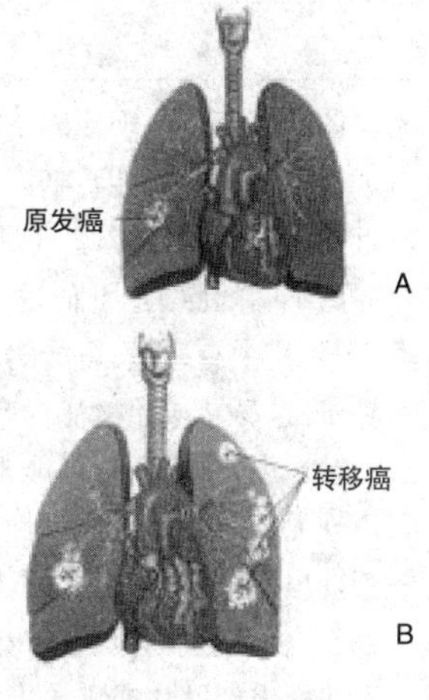

图 3–10–1　肺癌
A，原发癌；B，转移癌

• 饮食性致癌物：指以食物摄入体内的致癌物。例如多环芳香烃、生物毒类等，这类致癌物既可能是食物本身所含的天然性成分(如生物毒类、砷)，也可能是在食物加工、储存过程中形成的化学致癌物(如亚硝胺类)，还可能是在食物烹调过程中形成的多环芳烃、蛋白质和氨基酸的焦化产物杂环胺类等。食品中的致癌物还可来自外界污染，例如残留的农药、运输和加工环节的污染。

• 吸入性致癌物：例如大气中的 PM2.5 颗粒、烟草的烟雾、空气中的木硝和石棉等粉尘。

• 医源性致癌物：医用物理射线(X 射线、γ 射线和中子射线)、某些化疗药物。

• 习惯性接触致癌物：例如吸烟、饮酒、长期紫外线过度接触等。

(2)内源性致癌物：指在体内形成的致癌物质，包括以下几种。

• 机体内正常组分，如体内各种促生长激素和雌激素水平异常，是激素依赖性器官(例如乳腺、卵巢等)肿瘤形成的重要病因。

• 机体内外的成分互相结合形成的致癌物，例如人体在发生炎症反应时形成的慢性刺激也具有致癌性。

• 体内存在的某些基因，也是肿瘤形成的因素。

(二)早期的症状和体征

早期发现癌症是能够治愈的。早期出现的症状和体征见表 3–10–2。

表 3–10–2　癌症早期的症状和体征

• 长期低烧待诊的患者，可能为白血病、肝癌、肺癌等
• 近期内有原因不明的进行性消瘦，可能为消化道肿瘤、肺癌等
• 近期出现原因不明性贫血，可能为白血病、消化道肿瘤等
• 身体任何部位出现原因不明的肿块并逐渐增大者，可能为皮肤癌、恶性肿瘤的转移灶、淋巴瘤等

(待续)

表 3–10–2(续)

• 身体任何部位出现原因不明的溃疡且难以治愈者,可能为皮肤癌、黑色素瘤、恶性肿瘤转移后破溃等
• 近期出现的进行性吞咽困难或胸骨后无原因的不适感,可能为食管癌、贲门癌或纵隔肿物压迫所至
• 近期出现的食欲减退、上腹部不适者,可能为消化道肿瘤
• 原因不明的腹泻、便血、便形改变,可能为直肠肿瘤、结肠肿瘤、上消化道肿瘤等
• 干咳、痰中有血丝,可能为肺癌、喉癌或气管肿瘤
• 鼻出血、鼻堵或回嗽涕内有血丝,可能为鼻腔癌或鼻咽癌
• 持续性声音嘶哑者,可能为喉癌或其他恶性肿瘤转移灶压迫喉返神经
• 出现无痛性血尿或无痛性、全程性、间歇性血尿者,可能为泌尿道肿瘤
• 近期出现进行性头痛,并伴有呕吐及运动、感觉障碍者,可能为颅内肿瘤或颅内转移瘤
• 妇女出现不规则性阴道出血、异常的分泌物,可能为生殖道肿瘤
• 乳房内出现肿块或乳头有血性分泌物者,可能为乳腺肿瘤
• 原有黑痣突然增大、破溃者,可能为恶性黑色素瘤

(三)常用的治疗方法

癌症采用的治疗方法决定于肿瘤的类型、位置和大小,以及是否发生扩散。常使用一种或几种治疗办法。无论哪一种癌症,都以综合治疗最重要。

1. 手术

手术切除肿瘤,可以治愈或控制癌症,它也可以减轻癌症进展引起的疼痛。一些手术损伤身体的某些结构、功能甚至影响面容,这样会伤害患者的外观和自尊。

2. 放射线治疗

也称为放射疗法,它可以杀死细胞。X 射线瞄准肿瘤的准确部位进行照射。癌细胞和正常细胞接受射线,都会被杀灭。放射疗法目前用于以下情况:

• 杀灭某些肿瘤细胞,作为根治的目的。

• 在手术之前缩小肿瘤,便于手术切除。

• 在手术后,杀灭局部残留的癌细胞。

• 控制肿瘤生长,减轻痛苦,延长生命。

副作用取决于治疗的部位,可能会造成治疗部位的皮肤损伤和脱发。医生可以安排特殊的皮肤护理。乏力是最常见的反应,需要较多的休息。其他的副作用有不适、恶心、呕吐、腹泻和食欲下降。

3. 化疗

化疗是使用药物杀死细胞。目前用于以下情况:

• 在手术前缩小肿瘤,便于手术切除。

• 在手术后,杀灭残留的癌细胞,预防癌细胞转移。

• 减少癌症引起的并发症。

- 化疗能够影响正常细胞和癌细胞。

化疗的副作用取决于药物的选择，主要有以下几种：

- 胃肠道刺激症状：食欲差、恶心、呕吐、腹泻。可能发生口腔炎、脱发等。
- 抑制造血细胞，会出现白细胞、血小板减少，需要经常检测血液。患者可能感觉衰弱和劳累。

4. 激素治疗

某些激素能够促进癌症的发生，如雌激素和乳腺癌的关系。使用药物阻止产生或是对抗某种激素，可以减轻这种激素的作用，抑制癌症的发生。

激素治疗的副作用包括乏力、液体潴留、肥胖、潮热、恶心呕吐、食欲改变和紫癜。也可影响男性和女性的生育能力，男性可能会出现阳痿和丧失性欲望。

5. 生物治疗

生物治疗帮助提升免疫系统，从而帮助机体战胜癌症，也保护机体减少癌症治疗的副作用。

生物治疗也有副作用，包括流感样症状，如畏寒、发热、肌肉疼痛、衰弱、食欲下降、恶心、呕吐和腹泻，也可能发生出血、淤血、水肿、皮疹等。

6. 中药辅助治疗

中药是我国的特色，在中西医结合治疗癌症中通常采用中药辅助治疗手段。但是需要请这方面的专科医生，辨证施治。切不可信从坊间偏方，不仅浪费钱财，而且会延误宝贵的治疗时机，后果严重。

7. 心理关怀

癌症患者心理上的变化是很大的，愤怒、恐惧和压抑是常见的。一些手术让患者容貌受损，患者可能感到不适应。护理人员和家庭需要对患者进行支持和鼓励。

护理员和患者谈话时，不要因为不适应而逃避患者，应使用触摸和聆听表示自己的关心。通常，患者需要交流和倾诉。护理员可以不说任何话，只要聆听即可。

精神上的需求是重要的，对于大多数人来说，精神上的需求和物质上的需求同样重要。垂死的肿瘤患者常常被送到临终关怀医院，给予患者和家庭精神上的支持和帮助。

8. 生活照顾

癌症患者有许多的需求，通常包括以下几点：

- 减轻疼痛。
- 充分休息和适当锻炼。
- 补充特需的营养和流质饮食。
- 预防皮肤损伤。
- 预防肠道问题(治疗药物引起的便秘，放疗、化疗或生物治疗引起的腹泻)。
- 处理治疗的副作用。

二、骨骼肌肉病变

骨骼肌肉病变影响运动，意外伤害和老年性的改变是常见的病因。

（一）关节炎

关节炎指的是关节炎症，这是最常见的关节疾病。疼痛和运动能力下降发生在受损的关节。常见的关节炎有骨关节炎和类风湿性关节炎两种。

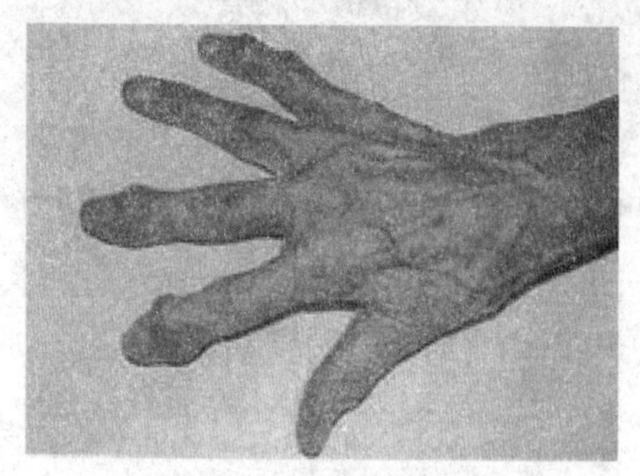

图 3–10–2　骨性关节炎

1. 骨关节炎(关节退行性病变)

骨关节炎随着年龄的增长而发生，关节损害和肥胖是其原因。手指和拇指关节常常受累(图 3–10–2)，也可发生在髋关节、膝盖和脊柱。这些关节都是活动多和承重的关节。

(1)临床症状和体征：此病主要为关节僵硬、疼痛、肿胀和压痛。关节僵硬常发生在休息和不活动时。严重的关节疼痛影响休息、睡眠和活动。天气寒冷和潮湿加重上述症状。

(2)护理主要事项包括以下几点：

• 减轻疼痛。药物可减轻肿胀和疼痛。热敷和温暖的天气或热水澡可减轻疼痛和僵硬。有时，冷敷用来减轻局部疼痛或麻木。

• 锻炼。锻炼可减轻疼痛，增加柔韧性和改善血液循环，还可帮助控制体重和增加舒适度。

• 休息和关节护理。合理的休息可保护关节过度使用。手杖和助行器可提供帮助。

• 控制体重。减肥主要针对于肥胖的人。它能够减少关节负重，也帮助预防关节进一步伤害。

• 健康的生活模式。健康的生活模式能够帮助患者培养一个好的习惯，主要是合理锻炼、休息、合理的营养摄入。

• 预防跌倒。给予患者日常生活活动的帮助，在做任何活动时，一定要防止摔倒，因为摔倒可能会造成严重的后果。

2. 类风湿性关节炎

类风湿性关节炎是一种非细菌性炎性疾病，它能够导致关节疼痛、肿胀和僵硬。这种疾病常见于中年女性。

(1)发病情况：类风湿性关节炎发病时呈对称性，例如，如果右边的腕关节发病，左侧也会发病。腕关节和指关节最常受累(图 3–10–3)。颈部关节、肩关节、肘关节、髋关节、膝关节、

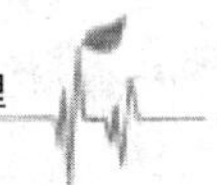

踝关节和足关节也能够受影响。常见症状是疲劳、疼痛、发热、肿胀。类风湿性关节炎症状能够持续多年，身体的其他部位也可以受累。

(2)护理主要事项：治疗目的是减轻疼痛，减轻炎症，减少或停止关节损害，改善健康和关节功能。患者的护理工作如下：

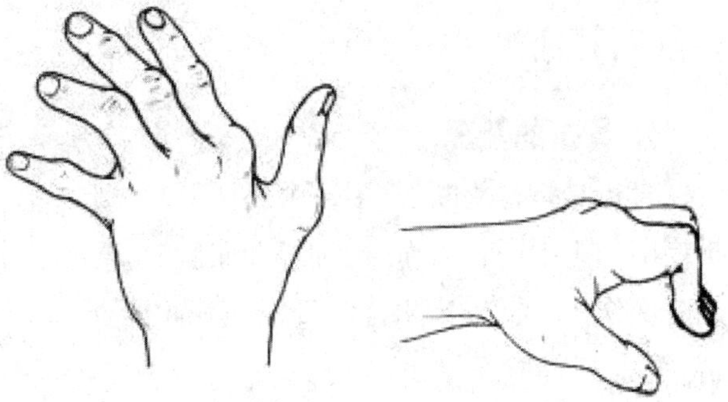

图 3-10-3　风湿性关节炎导致畸形

- 休息与锻炼相平衡。当类风湿性关节炎活动期时，需要更多的休息。反之，需要较多的锻炼。
- 保持好的身体姿势。
- 需要较硬的床板，床的高度应当稍低，便于起身活动。
- 睡眠要充足，中午要有休息时间。
- 锻炼项目应当从缓慢、轻柔开始，逐渐提高强度。
- 需要步行辅助器和自助工具。
- 支持关节的夹板，也可以减轻胀痛。
- 防止跌倒并减轻身体的负重。
- 可以应用热敷或局部冷敷。一些患者需要进行关节置换手术。
- 需要精神上的支持。鼓励他们积极治疗，进行必要的渐进的关节活动，督促他们坚持。

(二)骨质疏松症

1. 病因

老年人易发生骨质疏松症，也常见于绝经期的女性。因绝经期的卵巢不再产生雌激素，雌激素的缺乏会导致骨骼的改变，从而导致骨质疏松。

吸烟、饮酒、缺乏锻炼、卧床休息和缺乏运动也是患此病的危险因素。钙元素缺乏，骨骼会变得多孔和易碎，也会导致骨质疏松。

2. 表现

出现背部疼痛、身高逐渐下降和驼背。严重的并发症是骨折，可能较轻的外伤就会导致骨折。在床上翻身、从椅子上站起来或咳嗽也可能导致骨折。

3. 护理措施

预防是重要的。饮食应该包括充足的钙元素和维生素 D。医生常常要求补充钙元素和维生素 D，对于绝经期的女性需要补充雌激素。锻炼应该包括负重运动(步行、慢跑、爬楼梯等)。避免吸烟和饮酒，限制咖啡的摄入。

(三)骨折

1. 骨折的概况

骨折是指骨头断裂,多数由外伤引起。骨折周围的组织(肌肉、血管、神经和肌腱)也会同时受伤。骨折分为闭合性骨折和开放性骨折(图 3-10-4)。

• 闭合性骨折(单纯骨折)是指骨头断裂,但是皮肤是完整的。

• 开放性骨折(有创骨折)是指断裂的骨头刺穿皮肤。

许多骨折患者在治疗和修养的阶段,都需要护理人员的帮助。了解骨折的情况对于提高护理质量是很必要的。

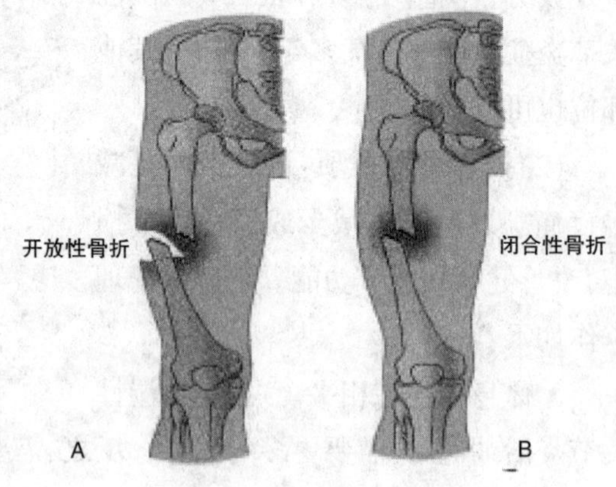

图 3-10-4　A,开放性骨折;B,闭合性骨折

2. 骨折的原因和表现

摔倒和意外创伤(交通事故和劳动事故)是常见的引起骨折的原因。骨肿瘤、骨转移性癌症和骨质疏松也是诱因。骨折的表现如下:

• 疼痛和压痛。

• 肿胀。

• 活动障碍,活动功能缺失。

• 畸形(骨头位置异常)。

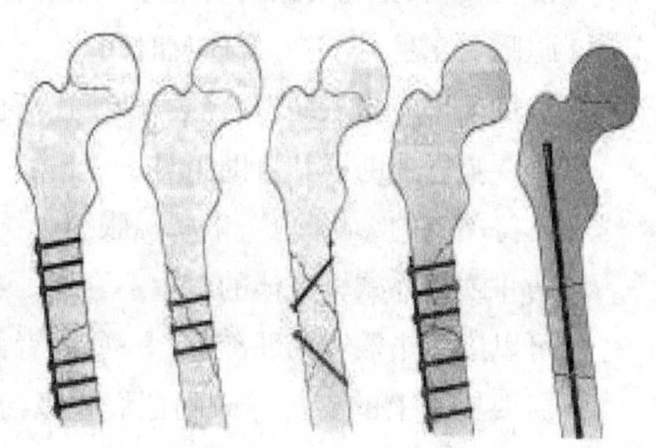

图 3-10-5　骨折复位的器械

• 擦伤以及骨折处的皮肤颜色发生变化。

• 出血(外部或内部出血)。

3.骨折的处理和护理

治疗时要将骨折端恢复到正常的位置,这称为复位。闭合性复位是将骨头移到原位,皮肤不切开。开放性复位要进行手术,将骨头暴露并恢复到原位。要用钢钉、钢针、螺丝钉、钢板来固定骨头的位置(图 3-10-5)。

复位后,不可移动骨折断端,要用石膏或者牵引固定,也常用夹板或是外固定支架。

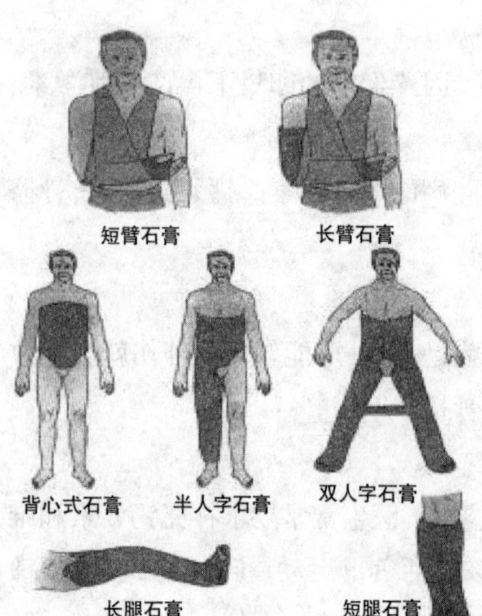

图 3-10-6　常规石膏固定

(1)石膏护理(表 3-10-3):石膏由熟石膏、塑料或者玻璃纤维制成,常规石膏固定的方式见图 3-10-6。打石膏前,为了保护皮肤,要用弹力织物

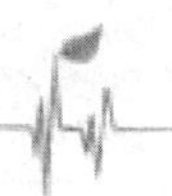

覆盖患处。用湿润的石膏包裹住患处，石膏湿润时呈灰色，凉且有轻微的味道，变干后则没有气味，白色且发亮。

表 3-10-3　石膏护理的护理规则

• 石膏没有干燥以前不要用毯子、塑料或者其他材料覆盖。因为石膏变干时散热，将其覆盖住会有碍散热，可能会导致烫伤 • 每两小时给患者翻身一次，使得每面石膏都能暴露在空气中，这样也能加速石膏变干 • 不要将湿润的石膏放在坚硬的表面，以免石膏变平，必须保持石膏的形状不变 • 石膏干燥以前给患者翻身或放置患者时不要用你的手掌碰触湿的石膏。因为指尖会按凹石膏，凹痕形成压力区，可能导致皮肤损坏 • 不要让粗糙的石膏边缘伤害患者，用胶带覆盖石膏边缘形成花瓣形 • 保持石膏干燥。湿润的石膏容易变形。在会阴部位的石膏固定，护士应在会阴周围使用防水材料 • 不要让患者将任何东西插进石膏里。石膏下发痒会使得患者强烈地想抓痒，用来抓痒的东西（铅笔、衣架、织针、抓挠）可能会刺破皮肤，导致感染。抓痒的东西能够使织物起皱或者落在石膏里，这都会产生压力区，损害皮肤 • 用枕头将打石膏的胳膊或腿垫高，可缓解肿胀 • 给患者翻身或重新放置患者时要有人帮忙，因为石膏很重，一个人很难操作，很容易失去平衡，从而导致患者再次受伤 • 按照指示放置患者 • 有以下症状时立即报告 ——疼痛：褥疮、血液循环不好或神经受损 ——肿胀和石膏太紧：患处的血流减少 ——皮肤苍白：患处的血流减少 ——发绀：患处的血流减少 ——有异味：可能发生感染 ——手指或脚趾不能活动：可能压迫神经 ——有麻木感：压迫神经或患处的血流减少 ——体温变化：低温意味着患处的血流减少，高温意味着有炎症 ——石膏上或石膏下有溢液：可能发生感染 ——发冷、发烧、恶心和呕吐：可能发生感染

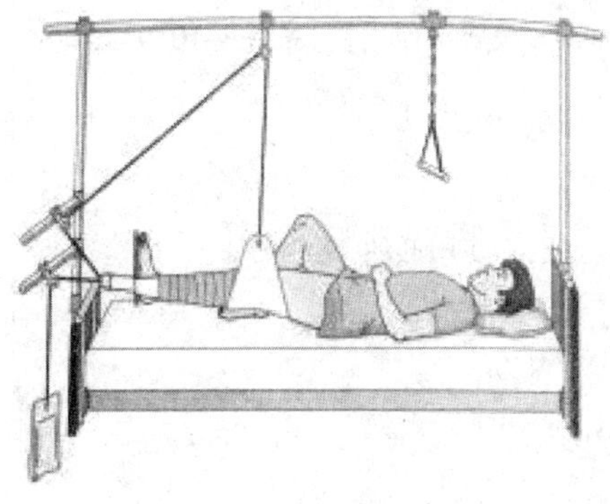

图 3-10-7　牵引示意图

（2）牵引的护理（表 3-10-4）：牵引复位和固定骨折断面，是用来自两个方向的稳定的肌肉牵拉保持骨骼位置固定。牵引也用来抑制肌肉痉挛，校正或防止畸形，减少神经受到的压力，可使用重物、滑轮进行牵引（图 3-10-7）。牵引用在颈部、胳膊、腿或骨盆等部位的骨折。

牵引的方法有皮牵引、骨牵引。皮牵引的固定点在皮肤上，而骨牵引是通过穿通骨骼作为牵引的固

表 3-10-4　牵引患者的护理

• 让患者保持合适的姿势
• 不要移动牵引
• 保持牵引重物离开地面，应该自由地悬挂在牵引器材上
• 不要从牵引器材上增加或减少重量
• 未受累的身体部位按要求保持功能活动训练
• 按要求摆放患者体位，通常只要求仰卧位，有时需要小幅度的翻转
• 按要求给予皮肤护理
• 观察皮肤、夹板、牵引设施是否正常，出现问题立即报告

定点。医生根据情况确定使用哪一种牵引。

(3)股骨颈骨折：股骨颈骨折是一种较为复杂的骨折，常常发生在老年人(图 3-10-8)，老年女性是高危人群。年龄越大康复越慢。康复慢和引发的其他健康问题给护理工作带来麻烦。治疗后可能会有危及生命的风险，包括肺炎、肺不张、血管栓塞、尿路感染和下肢深静脉血栓。其他风险有褥疮、便秘等。

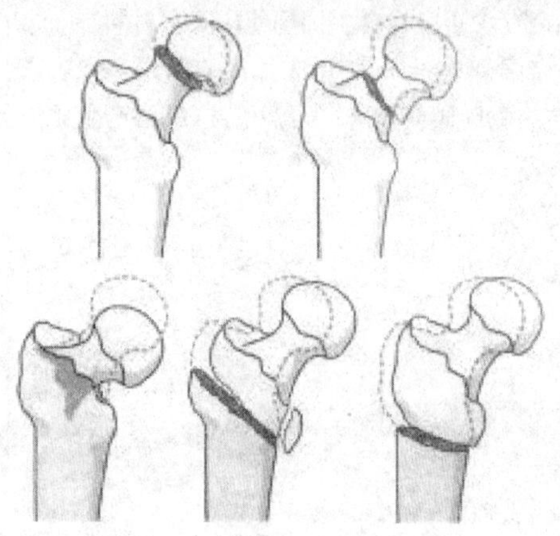

图 3-10-8　股骨颈骨折的示意图

用金属钉、夹板、螺丝钉将骨折部位固定在适当的位置，或是置换一个人工关节。表 3-10-5 是必需的护理内容。

表 3-10-5　股骨颈骨折患者的护理内容

• 做好皮肤护理。伤后皮肤破损可能很快发生
• 激励患者按要求锻炼肺活量、咳嗽和深呼吸
• 按照骨折类型和手术类型固定患者体位。在固定的部位以外尽可能做功能活动，或是进行按摩、温水擦拭
• 保持手术下肢外展位。当患者仰卧位或侧卧位时，下肢处于外展位。按要求使用枕头(图 3-10-9)或外展夹板
• 预防股骨颈外旋。按要求使用转子卷、枕头、沙袋或外展夹板
• 按要求增加活动训练，不要锻炼假肢
• 提供一个带扶手的直后背的椅子。患者需要一个高的、坚硬的坐位，不使用低的、柔软的椅子
• 把椅子放在未受伤的一侧
• 协助护士移动患者
• 如果医生未允许，不要让患者使用手术下肢站立
• 当患者在椅子上坐着时，按要求支撑和抬高下肢
• 按要求使用弹力袜

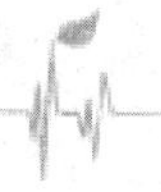

三、神经系统疾病

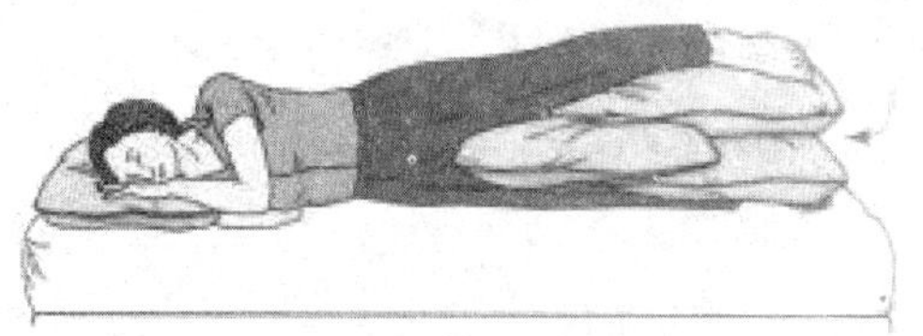

图 3-10-9　用枕头保持髋关节外展位（左腿是伤腿）

神经系统紊乱能够影响精神和身体的功能。他们能够影响说话、理解、感觉、视力、听力、触觉、思维、肠道、膀胱或活动的功能。

（一）中风

1. 病因

中风是指给予脑部供血的血管发生病变，也称为脑血管疾病。病因包括以下两点：

- 脑内血管出血。
- 脑血栓阻塞血液流入脑组织内。

病变部位的脑细胞不能得到氧气和营养，导致功能缺失或受损，从而发生脑损伤。

中风是导致伤残的重要原因。发生表 3-10-6 中的警告标志时，患者需要急救。

2. 中风的先兆

中风往往有先兆，有的发生在几天、几周以前，有的仅仅几分钟以前，这称为短暂性脑缺血发作。

表 3-10-6　中风的警告标志

- 突发面部、胳膊或腿，特别是身体一侧的麻木或无力
- 突发意识模糊、言语不清
- 突发走路不稳、眩晕或平衡失调
- 突发视物不清
- 突发无诱因的头痛

3. 中风的危险人群

中风发生在所有的年龄段。危险因素包括以下几种：

- 年龄——老年人比年轻人患病率高。
- 性别——男性比女性发病率高。
- 高血压病史。
- 家庭遗传因素。
- 心血管疾病。
- 吸烟。
- 糖尿病。

- 高胆固醇血症。
- 不活动。
- 肥胖。
- 过量饮酒。
- 药物滥用。

即使患者得到治愈，一些脑细胞功能也会受损。丧失的功能取决于脑部受损的部位。

- 面部、手、胳膊、腿或身体功能的丧失。
- 偏瘫。
- 情感的改变(有时没有原因的易哭或情绪不定)。
- 吞咽困难。
- 视力下降。
- 失语症。
- 言语或快或慢。
- 视觉、触觉、运动和思维改变。
- 记忆力受损。
- 尿频、尿急或小便失禁。
- 沮丧。
- 受挫。

4. 中风的后遗症

中风的后遗症是个非常复杂多变的情况，主要是由脑受影响的部位决定，可能影响运动功能、感觉功能，或是语言表达、智力方面等。常见的有以下几种情况。

- 嘴歪眼斜：一侧眼袋以下的面肌瘫痪。表现为鼻唇沟变浅、口角下垂、露齿。鼓颊和吹哨时，口角歪向健侧，流口水，说话时更为明显。
- 失用：即运用不能，患者肢体无瘫痪，也无感觉障碍，但不能准确完成有目的的动作，如握笔、使用筷子等。
- 失认：失认是指患者认识能力的缺失，包括视觉、听觉、触觉及对身体部位认识能力的缺失，是脑卒中的症状之一。主要是不认识熟悉人或是亲人。
- 偏瘫：也是脑中风常见的后遗症。轻度偏瘫患者虽然尚能活动，但走起路来，往往上肢屈曲，下肢伸直，瘫痪的下肢走一步划半个圈，我们把这种特殊的走路姿势称为偏瘫步态。病情严重者常卧床不起，丧失生活能力。
- 失语症：包括两种类型的失语症。

——表达性失语。患者的思维是清晰的，在表述、拼写、计算、打手势或写字方面有问题。例如，患者想着食物却表述一本书；患者认识某人，却叫出错误的名字；患者可以没有理由地哭闹。

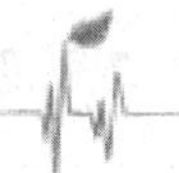

——感觉性失语。感觉性失语是在接收信息时有问题,患者在理解对方说什么或阅读的内容方面有困难,不认识人和普通物品,患者可能不知道怎么使用餐叉、厕所、杯子、电视、电话或其他的物品。

感觉性失语症的患者,信息不能被解释出来。表达性失语症的患者,信息不能传达出来。有些患者有这两种失语类型,称为表达-感觉性失语症。

• 患者有很多的情感异常,没有原因的喜、怒、哀、乐。有时,沮丧和愤怒是常见的。这类患者也需要沟通与交流,但患者往往做不到正常沟通与交流,这就需要护理员以和善的态度和较多的耐心来对待。

• 行为异常古怪、偏执,令正常人不能理解,以至于产生对自己或是他人不安全的行为。

5. 中风的护理

中风以后,存留后遗症的患者可能部分或完全依靠他人的照顾。康复训练和护理员的耐心照料可以使患者恢复到一定的水平(表 3-10-7)。

表 3-10-7　中风老年人的护理

• 老年人应处于侧卧位以防止误吸 • 鼓励咳嗽和深呼吸 • 至少每 2 个小时进行一次翻身和复位 • 根据吞咽功能的情况选择进食固体食物、半流饮食或是流质饮食 • 适当活动训练预防痉挛,尤其是上下肢体的活动、按摩,可以防止血栓形成 • 如果有尿失禁,置入导尿管,注意定时开放,进行膀胱训练,达到自主排尿的目的 • 实施安全的预防措施。根据具体情况决定是否使用床档 • 把信号铃放在老年人触手可及的地方,并应当放在老年人健侧。如果不能够使用信号铃,要经常巡视老年人 • 让老年人尽可能做自己能够从事的护理,在他需要时护理员给予协助 • 制订交流方式。准备写字板、铅笔和纸,尽量多向老年人提那些回答“是或不是”的问题,同时应以较慢语速说话,给老年人充足的时间考虑回答 • 做好皮肤护理预防褥疮 • 帮助老年人进行物理的和其他专业的辅助治疗 • 多与老年人交流,态度和蔼、亲切,语速缓慢、简短 • 对老年人多给予支持、鼓励和表扬,使老年人心理愉快,增加良性刺激

很多中风幸存者回到家中后，伴侣或者家庭成员需要照顾患者。家庭护理是不可缺少的。表 3-10-7 中的护理措施在家里仍可使用。一些中风患者需要长期的护理,长期护理对于那些生活不能自理的患者来说内容是相对固定的。

（二）帕金森病

帕金森病是一种慢性进行性功能紊乱的疾病，患者大脑的一部分发生退化。好发于50岁以上的老年人。患病时间越久，体征和症状越严重(图3-10-10)。

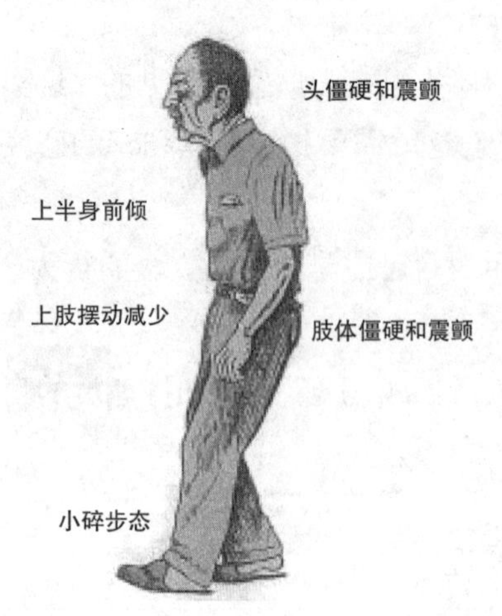

图 3-10-10　帕金森病的症状

• 震颤：经常从一个手指头开始并且发展到整个胳膊。可能会有"滚药丸"动作(摩擦拇指和食指)。

• 肌肉紧张：会发生于胳膊、腿、颈部和躯干。

• 缓慢动作：患者走路慢，小碎步。

• 弯腰和失去平衡：很难行走，容易摔倒。

• 假面具面容：患者不能眨眼不能笑。眼光呆滞是常见的。

随着时间逐渐发展，会出现吞咽困难、大小便失禁等症状。也会发生入睡困难、记忆力下降、思考缓慢、情感变化(害怕和没有安全感)。同时，语言也会发生改变，包括发音含糊、单音调和声音细小。

帕金森病患者的治疗主要是提升力量和改善姿态、平衡感、移动速度，同时改善语言和吞咽问题，这些都需要锻炼和理疗。消除症状使老年人恢复正常是目标，应做好安全措施，预防老年人受伤。在护理方法上基本上同中风后遗症。

（三）多发性硬化症

多发性硬化症是一种慢性疾病，病变发生在多处，病因是神经系统的髓鞘和脊髓受损，神经冲动不能够按正常方式从脑细胞发出，导致功能受损或丧失。多发性硬化是不能治愈的，常常在20岁到40岁开始发病，女性常常多于男性。

多发性硬化症可以通过以下途径发现：

• 良性的形态。在第一次发病后，很少或没有症状的进展。

• 缓解型。患者有一次严重的发病，继而症状减少或消失。在某一时刻，疾病复发。每次复发，会出现更多的症状。

• 原发性进展型。患者的一般状况下降，且没有缓解。

• 继发性进展型。患者出现复发和缓解，但多年以后，患者的症状逐渐加重。

• 进行性恶化。患者的状况逐渐下降，出现严重的病情发作，且出现新的症状和更多的伤害。

• 恶性的多发性硬化症。病情快速恶化，并在疾病发生后，出现严重的残疾或死亡。

症状取决于发病的部位。可以发生视力问题；肌肉萎缩和平衡问题可影响站立和走路；

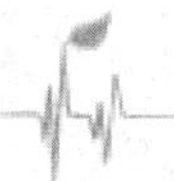

也可以发生中风，常表现为震颤、麻木、麻刺感、感觉丧失、语言障碍和头晕；也可能出现注意力、记忆力、判断力和行为问题；同时出现结肠、膀胱和性功能障碍问题。呼吸肌疲劳是常见症状。抑郁和躁狂也常见。

多发性硬化症患者应尽可能长时间地保持精力充沛，他们需要尽可能多的自我护理。护理计划反应患者的变化需求。皮肤护理、卫生和适度训练是重要的。翻身、体位的改变、咳嗽和深呼吸也同样重要。同时应预防受伤和因长期卧床导致的并发症，并提高肠道排泄功能和膀胱排尿功能。

作为多发疾病，患者需要依靠他人更多的帮助。患者的护理常常包括专科治疗和物理治疗，基本上同中风的护理方法。

（四）头部损伤

头部损伤包括头皮、颅骨和脑组织的损伤。一些损害是微小的，但仍可导致短暂的意识丧失。也可能出现脑组织被挤压或撕裂的情况，脑组织或附近组织发生出血，导致永久性脑损伤或死亡。

病因包括跌落、事故和运动伤害。头部损伤常常合并其他的伤害，如脊髓损伤。如果患者得不到及时的救治，可能出现永久性损害。瘫痪、思维迟钝和性格方面的改变也许会是永久的，同样的情况也会发生在语言、呼吸、肠功能和膀胱功能等方面的异常。

头部损伤需要康复治疗。护理方法基本上同中风的各项原则。

（五）脊髓损伤

脊髓损伤能够永久性伤害神经系统，常见的病因为刺伤、枪弹伤、事故、跌落和运动伤害。脊髓损伤常常需要颈部牵引，这需要特殊的设备和专业医生的指导才可进行。

脊髓损伤症状取决于损伤的水平面。高位的损伤导致更多的功能丧失(图 3-10-11)。腰神经受损时，下肢功能丧失。胸段水平受损时导致胸部以下功能丧失。胸腰部脊髓损伤导致截瘫，截瘫是腰部以下的身体瘫痪。颈部损害导致胳膊、胸及胸部以下功能缺失。四肢瘫痪是颈部以下脊髓损伤的结果。

如果患者得到救治，则需要康复治疗。表 3-10-8 列出了护理方法。

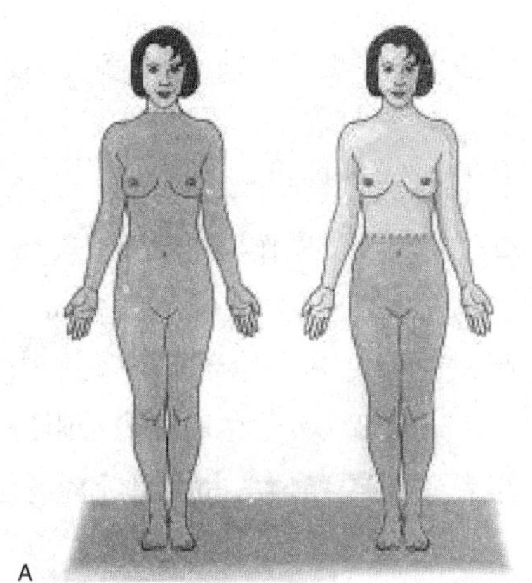

图 3-10-11　阴影部分显示瘫痪的部位。A，四肢瘫痪。B，下肢瘫痪

表 3-10-8　瘫痪患者的护理

• 预防跌落。遵守安全护理计划和床档使用规范
• 保持床处于低的位置
• 将信号灯置于患者触手可及的地方。如果不能使用信号灯,则要频繁巡视患者
• 预防烫伤。洗澡水、热敷材料和食物调节在合适的温度
• 至少每 2 小时给患者翻身,改变体位
• 遵守护理计划,预防褥疮
• 保持合适的体位。根据护理计划使用支撑器械
• 遵守肠道、膀胱的训练计划
• 保持肌肉功能,预防挛缩。按要求协助进行适当的活动和其他的训练
• 按需求协助进食和饮水,同时按要求提供独立器械
• 给予情感上和心理上的支持

一些康复中心有专门针对脊髓损伤的治疗和护理方案,患者可以得到很好的恢复。

当患者回家后,康复治疗仍然要继续。护理员应根据患者的需求合理安排房间的设施,浴室和卧室需要重新布置。厕所坐便器高度需要提高,浴室和马桶旁的扶手需要加固。这些生活细节应当处处考虑周全。

四、呼吸系统疾病

呼吸系统疾病是一种常见病、多发病,主要病变在气管、支气管、肺部和胸腔,严重时可能会危及生命。

(一)慢性阻塞性肺疾病

慢性支气管炎、肺气肿和哮喘归类为慢性阻塞性肺疾病。这些疾病影响肺中氧气和二氧化碳的交换,阻塞气流。

1. 慢性支气管炎

支气管炎反复发作就形成慢性支气管炎。支气管炎是指支气管感染发炎,吸烟是其主要诱因。此外,感染、空气污染和工作粉尘也会引起支气管炎。

起初是干咳,慢慢地会有痰液,痰中可能会有脓液。咳嗽越来越频繁,患者感到呼吸困难且易乏力。痰液和发炎的呼吸道会阻碍气流进入肺中,导致身体得不到充足的氧。

患者必须停止吸烟,并且要经常进行吸氧疗法和呼吸训练,这样可防止呼吸道进一步感染。一旦发病,要立即治疗。在护理中应注意老年人的咳嗽,他们咳痰困难时,护理员需要帮助拍打其背部或是改变其体位以帮助排痰。

2. 肺气肿

肺气肿患者，肺泡扩张，肺泡弹性变小。在呼吸时，肺泡不能够正常舒张和收缩，导致在呼气时一些空气残留在肺泡中，以致残留的空气不能够被呼出。随着时间的延长，更多的肺泡变成这种类型，因此更多的空气将残留在肺泡中，这就导致氧气和二氧化碳交换不能够在受累的肺泡中发生。

吸烟是最常见的病因。患者表现为气短和咳嗽。首先，老年人出现活动后气短。随着时间的延长，老年人在休息时也有气短症状并咳浓痰。当更多的空气残留在肺脏时，患者进展为桶状胸(图 3–10–12)，此时患者端坐位和前倾位时呼吸相对容易些。

患者应该戒烟。呼吸的治疗、呼吸练习、吸氧和药物治疗也是必需的。

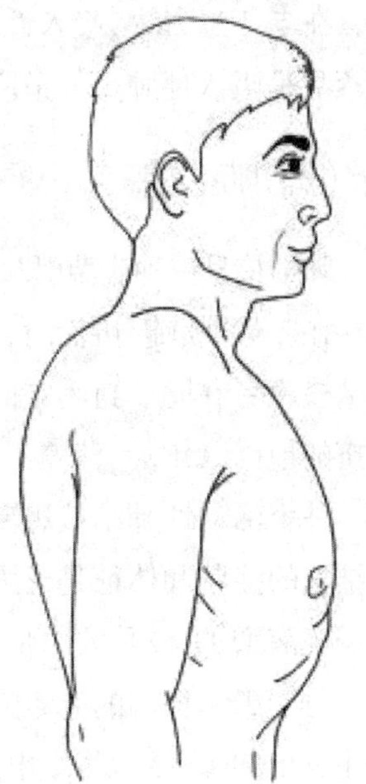

图 3–10–12　肺气肿的桶状胸

3. 哮喘

哮喘患者的气管发生痉挛，导致呼吸困难。哮喘常常由过敏(如花粉、粉尘过敏)和情绪激动诱发。其他的诱因有吸烟、呼吸道感染、劳累和冷空气等。

哮喘会突然发作，表现为呼吸短促、喘鸣、咳嗽、心率增快、出汗和口唇发紫。患者会出现缺氧和恐惧感，而恐惧会使症状更重。

哮喘需要药物控制，严重的哮喘发作需要急救处理。指导患者和家人怎么预防哮喘发作。避免接触能够过敏的物质可以有效预防哮喘。哮喘发作时，保持安静，有条件时先给患者吸氧，根据以前的经验给抗过敏药物，当症状不能缓解时，应速到医院就诊。

(二)肺炎

肺炎是肺部感染疾病。肺炎时被感染的肺组织中充满渗出液，氧气和二氧化碳交换受到影响。

细菌、病毒、误吸和长期卧床是常见病因。患者很容易生病，并出现发热、寒战、痛苦的咳嗽、呼吸时胸痛和心慌等症状，也可以出现发绀。痰液黏稠，呈绿色、黄色或铁锈色，痰液的颜色取决于病因。

药物用来治疗感染，可以缓解症状和治愈肺炎。因为发热，需要多饮水，使痰液变稀薄，而稀薄的痰液更容易咳出。严重的肺炎需要吸氧，同时患者需要足够的休息，半坐体位时患者更容易呼吸。口腔护理是重要的。因为发热多汗，护理员常常需要更换患者的衣服和床单。

年龄大、体质弱和免疫功能下降增加了老年人患肺炎的概率。手术后机体免疫功能的下降也是肺炎的危险因素。药物和其他疾病可能会掩盖肺炎的症状和体征。严重的肺炎或是延误治疗肺炎能够导致死亡。

在老年患者中，吸入性肺炎是常见病因。吞咽困难、咳嗽和咽反射功能减退、神经系统功能紊乱是吸入性肺炎的危险因素。

（三）肺结核

肺结核是一种病菌引起的传染病。它影响肺脏的功能，如果肺结核不治疗，可以造成死亡。

在咳嗽、喷嚏、讲话时，肺结核菌可以通过空气传播，周围的人们可能吸入细菌。那些与肺结核患者在同一封闭空间、经常接触的人们有被传染的危险。肺结核更容易发生在封闭、拥挤的地区。年龄、营养不良、劳累和艾滋病感染也是发病的危险因素。

一个活动性肺结核患者可以隐匿多年。胸部X光片检查和结核菌素试验能够检查出来。肺结核的症状和体征是乏力、食欲下降、体重下降、发热和午夜盗汗。咳嗽是常见症状，也会出现痰液增加，或是痰中带血及胸痛的症状。

对于患结核病的老年人当给予抗结核药物治疗。当老年人咳嗽或者打喷嚏时要用纸巾捂住鼻子和嘴，然后将纸巾放进纸袋中烧掉。在医疗单位，这种纸巾要放进专门的医疗垃圾袋子中。接触患者的痰后一定要洗手。要实施正规预防措施和空气传播疾病的预防措施。

五、心血管系统疾病

目前心血管疾病是多发病，也是导致死亡的最主要病因。常见的心血管疾病有以下几种。

（一）高血压

高血压患者休息时血压仍很高，收缩压在140毫米汞柱及以上，或舒张压高于90毫米汞柱。血压的测量应重复2次或2次以上。当收缩压在120~139毫米汞柱、舒张压在80~89毫米汞柱时，称为高血压前期。参照表3–10–9的高血压危险因素。

老年人多有动脉硬化，从而发生动脉血管狭窄。当血管狭窄时，心脏泵血的压力升高才可以泵出血液，这是常见的高血压病因。肾脏疾病、心脏损害、一些妊娠并发症和肾上腺疾病是其他的高血压病因。

高血压能够损害其他器官，可能导致卒中、心脏损害、心力衰竭、肾功能下降和眼底病变。随着时间的延长，症状进行性加重，出现头疼、眩晕、视物模糊、呕吐和鼻出血。

高血压患者需要健康的饮食、正常的体重和常规锻炼，需要戒烟，限制酒精和咖啡摄入量。减轻压力和改善睡眠也能够降低血压。

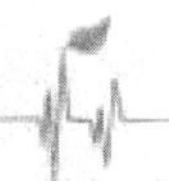

表 3-10-9　高血压的危险因素

不能够改变的因素：
• 年龄——45 岁或年龄更高的男性；55 岁或年龄更高的女性
• 性别——年轻的男性比年轻的女性危险性高；女性在绝经期后患高血压的危险性增高
• 家族遗传因素——有家族遗传倾向
能够改变的因素：
• 肥胖——饮食不合理，缺乏锻炼
• 压力——增加神经系统的压力
• 吸烟——尼古丁使血管狭窄
• 高盐饮食——钠使水潴留；增加血管内液体的体积
• 过量的酒精——增加身体内使血压增加的物质
• 动脉粥样硬化——因为脂肪在血管堆积导致动脉狭窄

（二）冠状动脉疾病

冠状动脉在人体的心脏中，它们为心脏提供血液。在冠状动脉疾病中，最常见的疾病是由于冠状动脉严重狭窄，使心肌供血减少或是消失，造成心肌梗死。冠状动脉狭窄最常见的原因是动脉粥样硬化（图 3-10-13）。脂肪组织吸附在动脉壁上，逐渐增多，形成硬的斑块。狭窄的动脉会阻碍血流，可能是全部或者一部分堵塞。堵塞的动脉为心肌提供血液的时间稍长会发生梗死，可能造成永久性的损坏。

冠状动脉疾病最主要的并发症是心绞痛和心肌梗死。预防是减少发病的最好方法。

不能控制的风险：

- 性别——更好发于男性。
- 年龄——更常见于老年人。
- 家族史。

可以控制的风险：

- 体重超重。
- 吸烟、酗酒、暴饮暴食。
- 缺乏锻炼。
- 高胆固醇。
- 高血压。
- 糖尿病。
- 精神压力、过度用力、突然遇冷。

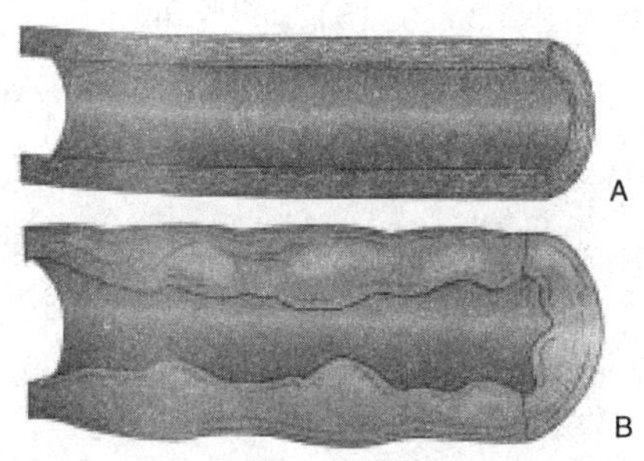

图 3-10-13　A，正常的血管。B，动脉粥样硬化血管，脂肪在血管壁堆积

1. 心绞痛

心绞痛是由心肌的血流减少导致心肌缺氧引起的。当心脏需要更多氧气的时候常会发生心绞痛。通常在劳累、寒冷、饱餐、精神压力和兴奋时心脏的需氧量增加。在冠状动脉疾病

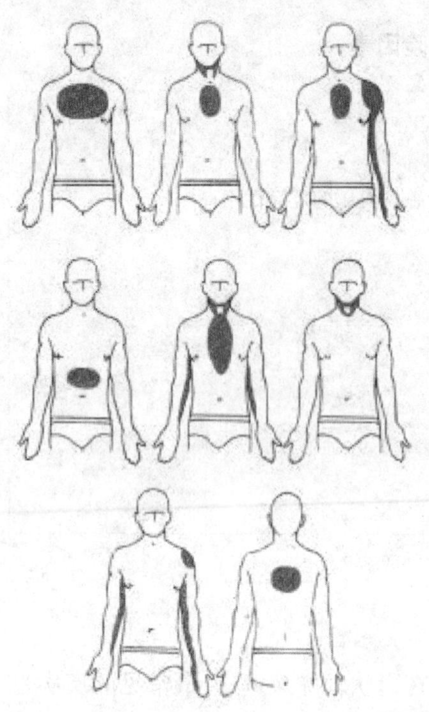

图 3-10-14　阴影部分显示心绞痛的部位

中,狭窄的血管阻止血流增加。

胸痛常描述为紧迫感或者压迫感。有些人表现为胸部不适。典型的疼痛部位是在前胸部,并向左上肢放射。但是在肩部、颈部、背部、腹部往往有更不典型的疼痛,如图 3-10-14 所示。患者可能脸色苍白,感觉虚弱,并且大汗淋漓,这些常常是被忽略的症状。

呼吸困难也是常见的表现,患者要立刻停下活动去休息。休息可以减少心脏对氧气的需求量,帮助疼痛症状的缓解。

除了休息,当突发心绞痛的时候要立刻舌下含服一片硝酸甘油。舌下含服可以帮助药物迅速吸收到血液中。患者要随身携带药片。护理员遇到这种情况时应当知道怎么指导患者舌下含服此药。

2. 心肌梗死

心肌指的是心脏肌肉群。梗死是指组织坏死。心肌梗死指部分心脏肌肉坏死,这是由心肌缺少血流供应导致的。

心肌梗死的常见原因是冠状动脉血栓形成, 流向心脏某一组肌肉的血液突然被阻止。一个由动脉粥样硬化脱落的斑块可以堵塞冠状动脉的血管,造成心肌梗死。损害的区域或大或小(图 3-10-15)。因此可以突然引起患者心脏死亡。

症状和体征如表 3-10-10 所示。心肌梗死是紧急情况,如有可能尽快采取以下措施:

- 缓解疼痛,立即拨打急救电话 120,尽快转到医院治疗。
- 给氧。
- 使患者冷静,仰卧,减少活动。

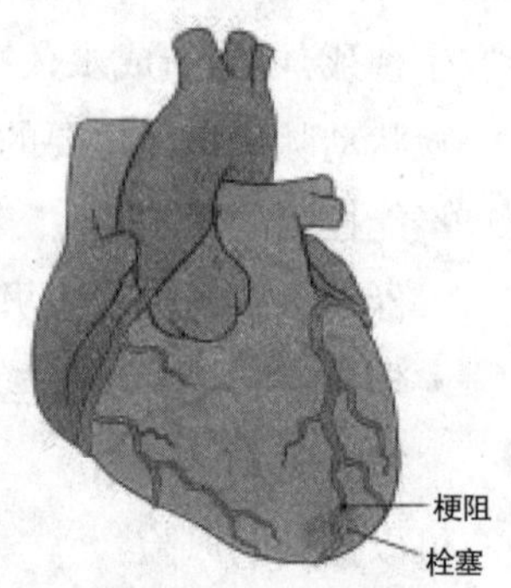

图 3-10-15　心肌梗死

表 3-10-10　心肌梗死的症状和体征

• 突发胸痛
• 疼痛通常在左侧
• 患者描述疼痛为压迫感、针刺样疼痛或者压榨感;一些患者描述疼痛像有人坐在胸部一样
• 疼痛可能放射到颈部和下颌,以及上臂下边或者其他部位
• 疼痛更剧烈并且持续时间比心绞痛更长
• 休息和硝酸甘油不能缓解疼痛
• 呼吸困难

(待续)

表 3–10–10(续)

• 恶心 • 晕厥 • 大汗淋漓 • 苍白 • 皮肤冰凉 • 低血压 • 脉搏细弱 • 焦虑恐惧 • 濒死感

(三)心力衰竭

心力衰竭或称充血性心力衰竭，是由多种原因造成的心脏严重情况。虽然有血液回流到心脏，但是心脏不能正常泵出血液至全身，从而造成一系列严重后果。它不是一个单独的疾病，而是一组综合征。心脏分成左右两部分，所以左心衰竭和右心衰竭表现各异。

1. 左心衰竭

左心衰竭指左侧心脏不能正常泵血，血液留滞在肺中，引起呼吸系统充血。患者感到呼吸困难，痰液增加，咳嗽，而且在肺部有气过水声。左心衰竭还会导致身体的其他部位不能获得足够的血液。大脑血供的减少会导致头脑模糊、头晕和虚弱，尿量减少，皮肤苍白，血压下降等。左心衰竭的一个非常严重的表现就是肺水肿(肺里有液体)，这样的情况十分紧急，可以导致死亡。

2. 右心衰竭

右心衰竭指右心不能正常泵血，血液留滞在静脉系统导致脚和关节肿胀、颈静脉怒张。右侧心脏泵到肺部的血液减少，导致正常的血流不会从肺流向心脏，导致左心能泵到全身的血液减少，从而出现左心衰竭的症状和体征。

心肌梗死和高血压是心力衰竭的常见诱因。心脏瓣膜损坏也是诱因之一。

药物可以强壮心脏，同样也减少人体内的液体总量。护理员需要求患者低钠饮食，适当给予氧气，半卧位或者端坐位使患者更容易呼吸。如果患者突然晕倒，则需要到医院急救。

护理员需要按下列要求照顾心衰患者：

- 保持床上休息并限制活动量。
- 每天测量体重。
- 按要求限制液体入量并计算每天的出入量。
- 预防皮肤破损和褥疮。
- 帮助运送或者帮助抢救患者。

• 帮助生活护理。

• 防止患者身体畸形。

• 提供合适的弹力袜。

很多老年患者都患有心力衰竭，他们往往需要家庭护理或者长期护理。

老年患者皮肤容易破损，组织肿胀、循环不佳、皮肤又薄又脆，增加了褥疮发生的危险。这就需要好的皮肤护理和定期翻身。

六、泌尿系统疾病

肾脏、输尿管、膀胱和尿道是泌尿系统主要的结构。这些结构发生紊乱，会导致一系列泌尿系统疾病。

（一）尿路感染

尿路感染是常见的。细菌可以通过尿道进入整个泌尿系统。导尿术、性接触、不注意会阴部卫生，以及饮水量不足都是常见的原因。

女性是高风险人群。女性尿道较短，细菌很容易经尿道进入泌尿系统。

前列腺增生增加了男性老年人患尿路感染的风险。膀胱不能完全排空、大小便失禁，以及营养不良也会增加老年患者患尿路感染的风险。

1. 膀胱炎

膀胱炎是膀胱感染，由细菌引起。以下几种是常见的症状：

• 尿频。

• 排尿时困难或者疼痛。

• 排尿的时候疼痛或烧灼感。

• 尿液气味难闻。

• 尿液中有血液。

• 尿液中有脓。

• 发烧。

膀胱炎的治疗需要使用抗生素，应鼓励患者多饮水，通常每天饮用2000毫升水，如果膀胱炎没有治愈，则可能导致肾盂肾炎。

2. 肾盂肾炎

指肾盂部位发生的炎症，是泌尿道感染最常见的部位，常由细菌引起。浑浊尿可能包含脓、黏液和血液。畏寒、发烧、后背疼、恶心、呕吐也会发生，也可有膀胱炎的症状和体征。治疗包括使用抗生素、饮水和充分休息。

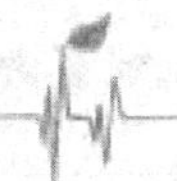

(二)尿路改道

膀胱癌,或膀胱及尿道损伤,需要切除膀胱。当膀胱切除的时候,需要建立一个新的旁路使尿液排出体外,这个新的旁路称为尿路改道。

尿路改道通常使用造瘘术。在输尿管和腹部之间行外科手术造瘘(图 3–10–16)。护士会教给护理员照顾造瘘患者的方法。护理员可能要长期对患者的泌尿造瘘口进行护理。

患者在造瘘口处有一个造瘘袋(与肠造瘘相似),尿液通过造瘘口流到造瘘袋中。当造瘘袋满时随时更换。渗漏会刺激皮肤,使皮肤损坏甚至发生感染。

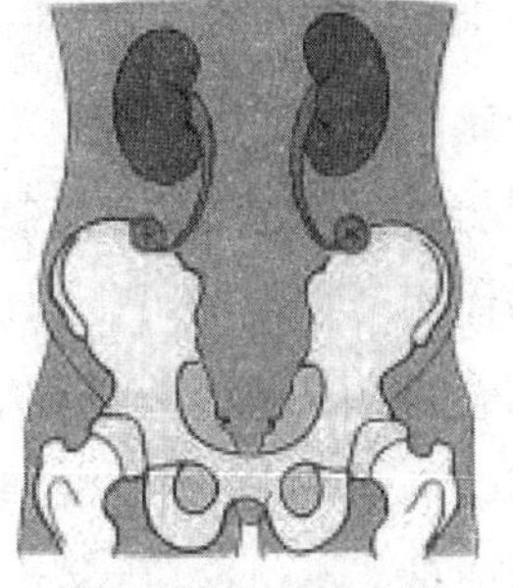

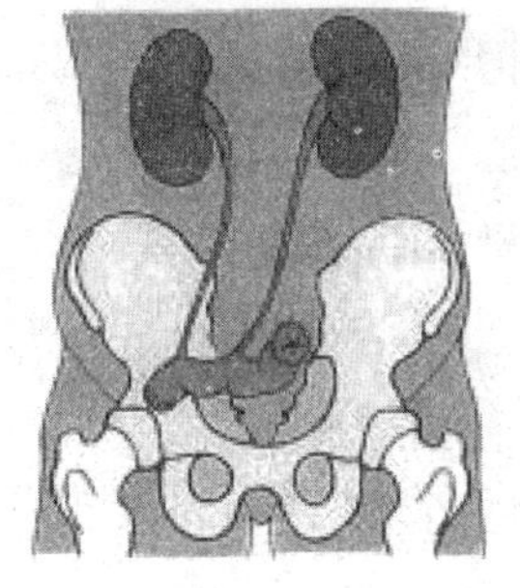

图 3–10–16 输尿管造瘘术。A,两个输尿管放在腹部皮肤表面,患者腹部有两个开口。B,回肠管道。截取一小段回肠,一段封闭,另一端放在腹部皮肤表面

(三)肾结石

肾结石是肾内生成的石头。长期卧床、不能活动和饮水少是肾结石的诱因。肾结石症状和体征包括以下几点:

- 后背侧肋骨下严重的、尖锐的疼痛。
- 疼痛向腹部、大腿和尿道放射。
- 可有恶心、呕吐、发烧和发冷。
- 排尿困难或小便涩痛。
- 尿频。
- 尿急。
- 少尿。
- 血尿。
- 气味难闻的尿。

药物可以缓解疼痛,患者每天需要饮用 2000~3000 毫升的水,有利于结石通过尿液排出体外。如果尿液排出困难,超声碎石或手术取石是必要的。改变饮食习惯有时能预防结石。

(四)肾衰竭

肾衰竭是指肾功能受损,血液中的废物和过多的水分不能排出体外,水潴留在体内,很容易导致心力衰竭和高血压。肾衰竭可能是急性或者慢性的,是比较严重的疾病。

1. 急性肾衰竭

急性肾衰竭发病急,肾血流严重减少,导致严重出血、心肌梗死、心力衰竭、损伤、感染等。严重的需要住院治疗。

首先发生少尿，24 小时尿量少于 500 毫升，这种时期持续几天到 2 周，然后进入多尿期，多尿期是指利尿的过程，每天产生大量的尿液，尿量为 1000~5000 毫升。在恢复时期肾功能有所提升，恢复至正常大约需要 1 个月到 1 年的时间，但仍有一些人发展成慢性肾衰竭。

血液中的代谢产物堆积可影响身体的各个系统，甚至会引起死亡。

治疗包括合理用药、限制液体入量、饮食疗法，饮食要高碳水化合物、低蛋白和低脂肪，护理方面包括以下几点：

- 测量和记录每小时尿量，平均每小时尿量小于 30 毫升立即报告。
- 测量和记录每次出入量。
- 限制入量，根据医嘱执行。
- 每天测量体重。
- 至少每 2 小时翻身一次。
- 采取措施预防褥疮。
- 注意常见的口腔卫生。
- 采取措施预防感染。
- 练习有效的咳嗽和深呼吸。
- 保持良好的情绪。

2. 慢性肾衰竭

肾脏损伤后，排泄和重吸收功能不能正常工作。高血压和糖尿病是常见的诱因，感染、尿路梗阻和肾脏肿瘤是其他诱因。

由于代谢产物堆积在血液中影响身体的每个系统，当肾脏的 80%~90%功能丧失的时候则会出现症状和体征(表 3-10-11)。

治疗包括液体限制、饮食治疗、药物和透析。透析是把血液中的代谢产物移除的过程，它需要有特殊培训过的护士完成。有些患者适合做肾移植手术。护理措施列在表 3-10-12 中。

表 3-10-11　慢性肾衰竭的症状和体征

• 皮肤色泽发暗、干燥、发痒	• 胃溃疡
• 皮肤变薄、变脆	• 不规则脉搏
• 口腔炎症、口臭	• 反常呼吸模式
• 恶心和呕吐	• 腿和脚有烧灼感
• 食欲减退	• 肌肉抽搐
• 体重下降	• 夜晚腿抽筋
• 腹泻或者便秘	• 疲劳
• 尿量减少	• 睡眠障碍
• 皮肤及黏膜有出血倾向	• 头疼
• 易感染	• 抽搐
• 高血压	• 意识模糊
• 充血性心力衰竭	• 昏迷

表 3-10-12 对慢性肾衰竭患者的护理

- 给予低蛋白、低脂、低盐饮食
- 根据医嘱限制液体入量
- 测量仰卧位、坐位和站立时的血压
- 每日测量体重
- 每日监测和记录出入量
- 按时翻身
- 采取措施预防褥疮
- 适当的运动锻炼
- 采取措施止痒(沐浴油、洗涤剂、面霜)
- 防止受伤和出血
- 注意口腔卫生
- 预防感染
- 预防便秘和腹泻
- 注意精神方面的调剂,保持乐观情绪
- 促进休息

七、新陈代谢疾病——糖尿病

糖尿病患者身体不能产生足够的胰岛素,或是身体对胰岛素抵抗。胰岛素是由胰腺分泌的,这是胰腺的内分泌功能。胰岛素不足时,糖类堆积在血液中,细胞不能有足够的糖类来获得能量。就不能运行它们的功能。目前有三种类型的糖尿病:

- Ⅰ型糖尿病大多发生在小孩和青年人。胰腺产生很少或者不产生胰岛素。表现为代谢迅速、口渴、尿量增多、饥饿感、体重减轻、视力模糊,且极易疲乏。
- Ⅱ型糖尿病发生在成年人。年龄大于 40 岁的患者是好发人群。肥胖和高血压是风险因素。胰腺分泌胰岛素,然而,身体不能很好地利用胰岛素。表现为患者代谢很慢,合并疲乏、恶心、尿频、口渴、体重减轻、视力模糊等症状。感染是常见的,所以伤口愈合缓慢。
- 妊娠期糖尿病发生在怀孕期间。通常在婴儿出生的时候就会消失。然而,孕妇在以后的生活中有得Ⅱ型糖尿病的危险。

糖尿病必须要控制,否则会发生并发症。并发症包括视力模糊、肾衰竭、神经损伤、高血压和循环系统疾病。循环系统疾病会导致中风、心力衰竭和伤口愈合缓慢,脚和腿的伤口将会非常严重,会发生感染和坏疽,严重时要截肢。

糖尿病风险因素包括疾病家族遗传史。Ⅰ型糖尿病多发生在年轻人,较为严重。Ⅱ型糖尿患者常见于年老和超重的人群。

治疗时,Ⅰ型糖尿病患者每天除注射常规胰岛素外需同时控制饮食和加强锻炼。Ⅱ型糖尿病轻型可以采用饮食和锻炼控制。很多Ⅱ型患者也服用口服降糖药,有些患者需要注射胰岛素。超重的患者需要减肥。

两种类型的糖尿病都要监测血糖。制订个性化的饮食计划是非常必要的。同时,要注意预防身体任何部位的感染。

糖尿病老年人的护理主要事项如下:

- 护理糖尿病老年人,应当学会使用测糖仪,并定时测量血糖。应当每天记录血糖检测的结果。
- 根据医生的治疗建议,定时提醒患者口服或是注射降糖药。
- 除病情严重或是有并发症需要卧床外,均可适当活动。
- 在进食不当、药物过量或劳累过度时会发生低血糖。低血糖的症状是虚弱、乏力、出汗、昏厥、血压降低,此时护理员应当尽快给予老年人糖水进行补充。低血糖会造成休克,严重时会引起死亡。
- 与提醒患者按时用药一样重要的护理任务是对进食的合理搭配。根据血糖情况、活动强度、体温和气温、医生规定的饮食入量,给予低糖、低脂肪、高维生素、富含蛋白质的食物。
- 结合老年人理解力和记忆力差的特点，在用药和进食方面比非糖尿病的老年人更要细心和周到。

八、消化系统疾病

消化系统是把食物吞咽到胃,在那里经过研磨后与消化液混合,由消化液分解成各种成分并在肠道里吸收营养,且排出固体废物的系统。

(一)老年人消化系统的变化

消化系统随着年龄的变化逐渐发生功能和代谢的改变,出现退行性和功能减退的状态。

1. 口腔内的变化

老年人的口腔黏膜逐渐萎缩,容易引起口干、唾液分泌减少、牙齿松动或缺失,牙周病使得老年人对冷、酸等刺激过敏,影响食物的咀嚼和吞咽。

2. 食管、胃肠的变化

食管和胃肠黏膜萎缩,弹性下降,吞咽功能不畅。胃肠的蠕动功能也降低,食物在胃内排空时间延长。肠蠕动减慢和无力,毒性物质不易排出,不仅容易发生便秘,还会带来一系列病症。

3. 肝、胆、胰的变化

这些器官的分泌液减少且活性降低,消化和分解食物的功能下降,容易出现消化不良。

（二）常见的消化系统疾病

1. 消化性溃疡

消化性溃疡主要是发生在胃和十二指肠的慢性病。主要症状为上腹部疼痛，疼痛的性质是慢性、周期性和节律性疼痛，与进食有关。胃溃疡的疼痛出现在进食后 1 小时以内，十二指肠溃疡引起的疼痛是在饭后 3 到 4 小时出现。

护理方面需要注意以下几点：

- 溃疡病的药物治疗是需要长期、持续进行的，因此要及时提醒患者服药，特别应注意是饭前还是饭后服药，应该在饭前或是饭后 1 小时提醒患者服药。
- 溃疡病经常会发生腹痛，缓解疼痛除了服药以外，护理员可以用腹部热敷、穴位按压等物理方法帮助患者缓解疼痛。
- 溃疡患者由于长时间忍受腹痛，会有消瘦、睡眠欠佳、神经衰弱等症状，护理员应当开导他们，观察他们的心情变化，帮助他们缓解紧张焦虑的心情。

2. 胆囊炎和胆石症

胆囊炎是在细菌或是化学物质作用下发生的炎症。发病表现为急性和慢性。急性胆囊炎发病急剧，表现为右上腹部疼痛，伴有恶心、呕吐、发热。急性发作以后，如果治疗不彻底，则转变为慢性胆囊炎，慢性胆囊炎除了右上腹持续钝痛外，还表现为消化不良，且在进食油腻以后加重。急性胆囊炎患者应到医院治疗。

胆石症是在胆囊内的胆汁形成的结石，其发生和胆囊炎有因果关系。胆结石促发胆囊炎，胆囊炎又可诱发胆石症。胆石在向外排出的时候，会卡在胆囊的出口，形成胆道的剧烈疼痛，称为“胆绞痛”，此种疼痛会向右肩放散。胆绞痛是外科的急症，应当送患者到医院治疗。

护理胆囊疾病患者的注意事项如下：

- 照顾患者的饮食，宜吃清淡、容易消化的食物，不宜吃生冷、油腻的食物，以前引起腹痛的饮食尽量避免。
- 慢性腹部钝痛，除了药物治疗以外，可以用热敷、穴位按压辅助缓解疼痛。
- 如果腹痛突然加重，腹部不能触碰，可能发生胆囊穿孔，尽快联系去医院治疗。

3. 胃癌

胃癌是我国最常见的消化道恶性肿瘤之一。早期胃癌多无症状，或仅有上腹部不适。当临床症状明显时多为中晚期。比较早期的症状是上腹部隐约的疼痛，并逐渐加重，食欲缺乏，大便潜血阳性(需要经过化验才能够检测出来)，严重时会有贫血、消瘦。胃癌的确诊比较容易。胃钡餐造影、胃镜检查，对于明显的胃癌可以明确诊断。治疗方法主要是手术切除肿瘤，辅以综合治疗。

手术前胃癌患者的护理，一般由护士具体指导。手术后的患者护理如下：

- 患者对癌症多有心理负担和精神压力，尽量开导患者。

• 及时提醒患者服用术后的辅助药物，安排术后的复诊。

• 饮食以软、温和、容易消化的食物为主，而且要少食多餐。

• 由于手术的创伤，术后多有食欲缺乏的症状。除了药物以外，主要由护理员负责调理。选择患者喜欢的食物，但应注意食物最好清淡、稀软、容易消化。用小容器提供给患者，量不够时再添加，此种做法比一次给一大碗的效果好。

• 注意患者大便的颜色。如果出现褐色或黑色大便，应当及时反应。

4. 肠癌

肠癌也是老年人常见的消化道恶性肿瘤之一。肠癌多发生在结肠和直肠。早期的肠癌和其他恶性肿瘤一样，没有明显的症状。较早期的症状是大便潜血、大便形状改变、大便次数增加、血便、排便时有疼痛感等。肠癌往往被误诊为痔疮，从而延误正确治疗的时间。护理的情况基本上同胃癌。

第十一节　精神心理问题

人是由生理、心理及精神组成的有机体，它们之间互相影响，并且和社会环境有密切的联系。生理问题会对心理和精神方面产生影响。同样地，心理疾病也会导致人的生理和精神方面的问题。而社会环境也会对人体的生理、心理健康及精神产生影响。

一、基本概念

生理疾患轻重不一。常见的感冒为较轻的生理疾患，较为严重的生理疾患可以危及生命。心理疾病同样也轻重不一。

(一)心理健康

心理变化受人的精神因素影响。心理是精神的一部分并受到精神的支配，因此心理健康与精神相关。心理健康和心理疾病与应激相关。

• 应激——由任何情感的、生理的、社会的或经济的因素引起的身体反应或改变，是人应对外界变化保护自己的基本反应。

• 心理健康——是人能以社会环境认可的方式处理和调整所遇到的日常各种变化和压力。

• 心理疾病——处理或调整压力的能力失调、行为和功能受损。心理障碍、情感疾病、精神疾病也意味着心理疾病。

心理健康问题的原因包括以下几种：

• 不能处理或调整应激状态。

- 内分泌失调。
- 遗传因素。
- 滥用毒品或药物。
- 社会和文化的因素。

（二）性格

性格是一个人观点、行为、品质的综合。性格从出生即开始形成。多种因素会影响性格，这些因素包括遗传、文化、环境、受到的教育和社会经历等。一个人的性格首先是生理需要必须先满足，然后才是安全感、自尊和自我实现的需要。一个从小在饥饿、被忽略的、寒冷或虐待的环境中长大的小孩将没有安全感，高层次的需要不能被满足。任何年龄出现不能满足的需求都会影响性格的形成。

成长和发育也影响性格的发展。人的成长和发育是按照一个序列、顺序和模式进行的，每一个阶段的成长发育任务都是下一阶段的基础。

二、焦虑症

焦虑是对压力的一种模糊的、不舒服的感觉，人们可能不知道引起焦虑的原因。焦虑的人经常会感觉到危险或伤害，可能是真的也可能是想象的。人虽然会尽量减轻不愉快的感觉，但焦虑仍经常发生在需求得不到满足时。

有一些焦虑是正常的。有心理健康问题的人焦虑程度更高，其症状和表现取决于焦虑的程度(表 3–11–1)。

表 3–11–1　焦虑的迹象和症状

• 咽部异物感	• 出汗
• 忐忑不安	• 恶心
• 脉搏增快	• 腹泻
• 呼吸增快	• 尿频和尿急
• 血压升高	• 注意力不集中
• 讲话语速快	• 难以听从指挥
• 声音改变	• 难以入睡
• 口干	• 食欲下降

焦虑水平决定于刺激源。刺激源是任何能引起应激的因素，可以是生理的、情感的、社会的或经济的因素。过去的经历影响一个人的反应，也与刺激源的严重程度和出现的频度有关。同样的一个刺激源有时能引起轻度的焦虑，而在其他时间可能引起更为强烈的焦虑。

处理和防卫机制能用于减轻焦虑。有一些机制是健康的，而另一些则不然。处理机制包括进食、饮酒、抽烟、锻炼、吵架、谈论问题等。有一些人选择听音乐、散步、洗热水澡或独处的方式解决。

防卫机制是阻止不愉快或危险感觉的下意识反应(表 3-11-2)。每个人都有这样的防御机制用于保护自我。在有心理健康问题的时候,防卫机制不能被恰当地使用。

表 3-11-2　防卫机制

- 代偿:指弥补或替代,对某种不足进行一定限度的补充或替代。例如:某个人不擅长运动,但是他擅长音乐
- 转化:即改变,一种情感呈现为或转化为一种生理症状。例如:某人不愿意做某个活动,他就说头痛
- 否认:意味着拒绝接受或相信真实的事情。人们拒绝面对或接受不高兴或危险的事情。例如:一位男性心脏病发作,尽管被告知要戒烟,但他仍然继续抽烟
- 取代:即移除或替代。某人将行为或情感从一个人、地方或事情上转移到另一个安全的人、地方或事情上。例如:你对某人很生气,然后你冲着其他人喊叫
- 认同:即认可。一个人能够认同别人的想法和行为。例如:你的邻居是老年歌唱队队长,你可能在自己的居室内练习唱歌,这就是认同的表现
- 投射:意味着责怪其他人。一个人因不能接受的行为、情感、想法或愿望而责怪其他人或物。例如:一个人因为自己不听从劝告不小心摔倒,他会责怪其他人没有认真帮助他
- 合理化:即符合逻辑的。对一个人的行为给予可接受的理由,而不是真正的原因。例如:一个人过去上班经常迟到,他没有得到提升,他说领导不喜欢他

(一)惊恐发作

惊恐是焦虑的最高级别。惊恐是一种强烈的、突然的害怕、焦虑、恐惧的感觉,其发作没有明显的原因。惊恐发作时,老年人不能正常生活。惊恐发作可经常发生,每次发作能持续数分钟或数小时。

(二)恐惧症

恐惧症意味着害怕,老年人会对物体、情景或活动有强烈的害怕。常见的恐怖方面如下:

- 对于开放的、拥挤的或公共的场所感到害怕(广场恐惧症)。
- 处于痛苦中或看到其他人处于痛苦中,表现更加明显。
- 看到江河湖海的波涛汹涌感到害怕。
- 处于或困于封闭的或狭窄的空间(幽闭恐惧症)。
- 轻微的不洁净(对于洁癖的人)。
- 夜晚或黑暗(黑暗恐惧症)。
- 熊熊大火。
- 陌生人。

老年人会避免接触恐惧的事物。当面对恐惧时,老年人高度焦虑,不能正常活动。

(三)强迫症

强迫症是一而再再而三地重复某种行为。这种行为可能没有意义,但是如果这种行为没有做到,此人会感到非常焦虑。

常见的有重复洗手、不断地检查微波炉或熨斗是否关了、房门是否锁好、反复数一样东西或是数不值得数的物件等。有一些强迫症老年人也有抑郁症、饮食失调、滥用有毒药物,以及其他焦虑障碍等。

三、精神分裂症

精神分裂症是一种严重的慢性致残性精神疾病,常包括以下这些症状:

- 妄想:错误的想法。例如,某个人认为自己就是上帝,或者某个人认为自己是影星。
- 幻觉:看到、听到或感觉到不真实的事物。一个人可能看到动物、昆虫或人,而这些其实是不存在的。
- 偏执狂:一种精神障碍。例如,一个人相信她的食物是有毒的,因而拒绝进食。或是已经被证实的真理却被他认为是“谬论”。
- 夸大妄想:对某人的重要性、财富、权利或天赋有夸张的认识。例如,一个男人认为自己是超人,或一个女人认为自己是女王。
- 被害妄想:认为一个人被虐待或骚扰的一种错误想法。例如,一个人相信有人想抓他。

精神分裂症的老年人有严重的精神障碍,其想法和行为是不正常的。这种老年人有错误的想法及幻觉,也就是说,该老年人看到、听到或感觉到的事物是不真实的。他们也可能是偏执狂,也就是说,该老年人可能对人或事抱有怀疑。他们对事物的反应是不正确的,交流也是不正常的。此人可能重复其他人的话语,有时话语生涩难懂;也可能对其他人没有兴趣。他可能不参与到人群或社会中,独自坐好几个小时不动、不说话,也没有应答。

四、情感障碍

情感与感情和情绪相关。情感障碍涉及感情、情绪和心情等。

(一)躁郁症

躁郁症老年人在情绪、经历和工作能力上有严重的极端现象。老年人可能出现以下几种情况:

- 抑郁多于狂躁。
- 狂躁多于抑郁。

• 在抑郁和狂躁之间变化。

这种疾病有家族倾向。狂躁和抑郁的表现和症状见表3-11-3,其严重程度可从轻到重。躁郁症可能破坏社会关系,影响正常生活。有些人甚至会自杀。

(二)抑郁症

抑郁会影响老年人的躯体、情绪和想法。抑郁症的症状会影响正常生活、睡觉、进食和其他行为。老年人可能非常沮丧,对日常生活失去兴趣。

抑郁可能随时发生,它可能由压力事件如伴侣、父母或孩子的死亡所引起。离婚和丢失工作可能是其他的压力事件。间断的抑郁贯穿生命始终。

抑郁在老年人中很常见,因为他们要面对健康的丧失、身体正常功能的丧失、独立性的丧失。孤独和一些药物的副作用也是原因。老年人抑郁的表现和症状见表3-11-4。

老年人抑郁常被忽视或被误诊,这些人常被认为有认知障碍,因此抑郁常常未进行治疗。

表3-11-3　躁郁症的表现和症状

狂躁	**抑郁**
• 精力、活动增加,坐立不安	• 持续的沮丧、焦虑或没有情绪
• 过度兴奋,心情过佳	• 绝望的感觉
• 极其易怒	• 愧疚或无助的感觉
• 思维活跃,讲话很快	• 对以前热爱的活动失去兴趣
• 易分心;很难集中精神	• 性欲减退
• 需要极少的睡眠	• 没有精力;乏力
• 在个人能力和力量内难以实现的想法	• 难以集中精力,记忆力减退,不能很好地做决定
• 判断力差	• 坐立不安;易怒
• 长时间不同寻常的行为	• 食欲改变
• 性欲增加	• 非正常的体重下降或增加
• 滥用药物	• 没有躯体疾病或伤害所引起的慢性疼痛或其他症状
• 具有伤害他人或自己的行为	• 死亡或自杀的念头
• 没有判断正确与错误的能力	• 试图自杀

表3-11-4　抑郁症的表现和症状

• 乏力	• 死亡或自杀的想法
• 缺乏兴趣	• 完成日常生活困难
• 缺乏愉快的体验	• 睡眠习惯改变
• 无用感	• 精力减退
• 绝望的感觉	• 不修边幅
• 无助的感觉	

(待续)

表 3-11-4(续)

• 性欲下降 • 依赖性增加 • 焦虑 • 记忆力迟缓或减退 • 偏执 • 沉浸在过去的经历	• 不喜欢与人聚会 • 肌肉疼痛 • 腹痛 • 恶心、呕吐 • 口干 • 头痛

(三)人格障碍

人格障碍包括固执和不能适应的行为。适应意味着改变或调整。人格障碍的老年人因为其不能适应周围的环境,从而导致在社会上不能正常工作。人格障碍包括以下三种:

- 辱骂型人格。辱骂型老年人在焦虑时辱骂他人,行为是暴力的。
- 偏执型人格。偏执型老年人非常多疑,不信任他人。
- 反社会型人格。反社会型老年人判断力差,缺乏责任感,充满敌意,不忠实于任何人,道德和伦理缺乏,对其他人的行为予以责备,不关注他人的权利。同时这样的老年人没有愧疚感,且不吸取经验教训,常常制造事端。

五、滥用药物

滥用药物常发生于一个人过度使用或依赖药物或酒精。依赖性可能来自情感、心理或生理。滥用药物可影响正常生活、社会关系、健康、外观和行为。购买药品需要钱,因此缺钱的问题很常见。有些人用偷钱或物品的方式来换取购买药品的钱。

合法的和非法的药品均有滥用。非法的药物是不允许使用的,滥用药物的人一般通过非法的渠道获取,是一种犯罪的行为。

常见的滥用药物列举在表 3-11-5 中。这些药物可影响神经系统,有一些抑制神经系统,另一些刺激神经系统。滥用这些药物均可影响精神状态。

表 3-11-5　常见的滥用药物

• 酒精 • 可卡因 • 摇头丸 • 迷幻剂 • 大麻 • 海洛因	• 氯氮 • 美沙酮 • 冰毒 • 吗啡 • 羟考酮 • 奥沙西泮 • 阿普唑仑

六、饮食失调

饮食失调包括进食行为的紊乱。常见的两种饮食失调包括神经性厌食症和神经性贪食症。

（一）神经性厌食症

厌食症意味着没有胃口。当一个人对体重增加和肥胖有强烈的担心时，常常会发生神经性厌食症。患神经性厌食症的患者往往已经很瘦，但是仍然觉得自己是胖的，他们的心理已呈现不健康的状态。他们的体重远远低于标准体重。不良饮食习惯有以下几种：

- 禁食。
- 选择少量的食物种类，进食很少的量。
- 没有正常的进食规律。
- 对食物进行称重和测量。

厌食症患者常采用剧烈运动和呕吐来减轻体重。有些人甚至滥用泻药和灌肠剂使食物从体内排出。滥用利尿剂的现象也常有发生，这些药物导致肾脏产生大量的尿液，体内多余的液体丢失，导致体重下降。

厌食症患者觉得自我形象差，从而不想与人相见。睡眠问题和抑郁常有发生。厌食症患者可能没有月经周期，并可能导致严重的健康问题，同时存在心脏骤停或自杀的危险。

（二）神经性贪食症

神经性贪食症多见于青少年女孩和年轻女性。神经性贪食症患者常有暴饮暴食的现象，患者往往进食大量食物，然后通过排出所摄入的食物来阻止体重增加。所采取的方法有呕吐、泻药、灌肠剂、利尿剂、禁食、高强度的锻炼等。

七、护理和治疗

心理健康问题的治疗包括探索其内心所想、所感，可通过心理治疗和家庭治疗来完成。一般会用到药物。

护理员在护理有精神疾患的老年人时，首先要满足老年人的需求，包括生理的、安全感和情感方面的。言语交流和情感交流很重要。这就要求护理员应当全面理解老年人的发病原因和目前疾病发展的程度。在照顾他们营养需求的前提下，因势利导地诱导他们到正常的思维上来。不仅不能着急，有的时候还要顺从他们无害的要求，取得他们的信任，这是感情交流的有利条件。

第十二节　神经精神障碍

随着年龄的增长,神经精神方面都在发生着变化(表 3-12-1),有一些疾病开始影响大脑。脑部的改变可能影响认知功能(认知与知识相关),使生活质量受到影响。认知功能包括以下几点:

- 记忆。
- 思考。
- 推理。
- 理解能力。
- 判断力。
- 行为。

表 3-12-1　随着年龄老化神经精神发生的改变

• 脑细胞丧失 • 神经传导减慢 • 反应时间变慢 • 条件反射变慢 • 视觉和听力减退 • 味觉和嗅觉减退	• 触觉和对疼痛的敏感性下降 • 脑供血量减少 • 睡眠习惯的改变 • 记忆力减退 • 健忘 • 头晕眼花

一、意识模糊

意识模糊有很多诱因,包括疾病、感染、听力和视力的丧失、脑部损伤及药物的副作用等。随着年龄老化,脑部供血减少,脑细胞丧失,这会导致性格和心理的改变,记忆力和正确判断能力也在逐渐减退。有的老年人可能会不认识熟人,不知道时间、地名。有的老年人也会逐渐丧失日常生活的能力。行为的改变很常见,人可能会变得易怒、坐立不安、抑郁和易烦躁。

急性意识模糊会突然发生,常常是暂时性的。原因包括感染、疾病、损伤、药物和手术等。治疗要针对病因。

由躯体的改变所引起的意识模糊不能治愈。有一些措施能够改善脑功能(表 3-12-2)。护理员必须满足老年人的生理和安全的需求。

表 3-12-2　照顾意识模糊的老年人

• 确保老年人安全 • 面对老年人要语言清晰、语速缓慢地讲话 • 每次与老年人接触的时候都要呼唤老年人的称谓或是名字 • 每天早上说明日期和时间,必要时在白天或晚上给予重复 • 每次做护理或是照顾生活起居要先解释原因,如何操作,得到老年人的理解和配合 • 对老年人提出的疑问给予清晰的、简单的回答 • 提出简单清晰的问题,耐心等待老年人回答 • 在老年人的房间和护理区域放置大字体的日历和钟表。提醒老年人假期、生日和特殊的事件(图 3-12-1) • 如有需要给老年人戴上眼镜和助听器 • 交流的时候要引起老年人的注意,不要让他心不在焉 • 在老年人的视野中摆放熟悉的物体和图片 • 提供报纸、杂志、电视和收音机给老年人 • 与老年人讨论能够引起他兴趣的事物 • 保持昼夜循环规律。在白天要打开窗帘、遮阳物;在晚上使用夜灯。在白天穿日常的衣服而不是睡衣 • 提供平静的、舒适的环境。避开噪声、拥挤的走廊和餐厅等 • 遵循老年人的日常生活习惯。对进餐、洗澡、锻炼、看电视和其他活动制订时间表。这会促进有秩序的感觉,并让老年人有所期待 • 在帮助老年人的时候将任务分解成小的步骤,分次进行,注意不要过劳 • 对于室内的摆设、生活习惯、每日的安排尽量恒定,不经常更改 • 鼓励老年人自我照顾

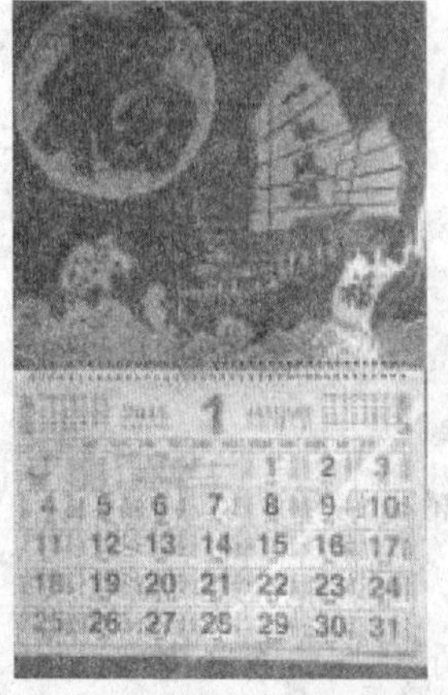

图 3-12-1　巨大的日历对神志不清的老年人有帮助

二、神经精神障碍

(一)痴呆

痴呆指认知功能和社会功能的丧失，由脑部的改变所引起。阿尔兹海默病是痴呆症中最常见的类型。其他类型和病因见表 3-12-3。

痴呆症不是年龄老化的一个正常现象。大多数老年人并没有痴呆症。一些早期先兆症状如下：

- 影响工作技能的短期记忆的丧失。
- 日常技能出现问题(如穿衣、烹饪、过去日常熟悉的活动)。
- 语言问题,忘记简单的词语。
- 在熟悉的地方迷路。
- 把东西放错地方或放在奇怪的地方(如把手表放在微波炉里)。
- 性格改变。

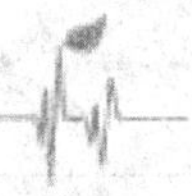

表 3-12-3　痴呆症的类型和病因

• 阿尔兹海默病 • 酒精相关的痴呆——酒精对脑细胞有毒性作用 • 艾滋病相关痴呆 • 脑肿瘤 • 脑血管疾病 • 中毒性痴呆——急性意识模糊的短暂的状态 • 药物性痴呆——一些药物影响脑部功能 • 神经系统疾病	• 感染 • 多发梗死性痴呆——多次中风遗留损伤区域所导致 • 多发性硬化症 • 帕金森病 • 中风 • 梅毒 • 创伤和脑部损伤

- 判断力下降(例如在雨天外出不带雨具)。
- 对生活失去兴趣。

老年人需要去看医生,医生会安排一些测试。治疗取决于病因和所存在的问题。有一些痴呆症能被逆转,当病因去除之后,疾病表现和症状也随之去除。能治愈的病因如下:

- 药物。
- 酒精。
- 抑郁。
- 肿瘤。
- 心脏、肺和血管问题。
- 头部损伤。
- 感染。
- 视力和听力问题。

永久性痴呆是由脑部改变造成的,这是无法治愈的,久而久之脑功能下降。帕金森病及心血管疾病都可以引起脑部改变。多发性梗死性痴呆由多次中风所引起,每次中风都遗留一个损伤区域称为梗死区域。阿尔兹海默病是最常见的永久性痴呆类型。

假性痴呆指老年人有痴呆的表现和症状,然而,其脑部并无改变。这可能伴随谵妄和抑郁,这两种均可治愈。正确的诊断非常重要。

(二)谵妄和抑郁

谵妄和抑郁可被误认为痴呆。它们可单独发生或与痴呆合并发生,或者痴呆的老年人同时患有谵妄和抑郁。

1. 谵妄

谵妄是一种暂时的但是急性的意识模糊。谵妄发病突然,在患有急慢性疾病的老年人中非常常见。感染、心脏和肺部疾病、营养不良、内分泌紊乱、低血糖都是常见诱因。酒精和很多药物都能诱发谵妄。谵妄是一个短暂的过程,可持续数小时到 1 个月。

在老年人和有意识障碍的人群中,谵妄是躯体疾病的一个信号。它是一个急症,一定要找到病因并予以治疗。谵妄的表现和症状如下:

- 焦虑。
- 定向力障碍(不知道自己所在的位置)。
- 震颤。
- 幻觉。
- 妄想。
- 注意力不集中。
- 认知水平下降。
- 记忆力出现问题。

2. 抑郁

抑郁是最常见的老年人心理健康问题,常常被忽视。正确的诊断非常重要,以便更好地进行治疗,否则,老年人和家庭将会面临来自老年人情感的、躯体的、社会的和经济方面的不必要的损失。

抑郁、年龄老化和药物的副作用有着类似的表现和症状,如下:

- 沮丧。
- 不爱动。
- 思考困难。
- 注意力不集中。
- 失望的感觉。
- 睡眠障碍。
- 食欲改变。
- 乏力。
- 烦躁。

三、阿尔兹海默病

阿尔兹海默病是一种脑部疾病,它的发生是因为控制智力和活动功能的脑细胞受损,影响如下功能:

- 记忆力。
- 思考。
- 推理。
- 判断。
- 语言。

- 行为。
- 情绪。
- 性格。

老年人在工作和日常生活中出现困难,会有来自家庭和社会关系方面的问题。老年人的记忆力和心理功能持续下降。

阿尔兹海默病是逐渐发生的。其进展时间约 3~20 年,并逐渐加重。阿尔兹海默病在男性和女性中均有发生。因为女性寿命比男性长,所以有更多女性患有阿尔兹海默病。阿尔兹海默病多发于 65 岁以上的人群,偶尔 40~50 岁人群也可发病,然而多在 80 岁左右明确诊断。阿尔兹海默病的病因尚不明确,家族史和先天性畸形是常见的危险因素。

(一)阿尔兹海默病的表现

阿尔兹海默病典型的表现是短时记忆的逐渐丧失。其他早期表现有以下几点:

- 说话时不能找出或讲出合适的单词。
- 不能认出物品。
- 忘记如何使用简单的日常用品(例如铅笔)。
- 忘记关掉火炉、关窗或锁门。
- 情绪和性格改变。
- 烦躁。
- 判断力差(可能引起古怪的行为)。

阿尔兹海默病影响老年人精细和简单操作的能力。老年人首先出现的症状是不能应对精细的操作。他们在使用电话、驾驶、工作方面等出现障碍。随着时间的推移,对应简单的操作亦有问题,包括洗澡、穿衣、吃饭、上厕所和行走。阿尔兹海默病的其他症状见表 3-12-4。

表 3-12-4 阿尔兹海默病的其他表现和症状

• 忘记最近的事情 • 忘记简单的方向 • 忘记对话 • 忘记约定 • 忘记名字(包括家庭成员) • 忘记日常物体的名称(钟表、收音机、电视等) • 忘记词语 • 用一些不常用的词语和名称来替代所忘记的事物 • 思路不清 • 用方言讲话 • 咒骂或诅咒	• 在熟悉的环境中迷路 • 忘记自己在哪里 • 不知道怎么回家 • 离家出走 • 不能说出或理解时间 • 不能说出或理解日期 • 不能解决日常问题(电熨斗没关、炉灶开着没关、食物在炉灶上燃烧等) • 不能进行日常的工作(穿衣、洗澡、刷牙等) • 不相信他人 • 变得顽固

(待续)

表 3–12–4(续)

• 把东西放错地方 • 把东西放在奇怪的地方 • 不能识别或理解数字 • 进行交谈有困难 • 阅读有困难 • 书写有困难	• 远离社会 • 坐立不安 • 变得多疑 • 变得恐惧 • 不愿做事情 • 睡觉比以前多

(二)阿尔兹海默病的分期

此病常被分为 3 期(表 3–12–5),有时也被分为 7 期:

- 无认知下降。
- 极轻微的认知下降。
- 轻度认知下降。
- 中度认知下降。
- 中重度认知下降。
- 重度认知下降。
- 极重度认知下降。

随着疾病进展,表现和症状越来越严重,最终将会导致死亡。

表 3–12–5　阿尔兹海默病的分期

1 期:轻度
• 记忆力丧失——健忘,忘记近期的事情
• 在找单词、完成思考过程、服从指挥、记住名字等方面有困难
• 判断力差、决断力差(包括开车时)
• 对时间和地点感到迷惑
• 缺乏主动性——外出或对事物的兴趣减少
• 错误地责怪他人
• 喜怒无常
• 进行日常生活有困难
2 期:中度
• 坐立不安——尤其在晚上时更重
• 睡眠障碍
• 记忆力丧失加重——可能不认识家庭成员和朋友
• 感觉迟钝——不能说出冷热的区别,不能意识到危险
• 大小便失禁
• 日常生活需要帮助——洗澡、进食和穿衣存在困难

(待续)

表 3-12-5(续)

• 不能控制冲动——讲粗话,餐桌礼仪差;性暴力;粗鲁 • 运动和步态异常——行走缓慢,缓慢的步态 • 交流有困难——不能听从指挥;在读、写和算数方面有困难;讲话用简短的句子或单个词语;词不达意 • 重复动作和话语——反复地移动;一遍又一遍讲着同样的事情 • 烦躁——可能有暴力行为 **3 期:重度** • 可有癫痫发作 • 不能讲话——呻吟,发出呼噜声或尖叫 • 不能认出自己或家庭成员 • 日常生活完全依赖于其他人 • 对人物、时间和地点迷惑 • 大小便完全不能控制 • 不能吞咽——窒息和呼吸困难 • 睡眠障碍加重 • 卧床——不能坐立或行走 • 昏迷 • 死亡

(三)阿尔兹海默病的行为

1. 漫游

阿尔兹海默病老年人对人物、时间和地点不能正确定位。他们可能到处漫游,找不到回家的路,也可能通过步行、乘坐汽车、自行车或其他方式徘徊。他们前一分钟可能还与护理员在一起,下一分钟就离开了护理员的视线。

患病老年人判断力差,不能分辨什么是安全的或危险的,可能走到交通繁忙的马路上,或走进附近的河流、湖泊、海洋或森林中。如果未穿着合适的衣服,常有可能发生危险状况。老年人的漫游可能是无原因的,或者为了寻找某物或某人,如卫生间、房间或伴侣。疼痛、药物的副作用、激动、坐立不安和焦虑也可能是行走的原因。

为了识别和安全送回漫游或迷失的老年人, 老年人身上应随时带着或是在衣服上缝着不易脱落的标志,上面有老年人的姓名、住址、亲属联系电话等。一旦走失以便有人发现,安全送回。

2. 日落综合征

合并日落综合征的老年人,阿尔兹海默病的表现、症状和行为在夜间会加重,这常在下午晚些时候和晚上发生。随着太阳下山,夜幕降临,老年人的意识模糊和坐立不安会加重,焦虑和其他症状也是如此。这些行为在太阳下山后更为严重,并且可能整晚持续。

日落综合征可能与劳累或饥饿有关。昏暗的灯光和阴影可能让人们看到并不存在的东西。阿尔兹海默病老年人可能害怕夜晚。

3. 幻觉

幻觉就是看到、听到或感觉到并不存在的东西,并出现感觉迟钝。老年人常会看到不存在的动物、昆虫和人。他们可能感觉虫子在爬或被虫子触摸或听到虫子的声音。有时这些问题是因视力或听力受损引起。老年人需要佩戴医生为其配置的眼镜或助听器。

4. 错觉

错觉是错误的知觉。阿尔兹海默病老年人可能认为自己是其他人。有些人认为自己在监狱,或被杀害或攻击。有人把看护人认作其他人。很多其他的错误想法也可能出现。

5. 灾害性反应

这是极端反应。老年人的反应似乎正在经历灾难或悲剧。老年人可能会出现尖叫、哭泣,也可能变得不安或好斗。很多刺激都可以引起这些反应。进食、听音乐或看电视、询问问题均可能马上导致老年人崩溃。

6. 激动和坐立不安

老年人可能踱步、敲打或喊叫。常见的原因有疼痛或不适、焦虑、睡眠不足、太多或太少刺激、饥饿和消除饥饿的需求等。平静的、安静的环境及满足老年人基本需求都有助于老人冷静下来。

护理员可能因为催促老年人或不耐心, 或者传递多种语言或非语言的信息而引发这些行为。所以,护理员需要注意到自己的行为将会给老年人带来何种影响。

7. 攻击性和好斗性

攻击性和好斗性行为包括敲打、捏、抓、咬或咒骂,可能是由焦虑和坐立不安所引起的。这种行为可能使别人受到惊吓,有时这些行为是某人性格的一部分。疼痛、疲乏、太多刺激、迷失或被遗弃的感觉也是常见原因。这些行为可能因护理过程(如洗澡、穿衣)使老年人烦乱或惊吓而发生。

8. 尖叫

阿尔兹海默病老年人有交流障碍。首先,他们不能找出正确的词语。随着阿尔兹海默病的进展,老年人仅能讲出简短的句子或词语,所以他们的话语常不能被理解。老年人在交流时可能会大喊大叫。这在严重意识模糊和交流困难的老年人中很常见。老年人可能仅仅喊出一个词语或名字,或者仅仅发出尖叫的声音。

尖叫可能的原因包括听力和视力障碍、疼痛或不适、害怕和疲乏、太多的刺激或刺激不够。老年人可能会对着护理员或家庭成员尖叫。

下列措施有时可以帮助护理员缓和这种现象:

- 提供一个可以使老年人冷静、安静的环境。
- 播放舒缓的音乐。
- 给老年人戴助听器和眼镜。

- 让一个家庭成员或其喜爱的护理员安抚老年人，使老年人冷静。
- 使用触摸的方式使老年人平静。

9. 异常的性行为

性行为是否异常与其发生的方式和时间有关。阿尔兹海默病老年人对人物、时间和地点不能确定，导致性行为可能发生在错误的人、错误的地点和错误的时间。他们不能控制该行为。正常人不会不穿衣服或在其他人面前暴露自己，也不会在公共场所手淫或进行性行为，且知道自己的性伴侣是谁。阿尔兹海默病老年人常常将其他人误认为性伴侣，发生亲吻和拥抱的行为。

有一些行为并不是性行为。触摸、挠抓、摩擦生殖器可能提示生殖或泌尿系感染、疼痛或不适、卫生状况差、潮湿或大小便的污染。

他们的正常行为是会得到鼓励的，例如牵手、拥抱、接吻和触摸等。当老年人在公共场所手淫时，护理员要引导老年人到自己的房间，为他提供私密性和安全性的环境。良好的卫生状况可以预防泌尿系瘙痒。在射精之后对老年人进行快速、完全的清洁。不要让老年人的身体处于潮湿或污染的状态。

10. 重复的行为

重复意味着某些行为一遍又一遍重复。阿尔兹海默病老年人反复重复同样的动作，例如，老年人反复折叠同一张餐巾纸，或者老年人一遍又一遍讲着同样的词语，或者反复询问同样的问题。这样的行为虽然不能伤害到老年人本人，但可能会惹恼护理员或家人。

应当允许无害的行为。唱歌、画画、锻炼和看电影能分散老年人的注意力，带老年人去散步也是有益的行为。当老年人反复讲着同样的词语或问题时这些措施更是有帮助的。

四、对阿尔兹海默病和其他痴呆症老年人的护理

除非症状发展到很严重的时候，痴呆老年人应常在家中进行护理。有时因为其他的一些疾病，老年人需要在医院护理。护理员可能在任何场合都需要对阿尔兹海默病或其他痴呆症老年人进行照顾。老年人和老年人家庭需要护理员的支持和理解。

阿尔兹海默病老年人的健忘、大小便失禁、焦虑或粗鲁并不是自己可能选择的。该病的其他的行为、表现和症状也不是老年人自己能选择的。他们不能决定什么发生在自己身上。所有这些行为都是由于疾病所引起的，而不是老年人所能决定的。

当前阿尔兹海默病尚不能治愈，症状在多年之后会加重，发生概率因人而异。随着时间的流逝，阿尔兹海默病老年人需要依赖他人提供护理。安全、卫生、营养、排泄、活动、舒适和睡眠的需求必须要得到满足。老人的护理安排中要包含很多的措施，列举在表 3-12-6 中。

表 3-12-6　对阿尔兹海默病和其他痴呆症的护理

环境
- 遵循已确定的作息
- 避免经常更换房间或室友
- 在房间、浴室、餐厅和其他地方放置图片标记
- 在视野内放置个人的物品
- 护理人员尽可能待在老年人的视野内
- 在老年人可视范围放置有助于记忆的物品(大的时钟、日历)
- 保持低噪声水平
- 播放老年人过去喜欢的音乐和电影
- 选择对老年人认知水平有帮助的活动

交流
- 以平静、安静的方式来和老年人接触
- 从前方接近老年人,而不要从旁边或背后接近老年人,因为这可能会吓到老年人
- 用老年人的名字称呼他,最好是用尊称
- 对其他人称其名字,避免用代名词(他、她、他们等)
- 实施促进交流的方法
- 应用手势或提示。明确地指明物品
- 用冷静、温柔的声音讲话
- 用简单的文字和语言缓慢地与老年人沟通
- 让老年人讲话。不要打扰或冲撞老年人
- 给老年人反应的时间
- 不要批评、更正或与老年人争吵
- 询问一些答案简单的问题,不要询问复杂的问题
- 征求意见或是提问题不要给老年人很多选择
- 对所有的程序和活动给予简单的解释

安全
- 将有伤害性的、锋利的和易碎的物品移走,这包括刀、剪刀、玻璃、碗碟、剃须刀和工具箱
- 提供塑料餐饮用具,以避免破碎和伤害老年人
- 在电源插座上放置安全插头
- 保持电源线和电子设备不在老年人可及范围内
- 将电器从洗漱间移出,例如电吹风、卷发棒、化妆镜、电动剃刀等
- 将个人护理用品(洗发精、除臭剂、洗涤剂等)存放在安全的地方
- 在药箱和家用清洁剂外安放防开启的盖子
- 将家用清洁剂和药物放置在上锁的储存区域
- 将危险的设备放在安全的地方或是加上锁
- 对吸烟的老年人要给予监视
- 将香烟、雪茄、烟斗、火柴和其他吸烟的材料放在安全的地方
- 练习防火的安全措施
- 练习防烧伤的安全措施
- 保持通向厨房、杂物间和阳台的门处于上锁的状态

(待续)

表 3–12–6(续)

漫游
• 遵循门、窗上锁的规定。在家具布置中,门锁常藏在顶部或底部(图 3–12–2)。老年人不大可能在这些地方找锁
• 保持门的警报器和电子门出于工作状态,当门打开的时候警报器会响起
• 确保老年人随时都带着身份标志,在走失时可以让人送回家
• 让老年人参与活动,如折餐巾纸、擦桌子、浇花等轻微而安全的家务活
• 不要和想要离开的老年人争吵,老年人可能会不能理解护理员说的话
• 对于坚持要外出的老年人予以陪同。确保其穿着合体,稍后再带老年人回来。
• 让老年人在封闭的区域徘徊,或是在安全的区域散步。
日落综合征
• 在晚上为老年人提供平静、安静的环境
• 不要对老年人使用约束带
• 在早晨鼓励老年人锻炼和活动
• 满足营养需求,饥饿会增加坐立不安
• 促进排泄。需要排泄的老年人可能会坐立不安
• 不要试着说服老年人,老年人可能会不能理解护理员说的话
• 不要要求老年人告诉护理员有什么困惑。老年人的交流是不完整的,所以老年人不能理解护理员在问什么,他们不能清晰地思考或表达
幻觉和妄想
• 确保有需要的老年人已戴上眼镜和助听器
• 不要和老年人争吵。老年人可能会不能理解护理员说的话
• 使老年人安心。告诉他或她护理员会保护其免受伤害
• 用一些物品或活动来转移老年人注意力。带着老年人去散步也可能有帮助
• 触摸可能使老年人平静和安心
• 消除老年人身边可能会被误解的噪声。电视、收音机等可能会影响老年人的情绪
• 检查照明设备,确保没有阴影和反射
• 覆盖或移除镜子。老年人可能会误解他或她的映像
睡眠
• 遵循常规的就寝时间
• 用夜灯确保老年人看清床周围的物件,防止事故和定向障碍
• 在白天限制咖啡因的摄入
• 在白天不鼓励小睡
• 鼓励在白天进行锻炼
• 降低噪声
基本需求
• 满足食物和液体需求。提供小点心。在需要的时候帮助老年人切食物、倒饮料
• 提供好的皮肤护理。保证老年人皮肤没有被尿和粪便污染
• 促进泌尿系统和肠道的排空
• 必要的时候提供失禁护理
• 在白天促进锻炼和活动。这有助于减少漫游和日落综合征,也帮助促进睡眠

(待续)

表 3-12-6(续)

• 减少咖啡、茶和可乐的摄入,因为这些物质含有咖啡因,而咖啡因是一种刺激因子,可能会增加老年人坐立不安、意识模糊和烦乱的可能性 • 提供安静的、宁静的环境。轻音乐比吵闹的电视节目更有帮助 • 在进行护理时如洗澡和进餐时播放音乐 • 帮助老年人维持良好的个人卫生状态,但是不要强迫老年人进行淋浴或进入浴盆,因为阿尔兹海默病老年人往往害怕洗澡。在老年人平静的时候尝试为老年人进行沐浴,并用老年人喜欢的沐浴方式(浴盆、淋浴、床上擦浴)。在沐浴过程中要注意保护老年人隐私,并给老年人保暖 • 提供口腔卫生 • 选择舒适、容易穿脱的衣服。前开襟的衣服容易穿上,而套头上衣不好穿上。而且当老年人的头在套头衫里面的时候老年人可能会感到恐惧 • 选择以贴扣拢的衣服,这种衣服容易穿脱。扣子、拉链和其他的措施可能会使老年人迷惑 • 按照穿着的顺序摆放衣物。一次递给老年人一件衣服,告诉老年人或为老年人演示如何穿衣。不要催促老年人

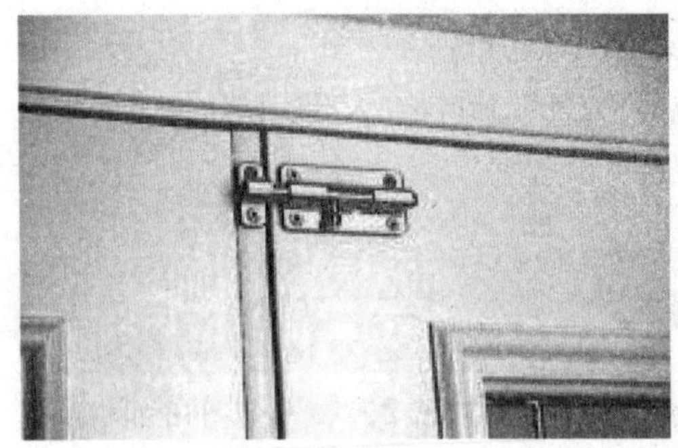

图 3-12-2　在门的顶部装上滑动锁

舒适和安全很重要。良好的皮肤护理能防止皮肤的破损和皱缩。护理员必须对患病老年人进行特别的关照,让老年人能感受到尊重并维护其尊严。他们和健康人一样享有同样权利。护理员需要用冷静的声调与老年人进行交流,解释下一步要做什么。按摩、抚慰的触摸、音乐等措施是都可以让老年人感受到舒适和放松。

老年人可能有其他的健康问题和损伤。然而,有时老年人可能并不能感知疼痛、发热、便秘、便失禁,或者其他的表现和症状,这时需要护理员仔细观察老年人,将老年人日常行为中的任何改变给予注意并及时反馈。

感染是一个重要的危险因素。老年人不能完全自我照顾。感染可能是由于个人卫生差导致,这包括皮肤护理不佳、口腔卫生差、大小便后会阴护理不及时等。长期卧床可能会导致肺炎和褥疮。

老年人需要感受到自己有用、有价值,并可以从事一定的活动,这可以帮助老年人维持自尊。治疗和活动应选择老年人所擅长的事情和过去的成功经历,例如:

- 一位女性过去经常烹饪,那么治疗时让她帮助清洗果蔬。
- 一位男性是一名好的舞者,那么护理员需要安排能跳舞的活动。
- 一名男性喜欢做清洁,那么让他帮助打扫卫生。

老年人需要在有监督的情况下进行活动以满足他的需求和感知能力。所进行的活动要考虑到老年人的兴趣,并建立在老年人喜欢和能做到的基础之上。有些老年人喜欢工艺品、锻炼、园艺、听音乐,而其他人喜欢合唱、怀旧和棋艺。按摩、关节活动度练习、抚触也是重要的治疗。

老年人可能住在家里,或与其他成员如伴侣、子女、朋友住在一起。这种情况下一般由陪伴人员对老年人进行日常护理。当陪伴人员无法处理这种情形或不能满足老年人的需求时,就会寻求家庭护理的帮助,例如提供短期的家庭护理,其中成人白天护理是一个好的选择。在下列情况出现时需要长期护理:

- 家庭成员不能满足老年人的需求。
- 老年人不再认识照看自己的人。
- 家庭成员自身有健康问题。
- 老年人的行为显示对自己或他人有威胁时。

许多老人院都有对阿尔兹海默症患者专门设置的护理单元,这些单元是有安全措施的,出入口都是上锁的。在这些单元中的老年患者有安全的设施来确保他们走动时不会受伤,也不会走失。有些老年人有攻击性行为,他们会骚扰或威胁他人,对这些老年人需要一些特殊的安全环境。但是并不是所有时候都需要安全措施,比如有时老年人的病情加重,已经不能坐与行走的情况下,走失已经不是护理机构需要担心的问题。这时,老年人就可以被转运到没有安全设施的普通单元。

对于神志不清和意识紊乱的老年人来说,生活质量是非常重要的,尽管这时的老年人已经不知道或不能料理自己的生活。但是,家庭成员应当让老年人感受到尊重和关爱。

老年人的个人选择十分重要,如果可能的话,为老年人提供简单的选项。例如,穿什么衣服,看还是不看电视。假如老年人不能做出选择,则由家庭成员进行代办,包括何时洗浴、进餐、穿衣及活动。有些物品可能会让老年人感到舒适,例如,枕头、毯子、披风、毛衣,这些物品也可能对老年人有特殊的意义。虽然老年人可能不认识或不知道为什么要携带这些物品,但是它们对于老年人来说仍然是重要的,所以护理员要保护这些物品不被损坏或丢失。必须要确保患病老年人不受虐待、忽视和辱骂。照看精神障碍的老年人常常导致看护者受到委屈,家庭成员和工作人员可能会变得暴躁易怒。这时,护理员要保护老年人不被虐待,一旦出现任何虐待的迹象,则需要立即劝阻。

所有人都有权利不被约束,对老年人使用约束手段要得到医生的医嘱,当约束手段作为保护措施时才能被使用,而不能够作为工作人员偷懒的手段。约束带可以导致老年人头脑不清和意识障碍程度加重,只有当医生告知护理员可以使用约束带时,才可以使用。活动和安全的设施可以提高生活质量。老年人需要安全、稳定、安静的活动,这是老年人护理的重要部分。

每个家庭都有其特殊的困扰。对成年子女来说,在家或老人院照顾老人是很有压力的。成年子女是处于“三明治”的一代,他们陷于需要照顾自己的孩子和需要照看生病的父母中间,照料两个家庭对他们来说是有压力的,成年子女往往还要顾及自己的工作。

护理员也可能会生气、焦虑、沮丧或坐立不安。他们很多人不能集中精力或是变得非常易怒,同时也可能发生健康问题。他们需要照顾自己的健康,包括健康的饮食、锻炼和足够的休息。对于护理员来说,寻求来自家庭或朋友的帮助也是非常重要的。

家庭成员常常感觉到无助,因为不管他们做了什么,老年人只会越来越差。照顾老年人需要大量的时间、金钱、精力和情感。这可能会导致老年人生气和怨恨,并常有内疚感。家庭成员也知道并不是老年人选择了这个疾病,他们知道老年人并没有选择这些表现、症状和可能会很尴尬的行为。家庭成员可能会因为他们所爱的人不能分享爱或感情而觉得心烦和生气。

家庭护理是很多家庭的一个选择,他们可能需要有人为老年人准备食物、洗澡和清除大小便。当家庭成员在工作、外出办事或处理自己的事情的时候,需要有护理员监督老人。护理的时间长短和种类取决于老人的需求和家庭所能提供护理的能力。

第四章 老年患者围术期及急救护理

第一节 围术期护理

手术是摘除病灶组织、肿瘤或修复受损的组织器官的操作。手术也用来诊断疾病、整容、缓解症状、恢复功能和移植器官等。

手术通常需要住院，在手术前老年患者应办理住院手续。他们需要在手术后继续住院一段时间。许多门诊手术在门诊做，手术后休息一会儿就可以回家。根据疾病的具体情况，手术可分为择期手术、限期手术、急诊手术。

- 择期手术是为了提高老年患者的生活质量，这类手术不是救命的。例如，关节置换手术和整形手术。这类手术是需要提前预约安排的。
- 限期手术是为了老年患者的健康所必须做的手术。为了防止疾病的进展恶化需要尽快手术。例如，肿瘤手术和冠脉搭桥手术。
- 急诊手术是为了挽救生命必须立即做的手术。这类手术往往是突发的、意外发生的。各种意外伤害常常需要急诊手术。

医护人员对老年患者需要做好术前、术中及术后的各项准备，护理员需要按护士和护理计划的要求协助完成这些事情。

在医院，护理员需要照顾手术前后的患者。还有一些老年患者在手术后需要家庭护理。

一、心理护理

手术会导致老年患者的恐惧和担心(表 4-1-1)。通常可以觉察到老年患者最为担心害怕的事情，例如他们会担心明天的手术是否顺利，会不会确诊为癌症或失去身体的器官或肢体，会不会出现剧烈疼痛或死亡。如果意外发生，谁来照顾老年人的家庭和孩子。

一个人过去的经历会影响他的感受。一些老年患者以前做过手术，一些老年患者没有做过手术，家人和朋友讲述他们的手术经历，这些都能够影响老年患者。很多老年患者也会了

表 4-1-1　手术老年患者的恐惧和担心

• 肿瘤 • 毁容和伤疤 • 残疾 • 手术过程中的疼痛 • 手术中的死亡 • 麻醉及其不良反应	• 手术后不能苏醒 • 手术后的严重疼痛或不适 • 并发症 • 漫长的恢复 • 与家人和朋友的分离 • 经济问题

解一些悲惨的事情，如不该做手术的老年患者实施了手术，手术过程中摘除了正常的器官，手术器械留在了身体里面，老年患者在手术过程中死亡等。一些老年患者不会和别人倾诉他对手术的恐惧和担心，他们可能采用哭泣、安静、退缩，或讨论别的事情的方式来回避，也有的老年患者会一直踱步令自己心情好转。

精神上的准备是重要的，尊重老年患者的担心和恐惧，给予老年患者温暖、同情和照顾。

（一）患者所需信息

医生向老年患者和家属解释手术的必要性，告诉他们以下这些信息：

- 手术的过程、危险性和可能发生的并发症。
- 如果不做手术的危险。
- 谁将要为患者做手术。
- 安排什么时候手术。
- 手术需要做多长时间。

医生要解答老年患者和家属的问题，消除老年人对手术的顾虑。告诉护理员相关护理知识，在手术前，医生和护士给予老年人所有关于手术的信息。

在手术后医生会和老年患者和家属谈话，医生决定何时和他们谈话及谈话的内容。术后患者和家属急迫想知道手术结果，医生应当及时向他们讲述手术的情况，对于不好的结果应当和家属交代，医生是否向患者说明情况需要根据患者和家属的意见决定。

（二）护理员的工作

护理员能够协助老年手术患者的心理护理。护理员照顾手术前后的老年患者，需要做以下事情：

- 倾听老年患者的倾诉，他可能向护理员讲述他的恐惧和担心。
- 将老年人关于手术及手术后果的疑问转告给医护人员。
- 解释护理员将要提供的服务，同时解释为什么需要这些服务。

• 使用语言、非语言沟通方式。

• 娴熟地完成各项操作和护理工作。

• 向护士报告老年患者的恐惧和担心。

二、术前护理

术前是手术以前的时间，几天或是几周。如果时间允许，老年患者就有机会从心理上和身体上对麻醉和手术做好充足的准备。术前护理的目标是预防术前、术中及术后并发症。

（一）术前指导

护士做术前指导，解释术前、术中、术后的预期结果，指导包括以下几点：

• 术前准备：这包括化验检查、备皮和个人护理，老年患者了解术前用药的目的和不良反应。

• 学习和锻炼深呼吸、咳嗽等：在手术后，老年患者苏醒时，根据病情每 1~2 小时做一次这些锻炼。

• 复苏室：这是老年患者苏醒的地方（图 4–1–1）。需要解释复苏室护理内容。

• 生命体征：在老年患者平稳之前，这些数据是需要及时观察记录的。

• 流质食物：术后老年患者是禁食的，给予肠外营养支持治疗。在老年患者病情稳定后，开始进流食。

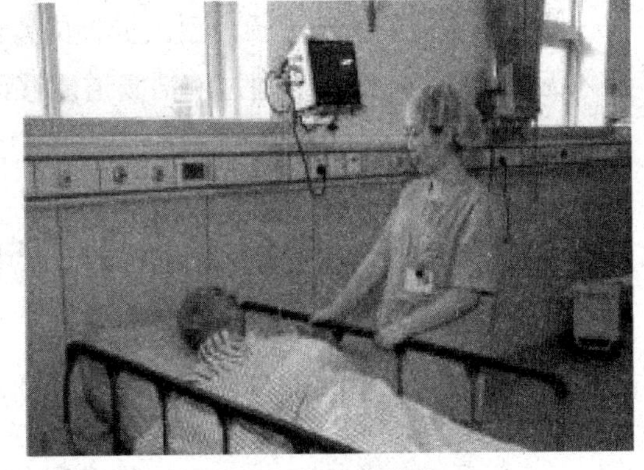

图 4–1–1 复苏室

• 翻身和改变姿势：这些在手术后每 1~2 小时做一次。

• 尽早下床活动：老年患者在术后尽早下床活动。

• 疼痛：老年患者已经被告诉疼痛的类型和程度，药物止痛在术前已经被告知。

• 治疗设备：老年患者可能需要导尿管、胃管、氧气管、吸引器等，应当观察是否通畅，及时清理尿袋和收集的其他引流液。

• 被动体位：一些手术需要某个特殊体位。例如，在髋关节置换术后臀部处于外展位。根据需要帮助老年人保持这个姿势。

（二）特殊的化验

术前医生需要评估老年患者的循环、呼吸、消化、泌尿等系统的功能。这就要做全面的血

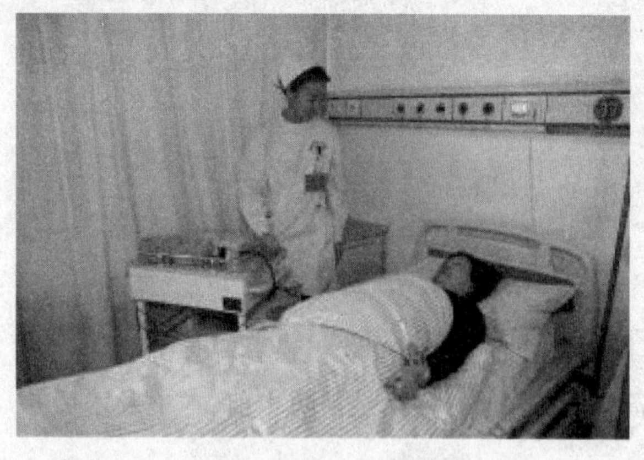

图 4-1-2 心电图机

液化验、胸片 X 光、各个部位的 B 超检查、尿液分析。心电图可以发现心脏的疾病(图 4-1-2)。如果预计会失血,需要化验老年患者的血型,准备合适的备血,以供急需。其他的必要的检查取决于老年患者的情况和手术类型。

这些检查、化验应该在手术前出结果。

(三)营养和液体

术前通常允许进少量清流食，老年患者在手术前 6~8 小时禁食。这些措施能够降低呕吐和麻醉误吸的风险。禁食的标志放在老年患者病房里,护理员应按照规定时间移开食物和餐饮器皿。

(四)排便

肠道手术需要清洁灌肠。记住,粪便的残渣含有细菌。当肠管打开的时候,粪便残渣可能进入无菌的腹腔。灌肠剂通过清洁肠道能够预防这种腹腔污染。有时,灌肠剂可以用来防止术后便秘的发生。医生决定何时应用灌肠剂。

一些手术患者需要导尿。盆腔和腹腔的手术,膀胱需要是空的,在手术过程中充盈的膀胱很容易受损伤。插尿管是为了准确测量术中及术后尿量。如果患者没有置尿管,需要按照要求及时排空膀胱。

(五)老年患者护理

术前老年患者护理通常包括以下几点:

• 一次完全的床浴、淋浴或盆浴。也许需要一块特殊的肥皂或清洁剂,包括洗发剂。沐浴乳和洗发剂可以减少身体上细菌的数量,这可以降低感染的危险。

• 除去指甲油、唇膏等化妆品。在手术中及术后,需要观察老年患者皮肤、口唇、甲床的颜色,这些化妆品会影响观察。

• 头发护理。摘下所有的发夹、梳子和其他头饰,假发和假眉毛也要摘掉。有时,老年患者需要戴上手术帽,帽子使头发不覆盖颜面。

• 口腔护理。禁食、水会导致饥饿和口干,在口腔护理期间,可以用湿巾擦拭老年人口唇。

• 摘掉义齿。帮助清洁义齿,根据医院规定暂存义齿。一些老年患者不喜欢被看到摘掉义齿的样子,尽可能让他们多戴一段时间义齿。这样可以适当地保护隐私和老年患者的自尊。

• 摘掉其他的假体。例如,眼镜、隐形眼镜、人工眼球、助听器和假肢。根据医院规定安全存放这些假体。

(六)首饰的处理

在手术过程中首饰容易丢失或被损坏。从手术室转移到复苏室、病房的过程中首饰也是容易丢失的。因此,所有的首饰需要安全地保存起来,根据规章制度记录下首饰摘下的部位和储存地方。

(七)备皮

皮肤和头发含有细菌,通过手术切口能导致感染整个机体。术后感染是很危险的。备皮剃掉了毛发,减少了皮肤表面的细菌。

切口位置和周围区域是需要备皮的(图 4–1–3)。在手术前需要正确地备皮,备皮在病房或手术室进行。去除毛发时要使用剃毛膏以防皮肤破损。

备皮的物品有剃刀、浸有肥皂的海绵、碗、屏风和纸巾(图 4–1–4)。用肥皂在皮肤上打肥皂泡,这时用剃刀在皮肤上剃毛发。

1. 备皮指南

护士可以安排护理员为老年患者备皮。护理员和护士复习备皮过程,护理员需要知道以下信息:

- 什么时候备皮。
- 在什么部位备皮,以及备皮的区域。
- 备皮区域内有无破溃、感染等异常。

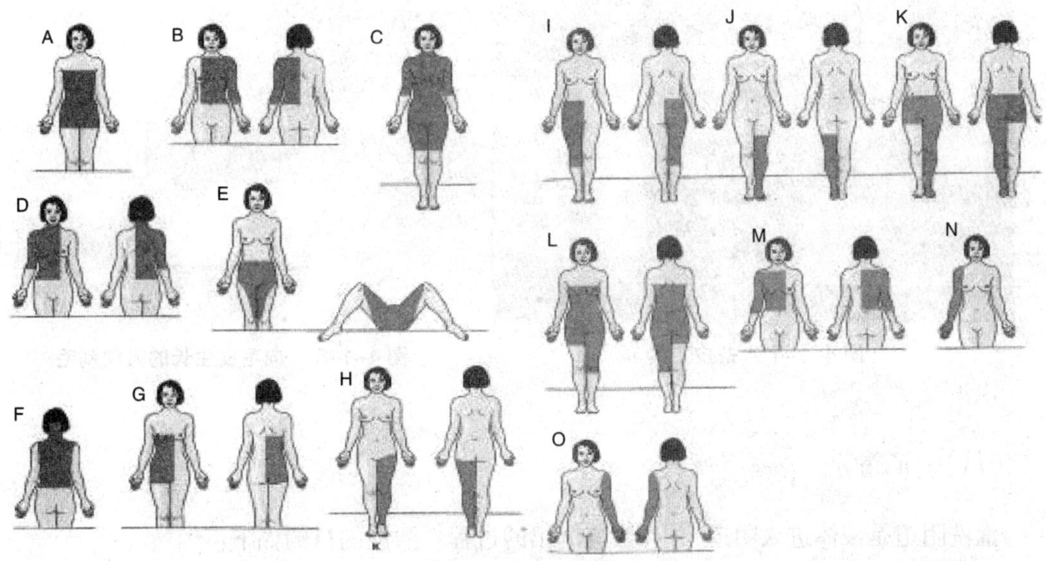

图 4–1–3 备皮区域阴影区域为刮剃毛发区域。A,腹部手术。B,胸部手术。C,心脏手术。D,乳腺手术。E,会阴部手术。F,颈椎手术。G,肾脏手术。H,膝盖手术。I,臀部、大腿手术。J,小腿、足部手术。K,下肢手术。L,腹部和下肢手术。M,上臂手术。N,下臂手术。O,肘部手术

2. 备皮安全提示

任何皮肤的伤口都可能是感染部位，一定要当心，不要刮破皮肤。遵照卫生、消毒的规程进行操作。

3. 操作步骤(表4-1-2)

表4-1-2　备皮的操作步骤

• 向老年患者解释备皮过程	• 帮助老年患者摆放备皮体位
• 洗手	• 用屏障遮挡老年患者
• 准备下列物品：	• 把温湿毛巾擦拭要备皮的部位
——术前的备皮工具箱	• 戴上手套
——浴毯	• 用海绵在皮肤上打肥皂泡
——温水	• 绷紧皮肤，沿毛发生长的方向剃毛(图4-1-5)
——手套	• 由中心向外逐步剃毛
——防水垫子	• 经常冲洗剃刀
——浴巾	• 确保整个区域剃干净，检查有无破口、刮伤、裂口
• 保护老年人隐私	• 彻底地冲洗皮肤，擦干
• 确保护理员有明亮的视野	• 拿走屏障和防水垫子
• 调整床的高度至护理员方便操作的位置	• 脱掉手套，洗手
• 用浴毯遮盖老年患者，并注意保暖	• 铺好床单，拿走浴毯
• 把防水垫子放在将要备皮的下方	• 确保老年人舒适。把床调到适当水平

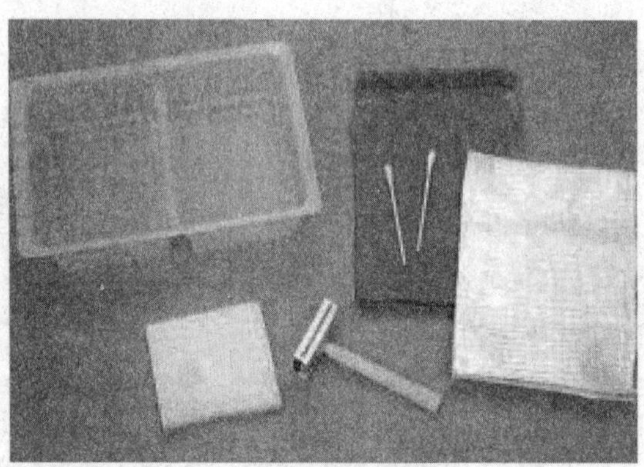

图4-1-4　备皮工具

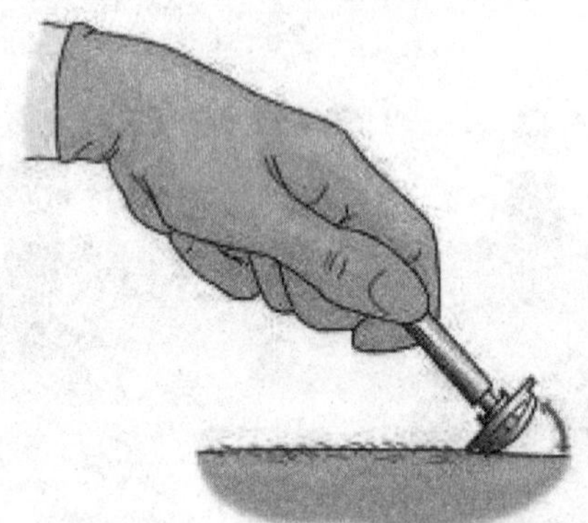

图4-1-5　向毛发生长的方向剃毛

(八)阴道灌洗

灌洗阴道是液体进入阴道，并且快速流出的过程。灌注的目的如下：

- 在手术前清洁阴道。
- 减缓疼痛和炎症。
- 清洁阴道的渗出。

• 防止阴道异味。

灌洗液可以加入药物。阴道灌洗由护士完成。一些机构不允许护理员进行操作。

在月经期间、妊娠后期及分娩后6~8个月不能进行阴道灌洗。正常情况下不需要阴道灌洗，阴道分泌物可以清洁阴道和防止阴道感染。

在阴道灌洗时，若膀胱充盈则会导致不适，因此，女性患者在阴道灌洗之前应当排尿。

灌洗包内的器具包括灌洗袋、连接管和喷嘴。检查喷嘴有无缺口、破裂。轻轻地插入喷嘴，按照先向下、后向上的顺序插入(图4-1-6)，这顺应了患者仰卧位时阴道的角度。

为了做阴道灌洗，需要暴露外阴部位。外阴属于性器官，护理员需要保护老年患者的隐私。一些老年患者不喜欢别人接触她的性器官。文化、宗教信仰和价值观也会使老年人对此有抵触。遵照操作规范及技巧进行阴道灌洗：

• 向老年患者解释阴道灌洗过程。操作前确保得到老年人的知情同意。

• 正确保护隐私。

• 小心说话，对于不同的人来讲，不同的词语有不同的意思。

• 护理员应注意自己的动作，护理员的非语言表达在交流时很重要。

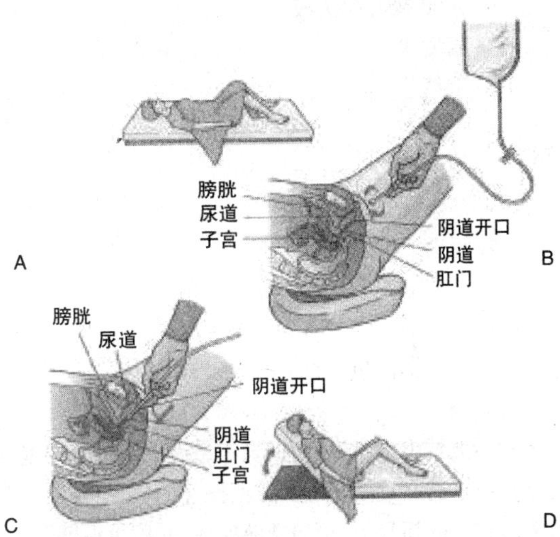

图4-1-6　进行阴道灌洗。A，女性患者卧床。B，用液体清洗外阴部位。C，管嘴插入阴道4~5厘米，液体灌入阴道。D，抬高床头，使液体从阴道流出

1. 阴道灌洗的指南

护士会告诉护理员老年人需做阴道灌洗，在操作之前，护理员应该确认这个操作在护理员的工作范围之内并且护理员接受过训练。当护理员接到这个任务时，需要与护士一起复习操作过程并需要得知以下信息。

• 什么时候做阴道灌洗。

• 使用什么溶液。

• 需要多少溶液。

• 液体的温度是多少——通常是37.7℃~40.5℃。

• 灌洗的速度是多少——通常是每10分钟100毫升。

• 灌洗时观察以下情况：

——灌洗液的数量、类型和温度；

——排出量的数量；

——灌洗液流出液的颜色、气味；

——老年患者主诉的疼痛、烧灼感或其他不适。

2. 操作步骤(表4-1-3)

表4-1-3　阴道灌洗的操作步骤

- 向老年患者解释阴道灌洗的过程
- 洗手
- 准备以下物品：
  ——灌洗器具
  ——1000毫升灌洗液
  ——温度表
  ——浴毯
  ——便盆
  ——卫生纸
  ——防水垫子
  ——手套
  ——输液架
  ——大水灌
  ——会阴擦洗包
- 保护隐私
- 告诉老年患者排尿,帮助老年患者去浴室或便桶,或者给老年患者提供便盆
- 调整床的高度至护理员方便操作的位置
- 在护士的指导下,给灌洗液加热,并测量温度
- 关闭输液管,把灌洗液装入灌洗袋里
- 把灌洗袋挂在输液架上,灌洗袋高度应高于阴道30~45厘米
- 用浴毯遮盖老年患者
- 使老年患者仰卧位,外阴擦洗时浴毯遮盖老年患者
- 戴手套
- 把防水垫子放在臀部下面
- 做外阴擦洗(参考外阴擦洗过程)
- 把便盆放在老年患者臀部下面
- 打开输液器,用灌洗液冲洗外阴部位
- 把管嘴旋转插入阴道5~8厘米,轻轻插入输液管
- 当灌洗液输完时,关闭输液器,拔除输液管、管嘴
- 把输液管放进灌洗袋里
- 抬高床头的高度,这样的位置可以使阴道内的灌洗液流入便盆
- 拿走便盆,用卫生纸擦干会阴部位
- 撤走防水垫子
- 将清洁阴道灌洗的用具放到合适的位置
- 丢弃一次性物品
- 更换弄湿的床单
- 脱掉手套,洗手
- 保持老年人舒适。把床调节到合适的高度

(九)术前用药

在术前大约 45 分钟至 1 小时,给老年患者术前药物。这样做的目的是:

- 帮助老年患者放松和麻醉。
- 减少呼吸道分泌物,预防痰液窒息。
- 预防恶心呕吐。

术前给药后,患者会感到困倦、头晕眼花、口渴和口干,因此给药后要防止老年患者摔倒和其他意外,所以护理员需要调高床档的高度。术前给药后不允许老年患者擅自下床,因此,老年患者在给药前需完成排便、排尿。若在给药后老年患者仍有排泄需求,则护理员提供便盆、尿壶排泄。

在给药后,搬走房间内的家具以方便应用担架车推患者到手术室,同时也要清理病床及其周边的区域。这样可以防止损坏贵重的设备仪器。把床调节到最高的高度,方便将老年患者从床上抬到担架车上。

(十)将老年患者转移至手术室

手术室的人员把担架车带到病房,把老年患者放到担架车上并用毛毯遮盖,毛毯让老年患者保暖并防止肢体裸露,还能防止跌落。系上安全带,立起床档。在头下放一个枕头可以让老年患者感觉更舒服。

老年患者的病历需交给手术室的人员,老年患者送到手术室后,家属允许在手术门口等候。

三、术后护理

手术之后,老年患者被送到复苏室,这里通常称为术后病房或术后护理单元。复苏室距离手术室较近,这里的患者都是手术后的,老年人需要在这里观察一定时间。老年患者需要被密切观察病情变化,记录重要的生命体征和症状。满足下列标准时,老年患者可以回到病房:

- 生命体征平稳。
- 呼吸功能良好。
- 老年患者能够回答问题和寻求必要的帮助。

当情况允许时,需要医生下医嘱,老年患者才能够返回病房。

(一)病房的准备

病房必须在患者返回病房前准备好,当老年患者被送到手术室时这些工作就应该开始做了。护理员需要完成下列内容。

- 按照要求标准铺床。
- 在病房内准备设备和物品：
  ——体温表；
  ——听诊器；
  ——血压计；
  ——生命体征监护表；
  ——出入量表；
  ——静脉输液架；
  ——护士要求的其他物品。
- 把床调到适当水平。
- 为了方便进出担架，预留出适当的空间。

（二）从复苏室放回病房

当老年患者准备转出时，复苏室的工作人员会事先通知，转运是由复苏室的护士负责。护士在病房接收老年患者，这时护理员需要帮助老年患者从担架车搬运到床上，并帮助摆好体位。

观察生命体征和记录病情时，需要比较之前在复苏室的数据。护士需要检查包扎的手术切口有无出血，检查导尿管、留置针和其他管路的位置和功能，把床档立起来，给予必要的护理和治疗。这时，家属可以看望老年人。

（三）测量和观察

在术后护理中护理员的角色决定于老年患者的病情。通常，护理员需要测量老年患者的生命体征和观察老年患者的病情，生命体征监测频率需要根据护士的要求进行操作。

护士告诉护理员多久检查一次老年患者，这是一项很重要的工作。注意表 4-1-4 中的体征和症状，及时向护士报告这些症状及体征。

表 4-1-4　术后观察资料

• 手术切口、引流管或吸引管是否出现血液
• 血压的升高或降低
• 心跳每分钟高于 100 次或低于 60 次
• 脉搏的细弱或不规则
• 体温的升高与降低
• 缺氧(如果有监测仪器可以读显示的数字，否则观察面色、口唇或指甲发绀)
• 是否需要吸痰——出现急促呼吸、呼吸困难、咳嗽无力、潮式呼吸、烦躁、发绀、浅慢呼吸时可考虑吸痰
• 主诉口渴

（待续）

表 4-1-4(续)

• 皮肤苍白湿冷 • 手术切口处引流液量的增加 • 主诉疼痛或恶心 • 呕吐 • 神志不清或定向障碍 • 术后第一次排便的数量、性状和时间 • 入量和出量 • 输液速度 • 导尿管、胃管、手术切口吸引管的外观 • 其他观察到的病情、体征的变化

(四)体位

为了舒适和预防并发症需要为老年患者摆放合适的体位，手术类型影响老年患者的体位。限制体位是根据医嘱来执行的。老年患者通常处于易于呼吸、舒适的体位,同时,预防手术切口受压。当老年患者处于仰卧位时,床头通常稍微抬起来一些。老年患者的头部偏向一侧,这样可以预防呕吐时发生误吸引起窒息。

每 1~2 小时翻身拍背可以预防呼吸系统和循环系统并发症,翻身可能导致疼痛,使用轻柔平滑的动作来辅助翻身。按护士的要求使用枕头和其他的体位工具。

护士告诉护理员老年患者应当采取的体位,通常,护理员需要帮助护士变更体位。有时,需要护理员自己给老年患者翻身。当老年患者的病情平稳并且操作不复杂时,护理员才可以独自给老年患者翻身改变体位。

许多老年患者有关节僵硬、疼痛等症状,手术床易导致出现肌肉、骨骼和关节的酸痛,注意小心轻柔地搬运老年患者。

(五)咳嗽和深呼吸

需要预防呼吸系统的并发症。其中一个主要的并发症是肺炎,它指的是肺部的感染和炎症;另一个并发症是肺不张,它指的是部分肺组织的塌陷。锻炼咳嗽、深呼吸、增加肺活量可以帮助预防这些并发症。

高龄老年人易出现呼吸系统并发症。呼吸肌肌力减弱,肺组织弹性降低,导致老年患者没有足够的力气咳嗽。所以咳嗽、深呼吸和其他增加肺活量的练习是很重要的。

(六)促进血液循环

促进血液循环是必需的。促进下肢血液循环很重要,如果血液流速迟缓,可以形成血栓。血栓可以在下肢深静脉中形成(图 4-1-7,A),血栓可以松动,随着血液流动,这时就变成了栓子。栓子是在血管中流动的血液斑块(图 4-1-7,B)。栓子停留在肺脏中的静脉就形成肺栓

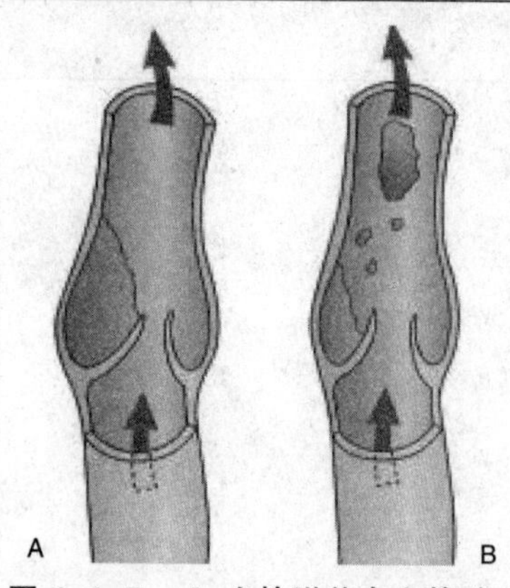

图 4-1-7　A，血栓附着在血管壁，箭头显示血流的方向。B，部分血栓脱落，变成栓子，栓子随着血流移动，直到它停留并阻塞在远处血管

塞，肺栓塞能够导致严重的呼吸功能障碍和死亡。

高龄老年人心脏泵血功能下降，血液循环已经比较缓慢，所以更易于形成血栓和栓子。血栓和栓子有时会造成老年人，尤其是卧床老年人的死亡。

（七）下肢锻炼

下肢锻炼可以促进血液循环和帮助预防血栓。如果老年患者有下肢手术病史，需要有医生的医嘱才能够进行锻炼。

护士告护理员什么时候锻炼，当老年患者清醒的时候，至少 1~2 小时锻炼一次。如果老年患者身体虚弱，则护理员需要帮助老年患者进行锻炼。将下列锻炼内容重复 5 次。

- 握住脚趾使踝关节做循环锻炼。
- 做足部的伸直和弯曲动作。
- 弯曲和伸展一侧膝关节，然后另一侧(图 4-1-8)。
- 抬高和降低一侧大腿，然后另一侧(图 4-1-9)。

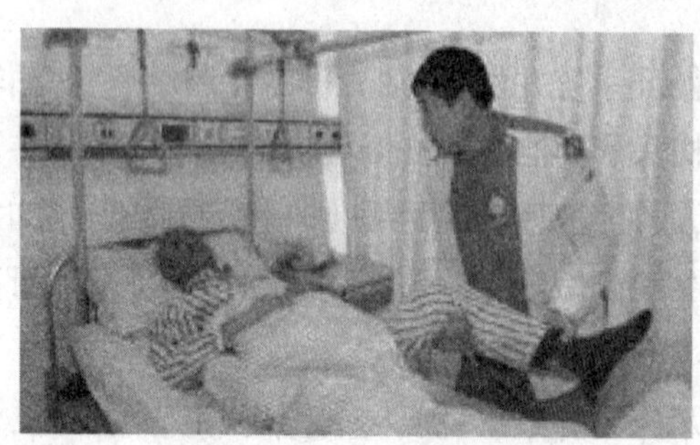
图 4-1-8　弯曲和伸展一侧膝关节，然后另一侧

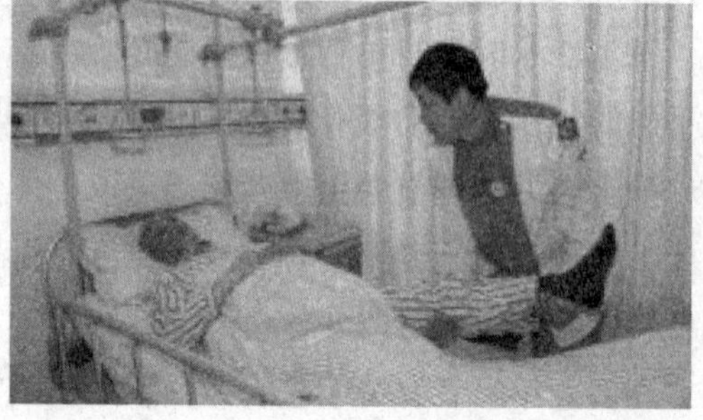
图 4-1-9　抬高和降低一侧大腿，然后另一侧

（八）弹力袜

弹力袜可预防血栓的形成，弹性压力帮助静脉血管中的血流向心脏。弹力袜也称为抗血栓压力袜。弹力袜应用于有血栓形成危险的老年患者，如下：

- 手术后的老年患者。
- 患有心血管疾病的老年患者。
- 长期卧床的老年患者。

弹力袜的长度一般是从脚到大腿根部或膝盖部位，护士应测量老年患者所需的长度。在老年患者下床之前应用弹力袜，否则，老年患者的大腿可能肿胀。当大腿肿胀的时候，弹力袜是不容易穿上的。弹力袜每八小时脱下一次，休息 30 分钟后再穿上，或根据护理计划执行。

老年患者通常有两双弹力袜，当清洗一双弹力袜时，穿另外一双。用中性肥皂手洗弹力袜，悬挂晾干。

1. 弹力袜的使用指南

在使用弹力袜以前需要了解以下信息。

- 使用什么型号的弹力袜——小号、中号或大号。
- 使用多少长度的弹力袜——到大腿根部或膝盖部。
- 什么时候脱掉和再次穿上弹力袜。
- 使用时观察以下情况：

——使用弹力袜的开始时间；

——皮肤的颜色和温度；

——腿和足的肿胀程度；

——皮肤是否疼痛和麻木感；

——什么时候脱掉弹力袜，脱掉多长时间；

——什么时候再次穿上弹力袜；

——什么时候洗弹力袜。

2. 安全提示

在护理员使用弹力袜后，弹力袜不应该有扭曲、折痕或皱褶，扭曲能够影响血液循环，折痕和皱褶能够导致皮肤破损。

3. 操作步骤(表 4–1–5)

表 4–1–5　穿弹力袜的操作步骤

• 向老年患者解释穿弹力袜的过程 • 选择正确型号的弹力袜 • 调整床的高度至护理员方便操作的位置 • 放下靠近护理员一侧的床栏 • 使老年患者处于仰卧位 • 暴露下肢，把被子叠至大腿根部 • 把弹力袜套外翻折叠至弹力袜足跟部位(图 4–1–10A) • 把弹力袜穿过脚趾、足部、足跟部(图 4–1–10B) • 抓住弹力袜的顶部，通过足部和足跟部，把弹力袜拉到腿部的正确位置，使弹力袜平整和舒适。(图 4–1–10C) • 去掉弹力袜的扭曲、折痕或皱褶 • 在另一条腿上重复以上步骤 • 确保老年人舒适

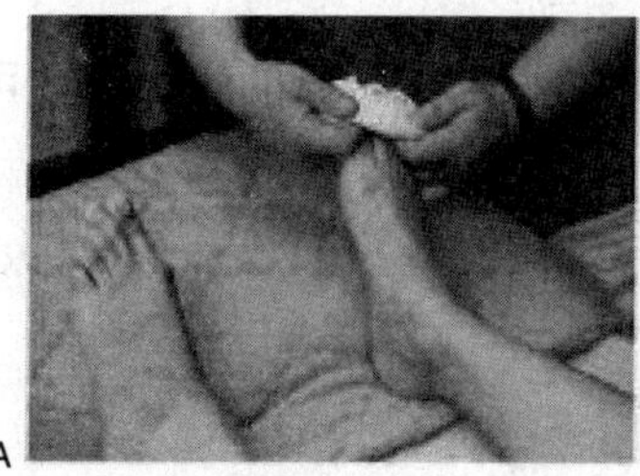
A

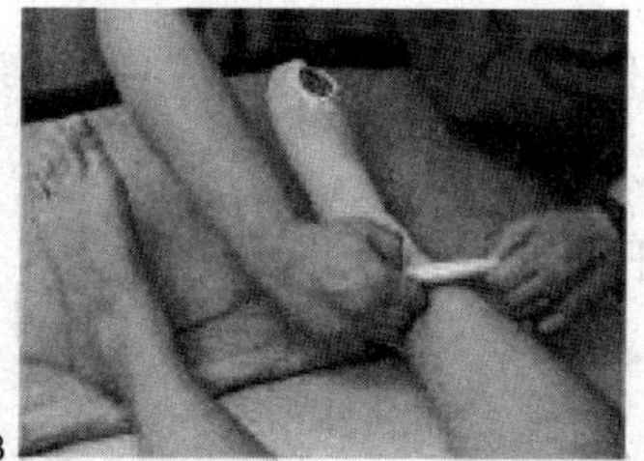
B

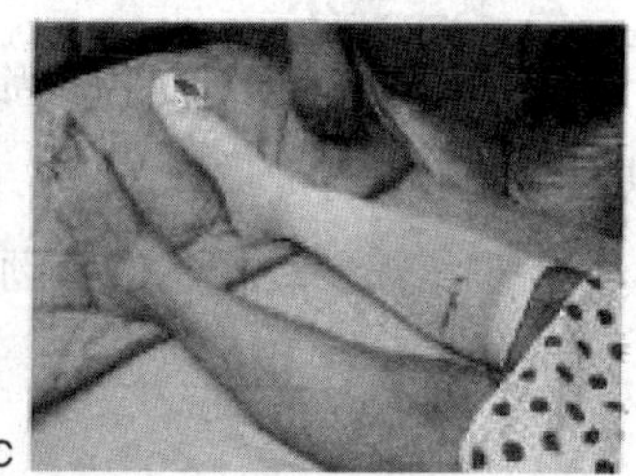
C

图 4–1–10　应用弹力袜。A，袜子由内向外旋转至足跟部。B，袜子滑过脚趾、足和足跟。C，将袜子穿至膝盖部位

（九）弹力绷带

弹力绷带与弹力袜功能一样，它也能帮助和减少因创伤导致的肿胀。有时，弹力绷带用来局部固定敷料，主要用在胳膊和腿部。护士指导护理员在何处使用弹力绷带。应用弹力绷带的注意事项如下：

- 使用正确的型号，长度、宽度合适的绷带绑扎。
- 正确摆放患肢于功能位。
- 在绑扎过程中面向患者操作。
- 从肢体远端的位置（最低部位）开始绑扎，绑至近端。
- 如果可能的话，暴露手指或脚趾，这样有助于检查末梢血液循环。
- 使用绷带时适当给点压力。
- 每 1 小时检查末端皮肤的颜色和温度。
- 重新固定松弛的、褶皱的绷带。
- 更换潮湿的、被污染的绷带。

1. 弹力绷带的指南

在使用弹力绷带之前，护理员需要从护士那里得到以下信息。

- 在哪里使用弹力绷带。
- 使用多少宽度和长度的绷带。
- 什么时候摘掉绷带和摘掉多久。
- 如果绷带潮湿、被污染了，需要做些什么。
- 使用弹力绷带需要记录一下情况：

  ——使用弹力绷带的时间；
  ——皮肤的颜色和温度；
  ——局部肿胀程度；
  ——皮肤破损的类型；
  ——疼痛、瘙痒或麻木感觉；
  ——什么时候摘掉的绷带和摘掉多久；
  ——什么时候再次使用弹力绷带。

2. 安全提示

使用弹力绷带应该是牢固的和舒适的，但是，他们不应该是紧绷的。过紧的弹力绷带可以影响血液循环。

护理员需要在护士的帮助下捆绑弹力绷带。

3. 操作步骤(表 4-1-6)

表 4-1-6　使用弹力绷带的操作步骤

• 向老年患者解释缠绕弹力绷带的过程 • 准备以下物品： ——按护士的要求准备弹力绷带 ——带子或金属夹 • 调整床的高度至护理员方便操作的位置 • 放下靠近护理员一侧的床栏 • 帮助老年患者摆一个舒适的体位，暴露护理员将要绑扎的部位 • 确认将要绑扎区域清洁、干燥 • 将绷带卷朝上，末端固定于肢体远端(图 4-1-11A) • 在脚趾、足部、踝部或膝关节处使用绷带 • 开始时在远端缠绕两圈后再向上缠绕(图 4-1-11B) • 确保向上重叠螺旋状缠绕，每一圈大约重叠三分之二的范围(图 4-1-11C) • 使用弹力绷带时适当加压，不要紧绷 • 用尼龙带、带子或夹子使绷带绑扎牢固，夹子不要放在身体下面受压的部位 • 检查手指或脚趾是否冰冷或发绀，询问是否疼痛、瘙痒或麻木。如果发现任何不适，摘掉绷带。向护士报告观察到的情况 • 确保老年人体位舒适

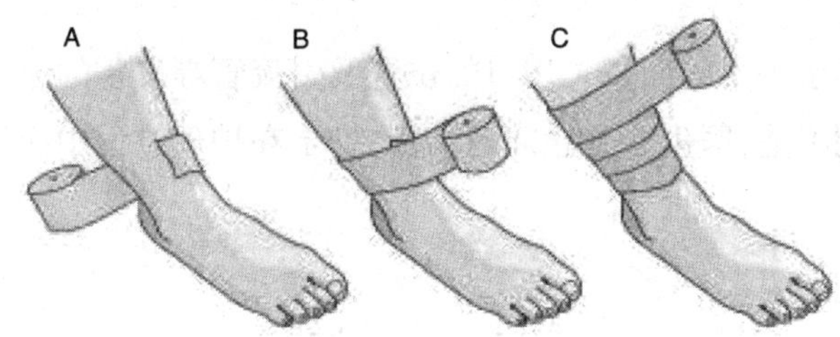

图 4-1-11　捆绑弹力绷带。A，绷带向上卷，未扎紧的末端放在底部。B，两圈绷带压迫最小部分旋转。C，绷带呈螺旋状向上旋转。

(十)及早下床活动

及早下床活动可以预防血液循环系统并发症，如血栓形成，也可以预防肺炎、肺不张、便秘和泌尿系感染。

老年患者在手术后，如果经测量血压、脉搏稳定，在不影响留置的通道(如引流管、导尿管、输氧管等)的使用下，则可以尝试下床，但不能够走得太远，仅限在房间内活动，并且有护理员的辅助。如果老年患者身体逐步恢复，则步行距离可以逐步增加。

护士告诉护理员老年患者什么时候可以下床活动，这样的活动需要护理员协助，以保证其安全。

(十一)伤口康复

保护手术切口的目的在于加快愈合和预防感染。医生或护士需为患者更换无菌敷料。护理员所在的科室可能会要求护理员更换简单的敷料。伤口护理参照本章第二节。

（十二）营养和液体

老年患者从手术室返回病房时带有静脉置管，以供给营养和维持身体的体液平衡。是否继续静脉治疗取决于手术类型和老年患者的病情。麻醉能够引起恶心和呕吐。进食类型从禁食到开始进清流食，直至规律饮食都由医生来决定。当老年患者禁食时，常规口腔护理是重要的。

一些老年患者有鼻饲管，通常鼻饲管与吸引器相连，保持胃排空状态。老年患者禁食的时候，保留静脉置管。

（十三）大小便护理

麻醉、手术和禁食影响大小便，止疼药能够导致便秘，按护士的要求记录大小便。

测量老年患者的出入量。老年患者应该在术后 8 小时内排尿，记录第一次排尿的时间和数量。如果老年患者在术后 8 小时内未排尿，通常需要导尿。一些老年患者术后留置尿管。需要进行导尿管护理。

进食流食和正常饮食促进排便。便秘老年患者需要开塞露或灌肠剂，胃肠胀气可能需要肛肠管排气。

（十四）舒适和休息

术后疼痛是常见的，疼痛的程度取决于手术的面积、切口的位置及引流管等设备的应用。手术过程中的体位能够导致肌肉紧绷不适，医生会开止痛药治疗，护士在护理过程中应尽量保证老年患者舒适。

（十五）个人卫生

对于老年患者的身心健康，个人卫生是重要的。切口引流和皮肤渗液能够使皮肤疼痛和感觉不适。禁食导致口干和呼出气体异味。血压的改变导致皮肤湿冷，发烧也导致身体不适。通常，手术后口腔护理、头发护理和彻底的床上洗浴对于帮助身体恢复十分重要。这些护理要根据医护人员的要求，在老年患者的同意下进行护理。术后，不论病号服是否潮湿、被污染，都应该勤更换、勤洗。

第二节 伤口护理

伤口是皮肤或者黏膜的破坏。伤口由很多原因引起。

- 手术切口感染。
- 创伤：车祸或者暴力行为导致皮肤、黏膜、骨头和内脏的损伤。例如摔伤、车辆撞伤、枪伤、刺伤、动物咬伤、烧伤和冻伤。

- 由于皮肤护理不当和长期固定的姿势导致的褥疮。
- 由于局部供血障碍导致组织缺血坏死,如糖尿病足。

伤口是细菌侵入人体的入口。伤口最主要的威胁就是感染。伤口护理包括防止伤口感染、化脓,防止伤口扩大及对周围组织侵蚀,同时也能够起到减少出血和疼痛的作用。

在伤口护理中护理员的工作取决于当时的条件和伤者的情况。护理员需要了解伤口的类型、伤口怎样愈合和怎样促进伤口愈合。外科无菌技术的学习也对护理员有帮助,本章将包括这些内容。

一、伤口类型

伤口类型在表 4-2-1 中描述。

(一)按原因分类

- 擦伤——由于擦伤或者摩擦皮肤引起的部分皮肤损伤。
- 撞伤——对身体的打击引起的一种闭合性伤口(淤伤)。
- 切割伤——一种干净、边缘平直的开放性伤口,一般由锐器划伤所致。
- 撕裂伤——一种有破碎的组织和锯齿状边缘的开放性伤口。
- 贯通伤——皮肤和皮下组织被穿透的开放性伤口。

表 4-2-1 伤口类型

手术和意外伤口
• 手术伤口:为了治疗目的而出现的伤口。例如外科手术切口及为了静脉输液和静脉取血在静脉切开的伤口
• 意外伤口:创伤导致的伤口
开放性伤口和闭合性伤口
• 开放性伤口:皮肤或者黏膜破坏的伤口。有意伤口和大部分意外伤口都是开放性伤口
• 闭合性伤口:组织有损伤但是皮肤没有被破坏。例如挫伤和扭伤
清洁伤口和污染伤口
• 清洁伤口:是没有被感染的伤口,细菌还没有进入到伤口内部。闭合性伤口通常都是清洁伤口。在无菌的外科手术条件下造成的伤口也是清洁的伤口。清洁伤口不包括生殖系统、泌尿系统、呼吸系统及消化系统的伤口
• 半污染伤口:生殖系统、泌尿系统、呼吸系统和消化系统的外科伤口都属于半污染伤口。这些系统不是无菌的,它们包含人体常见菌群
• 感染伤口:指有感染风险的伤口。意外伤口基本都是污染的。伤口污染也发生在外科无菌环境的破坏和肠内容物的溢出时。伤口及周围可能出现感染
• 污染伤口(脏伤口):有细菌感染的迹象。例如包括陈旧伤口、感染区域的外科切口、肠道破损的创伤
• 慢性伤口:不能很容易愈合。例如褥疮和缺血性的慢性溃疡

- 刺伤——由锐器造成的开放性伤口,皮肤和皮下组织的破口可能是有意或无意造成的。

(二)老年人的伤口特点

老年人的皮肤又薄又脆而且干燥,他们是皮肤破损的高危人群。皮肤破损是皮肤的破裂或者撕裂。表皮(皮肤最外层)与皮下组织分离。皮肤破损常发生在手、足、上肢和小腿。

皮肤破损由摩擦力、剪切力、拉力或者压力作用于皮肤引起。手、胳膊、腿猛烈地撞到硬东西可以引起皮肤破损。床、床栏杆、椅子、轮椅踏板、桌子都是危险物品。同样,紧抓老年人的胳膊和腿也可以导致皮肤损伤。所以当移动、更换老年人体位,或者搬运老年人的时候要格外小心仔细。洗浴、穿衣和其他工作也可以引起皮肤破损。例如扣扣子和拉拉链都可以损伤易破的皮肤。护理员的配饰(戒指、手镯、手表)也可以引起老年人的皮肤破损。

皮肤破损会导致疼痛,同时也是细菌进入的途径,这样就会出现伤口并发症。当护理员发现皮肤破损的时候应立刻处理或是告诉护士。

为了预防皮肤破损,护理员需要做到以下几点:

- 保持自己和老年人的指甲短而光滑,若老年人的指甲长并且粗糙,及时处理。
- 不要戴具有大的装饰或者凸起的戒指,不要戴手镯
- 给老年人穿软的长袖衣服和长裤
- 遵循护理计划和安全规则来进行老年人的运送、移动、更换体位、转移、洗浴和穿衣。
- 减少拉扯和摩擦老年人的肢体。
- 室内光线要充足。充足的光线可以防止老年人撞到家具、墙或其他家具上。

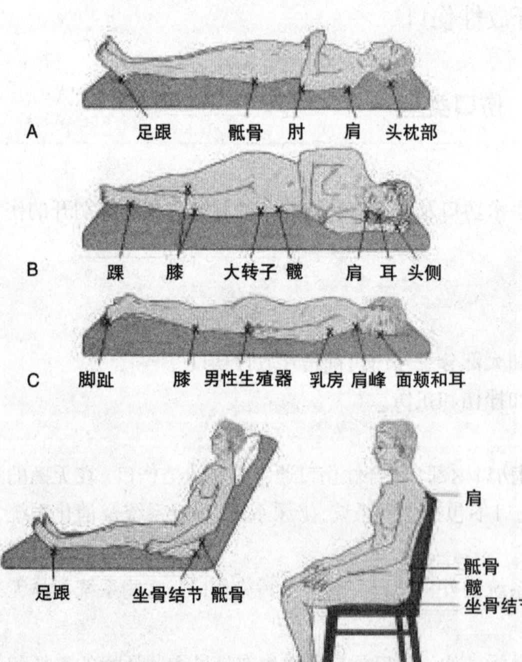

图 4-2-1　压迫点。A,仰卧位。B,侧卧位。C,俯卧位。D,半坐位。E,坐位

二、褥疮

褥疮是由长时间的压力导致皮肤的损害,它好发于骨性突起的位置。骨性突起是指骨头从身体平坦表面突起。肩胛骨、肘部、髋骨、骶尾部、膝盖、脚踝部、脚跟和脚趾头都是骨性突起处(图 4-2-1)。

(一)原因

压力、摩擦力和剪切力都是导致皮肤破坏和褥疮的常见原因,其他因素包括皮肤破损、局部血液循环障碍、潮湿、皮肤干裂及尿液和排泄物的刺激。当骨性突起部

位的皮肤与硬物表面发生挤压的时候会产生压力。骨头是其中的一个质硬的面,另一个硬面通常是床垫或者椅座。挤压或者压力导致皮肤和皮下组织的血液循环减少，而缺血就是细胞缺少氧气和营养的供给，因此被挤压部位的皮肤和组织就会发生坏死(图 4-2-2)。

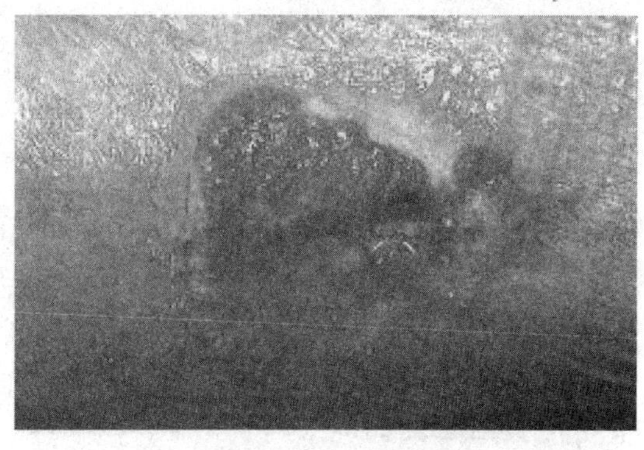

图 4-2-2　褥疮

摩擦会擦伤皮肤，并且制造一个开放性的开口,细菌容易进入。这些开放的部位如果想愈合，就需要良好的血液供应及对感染的良好控制。血液供应不足或感染都会导致褥疮。剪切伤是当皮肤抵在床或者椅子的表面而深层组织却向下移动造成的。这通常发生在老年人从床上或椅子上滑下来的时候。

(二)褥疮好发人群

老年人和残疾人是褥疮好发的人群。他们的皮肤很容易被破坏。原因包括与年龄相关的皮肤改变、慢性疾病和虚弱体质。

下列人群是褥疮的好发人群：

- 被制动在床上或者椅子上的人。
- 移动全部或部分受限的人。
- 大小便失禁的人。
- 营养不良的人。
- 体液失衡的人。
- 意识不清的人。
- 感知疼痛或者压力障碍的人。
- 血液循环障碍的人。
- 极肥胖或者极消瘦的人。

(三)褥疮的发展过程

褥疮的第一个迹象是皮肤苍白或者被压区域变红。颜色变化对于皮肤较黑的人可能很难发觉。褥疮初期的人可能会有褥疮区域的疼痛感,烧灼感或刺痛感。有些人感觉不到任何异常。表 4-2-2 中描述了褥疮的分期。

表 4-2-2　褥疮的分期

褥疮的分期
1 期——皮肤发红。当皮肤不再受压的时候颜色不能恢复到正常(图 4-2-3A),皮肤是完整的
2 期——皮肤破溃,出现水泡或者剥落,可能出现浅溃疡(图 4-2-3B)。
3 期——皮肤消失。皮下组织暴露(图 4-2-3C),暴露的组织已经被破坏,破溃地方可能出现渗出液。
4 期——肌肉和骨头暴露并被破坏(图 4-2-3D),很有可能出现渗出。

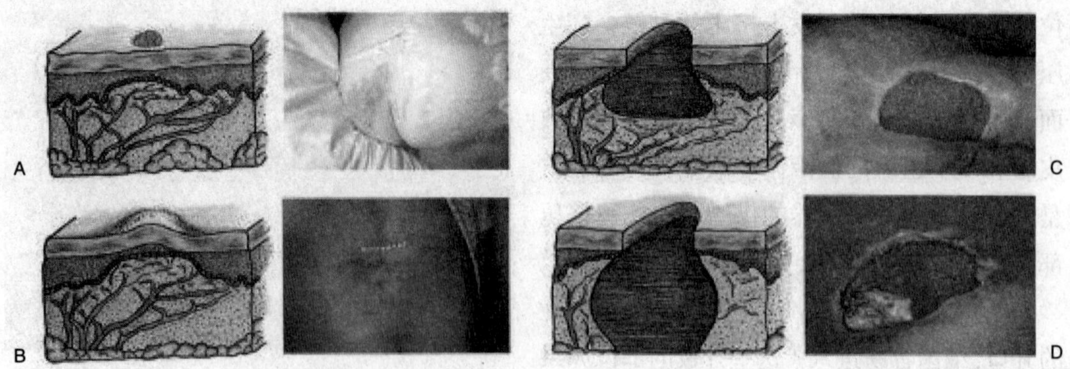

图 4-2-3　褥疮的各个阶段。A,第一阶段。B,第二阶段。C,第三阶段。D,第四阶段

(四)褥疮的好发部位

褥疮好发于骨性突起处。骨性突起处为压力点,因为在某个体位时,这些位置承受来自身体的重量,从而导致该部位的血流减少。

对于肥胖者,褥疮可以发生在皮肤挨着皮肤的地方,好发位置一般是在腹部褶皱部位、大腿、臀裂处和胸下部,因为这些地方容易产生摩擦。

长时间侧身卧床的人因耳朵与床垫长期接触,所以也有发生褥疮的危险。

(五)褥疮的预防和治疗

预防褥疮比治愈褥疮更加容易。好的护理,保持皮肤的清洁、干燥是必需的。表 4-2-3 里的措施可以帮助预防皮肤破裂和褥疮。

表 4-2-3　预防褥疮的措施

• 卧床的老年人至少每 2 小时翻身一次,一些老年人需要每 15 分钟翻身一次 • 侧躺体位可减少对身体后部的压迫(图 4-2-4) • 在抬高和移动老年人过程中防止剪切和摩擦 • 防止皮肤拉扯。床头抬高不要超过 30° • 提供好的皮肤护理。皮肤必须要清洁并且洗浴之后要保持干燥。皮肤不要受尿液、粪便、汗液和伤口渗透液浸泡 • 经常检查大小便失禁老年人的皮肤,也要检查出汗多和有伤口引流老年人的皮肤。根据需要更换床单和衣服,并且提供好的皮肤护理 • 使用没有刺激性的肥皂 • 在皮肤干燥处,例如手、手肘、踝关节和脚跟使用润肤剂,以减少摩擦 • 翻身之后要做背部按摩,不要按摩骨性突起处 • 保持床单清洁、干燥,并且平整 • 皮肤褶皱的地方使用爽身粉

(待续)

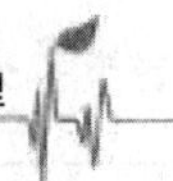

表 4-2-3(续)

• 不要刺激皮肤。当洗澡或者擦干身体的时候避免用力擦洗或者用力搓
• 不要按摩骨骼突出的部位。绝对不能搓或者按摩皮肤变红的区域
• 用枕头或者其他柔软物品保持脚跟与床脱离。把枕头或者其他物品放在小腿上从腘窝到脚踝的位置
• 提醒长时间坐在椅子上的人定时变换一次姿势。这样能减少骨隆突处的压力
• 一旦发现皮肤破裂或者褥疮的征兆立刻上报

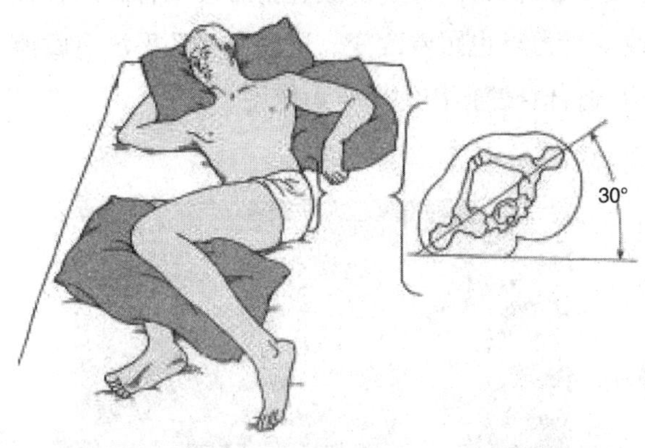

图 4-2-4　30°侧卧位。枕头放在头下、肩部下、腿下边。这个姿势避免臀部受压

对于发生褥疮的高危老年人，选择柔软的床垫，贴近皮肤的一层用纯棉的床单，保持平整无皱褶。

下列保护措施经常用于预防和治疗褥疮和皮肤破裂。

• 床支架：床支架是一种放在床上用来支撑被子、毛毯等的金属框。被子放在支架上以减少对腿和脚的压力(图 4-2-5)。被子的底边和两侧掖在床垫的下边，这样能减少空气流通并且能防寒。一个厚纸盒也可用作床支架(图 4-2-6)，盒子加衬里可以减少对脚跟的压力。

• 护肘：这个设计由海绵乳胶或者类似材料制作。它们符合手肘的形状(图 4-2-7)。有些护肘有带子帮助固定在手肘位置，这样可以减少床和手肘之间的摩擦力。

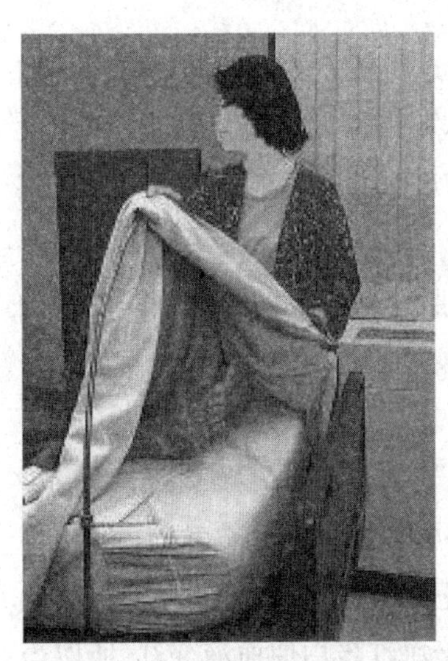

图 4-2-5　床支架。布单放在支架上

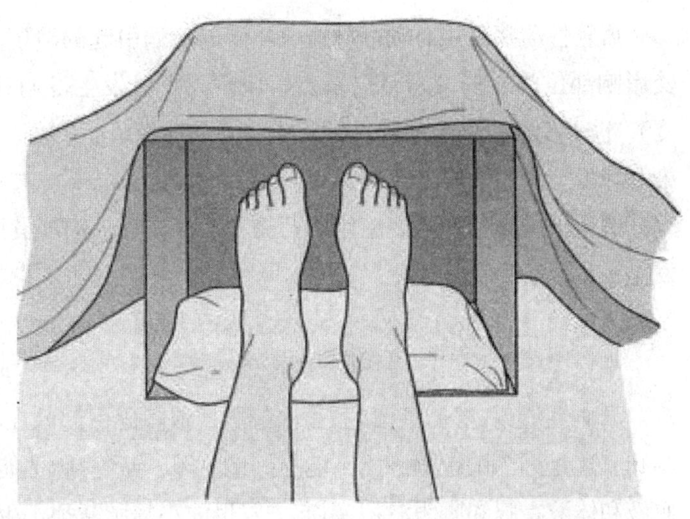

图 4-2-6　箱子用作床支架，保持布单不接触脚

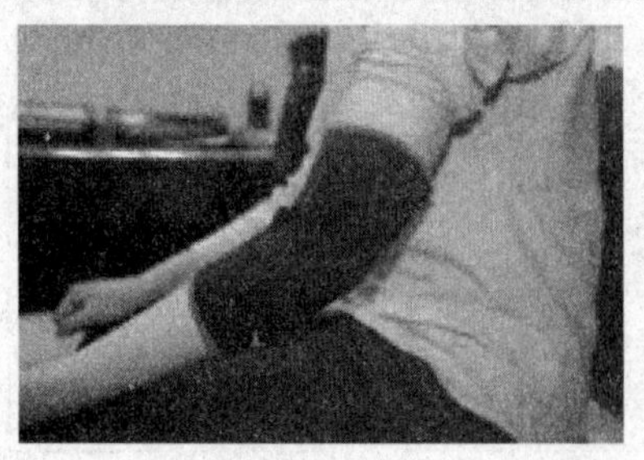

图 4-2-7　护肘

• 足跟垫：用枕头或者质软的垫子把足跟抬起脱离床面(图 4-2-8)。也可以把高度适当的枕头放在足踝处，将足跟抬高，使足跟免受压力和摩擦。

• 特殊床：有些床的床垫里有空气流动(图 4-2-9)。人漂浮在床垫上，所以人体体重能均衡分布，在骨隆突处几乎没有任何压力。能在不移动老年人的情况下为老年人翻身。老年人被转向仰卧位或者俯卧位或者倾斜各种角度而不用改变肢体的摆放。随着姿势的改变受力点也跟着改变。这种床垫几乎没有摩擦力。有些床可以不断地从一边旋转到另一边，适合脊髓损伤的老年人使用。

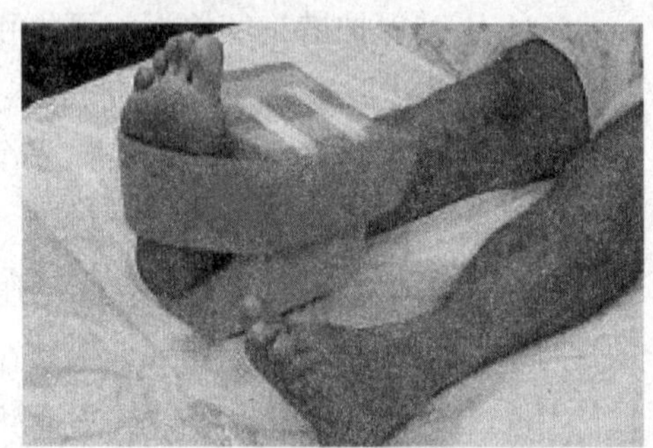

图 4-2-8　足跟垫

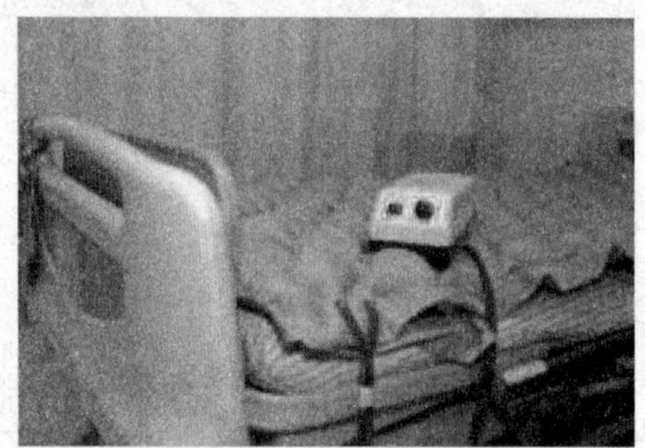

图 4-2-9　有空气流动的床

三、血管性溃疡

血管性溃疡是患有动静脉血流障碍的疾病引起的溃疡。这样较差的血液循环可以导致受影响部位的疼痛、跛行疼(行走一段距离下肢发生疼痛，休息片刻即可继续行走，如此反复)。进一步可以引起水肿、破溃，成为开放性伤口。开放性伤口和血液循环不良可以导致感染和坏疽。坏疽意味着组织坏死。

医生下医嘱告知需要应用的药物和治疗方案。护理员按照表 4-2-4 的建议预防溃疡的发生。

(一)淤血性溃疡

淤血性溃疡(静脉性溃疡)是由静脉回流障碍引起的在小腿和脚上的开放性伤口(图 4-2-10)，这是因为腿上静脉瓣不能很好地关闭，导致静脉不能正常地把血液泵回到心脏，因此血液和体液在腿和脚跟淤积，引起皮肤里的小静脉断裂。由于血红蛋白使血液变红，所以当静脉破裂的时候，血红蛋白进入到组织，使皮肤变灰色。皮肤变得干燥坚硬，常引起瘙痒。

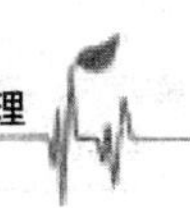

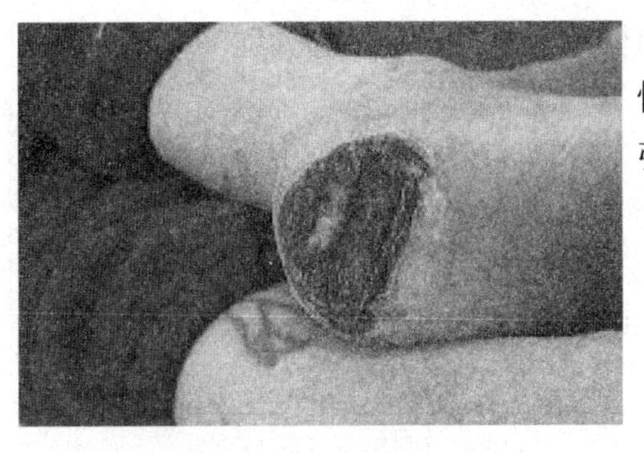
图 4-2-10　淤积性溃疡

脚跟和内踝是淤血性溃疡的好发部位。淤血性溃疡很疼并有行走困难。破溃的渗出液极容易引起感染，而且愈合较慢。

1. 危险因素

淤血性溃疡的危险因素有以下几点：

- 血栓病史。
- 静脉曲张的静脉病史。
- 血液流动缓慢。
- 肥胖。
- 腿或者脚有外伤史。
- 高龄。
- 骨和关节的手术。
- 有脉管炎病史。

2. 预防和治疗

预防皮肤破裂是很重要的。有静脉曲张的老年人需要佩戴合适的弹力袜或者弹力绷带。脚部护理如温水泡脚及局部按摩也是重要的预防措施。

（二）动脉性溃疡

动脉性溃疡是由腿上和脚上的动脉血流减少引起的开放性伤口。腿和脚可能感觉冷，看起来是蓝色或者很有光泽。这种溃疡有静止性疼痛，并可能在夜间疼痛加重。

这种溃疡是由流向腿和脚的动脉血流减少或是损伤引起的。高血压、糖尿病、因年龄导致的动脉狭窄和吸烟都是常见原因。

动脉性溃疡常见于脚趾之间、脚趾的顶端和脚踝的外侧，长期卧床老年人的脚跟也是好发点。不合适的鞋子可促进动脉性溃疡的发生，发生的部位在受压的着力点。

服用改善循环的药物、适当活动、温水浴、局部按摩，并按照表 4-2-4 的措施进行预防，如已发生溃疡，可以预防恶化。

表 4-2-4　预防循环系统性溃疡的措施

• 提醒老年人坐着的时候不能跷二郎腿
• 按照规定的时间翻身，或是改变体位
• 不能用有松紧的物品或是橡胶的带子来固定袜口或连裤袜的上端
• 不要给老年人穿太紧的衣服
• 保持脚干净和干燥，脚趾间清洁和干燥
• 在洗澡或者擦干的时候不要用力搓，也不能用力擦

（待续）

表 4-2-4(续)

• 保持床单清洁、干燥没有皱褶 • 避免下肢受凉、受伤 • 穿合适的鞋子,稍宽松并保暖 • 卧床的老年人脚跟和其他骨隆突处要避免长时间受压。 • 观察老年人的腿和脚。发现皮肤破裂或者颜色发生变化的时候要及处理 • 不要按摩骨骼突出的部位。绝对不要搓或者按摩变红的区域

四、伤口愈合

(一)伤口愈合的三个阶段

• 炎症期(3 天) 伤口停止出血,开始结痂。痂皮阻挡细菌进入到伤口。伤口中带有营养和促进伤口愈合物质的血液供应增多,出现了炎症的表现和体征,表现为红、肿、热、痛和功能丧失。

• 增生期(3 天到 21 天) 增生意味着快速增殖。组织细胞增殖来修复伤口。

• 成熟期(21 天以后) 结痂收获能量,红厚的痂皮变得薄并且苍白直到脱落。

(二)伤口愈合类型

伤口愈合经过一期愈合、二期愈合,或者三期愈合。一期愈合是伤口闭合,两侧伤口创缘长到一起。缝合线(缝合)、钉、夹子、特殊胶水,或者粘合带把皮肤边缘抓在一起。

二期愈合是发生在污染和感染的伤口。需要把污染、感染的、坏死的组织清除干净。伤口创缘不直接连到一起,边缘之间有裂缝,通过皮肤爬行自行愈合。二期愈合通常需要较长时间并且会留下伤疤。同样,来自感染的威胁也是很大的。

三期愈合,也称延期愈合。指留一个开放伤口后期闭合。三期愈合结合了一期愈合和二期愈合。感染和循环不良是三次愈合的常见原因。

(三)伤口愈合的并发症

很多因素影响伤口愈合并且增加产生并发症的风险。伤口的类型、年龄、身体状况、营养和生活习惯都是常见因素。

好的血液循环是很重要的。年龄、吸烟、循环系统疾病和糖尿病都影响血液循环。某些药物会延长凝血时间会有术后出血的可能。

营养充足是必需的,因为组织生长和修复需要蛋白质。

免疫功能较差和经常服用抗生素的人术后感染的可能性会增加。

1. 出血与休克

出血是指在短时间内大量失血，如果不及时止血会导致死亡。出血可能是内脏出血或者外部出血。内脏出血不能看见，发生在体内组织和体腔，可能会形成血肿。血肿是皮肤和组织血液的聚集，该区域肿大并且发紫。呕血、咯血、休克和意识丧失是内脏出血的表现。

外部出血可以看到，常见表现是血液浸透敷料和衣物。重力导致液体流向低处，需要经常查看身体下边能汇集血液的地方。像内脏出血一样，外出血也可以发生休克。

当器官和组织不能得到足够血液的时候会出现休克，表现为血压下降，脉搏细速，并且呼吸急促，皮肤湿冷、苍白，老年人烦躁不安、感觉口渴。随着休克的进展会发生意识模糊和意识丧失。

出血和休克都是紧急情况，一旦发现要立刻报告护士，即刻给予帮助。

当接触血液的时候要注意清洁和消毒。

2. 感染

伤口感染可以发生在受伤期间或手术之后。创伤经常引起伤口污染。外科手术期间或者之后也可以发生手术伤口污染。感染的伤口会出现发炎(变红)并且渗出液体。通常，伤口会出现疼痛，老年人会有发烧的症状。

3. 裂开

裂开是伤口的分离(图 4–2–11)。分离可能包括皮肤层或者皮下组织的分离。腹部伤口是最易裂开的。咳嗽、呕吐和腹胀使伤口压力增大，老年人常用伤口要弹开的感觉来描述伤口裂开。

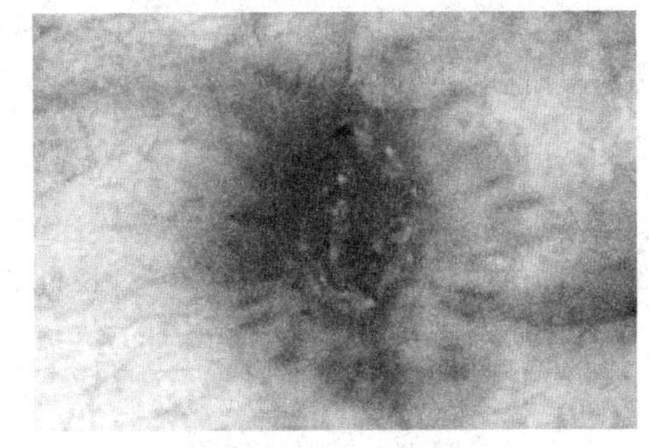

图 4–2–11　伤口裂开

4. 内脏膨出

内脏膨出是伤口裂开伴随腹部器官突出(图 4–2–12)。引起的原因同伤口裂开。

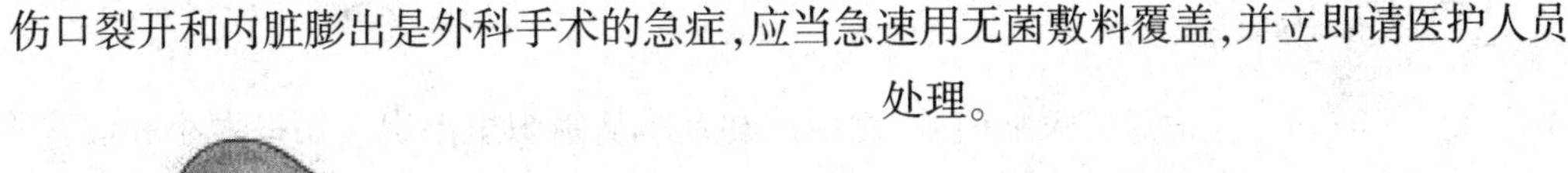

伤口裂开和内脏膨出是外科手术的急症，应当急速用无菌敷料覆盖，并立即请医护人员处理。

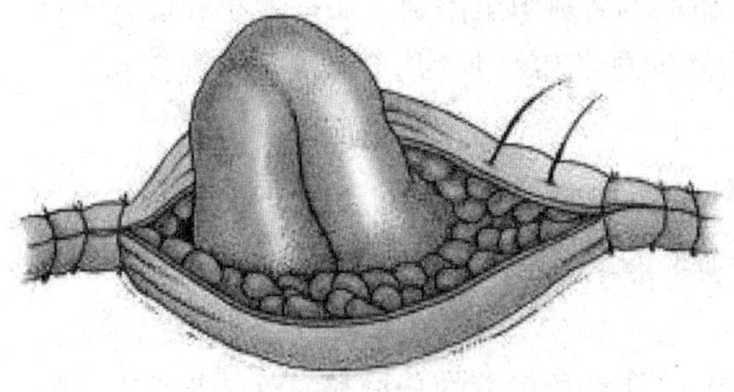

图 4–2–12　内脏膨出

(四)伤口外观

医生和护士观察伤口和它的渗出情况，目的是为了治疗和预防并发症。当护理员协助做伤口护理的时候需要做好特定的观察(表 4–2–5)，对于护理手术后的患者是有帮助的。

表 4-2-5 伤口观察

• 伤口的位置 • 伤口大小和深度(测量以厘米为单位): ——大小:测量从顶端到底部,一边到另一边的距离(图 4-2-13) ——深度:在伤口最深处插入一个无菌棉球;拿出棉签,并且测量棉签进入伤口的距离。只有开放性伤口并且有护士的监督的时候才进行深度测量

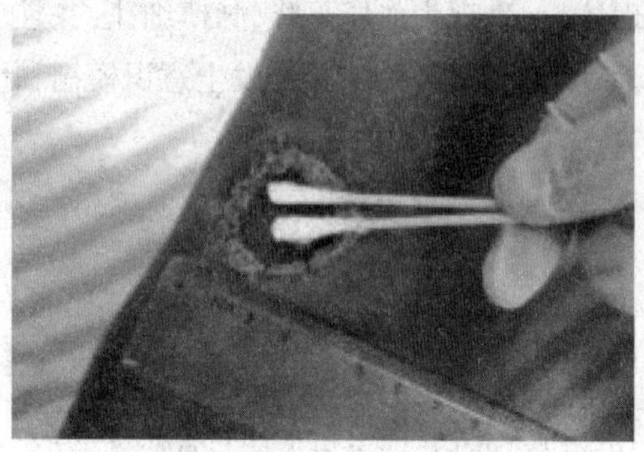

图 4-2-13 测量褥疮的大小和深度

• 伤口外观:

——伤口发红或者肿胀;

——伤口周围发红,摸起来很热;

——缝合线、吻合钉、夹子是完好的还是破损的;

——伤口边缘是关闭的还是分离的;

——伤口是否裂开。

• 渗液

——渗液是浆液性的、血红色的、血清的,还是脓性的;

——渗液的量是多少。

• 气味

——伤口或者渗液是否有气味。

• 周围皮肤

——周围皮肤是否完好;

——周围皮肤什么颜色;

——周围皮肤是否有肿胀。

(五)伤口渗液

在受伤时和伤口治愈的炎症阶段,组织液和细胞从组织里渗出。伤口大小和位置不同,渗液的总量可多可少。出血和感染也能影响渗液的总量和种类。伤口渗液需要观察和估量。

1. 伤口渗液的观察

• 浆液性渗液——颜色清亮,水状液体(图 4-2-14A)。水泡里的液体是浆液性的。浆液性液体来自血清,血清是清亮的、稀薄的,它是血液的液体成分。血清不包含血细胞或者血小板。

• 血红色的渗液——血性渗液(图 4-2-14B)。血红色渗液的总量和颜色是非常重要的。当大量血性渗液出现的时候应怀疑伤口出血。鲜红的渗液意味着正在出血,陈旧的血液是暗红的。

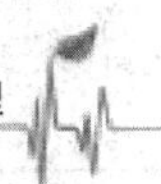

• 血清血液的渗液——稀的带有微量血液的水样渗液(图 4-2-14C)。

• 脓性渗液——浓绿色、黄色或者灰色渗液(图 4-2-14D)。

为了治愈伤口,渗液必须要引流出来。如果渗液堆积在伤口内不能流出来，皮下组织就会肿胀。伤口可能在皮肤表面愈合了,但是皮下组织仍没有愈合,可能发生感染和其他并发症。

当怀疑有大量渗液的时候，医生会在伤口放入引流管或是引流条。香烟式引流管是中间填有敷料的橡胶管(图 4-2-15)。它开口于体表，因此是一个开放性的引流管。细菌可能进入到引流管和伤口。

密闭引流系统阻挡细菌进入到伤口。引流管一头放在伤口内而另一头连接吸引器(图 4-2-16)。另外，还有抽吸式引流管(图 4-2-17)。应用何种引流取决于伤口类型、大小、渗漏处液体的多少和伤口的位置。

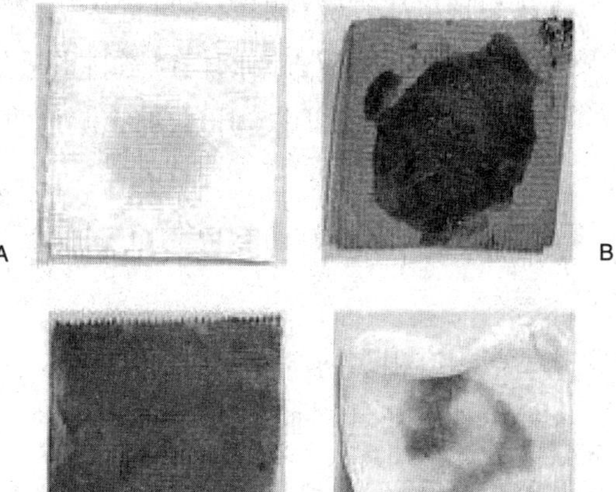

图 4-2-14　伤口引流液。A,水样渗液。B,血性渗液。C,血清血液的渗液。D,脓性渗液

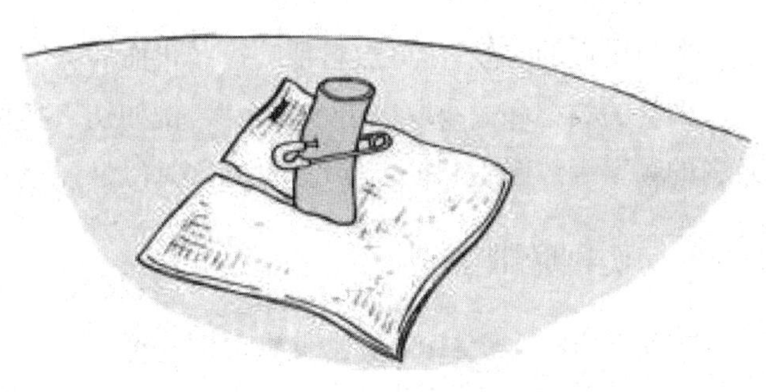

图 4-2-15　香烟式引流

2. 测量渗液的方法

注意带有引流装置辅料的数量和大小,渗液的总量和种类,引流物是否在部分辅料表面,敷料是否只是部分浸润,如果部分浸润,那么渗液浸湿敷料是哪一部分,是部分还是全层?

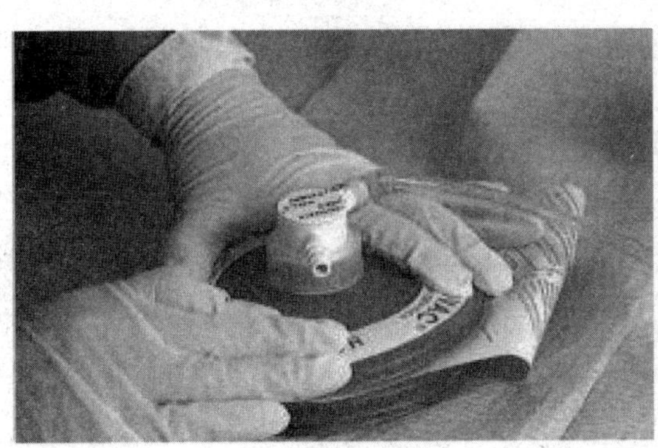

图 4-2-16　放置引流管

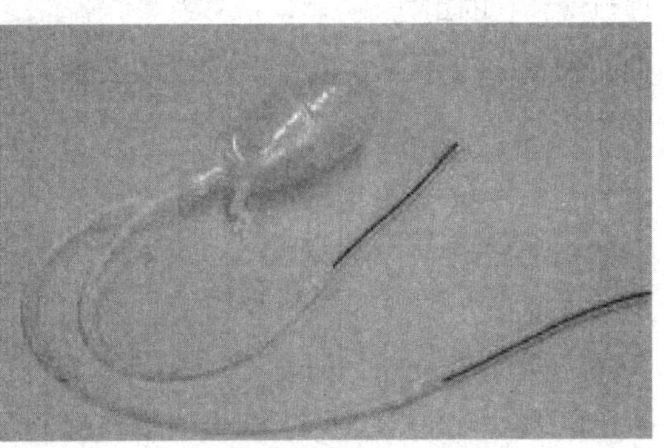

4-2-17　抽吸式引流管

•在给伤口放置敷料前先称重量，每个新敷料的重量都要记录。更换敷料后也要称重。浸湿的伤口敷料重量减去干的伤口敷料重量就是渗液的重量。

•如果是使用的密闭式引流，那么测量收集器里渗液的总量。

五、敷料

伤口敷料有很多功能，如下：

•保护伤口和阻挡细菌侵入。

•吸收渗液。

•移除坏死的组织。

•使患者感到舒适。

•遮挡难看的伤口。

•为伤口愈合提供合适的环境。

•当出血的时候，压迫敷料帮助控制止血。

敷料的类型和大小取决于很多因素，例如伤口类型、伤口大小和位置、渗液的多少、更换敷料的频率等。医生和护士为每个伤口选择最好的敷料类型。

（一）伤口敷料类型

市面上有很多敷料产品，常见有以下几种：

•纱布：它有方形的、矩形的、厚垫的和成卷的（图4-2-18）。纱布敷料吸收水分。

•不粘连纱布：它是一种带有非粘贴表面的纱布敷料。它不会粘到伤口上，很容易拿开并且不损伤组织。

•透明胶片：空气可以进入伤口，但是液体和细菌不能。它可以保持伤口的适当湿度，但是渗液不能被吸收。透明伤口敷料可以方便观察到伤口。

有些伤口敷料包含特殊的药剂来促进伤口愈合。如果护理员帮助更换敷料，护士会向护理员解释它的用处。

辅料的应用方式包括干敷料和湿敷料。

•干敷料：一个干纱布放在伤口上边，根据需要在第一块敷料的上边放置更多的干敷料。渗液被敷料吸收并且被除去。干敷料可能会粘到伤口上，所以为了防止破坏组织和引起不适，在去掉敷料的时候要小心。

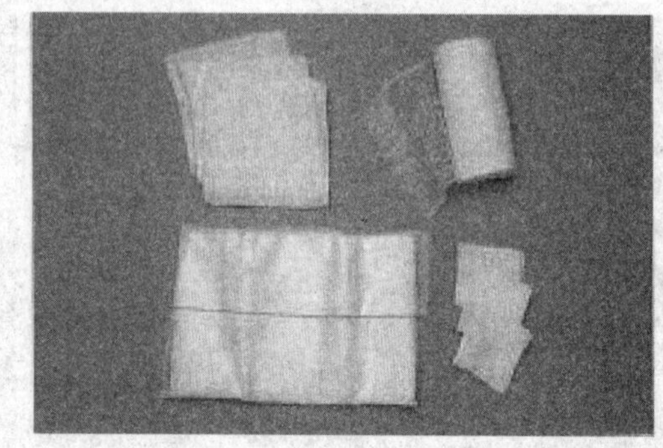

图4-2-18　包扎伤口的纱布

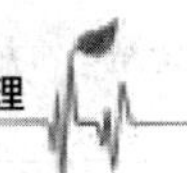

• 湿-干敷料:一块浸湿溶液的纱布放在伤口上。根据需要在第一块敷料的上边放置更多的湿润后的敷料。溶液可以软化伤口内的坏死的组织,从而被敷料吸收,并且在辅料变干后跟敷料一起除去。

• 湿敷料:浸湿溶液的纱布敷料放在伤口上,并保持一定的湿度。

(二)敷料的使用

在手术后第一次敷料的更换通常是由医生完成。护士可能要求护理员帮助更换敷料。表4-2-6列出了应用敷料的规定。

表4-2-6 使用干燥敷料的原则

• 因为更换敷料可能会引起头痛和不适,可以预先给止疼药,在止疼药起效时再更换
• 在更换敷料之前让老年人喝水和排泄
• 在护理员开始换药前准备好所用的敷料和其他必需物品
• 伤口的气味、外观和渗液可能让人有些不愉快。不要将自己的情绪和反应表现在老年人面前
• 把污染的敷料尽快移开或是遮挡,这样老年人就不能看到污染的情况,减少精神刺激。如果伤口有明显的异味,最好事先喷洒空气清新剂
• 不要强迫老年人看伤口,伤口可以影响身体形象和自尊
• 撕掉胶带时从远端开始
• 温柔地移除敷料。它们可能粘到了伤口、引流管或者周围组织
• 观察伤口,并且报告观察到的情况

1. 使用敷料的指南

当护理员被委托更换敷料的时候,应注意以下两点:

• 护理员接受了必要的训练,并经过护士的认定。

• 有护士可以回答护理员的问题并且监督护理员

如果上述条件都满足了,护理员需要从护士处得到如下信息。

• 什么时候更换敷料。

• 什么时候老年人服用止疼药,多久能起止疼效果。

• 怎么固定敷料——用胶带还是其他绷带。

• 用什么样的胶带——黏性、纸质、塑料或弹力胶带。

• 需要观察的内容如下:

——伤口是否红肿、发热;

——伤口边缘是闭合的还是分离的;

——已经破损裂开的伤口;

——渗液外观:清亮、血性或者水状和微带血性;浅绿色、黄色或者灰色;

——渗液的总量或是估计的量;

——伤口或者渗液的气味；

——周围组织的完整性、颜色和肿胀情况。

2. 注意事项及家庭护理重点

换药时有接触到血液、体液、分泌物或者排泄物是可能的。需要注意清洁和消毒，做好个人保护。

老年人皮肤薄而脆，必须防止皮肤损坏。当移除胶带的时候要特别小心轻柔地操作。

护理员离开医疗机构进行家庭护理的时候要拿齐需要的东西。遇到问题要及时请教医护人员。

六、伤口固定

(一)敷料固定

敷料必须固定在伤口上。如果敷料移动的话细菌可以进入伤口，并且有渗液流出。胶条带用于固定敷料。黏合剂也能使敷料固定在伤口。

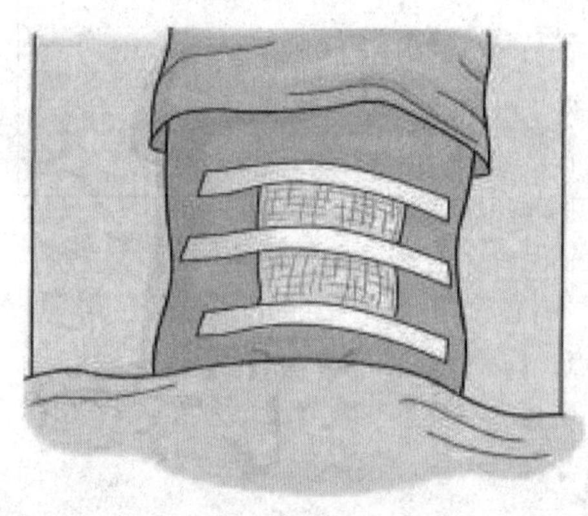

图 4-2-19　橡皮膏贴在敷料上部、中间及下部，橡皮膏在敷料两侧延伸几厘米

黏性的、纸质的、塑料的、有弹性的胶带是常用的。黏性胶带能很好地粘在皮肤上。然而，粘在皮肤上的黏合剂很难除去，它可以刺激皮肤。很多人都对黏性胶带过敏，但是纸质和塑料胶带通常不引起过敏反应。使用弹性胶带不影响身体的活动。

使用胶带固定伤口敷料的上、中、下三部分(图 4-2-19)。胶带超出伤口敷料每边几厘米。

(二)束带

束带应用于腹部、胸部或者会阴部位的伤口，它们通过以下方式促进愈合：

- 稳定伤口。
- 固定伤口敷料。
- 促进循环——防止或者减轻肿胀。
- 增加舒适感　。
- 预防损伤。

1. 束带的种类

(1)腹带：提供腹部支撑并且使敷料固定(图 4-2-20)，适用于仰卧位患者。腹带的上缘在腰部，下缘在臀部上。腹带通过大头针、钩针或者尼龙搭扣固定。

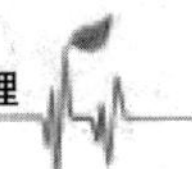

(2)胸带：用于胸部外科手术后(图 4-2-21)。胸带包扎时，患者应保持仰卧位，胸带被拉得紧紧贴在胸部并且固定在正确的位置。

(3)丁字带：用于直肠和会阴外科手术后，保证术后敷料的固定。单根丁字带用于女性(图 4-2-22A)，双根用于男性(图 4-2-22B)。如果会阴部敷料较大，女性也可以用双根丁字形绷带。腰带围绕在腰部，并且用大头针固定在腹侧。尾部带从两腿之间穿过，系在腰带上，它们一起固定在腰带上。

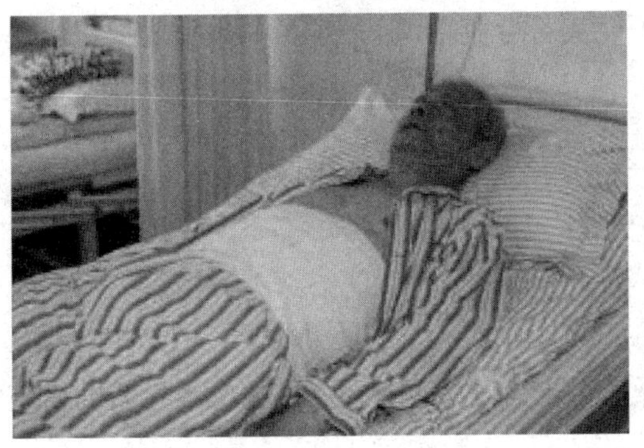

图 4-2-20　腹带

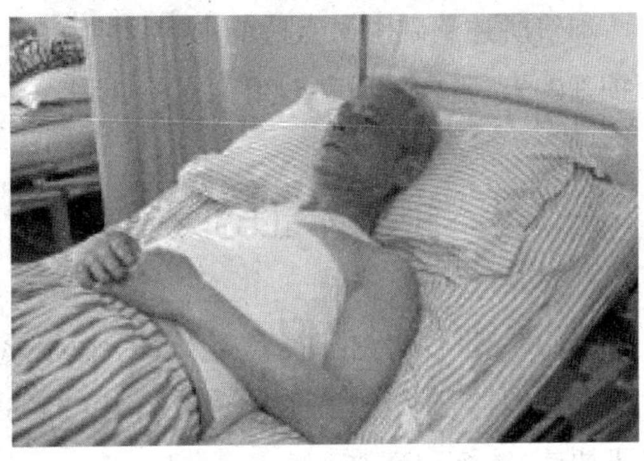

图 4-2-21　胸带

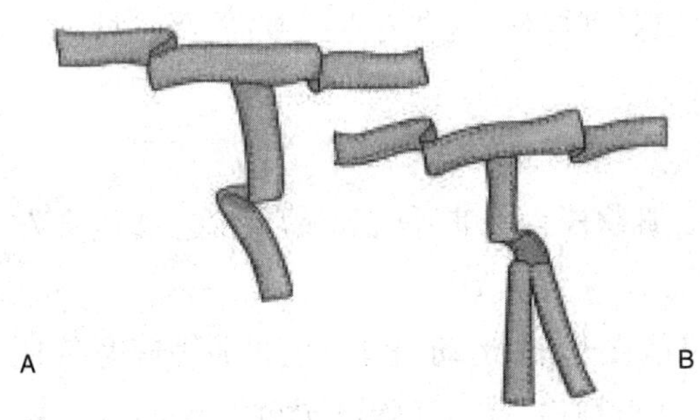

图 4-2-22　A，单根丁字带。B，双根丁字带。

2. 束带使用指南

表 4-2-7 列出了应用这些束带的规则。

表 4-2-7　束带使用指南

- 使用束带时，该部位的压力要稳固、平均
- 使用束带时要紧贴躯体，但一定不能影响呼吸或者血液循环
- 把老年人调整到舒适体位
- 如果束带松了，有皱褶或者不在原来的位置，或者引起不舒服，要重新打束带
- 固定的大头针不能指向伤口
- 当束带潮湿或污染的时候要及时更换以防止细菌的污染

3. 束带注意事项

束带必须要正确使用，否则，可以发生严重不适、皮肤刺激、循环和呼吸系统的并发症。使用束带的副作用和老年人的安全都取决于束带是否正确使用。

第三节 急救护理的实施

本节所述基础生命支持的内容仅供参考,不能代替专业培训。护理员如果要成为提供健康护理的人,需要学习基础生命支持课程。

一、基本生命体征的支持

当心跳和呼吸停止时,老年人属于临床死亡。体内血液和氧气不再循环,几分钟内即发生脑及其他器官损伤。基础生命支持(BLS)的操作可支持呼吸和循环。这些挽救生命的措施要求快速、熟练和高效。

下面所描述的情况和操作步骤都是在假设老年人没有受伤的情况下, 如果真地发生了外伤,那么还需要特殊的方法来固定老年人并设法保持呼吸。这些专业措施需要经过培训。

(一)心脏骤停

心跳和呼吸可能毫无征兆地突然停止,称作心脏骤停。除非呼吸和循环恢复,否则会发生永久性脑损伤。

心脏骤停是突然的、意想不到的紧急事件,可能在开车、运动、看电视、进餐或睡觉等任何时候发生。常见的原因包括心脏病、溺水、电击、严重损伤、气道异物堵塞和药物过量等。这些原因导致不正常的心脏节律,使心脏不能正常泵血,必须恢复正常的心脏节律,否则老年人会死亡。

(二)呼吸骤停

呼吸骤停是当呼吸虽然停止,但心脏在数分钟内还在继续泵血。如果呼吸没能恢复,就会发生心脏骤停。呼吸骤停的原因如下:

- 溺水。
- 中风。
- 呼吸道异物堵塞。
- 药物过量。
- 电击(包括雷击)。
- 吸入烟雾。
- 心脏病发作。
- 昏迷。
- 某些损伤。

在医疗单位，护士决定什么时候启动紧急呼叫系统并告诉护理员如何提供帮助。如果一个人停止呼吸或心脏骤停，护士必须开始做心肺复苏，并立即通知医护人员；在非医疗单位的患者，立即拨打120。

患有严重疾病晚期的患者死亡是不可避免的事情，通常这类患者已不需要复苏。这必须根据具体的医护人员指示执行。

(三)成人心肺复苏

当有人出现心脏骤停时要立刻进行心肺复苏，用以给大脑和心脏提供氧气，直到采取进一步的急救措施。心脏骤停的3个主要迹象如下：

- 无反应。
- 无呼吸。
- 无脉搏。

心肺复苏有3个基本部分：

- 气道。
- 呼吸。
- 循环。

1. 气道

恢复呼吸必须要保持气道的通畅。在心脏骤停时常伴有气道堵塞。老年人舌后坠，阻塞气道。采用压额提下颏法可以开放气道(图 4-3-1)：

- 使老年人平卧在硬的平板上。
- 跪或站在老年人的一侧。
- 将一只手掌放在老年人的额头上。
- 用手掌向下推额头使头翘起。
- 将另一只手的手指放在下巴的下方。
- 用一只手下推额头的同时用另一只手抬起下颏。

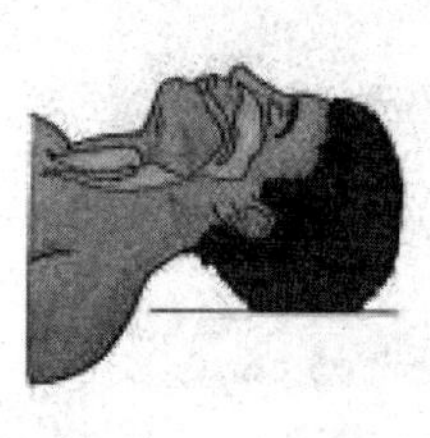
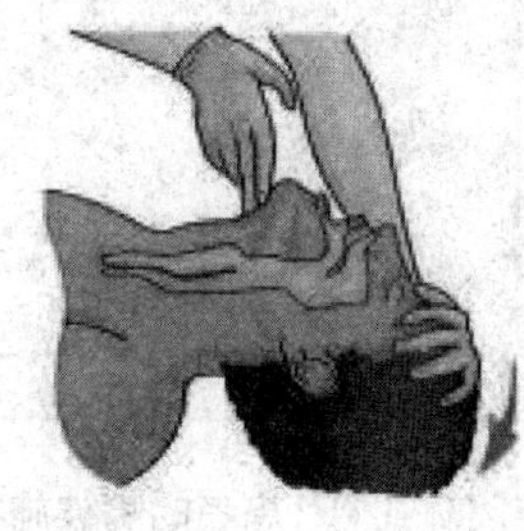

图 4-3-1 压额提下颏法开放气道。一只手放在患者的前额，用力下压头部，另一只手的手指抬高下颌

在开放气道后，检查有无呕吐物、有无松动的义齿和其他物体。这些东西在人工呼吸的过程中会阻塞气道。移除义齿，护理员用食指和中指擦净呕吐物。开放气道时，护理员要戴手套，或用布缠绕手指，防止口腔关闭时咬伤护理员手指。

2. 呼吸

在呼吸停止后空气不能吸入。老年人必

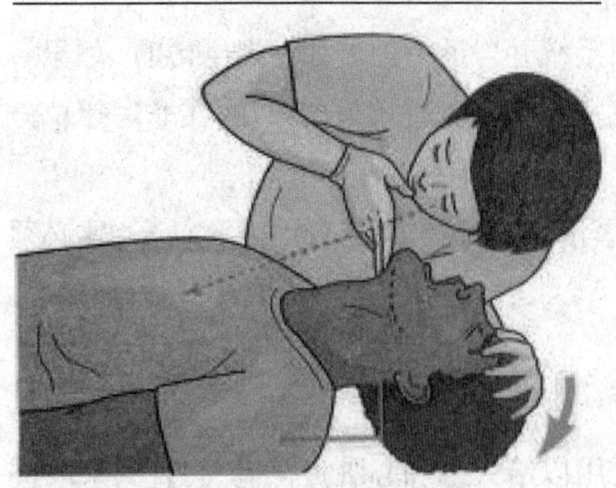

图 4-3-2 进行快速人工呼吸。观察胸部有无起伏，听是否有气体呼出，感受你的面部是否有气流通过

须要获得氧气，否则会发生持续性的脑损伤和器官损伤，所以必须采取人工呼吸。在人工呼吸前，检查老年人有无足够的呼吸(图 4-3-2)。利用 10 秒以内的时间完成下列操作：

- 保持气道开放。
- 将护理员的耳朵放在老年人的嘴和鼻子上。
- 观察老年人的胸部。
- 看胸部有无起伏。
- 听有无呼气音。
- 感觉护理员的面颊有无气流通过。

人工呼吸使老年人的肺扩张。口对口呼吸(图 4-3-3)是指将护理员的口放在老年人的口之上。那就有可能接触老年人的血液、体液、分泌物、排泄物等。在进行口对口呼吸时要注意以下几点：

- 保持气道通畅。
- 用护理员的拇指和食指将老年人的鼻孔捏闭，将手放在额头上。捏闭鼻孔是为了防止气流从鼻子流出。
- 深呼吸。
- 将护理员的口紧紧地放在老年人的口上。
- 缓缓地将气吹进老年人的嘴里。护理员应该能观察到老年人的胸部因为肺里充满了空气而升高。当老年人呼气时护理员应该能听到气体流出的声音。
- 将护理员的口从老年人口上移开。然后进行一次深而快的呼吸。

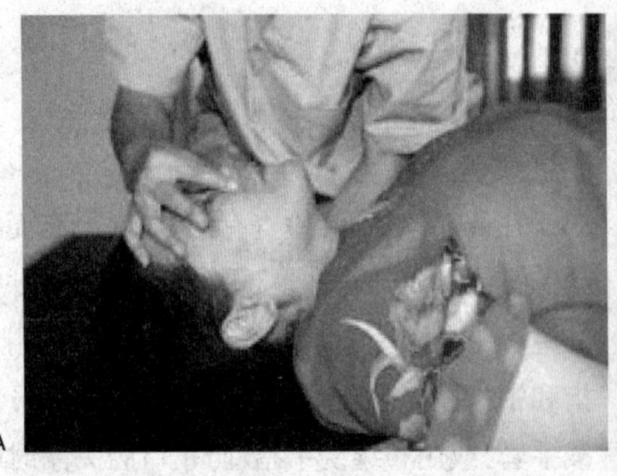

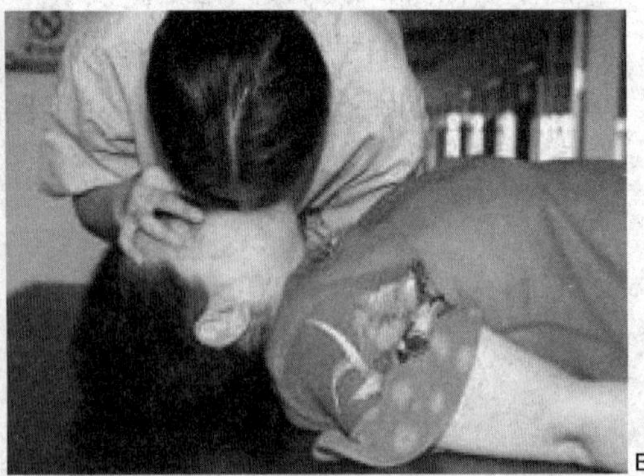

A B

图 4-3-3 口对口人工呼吸。A，开放气道，紧紧地捏闭鼻孔。B，患者的嘴被施救者的嘴紧紧的封闭

口对隔离物呼吸装置是在工作场合使用的。将隔离物放在老年人的口和鼻上。其能防止接触老年人的口、血液、体液、分泌物和排泄物(图 4-3-4)。密封必须很紧密。

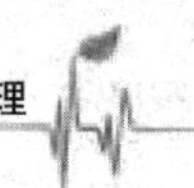

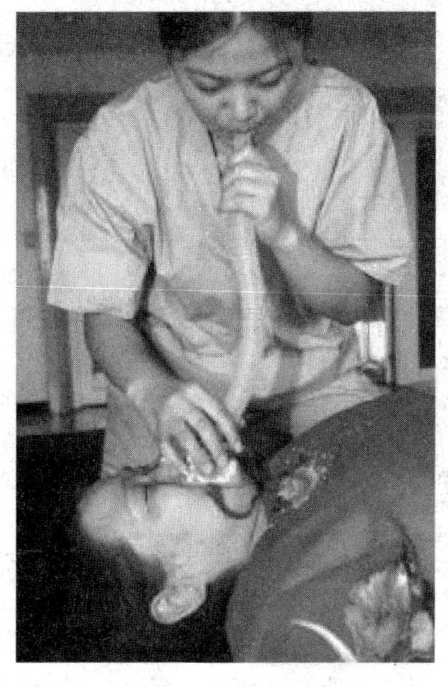

图 4–3–4　隔离装置

急救袋是另一种隔离装置，用于在人工呼吸过程中给氧。

口对口呼吸有时不能实施。口对鼻呼吸适用于以下几种情况：

- 护理员不能通过老年人的口通气。
- 护理员不能打开老年人的口。
- 口对口呼吸时不能紧密地闭合。
- 老年人口部严重受伤。
- 抢救溺水的老年人。

在口对鼻呼吸时老年人的口是闭合的。压额提下颏法有助于开放气道。在下巴上加压使口闭合。护理员将嘴放在老年人的鼻子上，将空气吹进鼻子(图 4–3–5)。在一次送气后，护理员将嘴移开老年人的鼻子。

3. 循环

脑和其他器官必须有足够的血供，否则会导致永久性损伤。在心脏骤停时，心脏搏动停止，必须通过其他途径将血泵入。胸外按压可以强行迫使循环系统的血液流动。

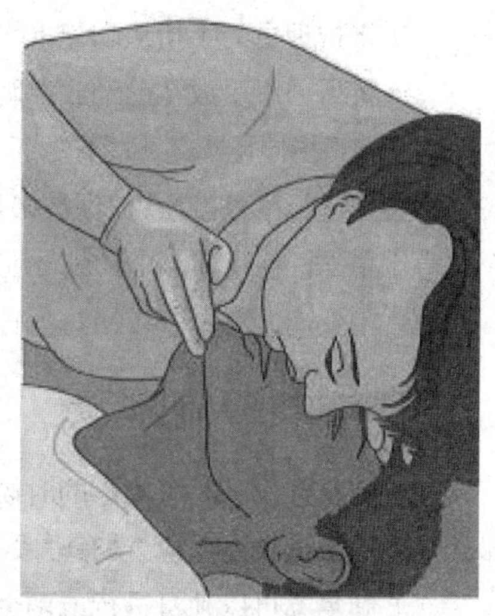

图 4–3–5　口对鼻通气

在开始胸外按压前，检查是否有脉搏。检查近护理员侧的颈动脉搏动。为了找到颈动脉，将两个手指放在老年人的气管上，然后将护理员的指尖从气管滑向颈部凹槽处(图 4–3–6)。检查有无脉搏也是检查循环是否恢复的方法。看老年人是否开始呼吸、咳嗽或移动。

心脏位于胸骨和脊柱之间。当对胸骨加压时，胸骨压低，这会压缩介于胸骨和脊柱中间的心脏(图 4–3–7)。为了进行有效的胸外按压，老年人必须仰卧在平的硬板上。同时，手应放在合适的位置(图 4–3–8)。

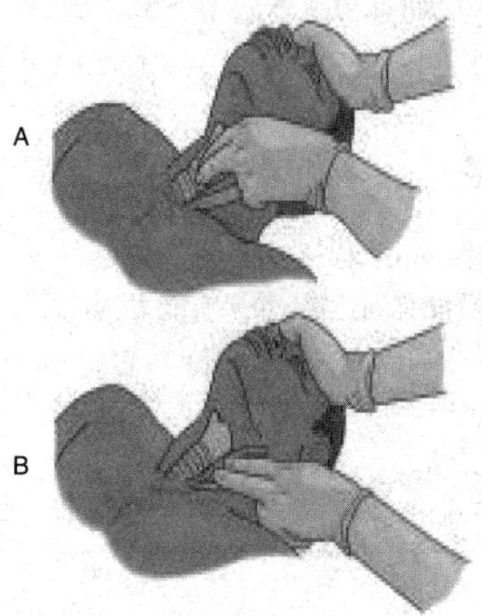

图 4–3–6　查找颈动脉搏动。A，将两指置于气管上。B，将手指移到颈部凹陷从而找到颈动脉搏动

- 用靠近老年人足端的手的 2~3 个手指来寻找老年人的胸腔下缘。
- 沿着胸腔上移护理员的手指，直到胸部中间的胸骨上切迹。切迹在胸骨与肋骨交界处。
- 将另一只手的掌根部放于胸骨的下半部分上，紧挨刚才寻找位置的食指。

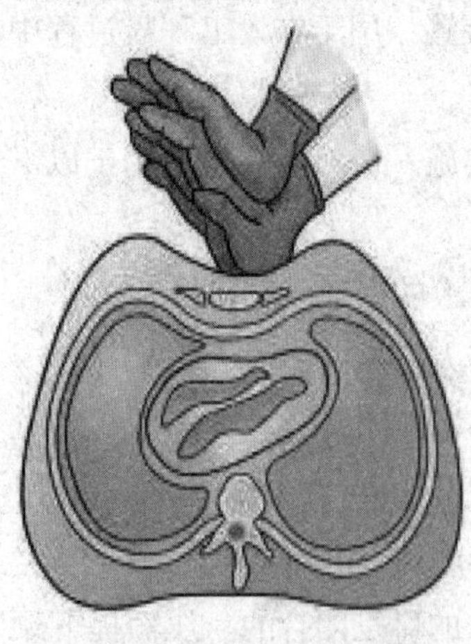

图 4-3-7　心脏位于胸骨和脊柱中间。当对胸骨施压的时候心脏就会受到按压

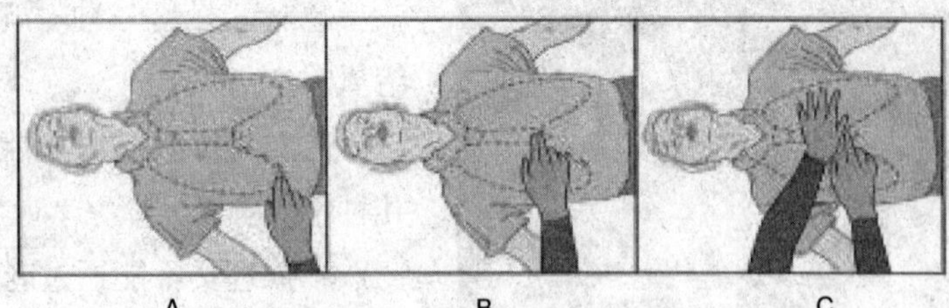

图 4-3-8　胸外心脏按压时手的位置。A,找到肋下缘。B,移动手指到剑突。C,将左手掌根部置于右手食指旁

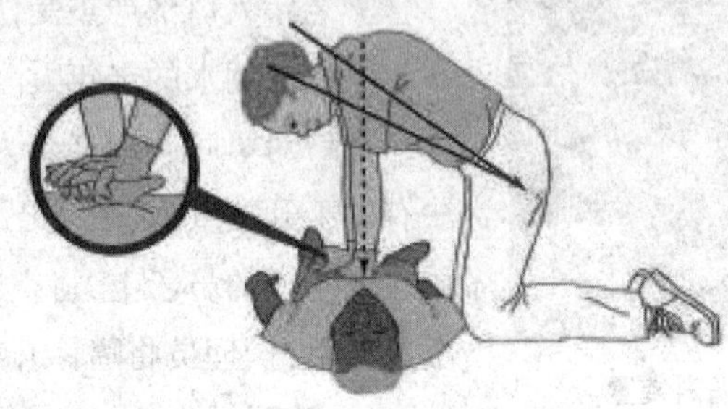

图 4-3-9　进行胸外心脏按压,手臂垂直,肩膀直立

- 将护理员的手指从胸骨上切迹移开。
- 将另一只手放在已经放在胸骨上的手的上面。
- 将手指伸长或交叉。不要将手指放在胸部上。

为了进行胸外按压,护理员必须保持正确的姿势。护理员的胳膊要伸直。护理员的肩要垂直于手(图 4-3-9)。对于成人,应稳定向下加压使胸骨下降 4~6 厘米,然后释放压力,与此同时手不要离开胸部。按照每分钟 120 次的频率按压。

(四)实施成人心肺复苏

心肺复苏仅在心脏骤停的时候进行。护理员必须确定老年人是否发生了心脏骤停或昏迷。在老年人没有反应、没有呼吸、没有脉搏的情况下进行心肺复苏。

心肺复苏可以独自进行或两个人一起进行。不要在正常人身上进行心肺复苏的练习,因为心肺复苏可能造成严重的损伤,所以必须在人体模型上学习心肺复苏。

1. 成人心肺复苏——单人复苏的操作步骤(见表 4-3-1)

表 4-3-1　单人复苏的操作步骤

• 检查老年人是否有反应。轻拍或轻轻地摇动老年人,呼唤老年人的名字,或说“你还好吗?”
• 呼救。紧急通知医护人员,如果在家里,拨打 120 电话。在急救医护人员没有到达前,如果有能力,可以按以下步骤操作
• 使患者平卧位,必须躺在坚硬平整的板上,将老年人的胳膊放在身侧
• 用压颌提下颏法使呼吸道能够通畅
• 检查呼吸。观察胸部有无起伏,听有无呼气声,感觉自己面部是否有气流

(待续)

表 4–3–1(续)

• 如果老年人没有呼吸或呼吸不充分，给 2 次缓慢的人工呼吸。每次呼吸用 2 秒钟。在 2 次呼吸中间让老年人的肺自主收缩呼气 • 检查有无颈动脉搏动、呼吸、咳嗽和活动。这需要 5~10 秒。用护理员的另一只手来通过压额提下颏法保持气道通畅。如果没有循环的征象，开始胸外按压 • 以 100 次/分钟的频率进行胸外按压。每进行 30 次胸外按压之后进行 2 次缓慢的通气： ——建立恒定的节奏，大声地数出来 ——开放气道，进行 2 次缓慢的通气 ——重复 4 个周期的胸外按压和 2 次通气 • 检查有无颈动脉搏动。同时检查有无呼吸、咳嗽和活动 • 如果没有循环的征象继续心肺复苏。从胸外按压开始。继续每按压 30 次后进行 2 次通气的循环。每隔几分钟检查有无循环的迹象 • 如果有了循环的征象，进行如下操作： ——检查有无呼吸 ——如果老年人有呼吸，为老年人摆放侧卧位 ——监测呼吸和循环 • 如果老年人有循环、无呼吸，按照如下进行： ——每 5 秒进行 1 次人工呼吸。这样的呼吸频率是 10~12 次/分钟 ——监测循环

2. 成人心肺复苏——双人复苏的步骤(表 4–3–2)

表 4–3–2　双人复苏的操作步骤

• 检查老年人是否有反应。轻拍或轻轻地摇动老年人，呼叫老年人的名字，呼叫“你还好吗？”。另一个救助者紧急通知医护人员，如果在家里，拨打 120 电话。在急救医护人员没有到达前，如果有能力，可以按以下步骤操作。开放气道，检查有无呼吸。用压颌提下颏法 • 如果老年人没有呼吸或者呼吸不充分，给 2 次缓慢的人工呼吸。在 2 次呼吸中间让老年人的肺自主收缩呼气 • 触摸颈动脉来检查有无脉搏。同时还要检查有无呼吸、咳嗽或活动 • 如果没有循环的迹象，进行双人心肺复苏(图 4–3–10)： ——一个救助者按照 100 次/分钟的频率进行胸外按压。按照恒定的节律大声地数出来 ——另一个救助者在 30 次胸外按压后暂停按压，进行 2 次缓慢的通气。在通气后继续胸外按压 • 一个救助者在 4 个周期的 30 次按压和 2 次呼吸之后进行如下的操作： ——进行 2 次缓慢的人工通气 ——检查有无循环——颈动脉搏动、呼吸、咳嗽和活动 • 如果老年人没有循环的征象，继续 30 次按压和 2 次缓慢的通气。通气后继续胸外按压

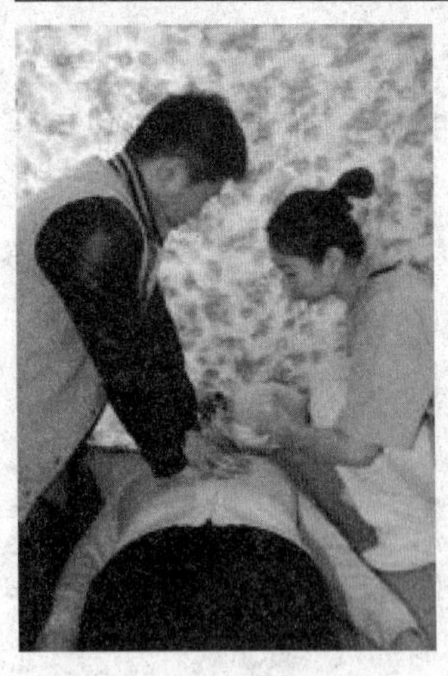
图 4-3-10 双人心肺复苏

二、成人呼吸道异物

异物呼吸道阻塞(窒息)可能导致心脏骤停。空气不能通过呼吸道进入肺。组织和细胞不能得到氧供。

异物能导致呼吸道阻塞,这常在进食时发生。大的、没有嚼细的肉片是最常见原因。进食时大笑和讲话、过度饮酒也是常见的原因。

异物阻塞可能发生在无意识的老年人。常见的原因有呕吐物的吸入和舌后坠到呼吸道。这通常发生在心脏病发作过程中。

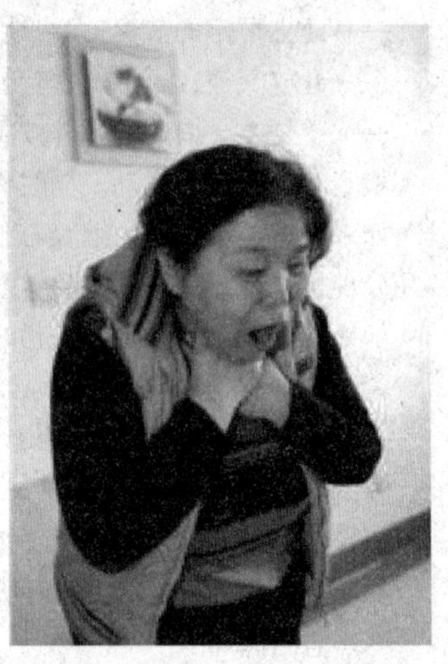
图 4-3-11 出现窒息的人会紧握喉咙

异物能引起呼吸道部分或完全阻塞。在部分阻塞的老年人,部分气体能进出肺,老年人是有意识的,通常老年人能讲话,有时用力地咳嗽能将异物咳出。

发生严重的或完全呼吸道阻塞时,有意识的老年人会紧握喉部(图 4-3-11)。老年人不能呼吸、讲话或咳嗽,脸色苍白发绀,气体不能进出肺部。有意识的老年人会非常害怕。如果异物不能移出,老年人会死亡。所以异物阻塞是一个急症。

当有人发生呼吸道堵塞时最好求救 120 急救中心,在急救人员没有到达前先按照以下方法施救。

腹部挤压急救法用于解除成人呼吸道异物阻塞。这种手法适用于站着、坐着和躺着的老年人。对于无意识的老年人,可以用手指抠出异物。此急救法对于严重肥胖或怀孕的女性不适用。这些人群要用胸部挤压法(表 4-3-3)。

表 4-3-3 气道阻塞:胸部挤压法(适合肥胖者)

坐位或站立位的老年人
• 站在老年人后面
• 将护理员的胳膊放在老年人的腋下。用护理员的胳膊挡在老年人的胸部
• 握拳。将拳头大拇指侧放在胸骨的中间
• 用另一只手抓住拳头
• 向后挤压胸部直到物体挤出
躺着或无意识的老年人
• 将老年人摆成仰卧位

(待续)

表 4-3-3(续)

• 跪在老年人一侧 • 如进行胸外心脏按压一样摆放好护理员的双手 • 进行胸部挤压直到物体被挤出 以上方法施救前根据情况最好先求救 120 急救中心,以免延误救治。

气道阻塞的老年人有窒息的危险。虚弱、不合适的义齿、消化不良和慢性病都是常见的原因。他们也会因坚硬的糖果、苹果或一块热狗而造成窒息。

(一)成人呼吸道梗阻——有应答的成人(表 4-3-4)

表 4-3-4　有应答的成人呼吸道梗阻的急救操作步骤

• 观察老年人是否出现窒息 • 询问老年人是否能咳嗽或讲话 • 进行腹部挤压(图 4-3-12): ——站在老年人的后面 ——用护理员的手臂环绕老年人的腰部 ——一只手握拳,将拳头大拇指侧对着腹部。拳头放在肚脐和胸骨下端的中间 ——用另一只手抓紧拳头 ——按住拳头,对老年人的腹部进行快速向上的挤压 ——重复挤压直到物体被挤出或老年人失去意识 • 将无反应的老年人放在地板或地面上,使老年人处于仰卧位 • 紧急呼叫 120 急救系统 • 手指抠出异物: ——打开老年人的嘴。用抬高舌-颌法(图 4-3-13A),首先用护理员的拇指和其他指头来抓住舌头和下颌;然后向上抬高下巴 ——将另一只手的食指沿着颊部深入口腔,直到咽喉部(图 4-3-13B)。护理员的手指应在舌头的后面 ——将护理员将食指钩起 ——试着拉出或移除物体。不要将其推入咽喉更深处 ——如果能够着,抓住并移出物体 • 用压颌提下颏法来开放气道 • 进行 1~2 次人工呼吸 • 如果老年人的胸部没有抬高,重新摆好头部的位置,进行 1~2 次人工呼吸 • 进行 5 次以上的腹部挤压 • 重复步骤 7~10,直到人工呼吸有效。必要的时候开始心肺复苏

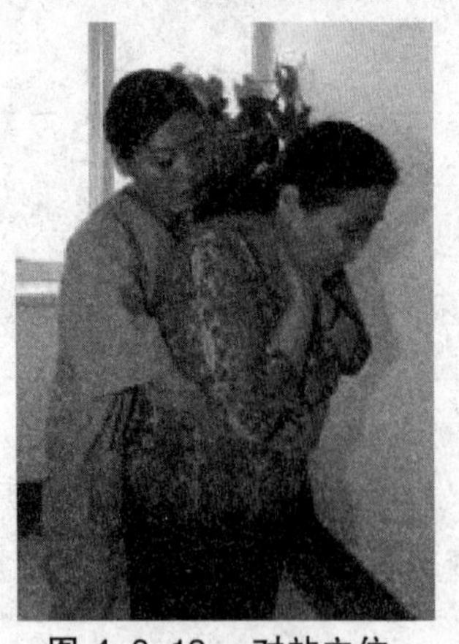

图 4-3-12　对站立位的老年人行腹部按压

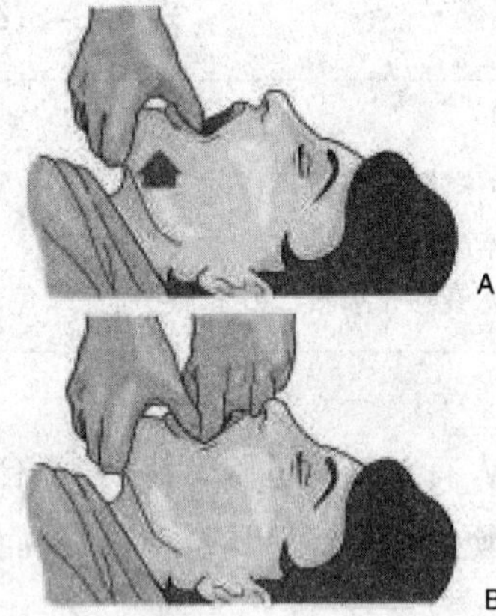

图 4-3-13　抬高舌-颌法。A,用一只手抓住老年人的舌头并且抬高下颌。B,用另一只手的食指检查异物的存在

(二)呼吸道梗阻无应答的老年人的施救

对于无意识的老年人发生呼吸道梗阻时，先进行腹部挤压。然后使用手指清除急救法(见表 4-3-5)。

表 4-3-5　无应答的成人呼吸道梗阻的急救操作步骤

• 检查老年人是否有反应 • 紧急通知医护人员,如果在家里,拨打 120 电话。在急救医护人员没有到达前,如果有能力,可按以下步骤操作 • 搬动老年人使其处于仰卧位,手臂放在身体两侧 • 开放气道。用压颌提下颏法 • 检查有无呼吸 • 进行 1~2 次人工呼吸。如果老年人胸部没有上升,重新摆好头部位置,开放气道,进行 1~2 次人工呼吸 • 如果老年人无呼吸,进行 5 次腹部挤压(图 4-3-14): ——跨坐在老年人大腿上 ——用一只手掌根部对着腹部。将其放在肚脐和胸骨下缘的中间 ——将另一只手放在第一只手的上面 ——按压两手,以很快、向上的方向挤压腹部,进行 5 次挤压 • 查看可否用手指抠出异物。(见成人呼吸道梗阻——有应答的成人中步骤 6) • 重复步骤 6~8,直到人工呼吸有效

(三)复苏体位

复苏体位是侧卧位(图 4-3-15),用于老年人有呼吸和脉搏但是没有反应时。这种体位有助于保持气道通畅。因为侧卧位有助于口腔液体的流出,有助于预防吸入黏液和呕吐物,也能预防舌后坠。

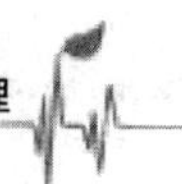

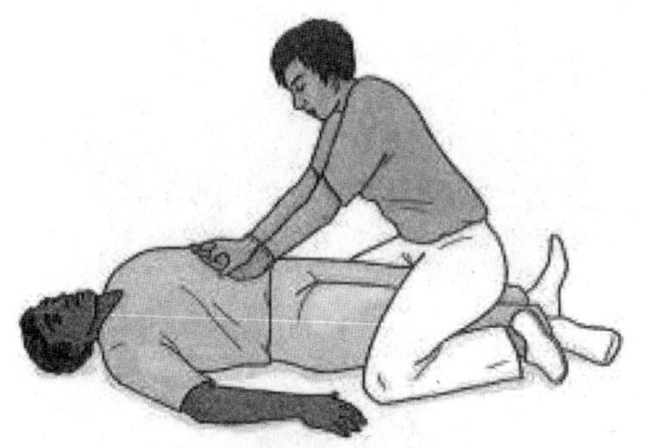

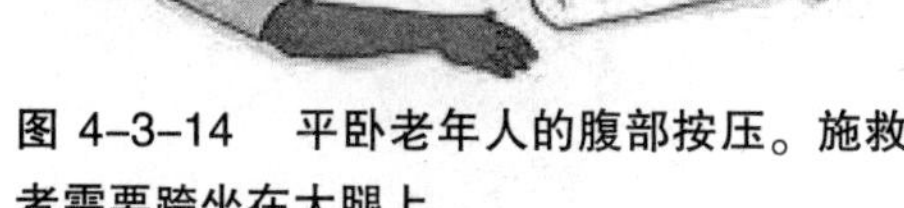

图 4-3-14　平卧老年人的腹部按压。施救者需要跨坐在大腿上

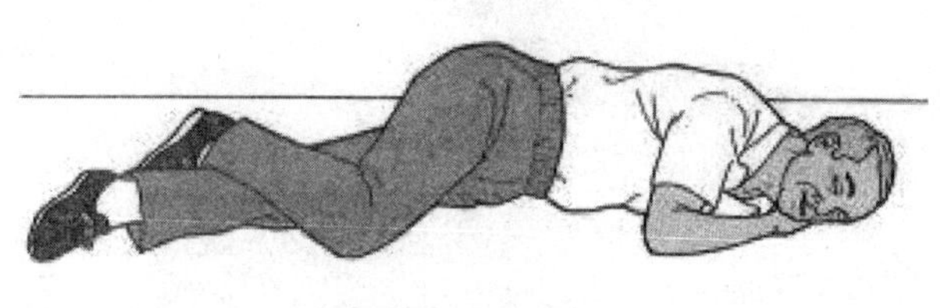

图 4-3-15　复苏体位

将老年人身体翻至复苏体位，保持头、颈和脊柱在一条直线，确保老年人身体位置协调，使老年人的一只手支撑头部。如果老年人可能有颈部损伤或其他创伤时不要采取这种体位。经常检查老年人的呼吸和循环。仍然掌握先求救 120 急救中心，在急救人员没有到达前根据自己的能力和可能进行抢救。

三、出血

生命和机体的正常功能需要充足的血液供应。如果血管破裂或切断，会发生出血。血管越大，出血越多，失血就越多。短时间内大量出血，如果不能紧急止血，人会死亡。

出血可能是内出血或外出血。内出血是看不见的，出血发生在体内，血液流到了组织和身体的腔道。疼痛、休克、呕血、咯血和意识丧失是内出血的标志。对于内出血来说，护理员所能做的很有限。在医疗单位紧急通知医护人员，在家里立即拨打 120 急救中心。先给老年人保暖，保持平躺和安静，直到医护人员赶到。

如果没有衣服的遮盖，外出血很容易被发现。动脉的出血为喷射状，而静脉的出血是平稳的血流。控制外出血需要做到以下几点：

- 按照表 4-3-1 中的规则。需要紧急通知医护人员或是拨打 120 急救中心。
- 让老年人躺下。
- 不要移除任何刺伤老年人的物体。
- 在伤口上直接放置一块无菌的布片。如果没有无菌布，用任何干净的材料（如手帕、毛巾、布、餐巾纸）。
- 用手直接按压出血点处（图 4-3-16）。在出血停止前不要减压。
- 如果直接按压不能控制出血，按压出血点上面的动脉（图 4-3-17）。例如，如果是下臂出血，按压肱动脉，因为肱动脉为下臂供血。同时用另一只手持续按压出血部位。其他部位以此类推。

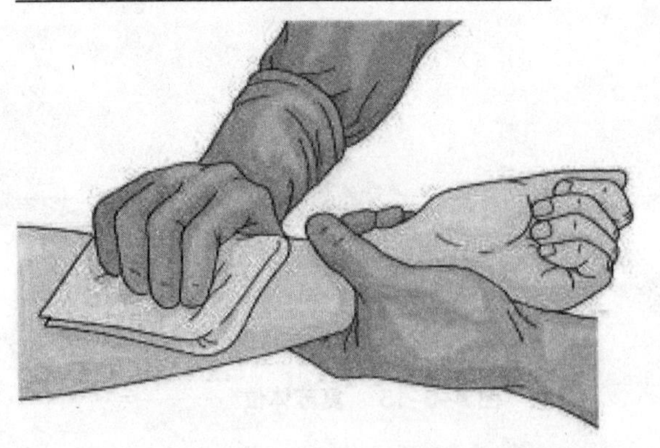

图 4-3-16　直接按压用于伤口处止血处理

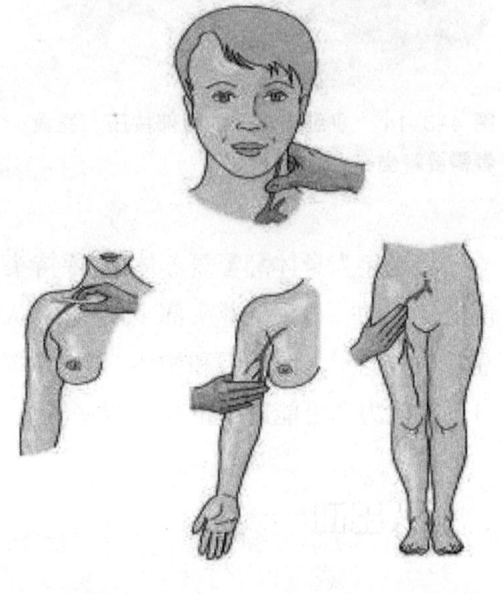

图 4-3-17　止血按压点

• 出血停止后包扎出血部位。用胶带或绳子固定敷料。护理员可以用布、围巾、领带或腰带来固定敷料。

出血时有可能接触到老年人的血液，应戴橡胶或是塑料手套。操作后尽快洗手。

四、休克

当器官和组织不能得到足够的血供时就会发生休克，病因有失血、心脏病发作(心梗)、烧伤和重症感染等，其症状和体征如下：

• 低血压或血压下降。
• 脉搏细弱。
• 呼吸急促。
• 皮肤湿冷、苍白。
• 口渴。
• 坐立不安。
• 随着休克加重出现意识模糊或意识丧失。

任何患病或受伤的人均有可能发生休克。为了预防和治疗休克应进行如下操作：

• 遵循表 4-3-1 的原则。紧急通知医护人员或是拨打 120 急救中心。
• 使老年人躺下。
• 保持气道通畅。
• 控制出血。
• 使老年人保暖。
• 安慰老年人。

有些人对食物、昆虫、化学药品和药物过敏，可能会产生过敏性休克。

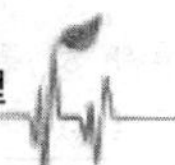

过敏反应是对过敏原的危及生命的敏感性反应,可能在数秒钟内发生。其症状和体征如下:

- 出汗。
- 呼吸不足。
- 低血压。
- 脉搏不规则。
- 呼吸道充血。
- 喉头水肿。
- 声音嘶哑。
- 呼吸困难。

过敏性休克是急症,必须立即通知医护人员,如果在家里应立即拨打 120 急救中心。若有老年人需要特殊的药物来减轻过敏反应,药物又在旁边,可以立即服用。护理员或家人应让老年人保持卧位,保持气道通畅。如果心脏骤停可以按照前面提到的内容处理。

五、癫痫

癫痫是肌肉群猛烈、突然地收缩或颤动,是由脑部异常放电引起的。病因包括出生时或创伤所引起的脑部损伤、高热、脑肿瘤、中毒、痉挛疾病和神经系统感染等。脑供血不足也可能引起癫痫。

癫痫的主要类型有小发作和大发作。小发作时仅涉及脑子的一部分出现异常,身体的一部分可能痉挛。老年人有听力或视力问题,或出现胃部不适,但是老年人没有失去意识。

癫痫大发作涉及整个脑部。全身肌肉强直阵挛发作分为强直期和阵挛期。在强直期,机体因为全身肌肉立即收缩表现为强直,老年人失去意识,如果发病时老年人站着或坐着,则老年人会倒地。在阵挛期,肌肉群收缩和放松交替,导致抽搐和痉挛。阵挛期可能会发生大小便失禁。在痉挛后老年人常常出现深睡眠,在醒来后可能发生意识模糊和头痛。

大发作常持续数秒钟,可能会出现意识丧失、眼球颤动和凝视。大发作不需要急救处理。

护理员不能预防癫痫,然而,护理员可以通过以下几点防止老年人受伤:

- 遵循表 4–3–1 的规则。
- 不要让老年人独自待着。
- 将老年人放低到地板上,以防止老年人摔伤。
- 将折叠的毯子、毛巾、垫子、枕头或其他软的物件放在老年人的头部下面(图 4–3–18)。
- 将老年人转向一侧,确保老年人是侧躺的。
- 将紧绕在脖子上的饰物和衣领放松。
- 将家具、设备或尖锐的物品远离老年人,因为在身体不受控制时,老年人可能撞击到这些物品。

• 不要给老年人食物或水。

• 在痉挛的时候不要试着限制身体的移动。

• 不要将任何物品或护理员的手指放入老年人上下牙之间，在痉挛的过程中老年人可能咬断护理员的手指。

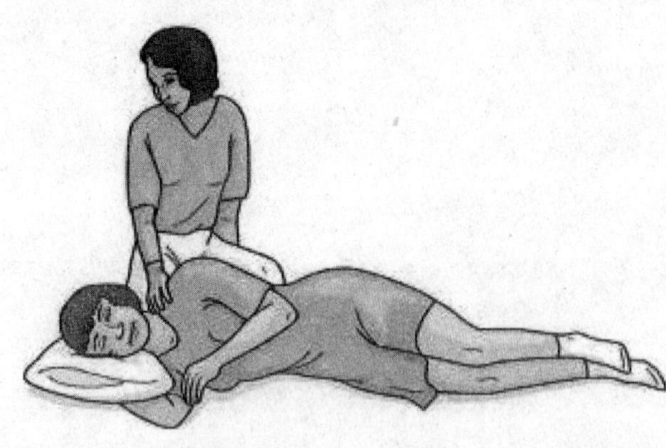

图 4-3-18 癫痫发作时用枕头来保护老年人头部

六、烧伤

烧伤可能使人严重致残，也能引起死亡。大多数烧伤发生在家里。婴幼儿、儿童和老年人都是高危人群。烧伤和烫伤常见的原因如下：

• 高温液体的烫伤。

• 玩火柴和打火机。

• 电器的损伤。

• 烹饪事故(微波炉、炉灶、烤箱等)。

• 抽烟的时候睡着引起火灾。

• 电热毯过热时引起火灾。

• 晒伤。

• 化学物品。

皮肤有真皮和表皮两层。烧伤分为部分皮肤烧伤或全层皮肤烧伤。部分皮肤烧伤伤及真皮和部分表皮层，并伴有明显疼痛感，因为神经末梢会暴露在外面。全层烧伤包括真皮层和全部表皮层。脂肪、肌肉和骨头也可能被损伤或破坏。全层烧伤没有痛感，因为神经末梢都破坏了。

有些烧伤很轻微，而有些非常严重。烧伤的严重程度取决于烧伤范围大小、深度，所涉及的身体部位、年龄等。面部、眼睛、耳朵、手和脚的烧伤比上下肢的烧伤更严重。婴儿、幼儿和老年人死亡危险更高。严重烫伤需要在专科医院治疗。

烧伤的紧急护理包括如下：

• 遵循表 4-3-1 的规则。

• 如果老年人与电源有接触，不要触碰老年人。关闭电源或移除电源，用不导电的物体(塑料或木头)来移除电源。

• 将老年人从火源或烧伤源移开。

• 终止燃烧。用水扑灭火焰或用毯子包裹老年人。或用外套、床单或毛巾把火闷熄。

• 将没有粘在身上的高温衣物移开。如果护理员不能将高温衣物移开,用冷水来给衣物降温。

• 必要时进行人工呼吸和心肺复苏。

• 用无菌的、凉的、湿润的覆盖物,如毛巾、被单或其他干净的布来遮盖烧伤面。保持遮盖物潮湿。

• 不要用油、药膏或油膏等涂抹烧伤面。

• 用毯子或外套来遮盖老年人防止热量丢失。

• 联系送医院治疗。

老年人是烧伤的高危人群。严重烧伤是致命的。高温液体的溢出是老年人烧伤的常见原因。身体虚弱和身体活动不协调是老年人被烫伤的危险因素,所以当处理高温液体和烹饪的时候要格外小心。

七、昏厥

昏厥是因为突然脑供血不足而引起的意识丧失。饥饿、疲乏、恐惧和疼痛是常见的原因。有些人一看见血或伤口就昏厥。长时间保持一个姿势站立或处于暖和、拥挤的房间中也是引起昏厥的原因。头昏、出汗、眼前发黑是先兆症状,老年人面色苍白、脉搏微弱。如果意识丧失,呼吸会变浅。昏厥的急救护理包括如下:

• 有预兆的昏厥发生前让老年人坐着或躺下。

• 如果坐着,让老年人向前弯腰,将头放在两膝之间(图 4-3-19)。

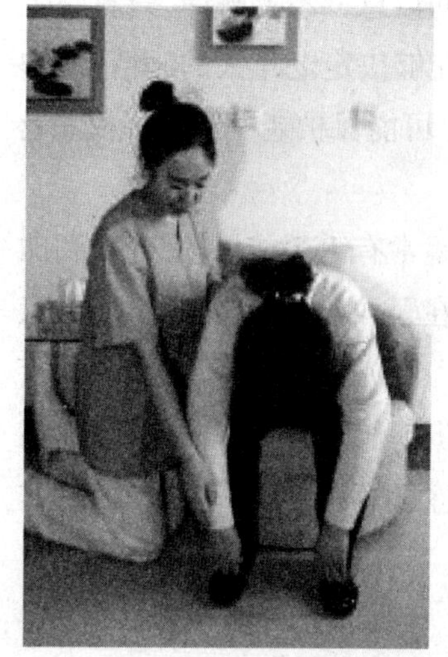

图 4-3-19　老年人前倾并将头部放置在双膝之间以防止昏厥

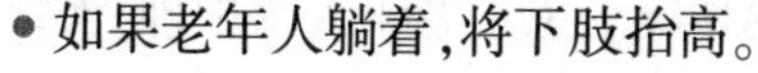

• 如果老年人躺着,将下肢抬高。

• 将紧的衣物(腰带、领带、围巾、衣领等)放松。

• 如果昏厥发生,使老年人保持卧位,并抬高下肢。

• 直到症状减轻 5 分钟以后才能让老年人坐起。

• 当老年人昏厥缓解后帮助老年人保持坐位。观察有无其他情况。

八、中风

中风(脑血管意外)发生在脑供血突然减少或是消失时,通常仅累及部分大脑。中风可能由血栓形成、栓塞或脑血管破裂导致出血所引起。

中风的症状表现不一,这取决于脑损伤的范围和部位。意识部分或全部丧失,脉搏增快,呼吸困难,血压升高和偏瘫是中风的征象。老年人可能发音模糊或失语。单眼视力丧失,身体不稳或摔倒也是中风的迹象,也可能有癫痫发作。

紧急护理包括如下:

- 遵循表 4–3–1 的规则。包括紧急通知医护人员或是拨打120 急救中心。
- 将老年人摆放在康复体位,朝患侧侧躺。
- 抬高头部而不弯曲肩部。
- 将紧的衣物(腰带、领带、围巾、衣领等)放松。
- 使老年人保持平静和温暖。
- 安慰老年人。
- 必要时进行人工呼吸和心肺复苏。
- 必要时进行抽搐的紧急护理。

九、生活质量

在急救时要注意生活质量。对待老年人要尊重,使老年人保留尊严。

保护老年人的隐私权和机密性,不必要时不要暴露老年人隐私。护理员可能处于一个不能关门、拉帘子的地方,如休息室、餐厅或公共场所,所以尽最大可能保护老年人隐私。

旁观者可能对隐私和机密性构成威胁。在急救过程中,护理员主要关注于老年人的疾病或损伤,所以护理员不可能同时关注和管理旁观者。如果有其他护理人员在护理老年人,使旁观者远离老年人。

旁观的人们有时充满好奇,他们想知道发生了什么,想了解损伤或疾病的程度,所以护理员不要讨论老年人的情况。关于老年人的护理、治疗和情况的信息都不要解释,只有医生能够给出诊断。护理员可以提供症状和体征的观察,只有医生能够决定老年人的病情,保护好老年人的个人选择权。在急症时老年人不能做出选择,但是尽可能保护老年人选择权。老年人可能需要医院的护理,所以老年人有选择医院的权利。

保护好老年人的物品免于丢失和损坏。在急救时义齿和眼镜常有丢失或损坏,手表和珠宝容易丢失,衣服可能被撕开或剪开。注意保护老年人的财物。在公共场所,个人物品交给家属。

身体的和心理的安全都很重要,需要保护老年人免于进一步损伤。例如,防止老年人在中风后摔倒,保护癫痫老年人免于头部损伤。老年人需要安全感,所以护理员平静地处理非常重要。对老年人的安慰也有助于使老年人感到安全。

第五章　康复护理

第一节　康复护理总论

一、康复与康复医学

（一）康复

世界卫生组织于 1981 年认为，康复是指综合、协调地应用各种有用的措施，预防或减轻病、伤、残者身心、社会功能障碍，以达到和保持生理、感官、智力精神和社会功能的最佳水平，使病、伤、残者能提高生存质量和重返社会。

（二）康复医学

1. 康复医学的定义

康复医学是为了康复的目的，研究有关功能障碍的预防、诊断，从而评定、治疗、训练和处理功能障碍的一门医学学科，其具有独立的理论基础、功能评定的方法、治疗技能和规范，是医学的一个重要分支，在现代医学体系中，保健、预防、治疗和康复相互联系组成一个统一体。

2. 康复医学的工作方式

康复医学由多个专业组成，所以为解决患者的功能障碍常采用多专业联合操作的形式，共同组成康复治疗的形式，治疗组领导为康复医师，成员有物理治疗师、作业治疗师、言语治疗师、心理治疗师、文体治疗师、假肢/矫形治疗师、职业咨询师、社会工作者和营养师。在组长领导下专业人员各抒己见，对患者功能障碍的性质、部位、严重程度、发展趋势、预后、转归充分发表意见，提出各自对策（包括近期、中期、远期），然后由康复医师归纳总结为一个完整的治疗计划，由各专业分头付诸实施。治疗中期，再召开小组会，对计划的执行结果进行评价、修改、补充。治疗结束时，再召开小组会对康复效果进行总结，并为下阶段治疗或出院后的康复提出意见。

3. 康复医学的内容

(1)康复预防:分为三级预防。

• 一级预防:是预防伤病的产生,即预防能导致残疾的各种损伤、疾病、发育缺陷、精神创伤等发生,应避免各种生活、生产、交通事故,预防传染性疾病、营养不良,防止生育缺陷,注意围产期保健等。

• 二级预防:在已发生伤病时防止产生永久性残疾,防止伤病发展成残疾。

• 三级预防:在轻度残疾或缺损发生后,积极矫治,限制其发展,避免产生永久性、严重的残障,即防止残疾成为残障。

(2)康复评定:康复评定又称评估、评价,即收集患者的有关资料,采用一定的方法有效和准确地评定患者功能障碍的种类、性质、部位、范围、严重程度和预后的过程,是康复治疗的基础,没有评定就无法规划治疗、评价治疗,评定不同于诊断,远比诊断细致而详尽,不仅仅是寻找病因和诊断,更要客观、准确地评定功能障碍的性质、部位、范围、严重程度、发展趋势、预后和转归,为康复治疗计划打下牢固的科学基础。康复评定可以用仪器,也有些不需用复杂的仪器,至少应在治疗的前、中、后各进行一次,根据评定结果,制订、修改治疗计划和对康复治疗效果做出客观的评价。

康复评定的内容包括残疾评估、肌力测定、肌张力评定、关节活动范围评定、步态分析、日常生活活动能力评估。

(3)康复治疗:运动/物理疗法、作业疗法、言语疗法、心理疗法、康复工程是康复治疗的五大支柱。

二、康复护理学

康复护理学是指在整体康复医疗计划实施过程中,为达到躯体、精神、社会和职业方面全面康复的目的,紧密配合康复医师和其他康复专业人员,对康复对象进行的除基础护理以外的功能促进护理。康复护理是除治疗护理手段外,采用与日常生活活动有密切联系的运动治疗、作业治疗的方法,帮助残疾者自理生活的护理方法。

(一)康复护理的对象

主要是残疾者、老年病和慢性病患者。他们存在各种生理和心理的残缺,造成生活、工作和社会交往等诸方面的能力障碍,且这种身体状况处于相对稳定状态。

(二)康复护理的目的

临床医学的重点是解除病因和症状,治疗疾病,以增进和恢复身体健康。康复医学的任

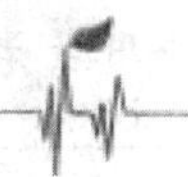

务是解决患者的功能障碍和功能重建。康复护理的最终目的是恢复残疾者(或患者)的残存功能和能力,重建患者身心平衡,最大限度地恢复其生活自理能力,以平等的姿态重返社会。减轻痛苦,促进康复,尽量减少患者继发性功能障碍,维持和强化残余的功能和能力,最大程度地恢复生活能力。提高生活质量,重返家庭,回归社会。

(三)康复护理的内容

1. 评价患者的残疾情况

残疾是指各种原因造成的躯体、心理、社会适应等方面的功能缺陷,经过临床治疗无法克服,并将长期、持续、永久存在。致残的原因有疾病、营养不良、遗传、意外事故、理化因素、社会及心理因素。残疾人是指在心理、生理、人体机构上,某种组织、功能丧失或者不正常,全部或者部分丧失以正常方式从事某种活动能力的人。

(1)世界卫生组织关于残疾的分类。1980 年世界卫生组织制定了《国际残损、残疾和残障分类》,在康复医疗及残疾人关怀中得到了广泛的应用。它根据残疾的性质、程度和影响,将残疾分为病损、失能、残障三种类型。

• 病损:病损又称残损,是指人体器官系统水平的残疾。病损分为视力、听力、语言、认知、运动、心理、内脏病损、畸形、多种综合病损 9 大类。

• 失能:是个体水平的残疾,由于残损致使个人生活能力受限或缺乏。可分为行为、运动、生活自理、交流、技能活动、特殊技能、环境适应、其他方面的残疾。

• 残障:是社会水平的残疾,由于残损或残疾,限制或阻碍了患者正常的社交活动、交往和适应能力。可分为身体自主、定向识别、行动、就业、经济自立、社会活动及其他残障。

(2)我国关于残疾的分类。我国于 1986 年经国务院批准颁布了关于五类残疾的划分标准。具体分类为:视力残疾、听力语言残疾、智力残疾、肢体残疾、精神残疾。

2. 预防继发性残疾和并发症的发生

协助和指导长期卧床或瘫痪患者的康复,主要护理措施有适当的体位变化、良好肢位的放置、体位转移技术、呼吸功能、排泄功能、关节活动能力及肌力训练等技术,以预防发生褥疮,消化道、呼吸道、泌尿系感染,关节畸形及肌肉萎缩等并发症的出现。

3. 功能训练的护理

学习和掌握综合治疗计划的各种有关功能训练的技术与方法,有利于评价康复效果、配合康复医师和其他康复技术人员,对患者进行康复评定和强化训练残存功能,协调康复治疗计划的安排,使病房的康复护理工作成为康复治疗的重要内容之一。

4. 日常生活活动能力的训练

主要是指导和训练患者进行床上活动、就餐、洗漱、更衣、整容、入浴、排泄、移动、使用家庭用具,以训练患者的日常生活自理能力。 在步行训练方面,训练适应和学会平稳站立,训练动作移位,指导使用轮椅或持拐杖、手杖步行。

5. 心理护理

针对残疾者比一般护理对象心理复杂的特点，了解和掌握他们不同时期的心理状态，对已发生或可能发生的各种心理障碍和异常行为，进行耐心细致的心理护理。

6. 假肢、矫形器、自助器、步行器的使用指导及训练

康复护理员必须熟悉和掌握其性能、使用方法和注意事项，根据不同功能障碍者指导选用合适的器械和如何利用它们进行功能训练，指导患者在日常生活中的使用和功能训练方法。

7. 康复患者的营养护理

根据患者疾病、体质或伤残过程中营养状况的改变情况，判断造成营养缺乏的不同原因、类型，并结合康复功能训练中基本的营养需求，制订适宜的营养护理计划。应包括有效补充营养成分、协助患者进食、指导饮食动作、训练进食，配合治疗的实施和训练吞咽功能，保障康复患者的营养。

（四）康复护理的原则

预防在先，早期介入，贯穿始终；功能恢复为主，与日常生活活动相结合，注重实用性，以达到患者的生活自理；重视心理康复；提倡协作精神。

(1)一般基础护理采取“替代护理”。康复护理则注重于“自我护理”和“协同护理”。

(2)功能训练贯穿于康复护理的始终。

(3)重视心理护理。

(4)协作是取得良好效果的关键。

三、康复护理与临床护理的区别

康复护理和临床护理都是护理领域的重要组成部分，但两者的侧重点不同。康复护理的对象主要是残疾者、老年病和慢性病者，他们存在着各种生理和心理的残缺，造成生活、工作和社会交往等诸方面的能力障碍，且这种身体状况处于相对稳定状态。康复护理采用专门的康复技术，强调患者的积极参与，并以主动性训练为主，从而最大限度地改善患者的功能障碍。

临床护理的对象为临床各个学科的疾病，目的是配合医生抢救生命、治愈疾病，患者以被动地接受护理为主。

第二节 常用康复护理技术

康复护理技术包括基础护理技术和专科护理技术。基础护理技术是指临床护理工作中最常用、带有普遍性的操作技术，如测量生命体征、给药、标本采集、无菌技术等。专科护理技

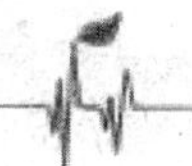

术是指应用于患者康复护理中的操作技术，包括体位的摆放、体位转换技术、呼吸训练与排痰、吞咽训练、肠道训练、皮肤护理、心理护理等。随着康复护理学的发展，康复护理技术的内涵也在不断扩大。本章主要介绍临床上常用的康复护理专科技术。

一、体位摆放

（一）概述

1. 定义

体位是指人的身体所保持的姿势或某种位置。临床上通常是指患者根据治疗、护理以及康复的需要所采取并能保持的身体姿势和位置。常用的体位有仰卧位、侧卧位、俯卧位、胸膝卧位、头低足高位及头高足低位等。在康复护理中，护士应根据疾病的特点，协助并指导患者摆放正确、舒适的体位。护理员应当根据正确的体位摆放患者。康复护理中常用的体位摆放技术有良肢位、功能位、烧伤患者抗挛缩体位等。

(1)良肢位：指躯体、四肢的良好体位，具有防止畸形、减轻症状、保持躯干和肢体处于功能状态的作用。注意纠正卧位姿态，不得压迫患侧肢体，一般采取仰卧或健侧卧位。肢体关节保持于功能位，如肩外展 50°、内旋 15°、屈 40°，将整个上肢放在一个枕头上，防止肩内收；肘稍屈曲；腕背屈 30°~45°；手指轻度屈曲，可握一直径 4~5 厘米的长方形物；伸髋，膝、足下放置垫袋，使踝背屈 90°。良肢位多应用于脑损伤患者的康复护理中，是为防止或对抗痉挛姿势的出现、保护肩关节及早期诱发分离运动而设计的一种治疗体位。

(2)功能位：指当肌肉、关节功能在不能恢复时，必须使肢体处于发挥最佳功能活动的体位。

(3)烧伤患者的抗挛缩体位：指烧伤患者应保持的正确体位，即应与烧伤部位软组织收缩方向相反的体位，这种体位有助于预防挛缩。

2. 目的

正确的体位摆放具有预防或减轻肌肉、韧带痉挛或关节畸形的出现，使躯干和肢体保持在功能状态的姿势，定时更换体位亦有助于预防并发症的发生。体位摆放是康复护理工作中的重要部分，护理员应根据疾病的种类以及疾病的发展阶段，协助并帮助患者采取正确的体位。

（二）常用体位

1. 脑损伤患者的良肢位摆放

急性期，大部分脑损伤患者的患侧肢体呈松弛状态。急性期过后，患者逐渐进入痉挛阶段。大部分患者的患侧上肢以屈肌痉挛占优势，患侧下肢以伸肌痉挛占优势。长时间痉挛会造成关节痉挛、关节半脱位和关节周围软组织损伤等并发症。早期实施良肢位的摆放可有效预防各种并发症的发生,为后期康复打下良好的基础。脑损伤患者的良肢位摆放包括患侧卧位、健侧卧位、仰卧位、床上坐位等。

(1)患侧卧位:即患侧肢体在下方,健侧肢体在上方的侧卧位。患侧卧位对偏瘫患者的康复来说是最重要的体位,又称第一体位或首选体位。该体位可以伸展患侧肢体、减轻或缓解痉挛,使瘫痪关节韧带受到一定压力,促进本体感觉的输入,同时利于自由活动健侧肢体。取患侧卧位时,给予患者头下合适高度(一般为10~12厘米)的软枕,躯干稍向后旋转,后背用枕头支撑。患臂前伸,前臂外旋,将患肩拉出以避免受压和后缩;手指伸展,掌心向上,手中不应放置任何东西,以免诱发抓握反射而强化患侧手的屈曲90°。健侧上肢放在身上或后边的软枕上,避免放在身前,以免因带动整个躯干向前而引起患侧肩胛骨回缩。健侧下肢充分屈髋屈膝,脚下放一软枕支撑(图5-2-1)。

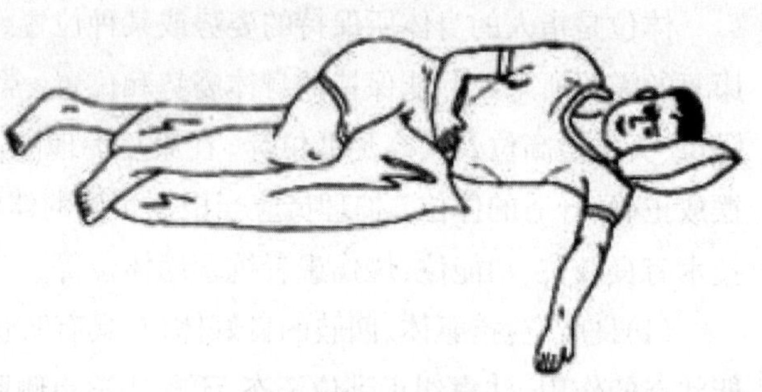

图 5-2-1　患侧卧位

(2)健侧卧位:即健侧肢体在下方,患侧肢体在上方的侧卧位。此体位避免了患侧肩关节的直接受压,减少了患侧肩关节的损伤,但是限制了健侧肢体的主动活动。取健侧卧位时,将合适的软枕效于患者的头下,胸前放一软枕。患肩充分前伸,患侧肘关节伸展,腕、指关节伸展放在枕上,掌心向下。患侧髋关节和膝关节尽量前屈90°,置于体前另一软枕上,注意患侧踝关节不能内翻悬在软枕边缘,以防造成足内翻下垂。健侧肢体自然放置(图5-2-2)。

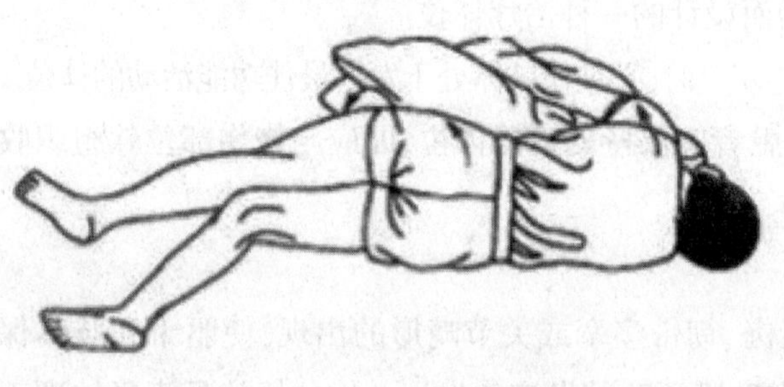

图 5-2-2　健侧卧位

(3)仰卧位:即面朝上的卧位。这种体位容易受紧张性反射的影响,极易激发异常反射活动,从而强化患者上肢的屈肌痉挛,因此,应尽量缩短仰卧位的时间或与其他体位交替使用。仰卧位时,患者使用的软枕不宜太高,以防因曲颈而强化了患者的痉挛。患侧肩下垫一厚软垫,使肩部上抬前挺,以防肩胛骨向后痉挛,患侧上臂外旋稍外展,肘、腕关节伸直,掌心朝上,手指伸直并分开,整个患侧上肢放置于枕头上。患侧髋下放一枕头,使髋向内旋,患侧臀部、大腿外侧下放一枕头,其长度要足以支撑整个大腿外侧,以防下肢外旋,膝关节稍垫起使微屈并向内。足底不放任何东西,以防增加不必要的伸肌模式的反射活

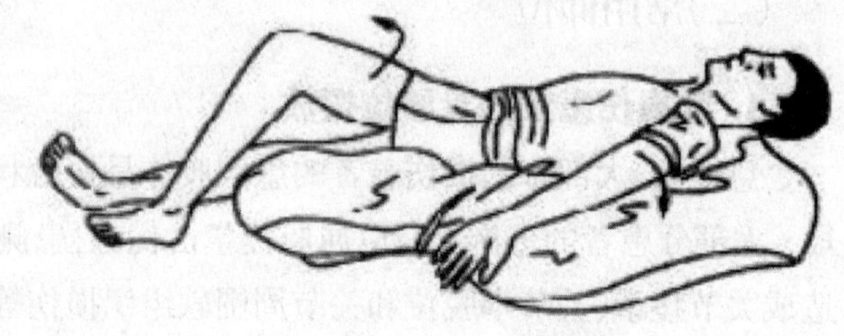

图 5-2-3　仰卧位

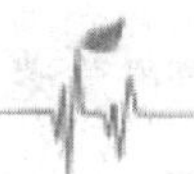

动(图 5-2-3)。

(4)床上坐位：当病情允许，应鼓励患者尽早在床上坐起。但是床上坐位难以使患者的躯干保持端正，容易出现半卧位姿势，助长躯干屈曲，激化下肢伸肌痉挛。因此在无支持的情况下应尽量避免这种体位。

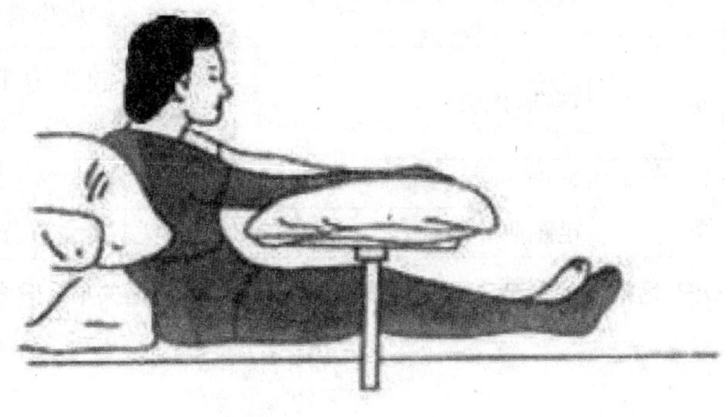

图 5-2-4　床上坐位

取床上坐位时，患者背后给予多个软枕垫实，使脊柱伸展，达到直立坐位的姿势，头部无须支持固定，以利于患者主动控制头的活动。患侧上肢抬高，放置于软枕上，有条件时可给予一个横过床的可调桌子，桌上放一软枕，将患者的上肢放在上面(图 5-2-4)。

2. 骨关节疾病患者的功能位摆放

功能位有利于肢体恢复日常生活活动，例如梳洗、进食、行走等，即使发生痉挛或僵直，只要做出最小的努力即可获得最基本的功能。临床上，常采用绷带、石膏、矫形支具、系列夹板等将肢体固定于功能位。

(1)上肢功能位：肩关节屈曲 45°，外展 60°(无内、外旋)；肘关节屈曲 90°；前臂中间位(无旋前或旋后)；腕关节背伸 30°~45°并稍内收(即稍尺侧屈)；各掌指关节和指间关节稍屈曲，由示指至小指屈曲有规律地递增；拇指在对掌中间位(即在掌平面前方，其掌指关节半屈曲，指间关节轻微屈曲)。

(2)下肢功能位：下肢髋伸直，无内、外旋、膝稍屈曲 20°~30°，踝处于 90°中间位。

3. 烧伤患者抗痉挛体位

烧伤急性期，正确的体位摆放可减轻水肿，维持关节活动度，防止痉挛和畸形，使受损的功能获得代偿。烧伤患者常常感觉非常不适，多采取长期屈曲和内收的舒适体位，极易导致

表 5-2-1　烧伤患者的抗痉挛体位

烧伤部位	可能出现的畸形	抗痉挛体位
头面部	眼睑痉挛，小口畸形	戴面具
颈前部	屈曲痉挛	去枕，头部充分后仰
肩	上提、后撤、内收、内旋	肩关节外展 90°~100°并外旋
肘	屈曲并前臂旋前	肘关节处于伸展位
手背部	MP 过伸，PIP 和 DIP 屈曲，拇指 IP 屈曲并内收，掌弓变平(鹰爪)	腕关节背伸 20°~30°，MP 屈曲 90°，PPI 和 DIP 均为 0°，拇指外展及对掌位
手掌部	PPI 和 DIP 屈曲，拇指 IP 屈曲并内收	MP、PIP 和 DIP 均为 0°，拇指外展，腕背伸 20°~30°

(待续)

表 5-2-1(续)

脊柱	脊柱侧凸,脊柱后凸	保持脊柱成一条直线,以预防脊柱侧弯,尤其是身体一侧烧伤者
髋	屈曲、内收	髋关节中立伸展位;如大腿内侧烧伤,则髋关节外展 15°~30°
膝	屈曲	膝关节伸直位
踝	足趾曲并内翻	踝关节背屈 90°位,防止跟腱挛缩

DIP:远端指间关节; PIP:近段指间关节;MP:掌指关节; IP:指间关节

二、体位转换技术

(一)体位转换训练的意义

体位转换训练包括卧位的翻身训练(仰卧位与侧卧位的相互转换)、由卧位到坐位的转换及由坐位到立位的转换。正确适宜的体位转换不仅可以预防压疮和肌肉萎缩,对于保持关节活动范围、预防呼吸道感染、改善全身血液循环也有一定的作用,也是进行其他康复治疗及患者日常生活活动训练的重要前提。

(二)体位转换的方法

1. 翻身训练

(1)仰卧位到侧卧位的翻身训练

• 一人协助患者翻身法:患者仰卧位,双膝立起,脚跟靠近臀部,双手十指交叉,双臂尽量上举,头和肩一起抬起;护理员站在患者肩和腰的中间位置,一手扶托患者肩部,一手扶托髋部,轻推患者转向对侧(图 5-2-5)。

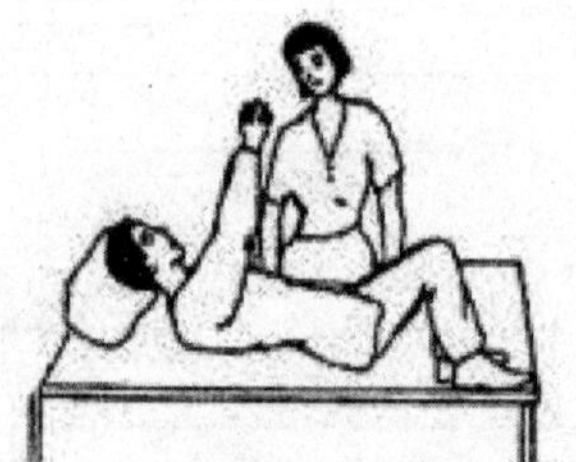
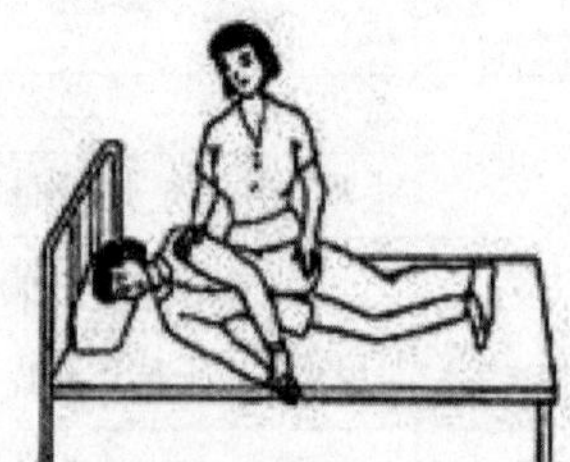

图 5-2-5　仰卧位一人协助翻身法

• 两人协助患者翻身法:患者仰卧,双手置于腹部或身体两侧;护理员站在床的同侧,一人托住患者颈肩部和腰部,另一人托住患者臀部和膝部;两人同时抬起患者移向自己,然后分别扶住颈、肩、腰、膝部,轻推患者转向对侧(图 5-2-6)。

• 主动转换法：患者仰卧，两手交叉紧握，双臂伸直上举；双膝立起，脚跟尽量向臀部靠拢；抬起头部与上半身向左或右转动全身(图 5-2-7)。

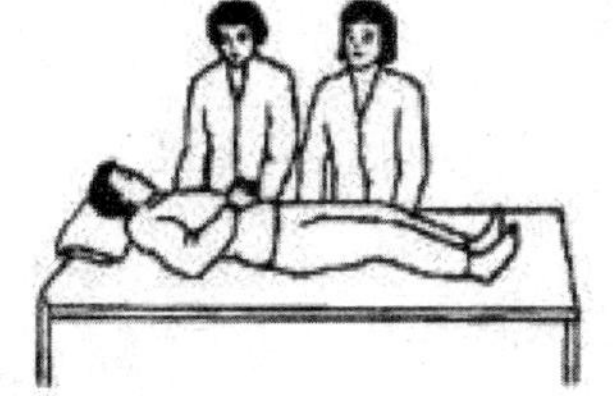
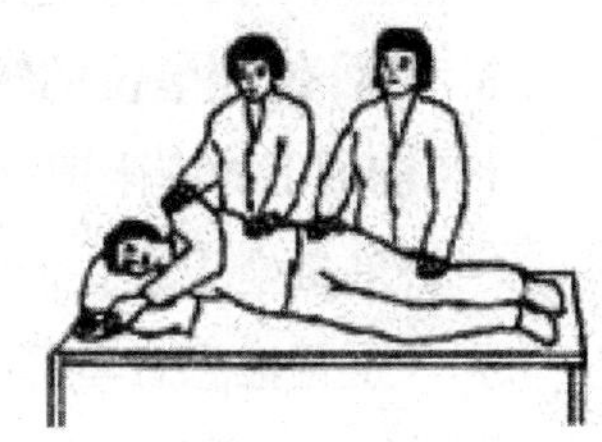

图 5-2-6 仰卧位两人协助翻身法

(2)侧卧位到仰卧位的翻身训练

• 辅助下的翻身训练：先将患者头面部转为面向上方；护理员的双手分别放在患者肩和髋的上面；轻推肩、髋将其翻为仰卧(图 5-2-8)。

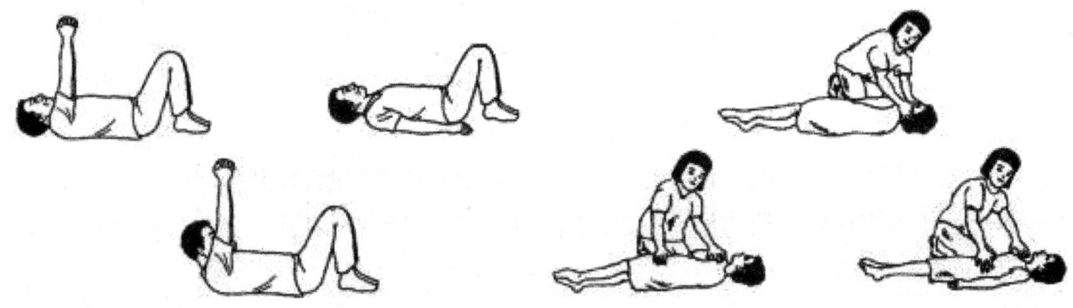

图 5-2-7 仰卧位主动翻身训练　　图 5-2-8 侧卧位辅助下的翻身训练

• 主动转换法：患者先将头转为面部向上；上方的上、下肢向后放至靠近床；翻身成为仰卧位；再练习向另一侧翻为侧卧位，然后转向卧位。重复多次，直到可以随意翻身(图 5-2-9)。

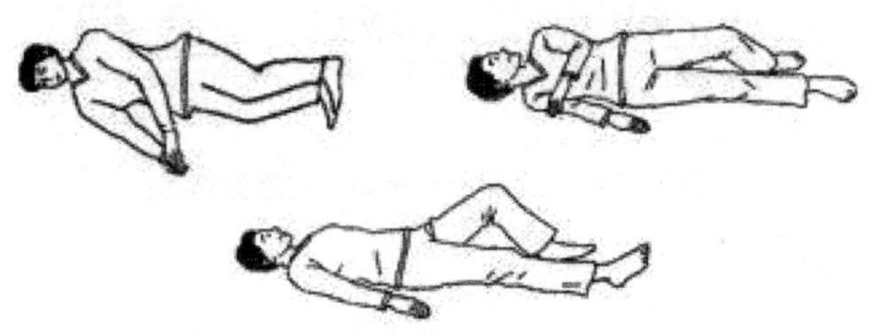

图 5-2-9 侧卧位主动翻身训练

2. 侧卧位到坐位的转换法

(1)辅助完成的起坐训练

• 患者侧卧位，护理员跪于患者背后，双手放在其肩部。

• 嘱患者双手撑起，护理员双手提起其双肩，辅助其撑起。

• 让患者先用手撑着坐，再过渡到不用手撑坐着(跪坐或双脚移到前面坐)。双侧分别练习(图 5-2-10)。以后逐渐减少辅助，最终让患者自己练习由侧卧向坐位转换，方法同前。

(2)独立完成的起坐训练

• 患者侧卧位。

• 先用双肘撑起上身，再用双手撑起。

• 然后不用手撑坐起(图 5–2–11)。

3. 仰卧位到坐位的转换法

(1)辅助下的起坐训练

• 护理员坐于或立于患者一侧。

• 一手臂抱患者肩部，一手扶其肘部,帮其抬头抬肩。

• 患者移动双手，伸直其双上肢支撑坐起。

• 双手前移,支撑着保持坐位。

• 逐渐双手不支撑着坐（图 5–2–12）。

护理员也可双手握在一起，让患者抓紧双腕,将其由卧位拉至坐位(图 5–2–13)。

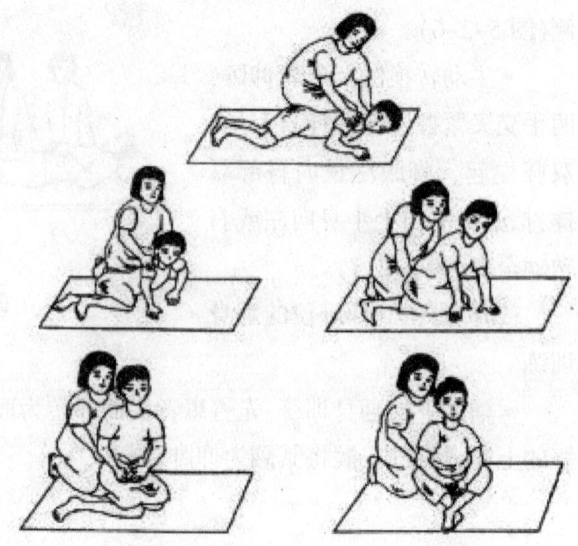

图 5–2–10　侧卧位辅助下的起坐训练

如果患者不能用双手拉,则让其双手握紧,护理员拉患者双腕,使其坐起(图 5–2–14)。

等患者上肢有一定的肌力后,可在床边固定拉环,教患者拉着铁环坐起,因为拉环坐起更容易些(图 5–2–15)。

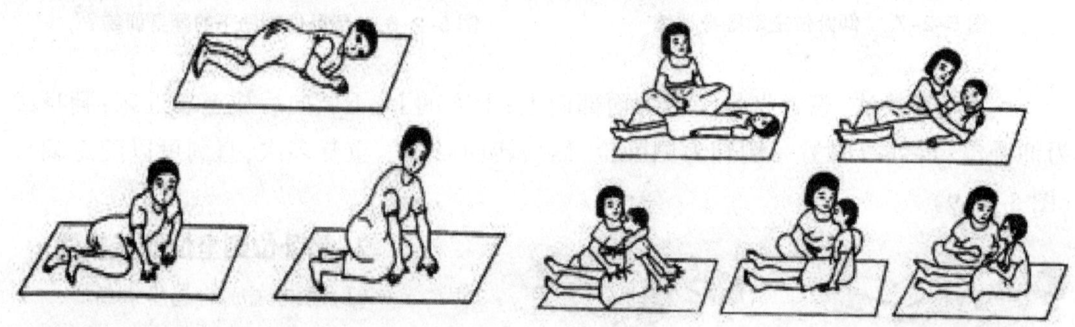

图 5–2–11　侧卧位独立起坐训练

图 5–2–12　仰卧位辅助下的起坐训练(1)

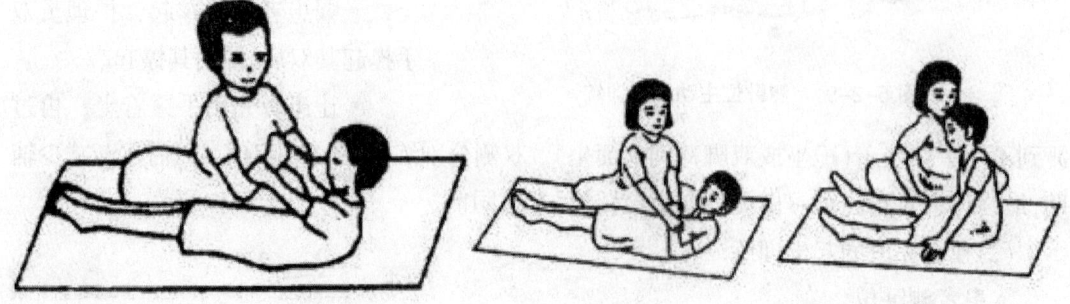

图 5–2–13　仰卧位辅助下的起坐训练(2)

图 5–2–14　仰卧位辅助下的起坐训练(3)

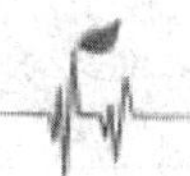

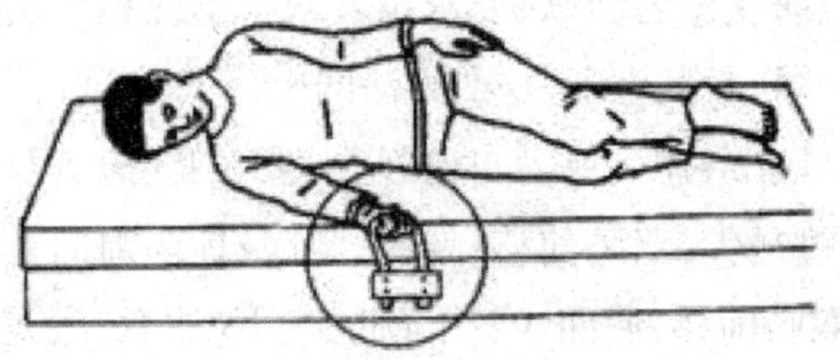

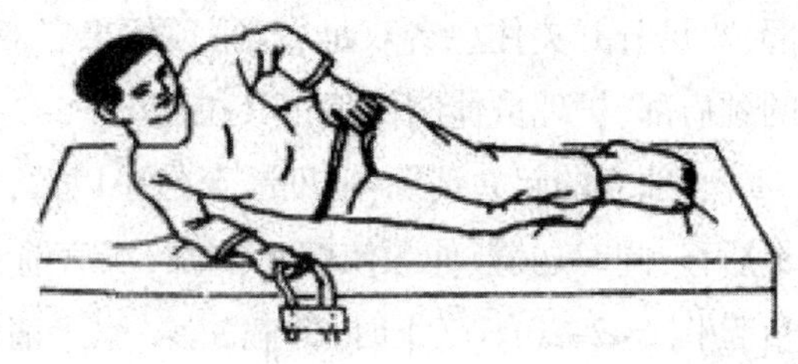

图 5-2-15　仰卧位辅助下的起坐训练(4)

(2)独立的起坐训练

- 患者仰卧位,先用双肘撑起上身。
- 再用双手撑起。
- 然后不用手撑坐起(图 5-2-16)。

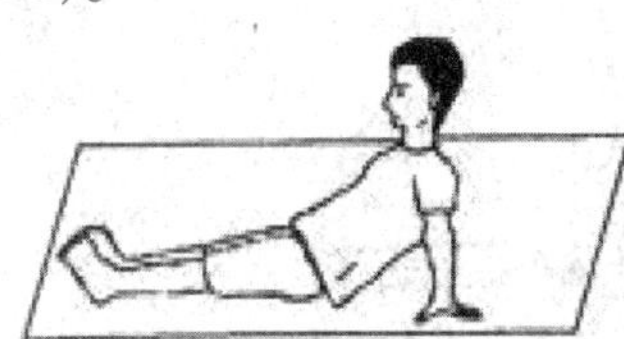

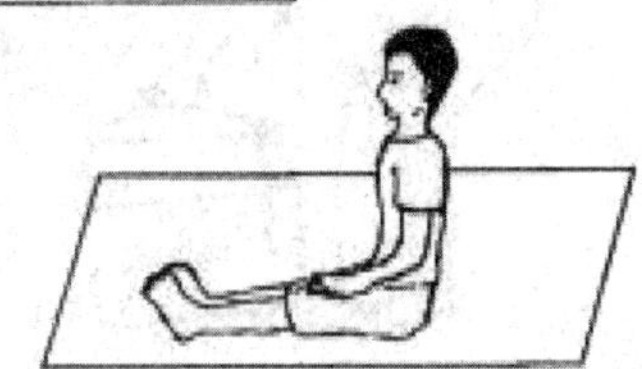

图 5-2-16　仰卧位独立起坐训练

4. 坐位到立位的转换法

坐位到立位训练的前提是已达到坐位静态或动态平衡。

(1)两人帮助起立

- 护理员分别立于患者两侧,各伸出一只手与对方交叉,抱患者腰或握住患者腰带。
- 另外一只手抱着患者屈曲地靠近自己一侧的前臂并握住手。
- 要求患者双足稍后移,躯干前倾,站起(图 5-2-17)。

(2)一人帮起立方法

- 侧帮式:护理员立于患者一侧,屈髋膝,前倾,一手扶患者背部或抓其腰带,另一手托起其屈肘的前臂或握住手;让患者双足放平稍后移,躯干前倾,站起(图 5-2-18)。
- 前帮式:护理员立于患者面前,要求患者双足踏稳、躯干前倾;.双手抱住患者肩或髋

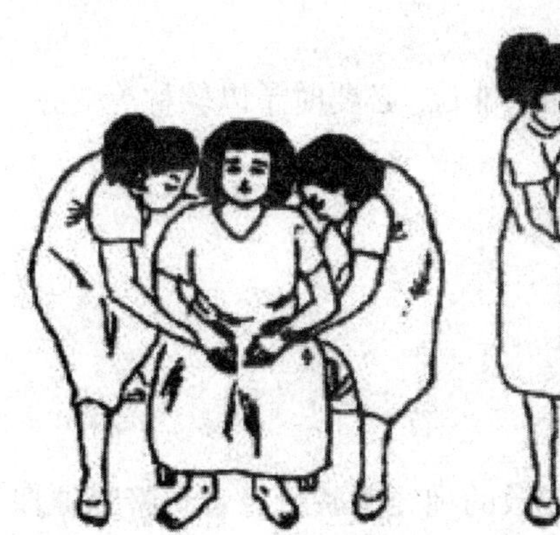

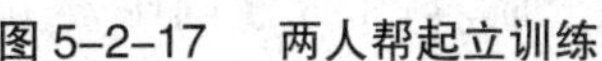

图 5-2-17　两人帮起立训练

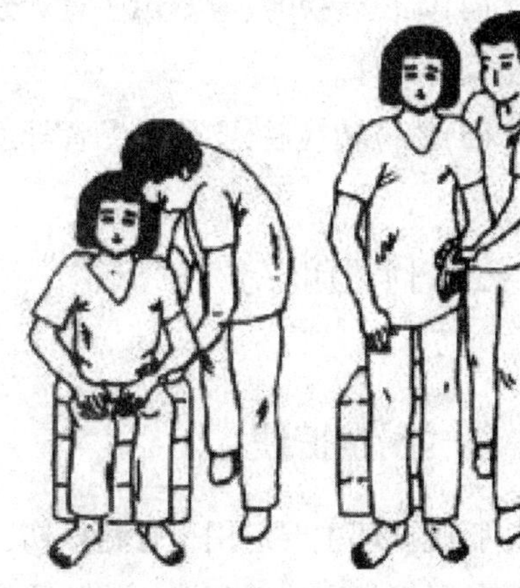

图 5-2-18　侧帮式起立训练

部,双足分开夹住患者双足,双膝顶住患者双膝以防止患者腿软;要求患者双手抱住护理员的颈肩部,护理员伸髋伸膝将其拉起(图 5-2-19)。再教其坐下,扶的方法同上。

• 独立的起立训练:辅助减至最小以后,可口头指导患者练习自己起立。要领是:患者双足后移,同时屈髋、伸颈使躯干前倾;双肩前移越过足尖,双膝前移,伸髋、膝,身体向前向上站起(图 5-2-20)。坐下时,伸髋屈膝,躯干前倾,双膝前移、屈曲,身体降低,坐下(注意:床太低或太高都不行)。

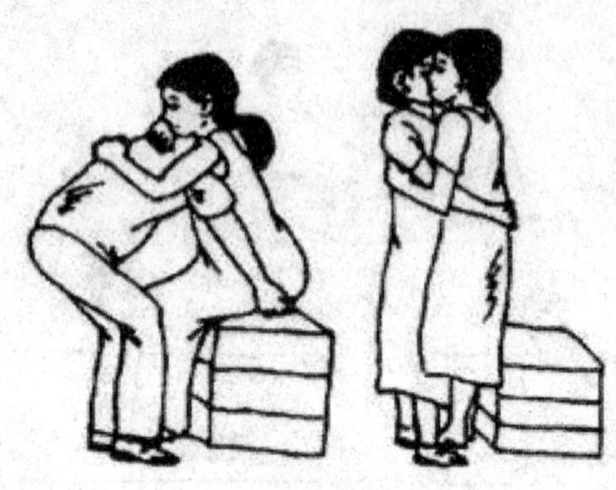

图 5-2-19　前帮式起立训练

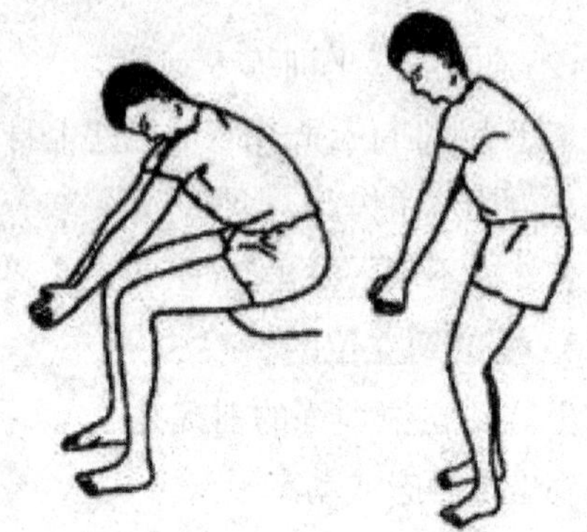

图 5-2-20　独立的起立训练

(三)体位转换的注意事项

(1)根据患者的病情、康复治疗和护理的需要,选择适当的体位和转换方式、间隔时间,一般每 2 小时体位转换一次。

(2)体位转换前,应向老年人说明体位转换的目的和要求,取得其理解与配合。

(3)操作过程中,应做到动作轻稳,并鼓励患者尽量发挥自己的残存功能,同时予以必要的指导和协助。

(4)体位转换时,应密切注意观察全身皮肤、局部受压及肢体血液循环等情况,发现异常应当及时处理。

(5)体位转换后,要确保患者舒适、安全,并保持肢体的功能位。必要时予以软枕等支撑。

三、排泄训练

(一)膀胱护理

膀胱护理主要应用于脊髓损伤、脑卒中、颅脑损伤等导致的神经源膀胱患者。膀胱护理的目的是恢复和改善患者的膀胱功能,重新训练反射性膀胱。降低膀胱内压力,减少残余尿,控制和消除泌尿系统并发症,提高患者的生活质量。需注意,无严重输尿管膀胱逆流且泌尿

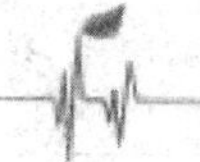

系统感染得到控制时，才能进行此训练。

1. 尿潴留的护理

膀胱内潴留大量尿液而不能自主排出，称为尿潴留。患者主要表现为下腹胀痛、排尿困难。护理原则为促使膀胱排空，减轻患者痛苦。

(1)膀胱管理的方法

①间歇导尿法：对于病情稳定，可以适当限制饮水量，无泌尿感染和尿液反流的老年人可以实施间歇导尿。间歇导尿法是较好的治疗方法，尤其适用于女性患者，且泌尿道感染率较低，并发症少。

间歇导尿法应注意以下几点：

- 严格遵循无菌原则。
- 每日饮水量应限制在1500~2000毫升，并于6:00~20:00平均分配饮水量，每次不超过400毫升。
- 每4~6小时导尿1次，睡前导尿管开放留置。
- 睡前3个小时避免饮水。
- 指导老年人不要饮利尿饮品，如茶、汽水、糖水、西瓜等，避免引起口干的食物，如含味精的食物等。

②留置导尿：留置导尿是一种非常简便的护理措施，但极易引起泌尿系统感染。对尿潴留而又无法接受间歇导尿的患者可以采用留置导尿。

(2)进行排尿训练

①盆底肌肉训练：嘱患者在不收缩下肢、腹部及臀部肌肉的情况下自主收缩耻骨、尾骨周围的肌肉。

②尿意习惯训练：训练应在特定的时间进行，如餐前30分钟、晨起或睡前，鼓励患者入厕排尿。

③激发技术：定时对患者的排尿刺激点进行不同方法的刺激，促进恢复排尿功能。

④瓦氏(Valsalva)屏气法：患者采取坐位，身体前倾，腹部放松，训练患者收缩腹肌，从而增加膀胱及盆底部的压力，促使尿液排出。

⑤克勒德(Crede)手压法：双手拇指置于髂嵴处，其余手指放在下腹部膀胱处，用力向盆腔压迫，帮助排尿。

即使昏迷患者，留置导尿管也应定期开放，以利于排尿肌功能恢复。排尿训练时需注意：

- 不知有无尿失禁或尿污染时，尽量不用尿垫，男性患者可将特殊的塑料排尿器用纱布固定在会阴部。
- 能够保持坐位的患者，最好使用坐式便盆，在厕所内排尿。
- 为方便偏瘫患者乘轮椅活动，厕所的门要宽大，入口处用拉帘，坐盆周围装扶手和备有卫生纸等。

(二)肠道护理

肠道护理技术的目的是帮助患者建立排便规律,消除或减少由于失禁造成的难堪,预防因便秘、腹泻与大便失禁导致的并发症,从而提高患者的生活质量。

1. 便秘的护理

(1)取得合作。

(2)调理饮食。

(3)养成定时排便习惯。

(4)选择合适的姿势和便器,卧位排便时使用橡皮囊式便盆,能坐位排便时使用坐式便盆。

(5)手法按摩腹部:患者取屈膝仰卧位,用手掌延升结肠、横结肠、降结肠、乙状结肠方向,即自右下腹-右上腹-左上腹-左下腹做环形按摩。

(6)药物软化粪便:应用缓泻剂或肛门用药等。

(7)指间刺激法:对于肛门括约肌痉挛者,可采用指尖刺激法。

(8)灌肠法:适用于经过上述处理后仍无法排便者。

2. 大便失禁的护理

大便失禁是指肛门括约肌失去控制能力,粪便不自主地排出。护理原则是帮助患者控制大便。

(1)饮食调理:在无肠道感染的情况下,应减少调味品及粗糙食物的摄入。

(2)及时给予便器:了解患者的排便时间、规律,观察排便前表现。

(3)刺激肛门收缩:对肛门括约肌松弛的患者,可用特殊电极对肛门括约肌进行低频脉冲刺激,以增加肛门括约肌的紧张度。也可用手指按压弹拨刺激肛门括约肌收缩,或指导患者做抬臀、缩肛、提肛练习等(需要在医护示范后操作)。

(4)皮肤护理:保持被服清洁干燥,及时清洁会阴及肛周皮肤,如有感染及时处理。

四、吞咽训练

(一)吞咽训练的目的

(1)改善摄食吞咽的功能。

(2)改变或恢复经口进食的方式,早日拔除鼻饲管、咽造瘘、胃或空肠造瘘等。

(3)预防和减少并发症,如食物误吸导致的肺部感染。

(4)改善患者的营养状态,增强患者康复的信心,有利于其他功能障碍的恢复。

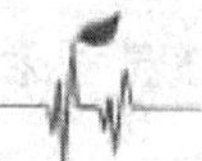

(二)吞咽训练的原则

(1)综合评估:确定患者的吞咽障碍程度和吞咽障碍类型。

(2)个体化:针对不同的患者,制订不同的吞咽训练方法。

(3)循序渐进:根据患者的功能障碍情况进行治疗和训练,并逐步增加进食量。

(4)治疗和训练相结合:在训练的基础上,通过合理的刺激,促进吞咽障碍的功能恢复。

(三)吞咽训练的方法

1. 基础训练

(1)口腔器官运动训练

①下颌练习:把口张开至最大,维持5秒,然后放松;将下颌向左右两边移动,维持5秒,然后放松。

②腮部练习:紧闭嘴唇,鼓腮,维持5秒,放松,再将空气快速地在左右面颊内转移,重复做5~10次。

③唇部练习:咬紧牙齿,说"yi",然后拢起嘴唇,说"wu",轮流重复5~10次。

④舌训练:舌向前、左、右、上、下各个方向主动运动,或用纱布包住患者舌头,用力向各个方向被动运动。

(2)冷刺激:可将棉签在碎冰块中放置数秒钟,将冰的棉签置于患者口内前咽弓处的垂直方向摩擦4~5次,然后做一次吞咽动作。

(3)呼吸训练和有效咳嗽训练(图5-2-21)。

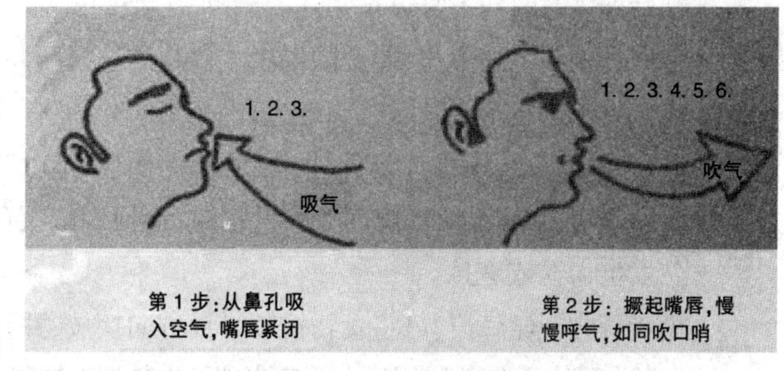

图5-2-21　呼吸训练和咳嗽训练

2. 摄食训练

(1)进食体位:根据患者身体状况、饮食习惯及吞咽障碍的程度,选择安全有利于进食、又容易让患者接受的体位。常用体位有半坐位和卧位。通常取半坐位,身体靠近餐桌,卧床患者取健侧在下方的侧卧位。将食物及用具放在便于取用的位置,必要时将碗盘用吸盘固定。

(2)食物的选择

- 密度均匀。
- 有适当黏性而不易松散。
- 易变形,以利于通过口腔和咽部。
- 不易在黏膜上残留。
- 以偏凉食物为宜。

(3)喂食方法

• 掌握一口量,嘱患者一口一口地下咽。

• 帮助患者用健手将食物放在患手中,再由患手将食物放于口中,以训练患手、健手功能的转换。

• 老年人如患手麻痹而又不易恢复时,则训练其健侧手功能;若单靠健手吃饭,应备有一个装放餐具的小盒,或在食具下垫上金属板、硬纸板或毛巾等,使之稳固易于持拿。

• 麻痹症状轻的患手,开始训练时使用叉或匙,而后逐渐改用筷子;对不能完成精细动作的患手,可用健手辅助。

• 有吞咽功能障碍的患者,必须先做吞咽功能的训练后再进行进食训练。要先用浓汤类或半固体类的食物,每次食物量不宜过多,并尽量放在舌后部,饮水要用吸管,并防止呛咳。

• 应用薄而小的勺子从老年人患者的健侧喂食,尽量把食物放在舌根部。

• 患者单手用勺进餐时,为了便于患者单手抓握进餐用具,可将餐具手柄加粗或使用辅助用具。

• 用带叉的两用勺吃饭较容易、方便。

(4)注意事项

• 创造一个良好的进食环境。

• 开始训练时时间不宜过长。

• 掌握吞咽训练的方法、喂食的方法、食物的选择及并发症的监测等。

• 成人每次进食量不宜超过 300 毫升。

• 进食后 30 分钟内不宜翻身、扣背、吸痰等操作(抢救等特殊情况除外)。

• 若出现噎食等现象,应随时观察并记录,以便调整饮食。

• 勿发生误饮或窒息。

• 患者若为视觉障碍,可将食物按顺时针方向摆放,并且告知患者食物的种类和口味。

• 患者尽可能不在床上吃饭,如果患者能够在轮椅上持续端坐 30 分钟,则应在轮椅上吃饭。

• 根据患者往日的饮食习惯和吞咽功能改善,可逐渐增加所进食物种类,以增加患者的食欲。

• 根据病情的恢复情况随时调整饮食,逐渐过渡至普食。

五、呼吸功能训练和排痰技术

(一)呼吸功能锻炼

1. 目的

掌握最有效的呼吸方法,增大换气量;增强耐久力,促进肺内分泌物的排出;加强膈肌和

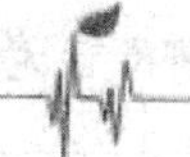

辅助呼吸肌的活动;改善脊柱和胸廓的活动状态,维持正确姿势。

2. 种类和方法

通常利用吹气囊、吹蜡烛的方法和胸廓向上抬举、上肢外展扩大胸廓的辅助性呼吸运动以增加肺活量,防止肺功能下降和肺栓塞;有胸式呼吸训练法、吸气呼吸训练法和腹式呼吸训练法。

(二)排痰技术

排痰技术又称为气道分泌物去除技术, 具有促进呼吸道分泌物的排出、维持呼吸道通畅、减少反复感染的作用。排痰技术主要包括有效咳嗽训练、辅助咳嗽训练、体位引流、叩击、振动等方法,现主要介绍体位引流。

1. 体位引流的定义

借助于重力和震动协助患者排痰的方法,摆好体位,用机械刺激,结合扣打或振动促进咳嗽排痰。

2. 适应证

(1)年老体弱、久病体虚、胸部手术后、疼痛等原因,不能有效咳出肺内分泌物者。

(2)慢性支气管炎、肺气肿等患者发生急性呼吸道感染及急性肺脓肿痰量多(痰量在300~400 毫升/天)且黏稠并位于气管末端者。

(3)潴留分泌物长期不能排清者,如支气管扩张等。

(4)某些特殊检查前的准备,如支气管镜、纤维镜、支气管镜等。

3. 禁忌证

(1)疼痛明显、认知障碍或不合作者。

(2)内外科急重症患者,如心肌梗死、心功能不全、肺水肿、肺栓塞、急性胸部外伤、出血性疾病等。

4. 原则

痰液的潴留部位位于高处,使不同肺段的痰液向主支气管引流(图 5-2-22)。

5. 注意事项

- 不允许安排在饭后立即进行体位引流,应在饭后 1~2 小时或饭前 1 小时进行头低位引流, 防止胃食管反流、恶心和呕吐。

- 引流过程中需注意生命体征的变化,如面色苍白、口唇青紫、脉搏加快等。

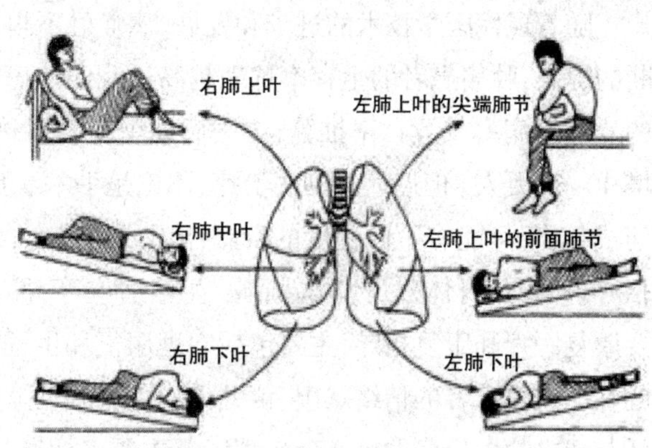

图 5-2-22　体位引流的部位与体位

第三节 肿瘤患者的康复护理

肿瘤是机体在各种致瘤因素作用下,局部组织的细胞在基因水平出现异常,不能对其生长的正常调控,导致异常增生而形成的新生物。这种新生物常形成局部肿块,因而得名。肿瘤分为良性和恶性两大类,平常所谓“癌症”,泛指所有恶性肿瘤,包括癌和肉瘤。癌症是造成我国居民死亡的主要原因。据统计,我国每年新发癌症患者220万例,因癌症死亡人数为160万。而且,近年来癌症的发病率呈上升趋势,按照当前的趋势估计,到2020年,我国每年癌症的新发患者数可能达到550万,每年因癌症死亡的人数将可能达到400万。癌症发病率上升的主要因素是人口老龄化,其次,吸烟和大气污染、生活方式和饮食结构改变等因素也是造成癌症发病率上升的原因。例如,饮食结构的改变、膳食习惯西化是造成结肠/直肠癌发病率上升的主要原因。在我国的癌症谱中, 肺癌和乳腺癌分别占据男性和女性癌症发病率的首位。男性恶性肿瘤发病前十位分别为肺癌、胃癌、肝癌、结肠/直肠癌、食管癌、膀胱癌、胰腺癌、白血病、淋巴瘤、脑肿瘤;女性恶性肿瘤发病前十位分别为乳腺癌、肺癌、结肠/直肠癌、胃癌、肝癌、卵巢癌、胰腺癌、食管癌、子宫癌、脑肿瘤。随着环境因素、生活方式的改变,癌症一级预防措施的有效实施,癌症的发病率也会有相应的改变。例如,近年来胃癌、食道癌的发病率在下降,而结肠癌、乳腺癌的发病率在上升。乳腺癌和结肠癌发病率的上升与高脂饮食有关;在食管癌高发区河南林州进行的减少含亚硝胺的饮食、改良饮用水等措施显著地降低了食管癌的发病率;吸烟和肺癌的发生有密切关系,通过戒烟等措施,肺癌发病率的上升趋势已经得到遏制,而且在男性发病率已经开始下降。因此,针对癌症的病因实施一级预防措施对降低癌症的发病率有重要意义。

一、肿瘤康复治疗的重要性

随着现代医学技术的进步和发展,癌症已不再是等于死亡的代名词,随着肿瘤治愈率不断的提高,肿瘤患者的生存率越来越高。我国的癌症生存者人数尚缺乏统计数据,根据我国的癌症发病率及死亡率推算,中国癌症患者生存总人数已超过2000万人,而且每年至少递增40~60万人。但癌症的彻底治疗,不论是手术或是放射治疗、化疗和其他疗法,治疗不论如何成功,仍可能有不同程度的毒副作用或后遗症,以及在生活中所带来的各种复杂变化,包括心理障碍、身体残疾、功能障碍、生活适应等,都需要度过一个较长的康复期,在此期间需要康复医疗和康复指导,主要包括心理康复和生理康复。心理康复强调认知矫正治疗,其目的在于调整患者的情绪状况,帮助他们克服心理障碍,培养患者的希望、乐观的精神,增加生活与建立战胜疾病的信心。生理康复主要包括通过医疗锻炼、营养调理、生活起居及中医中

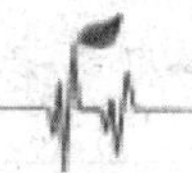

药的辅助治疗,恢复体质,提高生活质量,改善心理和生理的整体功能。癌症康复治疗贯穿于癌症患者诊治的全过程,是临床治疗的必要延续。充足的睡眠、均衡的饮食、合理的运动和良好的心理状态是保障健康的四大要素。

二、肿瘤导致的主要身体障碍

(一)疼痛

• 癌症浸润所致的疼痛:占癌症疼痛的 80%。

• 肿瘤治疗所致的疼痛:手术、放疗及化疗等抗癌治疗,可损伤神经等组织导致患者出现疼痛;手术后切口瘢痕的疼痛。

• 与肿瘤病变相关的疼痛:压疮、便秘、肌肉痉挛等都可能引起疼痛。

• 肿瘤患者因并发症而引起的疼痛:如患者合并骨关节炎、痛风、糖尿病、周围神经病变等引起的疼痛。

• 肿瘤分泌的移位内分泌素引起的疼痛。

(二)躯体功能障碍

1. 肿瘤本身引起的功能障碍

• 原发性损伤:如骨关节肿瘤破坏骨关节致肢体活动功能障碍;肝癌、肺癌压迫外膜引起的疼痛。

• 继发性损伤:如肿瘤对体质的消耗引起营养不良、贫血,长期卧床缺乏活动引起肌力减退、肌肉萎缩、关节纤维性痉挛、下肢静脉血栓形成等。

2. 肿瘤治疗所致的功能障碍

• 手术损伤:如喉癌全喉切除术后丧失发声、言语交流能力;乳腺癌根治术后肩关节活动障碍与上肢淋巴性水肿;肺癌肺叶切除术后肺呼吸功能降低。

• 放疗损伤:如骨髓造血功能抑制;鼻咽癌放疗后腮腺唾液分泌减少、颞颌关节活动功能障碍。

• 化疗损伤:如骨髓造血功能抑制、多发性神经病变。

• 心理障碍:恶性肿瘤患者从疑诊时开始到确诊后,放疗前后都可能出现震惊、恐惧、否认、淡漠、抑郁、焦虑等心理问题。病情恶化、放疗后出现严重不良反应或发生截肢、无喉、颌面缺损毁容等严重残疾时,患者的心理状况可能随之出现明显波动和恶化。这些异常心理状态使患者不能正确对待疾病,不能配合临床及康复治疗,甚至绝望而拒绝治疗。

三、肿瘤康复的适应证及措施

肿瘤康复是以改善功能状况、提高生活质量为目的，通过临床多学科协作，强调心理支持与思想开导等人文关怀，注重患者及家属健康宣教，结合物理治疗等非药物手段及传统中医观念而为患者个体化设计的治疗方法。实施对癌症患者有计划有目的的整体康复护理有助于患者正确认识疾病，树立信心，积极配合治疗，从心理上产生一种积极良好的自理状态，达到增进疗效，促进康复，提高生活质量的目的。

（一）肿瘤康复治疗及护理的适应证

- 各种恶性肿瘤的综合治疗前后。
- 癌性疼痛患者。
- 肿瘤化疗后体质虚弱者。
- 肿瘤合并情绪异常患者。

（二）肿瘤康复治疗的具体措施

(1)通过心理治疗手段，对其心理状态进行分析、引导、教育及启发，克服心理障碍。

(2)提供膳食指导，根据病情设计合理的膳食营养，改善原发疾病或治疗带来的营养不良。

(3)制订科学的运动项目、强度及频度，保持良好的体魄，为治疗的顺利进行提供体质基础。

(4)指导患者使用辅助器具，进行各种功能再训练，恢复其劳动能力，重回社会，减轻家人护理强度。

(5)语言功能训练：通过言语、吞咽训练，提高喉癌、鼻咽癌患者语言交流、经口摄食能力。

四、老年肿瘤患者的心理特点及护理

肿瘤患者一旦得知所患疾病是恶性肿瘤，心理上会产生不同程度的压力，很容易导致情绪低落、意志消沉，甚至悲观失望，丧失对疾病治疗的信心。肿瘤患者的心理特征如下：

- 恐癌心理：一般患者对恶性肿瘤的认识有不同程度的片面性，都存在恐惧心理，认为癌症是“绝症”，甚至认为癌症是“判死刑而缓期执行的人”，可谓“谈癌色变”。

- 怀疑心理：癌症患者确诊前会有疑癌心理，怀疑自己的病是不是癌症，患者心情紧张，坐卧不安，不承认自己患了绝症或病情恶化，到处求医，要求做种种特殊检查。

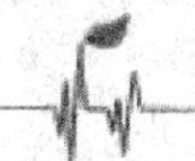

• 悲观情绪：患者一旦得知自己确实患癌症时，便产生了悲观失望的情绪，表现失望多于期待，死亡安排多于生存的打算，很少去考虑现实疾病的治疗和处理，心情不安，优柔寡断。

• 悲观心理：患者的亲戚朋友、邻里同事等，一旦得知他患了癌症都不由自主地产生同情心，并且抱着"永别"的心情去探视他，甚至过去关系疏远者也纷纷携物相送，以示关爱，然而这样的做法反而伤害了患者。患者在这种反常环境里，会认为疾病严重，使悲观情绪更甚，形成了使患者难以自拔的"恶性循环"，甚至促进患者的绝望程度。

• 化疗药物的依赖心理：患者经过一阶段适应过程后，承认了自己的"患者角色"，心情较平静，把希望寄托在各种治疗上。患者对化疗产生盲目的依赖性，单纯追求用量，较少考虑综合疗法（营养与精神疗法）和身体的整体免疫状况，有的患者经口进食困难、身体虚弱、白细胞很低的情况下，还一味要求加大化疗药物的剂量，结果产生严重的并发症。

• 抗药心理：患者害怕化疗药物对身体影响大，自己难以适应化疗药物引起的副作用，以及对化疗药物的疗效缺乏信心等。

由于上述心理反应，导致患者情绪低落，意志消沉，丧失与疾病作斗争的信心，这种心理状态会影响药物的疗效。因为越来越多的资料表明，讲究精神健康不仅能有效地预防癌症，还有利于肿瘤的消退。所以，在实施治疗时和治疗过程中，应重视患者的心理护理。肿瘤患者的生存期不仅取决于病情和治疗措施，而且与患者生物、心理、社会因素密切相关，因它既有组织器官的病理改变，同时心理、社会因素又在癌症的发生、发展及治疗中起着不可忽视的作用，沉重的心理压力和不良情绪可减弱机体免疫力，不利于身体康复。肿瘤患者在患病期间，往往会经历以下几个心理时期：

• 体验期。

• 怀疑期。

• 恐惧期。

• 幻想期。

• 绝望期。

• 平静期。

沉重的心理压力和不良情绪可减弱机体免疫力，不利于身体康复。一味的蒙蔽、隐瞒不一定能取得良好的效果。老年肿瘤患者常见心理行为问题如下：

• 人际关系改变。

• 依赖与独立的问题。

• 无用感加深。

• 对死亡的恐惧和焦虑。

肿瘤患者在疾病的不同阶段均可出现心理危机和障碍。因此，护理人员应分析各阶段患者心理特点从而进行综合评估和心理疏导。

(一)确诊阶段

患者在早期或待诊期间可表现为怀疑与否认心理。开始总想否认自己患病,当得知患上肿瘤后,又侥幸地希望自己患的是良性肿瘤,怀疑诊断的正确性。护理人员应主动热情地与患者及其家属接触,进行双向交流,建立起一种合作、指导或参与型的护患关系,使患者乐于接受护理人员传递的信息并深信不疑, 根据患者心理素质的承受能力, 分别采取不同的方式。对文化层次较低的患者一般最好暂时隐瞒病情,采取"避重就轻"的方法。比如,把肺癌说成是"肺炎"、"肺结核",把肝癌说成是"肝硬化"。尽量避免患者因"知情"而导致情绪低落,丧失继续治疗的信心,而要让患者感觉有治愈的可能,树立求生的信心,积极配合医生的治疗。多年的临床实践证明,只要患者心情愉快,就有助于治疗。但对于那些病情较重的患者,确实没有治愈的希望,只有靠治疗延缓症状、减少疼痛的最后岁月,对这类患者最好的办法是治疗初期就如实相告,才有可能使他们从容地面对现实,缓解死亡的恐惧,最终安详地离世。对于那些心理承受力较差的患者可采取保护性心理疏导。如对已明确是癌症者,可婉转地告诉患者"有恶变的可能"或"高度怀疑",并向其讲明肿瘤的良、恶性并非一成不变,良性肿瘤没有及早诊治也会发生恶性变。同时介绍一些先进的治疗手段, 教育患者正确认识疾病与治疗,帮助患者面对现实,消除心理压力,引导患者顺利配合进一步的检查和治疗。

(二)治疗阶段

经历了患"癌"的心理考验之后,多数患者心理趋向稳定,转向积极要求尽快治疗。但面对着抗癌治疗的实施,许多患者出现对手术、放疗、化疗副反应的恐惧和担忧,如有的人一提起"化疗",就会产生极大的惧怕心理,害怕会出现恶心、呕吐、脱发等不良反应。遇到这种情况,可以向患者解释,告诉他们随着医学的发展,化疗药正在向"高效低毒"的方向发展,使化疗的不良反应降到最低而效果又最好。此外,在告诉患者病情的同时,一定要让患者知道,他的病不是最糟的,是有治愈希望的。患者一旦消除了恐惧便可以从容面对,精神上的解脱将会使机体的免疫系统更好地发挥抗癌作用。由于对手术治疗有关知识的缺乏,术前患者均存有不同程度的焦虑和恐惧心理,如担心手术发生意外、术后功能障碍生活不能自理及体形改变等。根据其心理反应护理人员应配合医生全面细致地进行术前教育、术后并发症的预防,指导术后功能锻炼。

(三)晚期复发阶段

晚期癌症患者由于治疗困难,病情不见好转,症状加重或复发,出现严重的治疗反应、疾病的折磨和病情的发展,致使患者在精神和肉体上承受着巨大痛苦,当患者意识到自己将不久于人世时,感到极度悲观绝望。此时护理人员应给患者多方面的关爱和帮助,精神上多给予安抚和鼓励,耐心引导交谈,让患者表达自己的感受,宣泄不良情绪,以减轻心理压力,尽

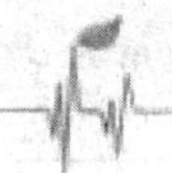

可能满足其各方面的需求，要始终给患者以希望，帮助患者正确对待疾病、治疗反应和生死，通过调动培养患者的兴趣爱好等方式，给患者以希望，激发其对生的欲望。

五、老年肿瘤患者疼痛的护理

（一）疼痛的概念

疼痛是一种不愉快的感觉和情绪上的感受，伴有实质的或潜在的组织损伤，包括痛觉和痛反应。疼痛是癌症患者常见的临床症状之一，主要与肿瘤对神经的直接浸润和压迫有关，是一种复杂的生理心理过程。疼痛能使机体消耗增加，代谢增强，出现体力不足，耐受力下降，当疼痛加剧且长时间持续时，患者会出现精神萎靡、焦躁不安、失眠、食欲不佳、营养不良等。对癌症患者来说，只有控制疼痛，才能谈得上提高生活质量。

（二）疼痛的评估

首先应该对患者的疼痛进行全面的评估，以患者的主诉为客观依据，收集详细、全面的疼痛史，包括语言反应、身体表现、生理反应、情绪反应及患者性格、疼痛部位和性质、心理、社会方面的影响、身体和神经等方面的检查信息等。

疼痛的原因大体可分为以下几种：

- 由肿瘤本身直接引起疼痛，包括肿瘤对所在器官的神经压迫；肿瘤压迫所在部位的血管，造成循环障碍等。
- 与肿瘤治疗有关的疼痛，如手术的创伤、放疗的反应、化疗药物的毒性等。
- 与肿瘤无关的疼痛，这是原有疾病引起的疼痛，如原有的痛风、神经疼痛等疾病。

评估疼痛的方法包括数字分级法和主诉疼痛程度分级法。

1. 数字分级法

数字分级法是使用数字表示疼痛的程度，由 0~10 构成，0 为无疼痛，10 为不可忍受的剧痛。让患者自己为自己的疼痛程度打个分。

疼痛程度分级方法：

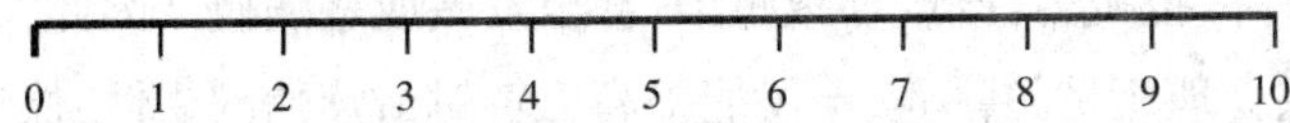

0 为无痛，0~3 为轻痛，3~7 为中度痛，7 为重度痛，10 为极度疼痛。

2. 主诉疼痛程度分级法

0 级：无疼痛。

Ⅰ级(轻度)：有疼痛但能够忍受，正常生活、睡眠无干扰。

Ⅱ级(中度)：疼痛明显，不能忍受，要求服用止痛药，睡眠受干扰。

Ⅲ级(重度):疼痛剧烈,不能忍受,需用止痛剂,睡眠受到严重干扰,可伴有自主神经功能紊乱或被动体位。

(三)疼痛的联合干预

为获得有效止痛效果必须联合使用临床干预法,这就需要制订出相应的护理措施,首先要为患者营造一个安静舒适的病房环境,让其平静接受治疗。其次要保证其有足够的休息时间以消除疲乏,应根据需要合理安排各种护理操作,不影响患者休息。同时向患者及家属讲明各种治疗方法的目的与意义,教会患者掌握放松方法,如先进的肌肉放松技术及被引导的意想,包括转移注意力、催眠、肌肉放松、呼吸技术等,这些非药物缓解疼痛的技术有助于安抚患者,提高痛阈、缓解疼痛效果。特别对早期癌症患者的轻度和中度疼痛具有一定的实用效果。此外还可配合其他治疗方法,如理疗、针灸、电疗、按摩等进一步加强镇痛效果。

药物治疗原则上按世界卫生组织提出的癌症镇痛药的三阶梯止痛法, 即根据患者的疼痛原因和程度做出准确的评估后,选择相应的镇痛药物。对轻度疼痛的患者主要应用非阿片类止痛药物(或加辅助药物);对中度疼痛的患者应选用弱阿片类止痛药物(或加辅助药物);对重度疼痛的患者应选用强阿片类药物(或加辅助药物)。每个阶梯均可加用辅助药(如安定、氯丙嗪等)或合并非麻醉性镇痛药,以增强镇痛效果,防止成瘾。护理过程中应学习掌握各阶梯药物的作用和不良反应(如便秘、呼吸抑制、镇静和嗜睡、恶心和呕吐、急性中毒、身体依赖和耐药性及精神依赖等)、复合用药的好处、最佳的用药时期及用药途径的顺序(应从口服开始,不能控制者再逐步改为皮下、肌肉或静脉注射)等,并向患者做系统地讲解,使其了解疼痛控制的有关信息,减少对药疗的担忧,加强对治疗的顺应性,以达到增强疗效,减少不良反应的目的。在镇痛药的使用阶段,还需在用药之后对疼痛再次评估,以确定镇痛效果,及时修订镇痛计划。

六、老年肿瘤患者饮食与营养的护理

据国外有关报道,约有40%的癌症患者,不是死于疾病和治疗而是死于营养不良。老年人胃肠道功能减退,肿瘤本身或抗肿瘤治疗产生的食欲缺乏,以及心理因素等很容易导致进食量减少,引起营养不良,体重下降,抵抗力降低,导致感染,甚至发展成恶病质。因此,必须重视癌症各期的营养支持。提供合理充足的营养,不仅能提高患者对治疗的耐受性,保证治疗的顺利完成,还能改善患者的生活质量,促进康复和延长生存期。

(一)胃肠道营养支持

对吞咽及消化功能正常者,提倡在肿瘤非化疗期间应以进食营养支持为主。因胃肠道营养较静脉或其他营养有很多优点,如可通过胃肠道提高机体免疫力,价格便宜,符合生理需

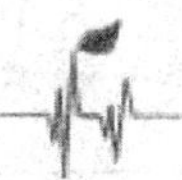

要,维持消化功能,减少并发症的发生等。因此,应深入了解患者个体的营养状态和需求,了解患者阻嚼能力、饮食习惯和嗜好,争取医生与营养师的支持和指导,让患者及家属共同参与,制订出合理又为患者乐于接受的营养计划。选择高蛋白、高热量食物并辅之以适当的维生素和矿物质。应根据病情特点及消化、吸收能力选择普通饮食、软食、半流食与流食。同时要注意患者的心理活动,做好心理疏导,努力为其营造一个优美舒心的良好的进餐环境和氛围,以增进食欲。应把胃肠道营养的必要性及优点向患者讲明,鼓励患者少食多餐,在两餐间增加适量的营养点心,让患者体会到“能自己吃一两口也好”的喜悦。还应仔细观察,了解影响进食的原因并加以解决。

- 在恶心、呕吐严重时,餐前可给止吐药。
- 教会患者放松及分散注意力的技巧,以增进食欲。
- 消除饮食中引起异味的食物。
- 餐前做口腔护理。
- 在进食前控制疼痛。
- 尽量鼓励自己进食。

(二)鼻饲营养支持

当癌症患者极度厌食或丧失吞咽能力,而消化功能正常时,可根据需要给予鼻饲或胃肠造口供给营养,采用高营养的流质饮食。在进行鼻饲营养治疗时,应注意饮食及口腔卫生。鼻饲的营养饮食要把握适当温度、浓度、定时注入,从少量(100 毫升)开始逐步增加,餐后要注意有无胃部不适、恶心、呕吐、腹胀、腹泻等症状,如有发生应及时寻找原因处理,努力使患者维持最佳的营养状态。

(三)胃肠外营养支持

化疗或放疗会增加患者能量消耗,并造成较重的胃肠道反应,引起食欲缺乏、呕吐。手术治疗造成的大面积的组织创伤及术后禁食,常使患者处于饥饿、水电解质紊乱等营养失衡状态,严重时可影响患者的生存与康复。因此,在抗癌治疗期间,对于胃肠功能障碍或饮食不佳的老年患者应积极给予静脉营养治疗,改善营养状况,提高机体对治疗的耐受性和修复力,减轻化疗的毒副作用,改善极度消瘦的全身状态,以延长生命。肠外营养治疗期间护理的重点是把肠外营养的重要性,向患者及家属讲明,并做好静脉导管的护理,如出现导管脱落、肿痛、心慌、畏冷、发热等症状应及时报告医护人员。除上述工作之外,还需对患者治疗后的营养状况进行评估并加强病情观察和监护,包括有无出血、感染、栓塞、代谢紊乱及实验室监护等,为临床治疗提供依据。

七、老年肿瘤患者的运动康复

(一)运动防癌的作用

有资料对40岁以上坚持运动的人和不运动的人各450名分别进行跟踪8年后发现,长期坚持运动者比不运动者患癌率少90%。经常运动可降低患癌风险已得到证实。最新调查结果显示,与活动量少的人相比,在日常生活中身体经常活动的人,癌症发病率大幅下降。研究小组对8万名45岁至74岁的居民实施了8年的跟踪调查,计算出他们的活动量,记录他们的患癌情况,比较活动量和癌症风险的关系。分析表明,身体活动量最多的一组男性比活动量最少的一组男性癌症发病率要低13%,特别是结肠癌和胰腺癌的发病风险下降尤为明显。女性活动量最多的一组比活动量最少的一组癌症发病率要低16%。

运动防癌的作用如下:

• 运动易杀伤癌细胞。运动时可以使肌肉产生大量的热量,易杀伤癌细胞。

• 运动增加机体的免疫力。人体免疫细胞的数量可随运动量的增大而上升,使癌细胞在形成之初就可以被消灭,另外运动本身也会加快骨髓生成白细胞的速度,增强吞噬体内癌细胞的能力。

• 运动能有效排出致癌物质。美国医学研究发现,人体吸氧量增多,呼吸频率加快,可使体内的铅、锶、镍和铍等致癌物质排出体外,从而降低癌症的发病率。

• 运动可减少体内多余的脂肪。脂肪是形成前列腺素、雌激素的基地,结肠癌、乳腺癌与这类物质关系密切,运动可减少体内多余的脂肪,从而降低此类肿瘤的发病率。

• 运动有利于癌细胞清除。运动使血液循环加快,癌细胞就好似湍流中的小沙子一样,不易停留下来,也不容易转移,且易被免疫系统清除。

• 运动有抗癌作用。大量资料证明,机体处在运动状态时,每小时从血液中分泌出的干扰素较平时要增加一倍以上,而干扰素有很强的抗癌的作用。

• 运动改善情绪、锻炼意志。运动时大脑会产生能引起人体身心愉快的物质,消除忧愁和烦恼,且运动能锻炼人的意志,从而增加战胜疾病的信心和毅力。临床资料表明,患癌症的人,大多有情绪忧郁或受到精神创伤。对他们来说,经常进行深呼吸运动、散步或跑步、柔软体操、伸展运动、游泳、骑车或参加集体运动,可给他们带来身心愉快和欢畅,可帮助消除紧张情绪,减少忧郁,改善自我形象。忧虑和烦恼常常危及人体的免疫功能,运动可帮助一些人减轻精神压力对免疫系统的损害。

(二)运动的方法与步骤

每个老年人由于身体素质、衰老程度及锻炼习惯有着很大的差异,参加健身运动的能力

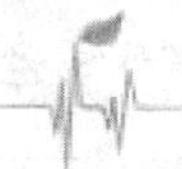

也各不相同,因此,严格掌握不同情况不同对待的原则非常重要,运动量的确定必须做到因人而异。如果运动时感到发热、微微出汗,健身运动后感到轻松、舒畅,食欲增加、睡眠改善,则表示运动量合适;如果健身运动时出现头昏、胸闷、心悸、气急,而且活动后饮食不佳、睡眠差、容易疲劳,则有可能是运动量过大。所以,建议平常不运动的老年人可以从低强度、低冲击的运动开始。老年人在运动前特别强调热身运动与缓和运动。肌力训练可依个人喜爱安排在有氧运动之前或之后。每次运动前应先做静态式的伸展操, 以改善柔软度及关节活动范围,以免造成运动伤害。同时,老年人运动还应了解运动的步骤,如运动前的热身运动、运动时逐渐增加强度及运动后的整理活动,才能达到有效的运动效果,避免运动带来的损伤。

运动的步骤如下：

• 热身运动:在每次运动开始时,应先进行 10~15 分钟的热身运动。热身时主要应该拉伸大腿后部、大腿内侧、小腿、背部的肌肉,活动肩关节、胯关节、膝关节、踝关节。肌肉伸展和关节活动的热身,目的是避免运动中肌肉和关节受到损伤,提高肌肉温度和体温,保证运动安全性。

• 运动训练过程:运动训练过程包括连续型训练,即指无间歇期的连续运动,老年人在连续运动时要根据当时的身体状况,如果感到不适要马上停止运动;间断型训练,即指运动时有间歇时间,可以完全停止运动,也可以进行低强度运动,如老年人在散步过程中可根据具体情况适当地短时休息 1~2 次,每次 3~5 分钟。

• 整理运动:在每次运动训练结束时应有恢复期,使身体有一个适应过程,以免血压下降过快,影响健康,而且避免由于突然停止运动而引起的损伤。研究发现,若停止运动 2 周,体力便开始下降;若停止数月,效果可能完全消失,体力降至训练前水平。如老年人散步,应坚持每周至少 5 天,每次步行 20~30 分钟,每分钟 100~120 步,这样才能达到运动效果。

(三)运动时间和强度

不同年龄、性别、体质的老年人,应根据自身条件选择不同的运动方式和运动量。运动强度和运动持续时间决定总的能量消耗,这些是影响锻炼效果的重要因素。许多研究证明,低强度长周期的或高强度短周期的训练, 对提高人体耐力的作用是相似的, 而运动强度较大时,骨关节损伤的可能性则随之增加了,特别是对中老年而言,情况更是如此。因此,大多数研究机构都推荐中低强度而持续时间较长的运动计划。

运动时间:运动持续时间一般要求锻炼时运动强度达到一定程度后,至少应持续 20~30 分钟以上。一般认为老年人的运动时间应以每次 20~30 分钟为宜。运动持续的时间长短与运动强度呈反比,强度大,持续时间则可相应缩短;强度小,运动时间可相应延长。体力及身体功能较差者,应从低强度运动开始,逐渐增如运动强度和运动时间。每周 3~5 次,或隔日一次即可。但对每周锻炼的次数少于 2 次,常不能有效提高人体耐力。

运动强度:运动强度可通过测量脉率来估计,即 170−年龄即为运动中允许达到的最高心率,如70岁的人运动时心率每分钟达到100次即是最高心率。运动时的心率<50%为轻度运动量,50%~75%为中等度运动量,>75%为重度运动量。也可用运动时的心率=(220-年龄)×(60%~90%),例如一名男子60岁,他锻炼时的心率范围:首先用220减去他的实际年龄60岁,得到一个数为160,再用这个数(160)×(60%~90%)就得到了一个范围,下限为96次,上限为144次,这就是这名男子在锻炼过程中每分钟应达到的心率范围。对于年龄超过60岁的老年人来说,最好选择(220-年龄)×(60±5%)更安全(表5-3-1)。

表5-3-1　老年人运动时的适宜心率表

运动项目	心率
打太极拳	90~105
快速步行	100~110
游泳100米	105~109
做广播操	110~120
打乒乓球	90~126
中距离慢跑	120~140
劳动	150~160

(四)运动安全措施

老年人的运动疗法是根据病情、功能状况、康复目标等设计的,应根据自身条件选择运动强度、频率、方式和持续时间来保证运动的安全性。

• 注意运动的时间和环境:初春的早晨气温较低、相对湿度较大,室内外温度反差较大,很容易导致伤风感冒、哮喘发作等病症。因此,早春时节到室外做运动应在太阳升起后进行。夏季尽量避免在炎热的日光照射下做户外运动,避免被太阳灼伤,并要随身携带防暑药品。初秋时节早、晚较凉爽,比较适宜做户外运动;而深秋早、晚比较冷,不宜太剧烈运动。冬季锻炼的最佳时间应是上午9至11点钟左右,并且要选择没有雾的时候进行。早晨不宜在树丛中锻炼,因为没有阳光照射,树木本身的呼吸作用会产生大量二氧化碳,长期在树林中锻炼会出现头昏、身体不适的感觉。

• 注意运动方式:老年人要根据个人条件选择运动方式和强度,并且要遵循循序渐进的原则,确定适宜的运动量和运动方式。每次锻炼时间不宜过长,一般半小时为宜。不宜选择剧烈的、较长时间低头、骤然前倾弯腰、仰卧起坐等活动,应选择平缓的运动项目,如太极拳、气功、散步等。由于老年人肌肉收缩力减退、骨质疏松亦不宜做快速下蹲、快跑等运动。

• 注意运动前准备:老年人运动时首先要注意预防运动意外、运动创伤和疾病发作。运动锻炼前应做10~15分钟的准备活动,将肌肉和关节活动开,避免运动量过于集中在某一部

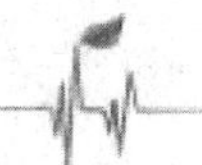

位,一有异常情况,应立即停止锻炼。运动前应对患者的健康状况有充分的认识,最好做一次全面身体检查,如有心、肺、脑等器质性疾病应按医嘱进行锻炼,并随身携带急救药品。

• 注意运动后事项:老年人运动后避免马上洗热水澡,应休息 20 分钟再后进行温水淋浴,因为全身浸在热水中,会造成广泛的血管扩张,使心脏供血相对减少。有些老年人常把吸烟作为运动后的一种休息,这十分有害的,因为,运动后心脏有一个运动后易损期,吸烟易使血中游离脂肪酸上升和释放儿茶酚胺,加上尼古丁的作用而易诱发心脏意外。

• 注意保暖:老年人体温调节功能下降,抗寒免疫能力差,容易受冷空气或风寒侵袭而引发多种疾病,因此,老年人运动时衣着应随时注意保暖,经过 10 分钟左右暖身活动后待身体温热时再逐渐减少衣服。锻炼结束后,应擦干身上的汗水,并立即增添衣服。

(五)运动时需要注意的问题

运动康复作为肿瘤患者的一种康复措施已日益被人们重视。正确的康复运动锻炼能够增强机体抵抗力,防止病情发展,减轻或消除复发的危险因素。但运动不当同样会给肿瘤患者带来危害。因此老年人要听从医生的嘱咐,适当活动。在参加体育运动时,必须注意以下问题。

• 不要盲目进行运动:盲目康复运动是指不遵循因人而异、量力而行的原则;不遵循循序渐进的运动强度;不遵循有节奏的重复有氧运动。进行盲目康复运动者往往误以为运动量越大,对身体越有益处,或运动时间越长效果越佳。因此,患者运动前应向医师咨询,以确定能否参加运动和体育锻炼,以及运动量的大小等。

• 不要起得太早:老年人为了运动锻炼起得太早是不可取。因为凌晨是中老年人心肌梗死、心律失常、脑血管等疾病的高发期,若在这时候锻炼,会诱发意外疾病发生,甚至引发突然死亡。因此,老年人最好在早晨 8~9 点钟参加运动锻炼,夏季可适当提早到 7 点钟左右。

• 不要空腹或饱餐后锻炼:运动需要消耗很多能量,而能量主要来源靠糖、脂肪的分解,空腹运动时,人体血液中血糖、游离脂肪酸浓度会显著增高。老年人由于心肌能力降低,过剩脂肪酸带来的毒性往往使老年人产生心律失常,使肝脏合成的甘油三酯增高,会引起和加重老年人的冠心病、动脉硬化症。因此早晨锻炼应吃些食物和喝杯温牛奶为好。运动前不宜饱餐,因为进食后人体内血液供应需重新分配,流至胃肠帮助消化的血量增加,而心脏供血相对减少,易引起冠状动脉相对供血不足,从而发生心绞痛。

• 不要运动过量造成疲劳:运动要循序渐进,持之以恒,平时不运动者,不要突然从事剧烈的运动。有些患者以前没有参加身体的锻炼,患病后想迅速通过高强度的运动锻炼在短时间内即获得健康的体魄,这种方式是不可取的。过量运动往往会破坏人体内外运动平衡,造成生理功能失调。平时锻炼少的人,心肺、关节等功能都必须有一个适应过程,急功近利效果只能适得其反。

• 不要突然停止运动:人在运动时,下肢肌肉血液供应量急剧增加,同时将大量血液自下肢沿静脉流回心脏。如果运动后突然静止不动,就会使下肢血液淤积,不能及时回流,心脏进血量不足会引起头晕、恶心、呕吐,甚至休克等病症,因此,运动后应继续做些缓慢的放松活动。

(六)运动项目的选择

应根据自身体质情况选择锻炼项目。另外,积极参加某些文娱活动,使自己的生活充满生气、欢乐。按照实际体力情况,做一些力所能及的工作或家务劳动,会产生一种健康感,使精神上得到满足和安慰。

八、老年肿瘤患者化疗和放疗的护理

(一)化疗的护理(图 5-3-1)

1. 化疗药物的特点

- 有些药物局部刺激大:发生药物外渗时,需应用拮抗药物处理局部。
- 有些药物全身毒性反应大。
- 药物保存条件严格、时间性强。
- 联合用药配伍禁忌多。

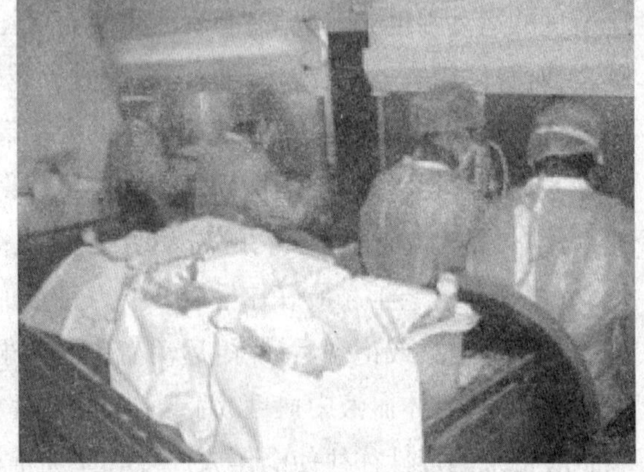

图 5-3-1　肿瘤的化疗前药物的准备

2. 化疗药物常见不良反应

(1)局部毒性反应:静脉炎或栓塞性静脉炎,胃肠道毒性反应,骨髓抑制,皮肤黏膜损害。

(2)心肌损害:一旦发现心肌损害应停药,及时治疗。

(3)肝损害

- 化疗过程中定期检查肝功能。
- 对药物有过敏史的患者,用药时需要密切关注其肝功能情况。
- 使用明显损害肝脏的化疗药物时,预防性地使用护肝药物。

(4)肺损害:用药时注意观察患者的肺功能,定期做胸部 X 线检查,并观察有无出现肺功能不全的症状和体征。

(5)肾损害

- 化疗期间特别是使用环磷酰胺时,嘱患者多饮水。
- 使用甲氨蝶呤可遵医嘱口服碳酸氢钠,碱化尿液。
- 记录 24 小时尿量,若入量正常而尿量少,可考虑使用利尿剂。

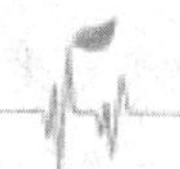

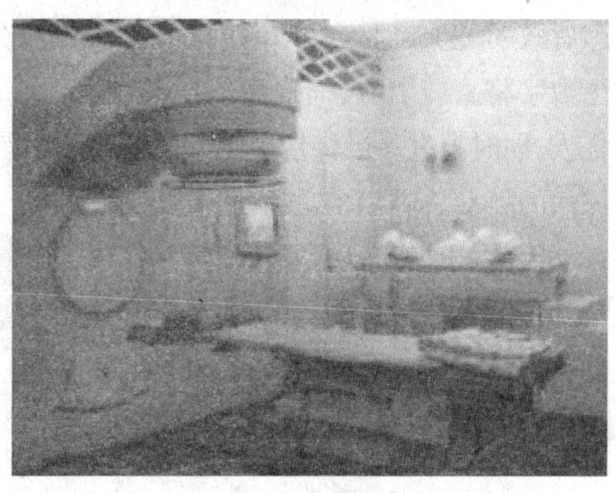

图 5-3-2 肿瘤的放疗

(二)放疗的护理(图 5-3-2)

1. 放疗的常规护理

(1)放疗前的护理:包括心理护理、营养护理及预防局部感染。

(2)放疗中的护理:针对放疗中的副反应及时对症处理,注意经常观察血象变化,给予综合治疗。

(3)放疗后的护理:特别加强对照射部位的皮肤护理,保持干燥,避免用力搓洗;食管放疗后应进细软食物;直肠放疗后应避免大便干结。

2. 放疗不良反应的观察与护理

(1)全身反应:如精神不振、食欲下降、身体衰弱、疲乏等。

(2)皮肤黏膜反应:皮肤红斑一般可自然消退,口腔黏膜溃疡可用淡盐水漱口。

(3)骨髓抑制:如白细胞减少至 3.0×10^9/L,血小板低于 80×10^9/L,应暂停放疗,遵医嘱给药物升高白细胞。

(4)消化系统:反应轻者可给予流质或半流质饮食,口服维生素 B_6、多潘立酮等;严重者要及时输液,纠正水、电解质紊乱,酌情减少照射量或暂停治疗。

(5)泌尿系统:常见膀胱黏膜充血、水肿、溃疡、出血。轻症者可服用消炎利尿药物并大量饮水;严重者暂停治疗。

(6)其他:睾丸、卵巢、角膜等对放射线特别敏感,治疗时应加以保护。

(7)后期反应:机体受照射部位数年后会出现某些不可恢复的慢性反应,称为后期反应。此反应严重影响机体功能,甚至引起大出血、窒息而危及生命。

第四节 糖尿病患者的康复护理

糖尿病是一种由遗传因素和环境因素相互作用所致的,以持续高血糖为基本生化特征的全身性代谢性障碍综合征,可导致多系统损害,特别是眼、肾、神经、心脏及血管等组织的结构改变、功能缺陷及衰竭。糖尿病是常见、多发病,随着经济的发展和人民生活水平的提高、人口老化、生活方式的改变,以及诊疗技术的进步,发病率呈迅速上升趋势,据有关资料统计,我国成人糖尿病的发病率由十几年前的 1%增长到目前的 2.5%,并以每年 1‰的速度递增,目前已成为继心血管病和癌症之后的第三大非感染性疾病,成为严重威胁人类生命健康、消耗卫生资源的世界性公共卫生问题。糖尿病联合会统计,2013 年全球糖尿病患者数量达 3.82 亿人,中国糖尿病的患病率从 30 年前的 0.67%飙升至如今的 11.6%,翻了 17 倍,总患者数超过 1.14 亿人,约占世界患者数的三分之一,已经成为世界糖尿病第一大国。未来病患数字将直线上升,而罹患的年龄则呈下降趋势,到 2035 年,世界糖尿患者口将达到 5.92 亿人,届时超过一半将是中国人。更严重的是世界卫生组织警告,糖尿病在发展中国家,因糖尿病的高发,将带来结核病的重新流行。

因此,积极开展糖尿病及其并发症的康复治疗与家庭护理是非常重要的,加强糖尿病防治知识的宣传教育,定期进行血糖检查,对糖尿病患者执行有效的心理支持和健康指导,培养良好的生活方式和习惯,预防各种并发症,提高生活质量和国民健康素质,进而改善糖尿病患者的预后与转归。

一、糖尿病的分型

- Ⅰ型糖尿病。
- Ⅱ型糖尿病。
- 特异型糖尿病。
- 妊娠糖尿病。

二、糖尿病的慢性并发症

- 眼部并发症:失明患者中 9%与糖尿病有关。
- 糖尿病肾病:约 35%新发生的终末期肾病是由糖尿病引起。
- 冠心病:约有 50%的糖尿病患者死于冠心病。
- 脑卒中:糖尿病患者脑卒中的危险比非糖尿病高 2.5 倍。
- 糖尿病性多发性神经病变:Ⅱ型糖尿病中神经病变患病率比非糖尿病高 5 倍。
- 糖尿病足:在非创伤性截肢中,糖尿病足患者占 50%以上 。

三、糖尿病的诊断标准

- 症状:多尿、多饮、多食和体重减轻。
- 随机血糖≥11.1mmol/L(200mg/dL)。
- 或空腹血糖≥7.0mmol/L (126mg/dL) 或口服葡萄糖耐量试验中 2 小时血糖)≥11.1mmol/L(200mg/dL)。
- 症状不典型者,需隔日再次证实。
- 糖化血红蛋白,反映取血前 4~12 周血糖的总水平,为糖尿病控制的重要监测指标之一。

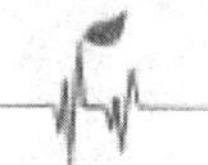

四、糖尿病的康复评估

(一)身心评估

1. 残障评估

通过对视力、肾功能、心血管功能、神经功能评估可获得相关病变的信息,作为对糖尿病的慢性并发症制订康复方案的依据,协助调整临床治疗方案。

2. 糖尿病监测

监测是糖尿病康复的保证,通过对糖尿病患者的血糖、尿糖、糖化血红蛋白、血压、体重等指标的监测,可以及时把握病情变化,并及早采取措施,调整治疗方案,保持理想的控制状态,防治急性并发症。糖尿病控制目标如表 5–4–1 所示。

表 5–4–1 糖尿病控制目标

项 目	单 位	理想值	良好值	较差值
空腹血糖	mmol/L	4.4~6.1	≤7.0	>7.0
餐后 2 小时血糖	mmol/L	4.4~8.0	≤10	>10
糖化血红蛋白	%	<6.2	6.2~8.0	>8.0
空腹血总胆固醇	mmol/L	<4.5	4.5~5.9	≥6.0
空腹血甘油三酯	mmol/L	<1.5	1.5~2.2	≥2.2
高密度脂蛋白胆固醇	mmol/L	>1.1	0.9~1.1	<0.9
低密度脂蛋白胆固醇	mmol/L	<2.5	2.5~4.4	≥4.5

(二)饮食及营养状况

饮食治疗是糖尿病最重要的基础治疗,若饮食不当、营养失衡将影响糖尿病康复。通过对饮食及营养状况的评估,可制订合理的饮食计划,以维持正常体重,促进胰岛功能恢复。

(三)运动耐力评估

在康复护理前,必须由专科医生对糖尿病患者进行运动耐力评估,以确定其心脏负荷能力及身体运动耐力,保证康复护理的安全性。

五、糖尿病的康复护理措施

糖尿病治疗方案包括血糖监测、饮食疗法、运动疗法、药物疗法及糖尿病宣教等综合疗法。不同类型的糖尿病患者康复护理方案的侧重点也略有不同。

(一)血糖监测

1. 血糖监测对老年糖尿病患者的护理是至关重要的

人体血糖随环境、进食、情绪、睡眠及工作状况等因素而上下波动,不同时间测定的血糖值很可能是不一样的,一次血糖值仅能代表当时的瞬间血糖水平。平时经常监测血糖水平能够帮助患者随时随地了解血糖变化情况, 防止高血糖发生的同时, 还有助于及时发现低血糖,并可根据血糖水平灵活地调整饮食及运动量。持久、有效的血糖控制是延缓疾病进展,减少并发症的有效措施。监测血糖还可以协助医生调整治疗方案。因此血糖监测应贯穿于糖尿病治疗康复的全过程。

2. 血糖的监测方法

通过血糖仪进行自我血糖监测是近 10 年来糖尿病患者自我管理疾病的重要手段之一(图 5-4-1),初次使用前要认真阅读说明书,注意怎样保存和保洁。采血化验时留意试纸是否在有效期内,每取一张试纸要随手盖紧筒盖。操作流程要准确(图 5-4-2):准备好采血笔,消毒指尖,接着开机,插入试纸后见滴血符号时滴合适的血量,然后等几秒钟结果就出来了。护理人员要拿小本子记录日期和测得结果。去医院看病时把测得结果给医生看,还有助于医生了解患者在院外时的血糖变化。

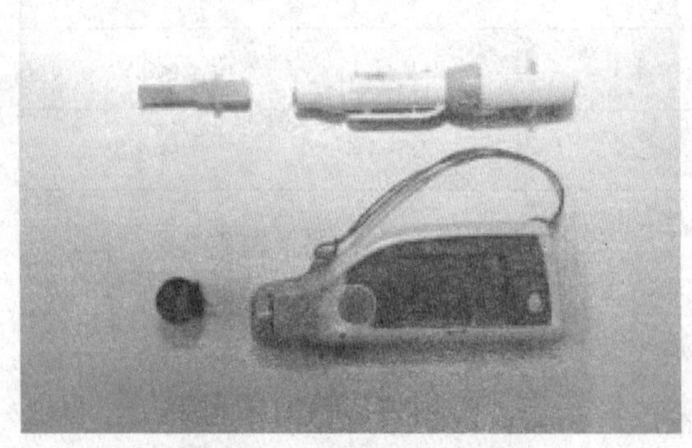

图 5-4-1　血糖仪

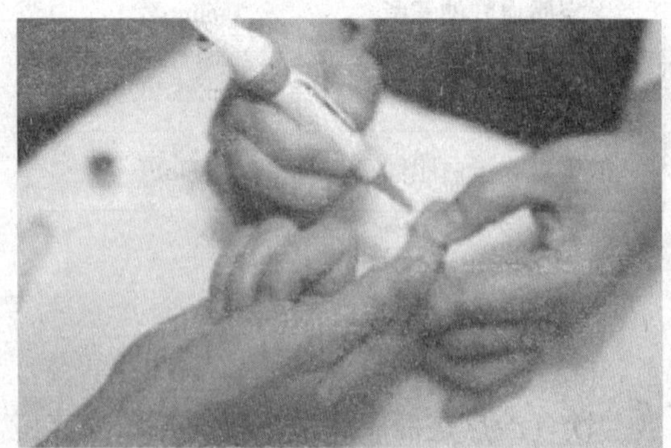

图 5-4-2　测量血糖

(二)饮食疗法

1. 饮食治疗的指导原则

饮食营养治疗是糖尿病的基础治疗,是糖尿病病程任何阶段必不可少的最基本的治疗。

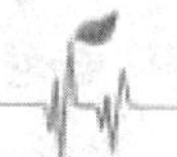

通过科学调整膳食计划，保证摄入的各种营养素能够满足患者机体的需要，同时还有助于减少药物用量或不用药物就可以有效控制血糖，从而减轻胰岛β细胞的负担，延缓各种并发症的发生与发展。

(1)严格限制总热量。根据患者的标准体重、生理条件、劳动强度估计每日所需的总热量。对正常体重的患者，热量应维持或低于理想体重；孕妇、乳母及消瘦者，应适当提高热量摄入，热量可增加10%~20%。热量分配按每日三餐分配为1/5、2/5、2/5或1/3、1/3、1/3，并可根据生活习惯、用药情况及病情控制情况做灵活必要的调整。

(2)合理搭配三大营养素。碳水化合物应占总热量的50%~60%，主张食用粗制米、面和一定量杂粮，忌食葡萄糖、蔗糖和蜜糖等食品；蛋白质含量约占总热量的15%~20%，以肉、蛋、乳、豆等优质蛋白为主，并使植物蛋白质占总蛋白质50%，尽可能利用大豆蛋白以利于心血管疾病的预防和治疗；糖尿病易并发心血管疾病，故对脂肪的质与量应予以控制，建议每日脂肪的摄入量上限是总热量的25%~30%，其中饱和脂肪酸不超过10%，而多不饱和脂肪酸应增加到10%，每日胆固醇的摄入量为200~300毫克为宜。

(3)选择合适的食物种类。饮食尽量包括谷类、肉蛋类、奶类及蔬果类四类基本食物；重视对食物纤维的摄入，如玉米、南瓜、米糠、麸皮等，膳食纤维可延缓食物吸收，降低餐后高血糖，有利改善血糖和脂质代谢紊乱并促进肠蠕动，防止便秘，每日饮食中纤维含量以不少于40克为宜，提倡食用绿叶蔬菜、豆类、块根类、粗谷物、含糖量少的水果；注意适量的维生素及微量元素供给，如锌、铬、锰等调节机体生理功能，改善胰岛素的抵抗；适量进食水果，水果一般放在两餐之间较为适宜；禁烟，限制饮酒，每日食盐摄入量在5~6克以下，以清淡为宜，忌食辛辣、油腻、煎炸、腌制食品，花生、瓜子等物脂肪含量高的食物应少吃。

2. 老年糖尿病患者应实行个体化的饮食治疗

糖尿病的临床表现十分复杂，不同年龄、性别、病情及患有不同并发症的糖尿病患者，其临床表现的个体差异很大，特别是老年糖尿病患者，由于年龄的关系，牙齿功能和消化能力都有不同程度的降低，家人及护理人员在安排其饮食的时候要考虑到这些特点，并尊重患者个人的意愿和习惯。老年糖尿病患者用餐要定时、定量、定餐次。接受胰岛素强化治疗的患者如果除三餐外还有加餐，那么加餐的次数、时间及摄食品种和数量也要相对稳定。老年人往往合并有高血压、高脂血症及体重超重，在制订食谱时考虑更要全面，要尽可能使老年糖尿病患者在良好控制血糖外，血脂、血压和体重也要达标。老年糖尿病患者在治疗过程中，由于病情不稳定或因某些原因进食量过少、胰岛素或口服降糖药物过量等，常发生低血糖现象，为此可考虑采用加餐的方法。加餐时间宜安排在低血糖好发时段前半小时，一般在早餐与中餐之间如上午10时左右，或者中餐和晚餐之间如下午4时左右。患者一旦发生低血糖应及时予以纠正，可快速给予适量温糖水、甜饮料或糖果饼干等，以防发生严重的并发症，甚至导致死亡。但要注意摄入量不可过多，以免血糖上升过高、过快。老年糖尿病患者常伴有碳水化合物、脂肪和蛋白质的代谢紊乱，因此对营养的需求有其自身特点，牛奶的营养特点决定了它比较适宜老年糖尿病患者饮用。

（三）运动疗法

用运动来治疗或预防糖尿病已得到世界上许多专家的认可和推崇。很早以前国外一位著名的医生说过："运动就其作用来说可以代替药物，但所有的药物都不能代替运动"，可见运动在人类生命与保健中的重要性。糖尿病患者只要遵医嘱，坚持饮食治疗，再加上合理运动和用药，也能达到健康长寿的目的。

1. 什么是运动疗法

糖尿病运动疗法是指采用体育运动来预防、治疗糖尿病和促进健康的方法。1935年，西方一位著名医学家提出了糖尿病治疗的"三驾马车"：饮食疗法、运动疗法和药物疗法，随着科学的发展，我们现在提出防治糖尿病要"五驾马车"：饮食疗法、运动疗法、药物疗法、血糖监测和糖尿病教育与心理疗法。其中运动疗法和饮食疗法都是控制糖尿病的"两大基石"，只有"基石"稳固，药物才能发挥出应有的效应。

2. 合理运动的好处

合理运动是指根据个人自身的身体状况、病情严重程度，选择适宜的运动环境、时间、强度，科学地进行运动。合理运动对糖尿病患者有以下益处：

(1)降血糖：据运动医学统计，运动30分钟可以使血糖降低12%~16%。有时运动结束后，降糖作用还能持续很长时间，有规律、持续的运动可以通过运动效果的积累和胰岛素敏感性的增加，使血糖控制在正常范围。

(2)降血脂：脂肪是糖尿病的诱发因素及恶化的危险因素，适当运动能够提高肌肉脂蛋白酶的活性，降低糖尿病患者血液中低密度脂蛋白、甘油三酯的浓度，同时增加高密度脂蛋白的浓度，这些变化有利于预防糖尿病心脑血管并发症，如动脉硬化、冠心病等。

(3)减轻体重、降低血压：实践证明，长期适度运动是减轻体重、控制体重的有效方法，而超重、肥胖已被公认是糖尿病的重要危险因素之一。适度运动可以减轻体重从而改善胰岛素敏感性；运动能促使安静时80%处于关闭状态的毛细血管更多地开放，还可使肌肉血管扩张，使肌肉血流增加到20倍，这样处于循环中的血流量相对减少，就起到了降血压的作用，尤其是对轻中度的高血压效果更好。

(4)锻炼各器官，增强体质：运动能增强全身机体各器官尤其是心、肺功能。另外运动还能改善肝、肾等器官的免疫功能，提高各器官对糖尿病侵害的抵御能力，以延缓糖尿病慢性并发症的发生发展，运动还可以对抗糖尿病引起的骨质疏松症。

(5)减少药物剂量：适量、定期的运动治疗，可减少降糖药物及胰岛素的使用剂量，减轻药物的副作用，提高治疗效果。

(6)放松情绪，陶冶情操，改善精神状态：运动锻炼有利于恢复心理平衡，放松紧张情绪，增强战胜疾病的信心，消除心情抑郁对大脑皮层的抑制状态，使心情保持平静、舒畅，增添生

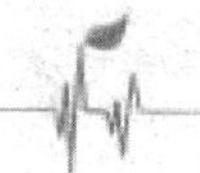

活乐趣，运动可以增加与人交流的机会，愉悦身心、改善生活质量，增强社会适应能力。

实践证明，某些早期轻型的Ⅱ型糖尿病患者，不服用药物治疗，仅靠运动疗法，配合饮食控制，就可以使血糖得以良好控制。延长运动时间比提高运动强度更有利于血糖控制，如有些病情中等的患者，在饮食加降糖药效果仍不满意时，可适当延长运动时间。

3. 运动的适应证

- 轻度和中度的Ⅱ型糖尿病患者。
- 肥胖的Ⅱ型糖尿病患者为最佳适应证。
- Ⅰ型糖尿病患者只有在病情稳定、血糖控制良好时，方能进行适当的运动。

4. 运动应遵循的原则

(1)遵循医生指导原则：糖尿病患者如决定进行运动康复，应先去咨询一下专科医生，最好能在专科医生的指导下施行。

(2)科学计划原则：科学的运动是健康的源泉，糖尿病的运动治疗需要科学计划，根据自己的身体条件、疾病的特点和禁忌证，选择适当的锻炼项目，达到健身治病的目的。

(3)有氧运动原则：美国运动学会推荐糖尿病患者以有氧运动为主，尤其是老年糖尿病患者。有氧运动的形式有慢跑、游泳、骑自行车、步行、原地跑步及有氧健身操等。

(4)循序渐进原则：糖尿病患者运动需循序渐进，运动量由小到大，运动时间由短到长，动作由易到难，使身体有一个逐步适应的过程。

(5)定时定量原则：患糖尿病的老年人应该根据循序渐进、有氧运动的原则，逐步达到自己的运动耐受量，之后最好做到运动时间固定、运动量恒定，甚至运动方式也不要变化太大。

(6)长期坚持，持之以恒原则：有资料表明，如坚持运动了一段时间，然后突然中止锻炼，超过 3 天，已获得改善的胰岛素敏感性就会随之消失，所以糖尿病运动治疗贵在坚持。坚持越久，效果就越明显。

(7)个体化原则：每个人的生理、心理都有着显著差异，制订运动计划时要充分了解个人状况，如性别、年龄、体力、劳动量、运动习惯及运动爱好等，因人因时而异。

(8)安全原则：糖尿病患者机体抵抗力下降，抗感染的能力减弱，运动时要时刻注意安全，避免碰伤、撞伤、摔伤。一旦出现这种情况要及时处理，以免伤口愈合不良，甚至感染。同时要监测血糖，防止运动中出现血糖波动，病情加重。

5. 运动时间

糖尿病患者的锻炼时间因个人习惯而不一样，有人习惯于早餐前锻炼，有人喜欢晚餐后锻炼。应于早饭或晚饭 30~90 分钟后开始锻炼较为适宜。

现在清晨的空气并不像以往认为的那样好，早餐前外出锻炼其实并不利于健康。空气污染物中较重的固体物一般降到地面，而小于 10 微米的微粒可长期漂浮于大气。白天温度较高时，地面散热，气流由下至上把污物带向空中，地面大气污染程度会减轻。夜间，因地面温度下降，污染物趋于回降，空气污染反倒加重，尤其是雾天时最为严重。锻炼时呼吸加深加快,空气中的污物、灰尘、细菌因此经呼吸道进入体内,经常吸入污染的空气,容易导致气管炎、哮喘等疾病。另外,清晨时人的交感神经兴奋性较高,心血管代偿能力较差,糖尿病患者多有心脑血管并发症,受冷空气刺激或劳累更容易发病。早餐前空腹去锻炼会有发生低血糖的可能。还有专家认为,患者清晨没有注射胰岛素时,体内胰岛素分泌少,活动过多容易产生酮症。

从理论上讲,较为适宜的锻炼时间是早餐后或晚餐后。按中国人的饮食习惯,晚餐一般比较丰盛,如果吃完晚餐后就坐着看电视,然后睡觉,很不利于血糖控制。晚餐 30~90 分钟后参加锻炼不仅有利于睡眠、降血糖,还不易发生低血糖,值得提倡。国内有研究报道认为餐后 90 分钟进行运动,其降糖效果最好。这一段时间食物消化吸收较快,特别是糖的吸收最快,因而会出现血糖瞬间增高。如果在这段时间开始锻炼,随着运动消耗能量,糖的分解代谢增强,可使餐后升高的血糖慢慢降下来,防止餐后高血糖的发生。如果患者习惯并坚持要早餐前外出锻炼,建议先喝一杯牛奶或吃几块饼干,并注意运动的强度和自身的体力相配。

其他不宜锻炼的时段也要注意避免:胰岛素作用最强时如上午 11 点不宜锻炼,如要锻炼,必须掌握好临时加餐的方法;注射胰岛素后、吃饭前要避免运动,以防发生低血糖;如伴有妊娠、腹泻、呕吐、不能进食等任何有低血糖危险的状况,以及血糖太高、胰岛素用量太大、血糖不稳定等,都要慎用运动疗法。

6. 运动量

运动锻炼应持之以恒,但运动量要合适,不能盲目地加大运动量,但运动量过小也达不到锻炼效果。运动锻炼要持之以恒,一般运动频率以每周 3~5 次为宜。身体条件较好,每次运动后不觉得疲劳的人,或者是肥胖需减肥者,可坚持每天运动 1 次,这样效果会更好,仅在周末进行突击锻炼不能达到良好的效果。每次运动时间应不少于 20~30 分钟,提倡每次 30~60 分钟。运动后微出汗,主观上有轻度疲劳感但不气喘吁吁为宜。

衡量运动量是否适合个体有很多方法,用心率计算比较简单易行。具体为:保持运动时心率在(170−年龄)×(60%~85%)左右,可认为运动量比较合适;或者更简单的方法:用 170−年龄作为运动中的适宜心率。如年龄 60 岁, 运动后心率范围=(220~60)×(60%~85%)=96~136 次/分钟比较适宜;或心率=170−年龄=110 次/分钟。通常心率和脉率是一致的。患者应学会自己测量脉率。运动结束后立即数脉率,一般数 30 秒桡动脉的搏动数再乘以 2,得出每分钟脉率:也可以数 15 秒,再乘以 4 得出每分钟脉率。如脉率超过指标,说明运动强度过大,心脏负荷过重;如脉率达不到指标,说明运动强度过小,达不到预期效果。

一般每次运动包括三个阶段,即热身运动、运动锻炼及整理放松。锻炼前用 5~10 分钟时间来热身,如揉揉肌肉、活动活动关节,可增加肌肉关节活动,增加其灵活性和协调性,提高机体对接下来运动的适应性,避免肌肉和韧带的拉伤。热身之后开始锻炼,每次运动锻炼持续时间,应根据患者的个人情况而定,刚开始可以 5~10 分钟,再 10~20 分钟,循序渐进,逐渐增至 20~40 分钟。运动后用 5~10 分钟慢走,使运动缓慢结束。三个阶段的总时间一般限制在

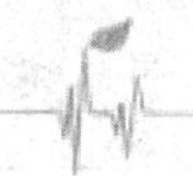

60 分钟，以免过量运动对关节和肌肉造成损伤。

糖尿病患者运动量的衡量标准：并不是所有人都必须达到心率标准才算适宜。对于以往没有运动习惯的老年患者，或者全身状况较差的患者，运动量是否适宜应凭自身感受。如果感觉不累，可以耐受，可按照该标准；如不能耐受则遵循个人具体情况调整。糖尿病伴发严重心脏病和其他疾病者也不宜适用上述的心率公式，比如有心脏病（冠心病心绞痛、心动过速、传导阻滞及病窦综合征）、呼吸系统疾病或其他严重疾病者，这些人要量力而行，以不出现心慌、心绞痛、呼吸困难、全身不适为标准。糖尿病患者在不适宜心率计算法的情况下，或者不能耐受运动量时，都要以自己的主观感受为准。如运动结束后 10~20 分钟心率仍未恢复，并出现疲劳、心慌、睡眠不佳或食欲减退等即为运动量过大的标志。另外运动后无发热感、无汗、脉搏无明显变化，或在 2 分钟内迅速恢复，则为运动量不足的标志。对于病情良好的患者，也可酌情增加运动量，以身体能耐受、无不良反应及达到健康锻炼目的为度。

7. 禁忌证

- 急性并发症如酮症。
- 酮症酸中毒及高渗状态。
- 空腹血糖>15.0mmol/L 或有严重的低血糖倾向。
- 感染。
- 心力衰竭或心律失常。
- 严重糖尿病肾病。
- 严重糖尿病视网膜病变。
- 严重糖尿病足。
- 新近发生的血栓。

8. 运动的注意事项

- 对患者进行全面的检查和评估。
- 必须要有热身活动和放松运动。
- 适当减少口服降糖药或胰岛素的剂量。
- 胰岛素的注射部位应避开运动肌群，以免加快该部位的胰岛素吸收，诱发低血糖。
- 运动训练的时间应选择在餐后 1~2 小时。
- 运动中适当补充糖水或甜饮料。

（四）心理护理

糖尿病不易根治，并发症多，饮食受限易使患者产生悲观失望、忧愁恐惧的心理。长期的不良精神刺激能使胰岛素拮抗，加重病情。因此，必须加强心理护理，帮助患者及家属掌握糖尿病基本防治知识及措施，树立战胜疾病的信心。积极配合治疗，及时掌握患者的情绪变化。

(五)糖尿病并发症的康复护理

随着糖尿病患者数迅速增加,随之而来的糖尿病并发症相应增加,已成为糖尿病致死、致残的主要原因。面对糖尿病这一全球性高发趋势的严峻事实,积极开展糖尿病及其并发症的预防,已成为刻不容缓的任务。尤其对于老年糖尿病患者来说,加强治疗及正确的护理更显得尤为重要。

1. 眼睛的康复护理

在确诊糖尿病后应全面检查眼底,以后每年复查1次,已有视网膜病变者,应每3~6个月检查1次;视力低下、行动不便者,应于生活上照顾,外出时应有人带领,以免发生意外。鼓励患者积极配合治疗。

2. 心功能的康复护理

根据心功能评估结果,制订心脏康复的运动方案;控制钠盐的摄入;监测心率、血压、心电图,并做好记录;保持情绪稳定,避免诱发高血压;避免迅速改变体位,以免直立性低血压的发生。

3. 肾功能的康复护理

根据肾功能的评估结果,制订肾功能的康复运动方式,对透析治疗患者,也应正确指导其运动及日常生活活动,以提高其生存质量;在医生指导下进行降压治疗;限制饮食中蛋白质的摄入量,应给予优质低蛋白饮食;预防皮肤感染。

4. 神经病变康复护理

(1)周围神经病变:可进行局部按摩,以改善血液循环,防止软组织粘连,延缓肌肉萎缩;采用热敷疗法,以消除炎症,改善局部血液循环,缓解疼痛。对糖尿病足患者应做好足部护理:

- 每天检查足部,及早发现足部的异常,若发现水泡、皲裂、鸡眼等,应及时处理。
- 每天用37℃~38℃温水浸泡,浸泡时间不应多于30分钟,之后用柔软吸水性强的毛巾将脚擦干。
- 注意不要赤脚走路,鞋要宽松、大小合适,并注意鞋的密闭性及透气性,最好是软皮面、厚胶底的防滑鞋,袜子应选择柔软、平整的棉质袜。
- 定时修剪趾甲,趾甲不宜过短,以免损伤甲沟引起感染。
- 经常观察足部皮肤的色泽、温度以及足背动脉,及时发现足部缺血情况。
- 戒烟酒,以免引起血管收缩,减少足部血供。
- 禁用碘酒、苯酚等刺激性药物涂抹足部皮肤。

(2)自主神经病变:对便秘患者可采取以下方法。

- 用盐水灌肠,清除粪块,解除梗阻。
- 调节饮食,食用含纤维素较多的食物,以利于保持大便通畅。
- 适量运动,以利于肠蠕动加快。
- 应用低、中频电疗法,刺激穴位,帮助肠蠕动恢复。

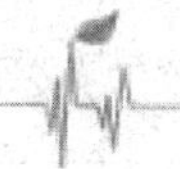

第五节　冠心病患者的康复护理

冠状动脉粥样硬化性心脏病,简称冠心病,是指冠状动脉粥样硬化使血管狭窄或阻塞,和(或)因冠状动脉痉挛导致心肌缺血、缺氧或坏死而引起的心脏病。临床上最常见的病因是冠状动脉粥样硬化,此外,还有冠状动脉痉挛、炎症、栓塞、感染等疾病。研究表明,冠心病可分为无症状型冠心病、心绞痛、心肌梗死、缺血型心肌病、猝死等,其中以心绞痛与心肌梗死最为常见和重要。近年来,冠心病的发病率、死亡率有逐年上升趋势,康复治疗及护理在减轻冠心病的致残程度和复发率方面起到积极有效的作用。冠心病康复护理是指综合采用主动积极的身体、心理、行为和社会活动的训练与再训练,帮助患者缓解症状,改善心血管功能,在生理、心理、社会、职业和娱乐等方面达到理想状态,提高生活质量;同时强调积极干预冠心病危险因素,阻止或延缓疾病的发展过程,减轻和减少疾病再次发作的危险。

一、冠心病的基础护理

(一)心理护理

冠心病是慢性病,患者多有紧张和焦虑、忧郁和压抑的心理,做好心理护理对患者的身心康复至关重要。护理员要向患者解释必需的诊疗措施和康复过程,使患者树立战胜疾病的信心,配合治疗。由于患者心肌缺血,经常出现心绞痛,使患者的心功能、活动耐力、自理能力和社会角色等受到限制,随时有发生心肌梗死的可能,造成患者极大的心理压力,往往使患者产生焦虑、抑郁、消极和恐惧等心理反应。多数患者初次发生心肌梗死时较既往心绞痛发作胸痛更剧烈,持续时间更长,从而产生濒死感,表现出极度的恐惧,加之疾病发作时需在短期内采取一系列的检查和治疗措施,特别是一些床边的器械操作,会进一步增加患者的紧张和焦虑,迫切希望获得良好的医疗和护理,故护理人员应与患者多交流,行动时动作轻盈,休息的房间应灯光柔和,避免惊扰患者。

(二)饮食护理

培养合理的饮食方式,建立良好的膳食习惯对冠心病患者的康复至关重要,宜摄入低热量、低脂、低胆固醇、低盐饮食,多食蔬菜、水果和粗纤维如芹菜、糙米等,避免暴饮暴食,注意少量多餐。

1. 控制总热量,维持正常体重

糖在总热量中的比例应控制在55%~60%,尽量少吃葡萄糖、果糖及蔗糖等单糖类食品,尤其是高脂血症和肥胖者更应注意。主食应粗细搭配,宜多吃些粗粮,以增加纤维素、维生素的含量,应多选用玉米、燕麦、荞麦、高粱、大豆、麦麸、大麦、小米、标准粉、糙米等。

2. 限制脂肪摄入

(1)脂肪的摄入应限制在总热量的25%以下,以植物脂肪为主,动物脂肪的摄入量不超过脂肪总摄入量的三分之一。建议冠心病老年人少吃猪油、蛋黄、鱼子、动物内脏等富含脂肪的食物,适当吃些瘦肉、家禽、鱼类,如瘦猪肉、牛肉、鸡、鸭、兔、鱼、海参、海蜇头。可多吃海鱼,如沙丁鱼、大马哈鱼、鲈鱼、金枪鱼等,海鱼可称为心脏的卫士。格陵兰西海岸以捕鱼为生的因纽特人, 他们冠心病的发病率在全球最低。我国舟山群岛渔民冠心病的发病率也比较低,海鱼的脂肪中含有多种不饱和脂肪酸,它能够降低血清胆固醇和血清甘油三酯,同时可以使血中高密度脂蛋白升高,从而保护心血管,预防冠心病。

(2)控制胆固醇的摄入,胆固醇的摄入量每天应少于300毫克。一个鸡蛋中的胆固醇接近于300毫克,当患有冠心病时,应每日进食半个鸡蛋或每两日进食一个鸡蛋。另外要限制食用动物的内脏、脑等。常用食物的胆固醇含量见表5-5-1。

表5-5-1 食物中胆固醇含量表(每100克食物)

食物名称	含毫克数	食物名称	含毫克数	食物名称	含毫克数
蛋白	0	牛肉	106	鳗鱼	186
海参	0	牛羔	90~107	白带鱼	244
海蜇	24	猪油	110	奶油	300
牛奶	24	牛油	110	墨鱼	348
羊肚	41	鸽	110	牛肚	376
瘦猪肉	60	鲳鱼	120	猪腰	380
山羊肉	60	羊油	89~122	牛腰	400
曹白鱼	63	肥牛肉	125	猪肝	420
兔肉	65	肥猪肉	126	全蛋	450
绵羊肉	75	小牛肉	140	青娃	454
草鱼	85	芝士	140	鱼肝油	500
鲑鱼	86	牛心	145	羊肚	610
比目鱼	87	牛肚	150	鱿鱼	1170
鲫鱼	90	猪肚	150	蛋黄	2000
鲩鱼	90	猪肠	150	牛脑	2300
鸡	60~90	腊肠	150	鹌鹑蛋	3100
鸭	70~90	虾	154	猪心	3640
黄鱼	98	蟹	164	猪脚蹄	6200
火腿	100	猪排骨	105	蛤	180

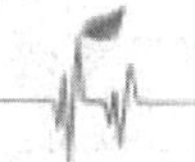

3. 适量的蛋白质

蛋白质是维持心脏必需的营养物质,能够增强抵抗力,但摄入过多的蛋白质对冠心病不利,因蛋白质不易消化,过多地摄入动物蛋白,反而会增加心脏负担,增加冠心病的发病率,所以摄入蛋白质应适量。冠心病患者应以植物性蛋白质为主,少进食动物性蛋白质,以每日每千克体重摄入量不超过 1 克为宜。豆类含较高的植物性蛋白质,而禽蛋、鱼肉和瘦肉等则含有较高的动物性蛋白质。建议每周吃 2~3 次鱼类蛋白质,可改善血管弹性和通透性,增加尿钠排出,从而降低血压。如果冠心病合并肾功能不全,应限制蛋白质的摄入。豆类富含植物蛋白,还含有脂肪、维生素和钙、铁、磷等,冠心病患者可适量进食,其中大豆是冠心病患者的最佳选择。大豆的蛋白质含量达 40%,而且氨基酸含量也较齐全,脂肪酸含量达 16%~20%,此外,大豆还含有大量的水溶性纤维素。

4. 饮食宜清淡、低盐

低盐对冠心病合并高血压患者尤为重要,食盐的摄入量每天控制在 3~6 克以下。食盐的主要成分是氯化钠,每 100 克食盐中含钠 40 克,成人每日需钠 3~5 克,相当于 8~13 克食盐中的钠含量,食盐摄入过多是导致冠心病的高危因素。我国北方食盐的摄入量一般是平均每人每日在 15 克以上,南方食盐摄入量平均每人每日在 10 克以下,世界卫生组织(WHO)建议每人每日摄入食盐不应高于 5 克。如果长期坚持低盐饮食,可使收缩压下降 9 毫米汞柱,冠心病死亡率下降 16%。食盐的摄入量可随季节活动量适当增减。夏季出汗较多,户外活动多,可适当增加盐的摄入量。冬季时,出汗少,活动量相应减少,应控制盐的摄入。

5. 供给充足的维生素和矿物质

膳食中应注意多吃含镁、铬、锌、钙、硒元素的食品。含镁丰富的食品有小米、玉米、豆类及豆制品、枸杞、桂圆等。镁可以影响血脂代谢和血栓形成,促进纤维蛋白溶解,抑制凝血或对血小板起稳定作用,防止血小板凝聚。含铬丰富的食品有酵母、牛肉、肝、全谷类、干酪、红糖等。铬能够增加胆固醇的分解和排泄,动物实验证明,微量铬可以预防动脉粥样硬化的形成,降低胆固醇。含锌较多的食品有肉、牡蛎、蛋、奶等,科学家认为锌、铜可影响血清胆固醇的含量。含钙丰富的食品有奶类、豆制品、海产品如虾皮等,近年的研究表明,膳食中的钙含量增加,可预防冠心病及高脂膳食引起的高胆固醇血症。当增加镁的摄入时,冠心病症状可得到缓解,甚至消除。人们在提高钙的摄入量时,也就增加了镁的摄入量。含硒较多的食物有牡蛎、鲜贝、虾皮、海虾、海鱼等。补硒能够抗动脉粥样硬化,降低全血黏度、血浆黏度,增加冠脉血流量,减少心肌的损伤程度。多吃蔬菜和水果有益于心脏,蔬菜和水果是人类饮食中不可缺少的食物,含有丰富的维生素 C、无机盐、纤维素和果胶。蔬菜可选择胡萝卜、番茄、蒜、蘑菇、洋葱、芹菜、银耳、苋菜、香菇、木耳、海带、紫菜等。水果应多吃含维生素 C 较多的食品,猕猴桃、柑橘、柠檬、苹果和紫皮茄子等都含有丰富的维生素 C。

6. 禁烟、禁酒

冠心病患者应当戒烟,减少饮酒量,当合并高脂血症时,应避免饮酒。烟草中含有多种有害成分。酒精对人体十分有害,不但损害肝脏等器官,还能产生多的热能,促进新陈代谢,增加心脏消耗氧量,导致心脏负荷过重,诱发心律失常,加重冠心病。

7. 忌喝浓茶、浓咖啡

忌喝浓茶。茶叶中含有茶碱、维生素 C 等,茶碱能减少肠道对脂肪的吸收,有助于消化,茶叶中还含有不饱和脂肪酸,有降低胆固醇的作用,因此适量饮用淡茶,能助消化和利尿。但忌喝浓茶和浓咖啡,因所含咖啡因较多,可兴奋大脑,影响睡眠,对冠心病的护理均不利。

8. 饮食的规律性

饮食要规律,少量多餐,定点用餐,切忌暴饮暴食。不宜吃得过饱、过多,饱餐后使胃肠道扩张,过多的物质摄入增加机体代谢负荷,可加速心肌的缺血。冠心病患者良好的饮食习惯主要包括,合理分配三餐和定时定量就餐。上午较忙,故早餐不能草率;中午人体代谢最旺盛,故宜吃饱;晚上则代谢活动下降,故不能吃太多,应掌握"早宜好、午宜饱、晚宜少"的原则。一般来说,早餐占全日量的 35%~40%,应以豆类、牛奶、鸡蛋为主,午餐占全日量的 40%~45%,晚餐占 20%~25%。进食应细嚼慢咽,切忌挑食偏食,细嚼慢咽有助于食物充分的消化、吸收,挑食偏食则不利于全面营养的摄取。

(三)生活护理

1. 改变生活方式

生活方式的改变是冠心病治疗的基础,应指导患者进行如下改变。

- 控制体重:在饮食治疗的基础上,结合运动和行为方式改变等综合治疗。
- 适当运动:运动方式应以有氧运动为主,注意运动的时间和强度因病情和个体差异而不同,必要时需要在监测下进行。
- 戒烟。
- 保持平和心态:逐渐改变急躁易怒的性格,可采取放松或与他人交流的方式缓解压力。
- 养成良好的生活习惯:起居要有规律,科学安排时间,保证充足睡眠,注意劳逸结合,量力而行,不要过于劳累,以免加重病情。

2. 避免诱发因素

过劳、情绪激动、饱餐、寒冷刺激等都是心绞痛发作的诱因。

3. 病情自我监测指导

教会患者心绞痛发作时的缓解方法,胸痛发作时应立即停止活动或舌下含服硝酸甘油。如服用硝酸甘油不缓解,或心绞痛发作比以往频繁,程度加重,疼痛时间延长,应立即到医院就诊,警惕心肌梗死的发生。不典型心绞痛发作时可能表现为牙痛、上腹痛等,为防止误诊,可先按心绞痛发作处理并及时就医。

4. 用药指导

协助患者按时服药,不要擅自增减药量,自我监测药物的不良反应。外出时随身携带硝

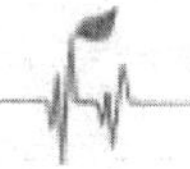

酸甘油以备急需。硝酸甘油见光易分解,应放在棕色瓶内存放于干燥处,以免潮解失效。

5. 注意观察及预防

冠心病的并发症主要是心肌梗死、心律失常、脑血管疾病、冠心病性心脏病、尿毒症等。因此,在平时要注意观察及预防。

• 注意头痛性质、精神状态、视力、语言能力等脑血管疾病的表现。

• 观察有无呼吸困难、咳嗽、咳泡沫痰、突然胸骨疼痛等心脏损害表现。

• 观察尿量变化、昼夜尿量比例、水肿,并参考血肌酐等肾功能检查,以便及早发现肾功能不全等。

• 还要定期门诊复查心电图、血糖、血脂等。

• 冠心病患者在某些情况下,如精神创伤、过度疲劳、过度兴奋、寒冷刺激等很易引起复发,表现症状为突发胸闷、心前区压榨性疼痛、头痛、烦躁、心悸、出汗、恶心呕吐、面色苍白或潮红,甚至视力模糊、抽搐昏迷,这时千万别惊慌失措,要沉着镇静,让患者立即卧床休息,平卧,抬高头部45°,并给予急救药物硝酸甘油片舌下含服,拨打120急救电话,送医院治疗。如果患者意识不清或昏迷,应把他的头偏向一侧,取出口内活动的义齿,及时清除呕吐物,保持呼吸道通畅,并立即送医院治疗。在搬动患者时动作要轻,尤其不要随意搬动头部,以免加重病情。

二、冠心病的康复治疗

根据冠心病康复治疗的特征,国际上将康复治疗分为三期。

Ⅰ期:急性心肌梗死2周以内或急性冠脉综合征,冠状动脉分流术(CABG)或冠状动脉气囊腔内成形术(PTCA)后早期康复(住院期间),约3~7天。

Ⅱ期:自患者出院开始,至病情稳定完全建立为止,时间5~6周。由于急性阶段缩短,Ⅱ期的时间也趋向于逐步缩短。

Ⅲ期:指病情处于较长期稳定状态的冠心病患者,包括陈旧性心肌梗死、稳定型心绞痛及隐性冠心病。康复程序一般为2~3个月,也可长至一年,自我训练应该持续终生。有人将终生维持的锻炼列为第Ⅳ期。

(一)康复治疗的适应证

Ⅰ期:患者生命体征稳定,无明显心绞痛,安静心率<110次/分钟,无心衰、严重心律失常和心源性休克,血压基本正常,体温正常。

Ⅱ期:与Ⅰ期相似,患者病情稳定,家庭活动时无显著症状和体征。

Ⅲ期:临床病情稳定者,包括陈旧性心肌梗死、稳定型劳力型心绞痛、隐性冠心病、冠状动脉分流术和腔内成形术后、心脏移植术后、安装起搏器后。过去被列为禁忌证的一些情况,如病情稳定的心功能减退、室壁瘤等,已被列入适应证的范畴。

(二)禁忌证

凡是康复训练过程中可诱发临床病情恶化的情况都列为禁忌证，包括原发病临床病情不稳定或并发新病症的患者。

三、冠心病的康复护理措施

冠心病康复护理的总目标如下:

- 改善心脏功能,减少再梗死和猝死的发生,提高患者生活质量。
- 减轻绝对卧床对肌肉和心血管调节的不利影响。
- 防止静脉血栓、肺血栓、肩手综合征和体位性低血压。
- 减轻压抑和焦虑情绪,保持情绪稳定,积极配合康复护理。
- 促进体力恢复,提高日常生活活动能力。

(一)Ⅰ期康复护理

1. 康复目标

通过适当运动,减少或消除患者绝对卧床所带来的不利因素,使患者逐渐恢复日常生活能力,可以按正常节奏连续行走100~200米或上下1~2层楼无症状,能够适应家庭生活。护理人员告知患者冠心病的危险因素及注意事项，在心理上适应疾病的发作和处理生活中的相关问题。

2. 康复措施

以循序渐进地增加活动量为原则,生命体征一旦稳定,无并发症时即可开始。要根据患者的自我感觉,尽量进行可以耐受的日常生活。此期康复一般在医院进行。

(1)床上活动:从床上的肢体活动开始,包括呼吸训练,肢体活动一般从远端肢体活动开始,强调活动时呼吸自然、平稳,没有任何憋气和用力的现象,然后逐步开始用力的运动,例如捏气球、皮球或拉橡皮筋等,一般不需要专用器械,吃饭、洗脸、刷牙、穿衣等日常生活活动可以在早期进行。

(2)呼吸训练:主要指腹式呼吸,要点是吸气时腹部浮起,膈肌尽量下降,呼气时腹部收缩,把肺的气体尽量排出。呼气与吸气之间要均匀、连贯、缓慢,但不要憋气。

(3)坐位训练:坐位是重要的康复起始点。开始坐时可以有靠背或将床头抬高。有靠背坐位的能量消耗与卧位相同,但是上身直立位使回心血量减少,同时射血阻力降低,心脏负荷实际低于卧位。在对靠背坐位适应以后,患者可以逐步过渡到无靠背独立位。

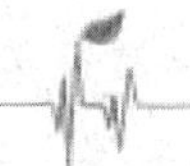

(4)步行训练：从床边站立开始，然后床边步行。开始时最好进行若干次心电监护活动。此阶段患者的活动范围明显增大，因此监护需要加强。要特别注意避免上肢高于心脏水平的活动，此类活动的心脏负荷增加很大，常是诱发意外的原因。

(5)排便:需保持大便通畅。卧位大便时由于臀部位置提高，回心血量增加，使心脏负荷增加，同时由于排便时必须克服体位所造成的重力，所以需要额外用力，因此卧位大便对患者不利。在床边放置简易坐便器，让患者坐位大便，其心脏负荷和能量消耗均小于卧床大便，同时也比较容易排便。

(6)上楼：上、下楼的活动是保证患者出院后在家庭活动安全的重要环节。下楼的运动负荷不大，而上楼的运动负荷主要取决于上楼的速度，必须保持非常缓慢的上楼速度。一般每上一级台阶可以稍事休息，以保证没有任何症状。

（二）Ⅱ期康复护理

1. 康复目标

逐步恢复一般日常生活活动能力，包括轻度家务活动、娱乐活动等。对体力活动没有更高要求的患者可停留在此期。此期在家庭完成。这一期约需要 5~6 周。在恢复期应进行功能性运动试验，以评估身体负荷能力和心血管功能。试验中一旦心电图检查见 ST 段显著下移即可评估出最大身体负荷能力，功能性试验的结果可用于决定患者是否能恢复工作、锻炼及性活动，并且可用于评价治疗效果。进行运动试验的早晚主要取决于心脏损伤的范围、患者年龄、重返工作的迫切性等。

2. 康复措施

散步、医疗体操、气功、家庭卫生、厨房活动、园艺活动或在临近区域购物，活动强度不宜过大。一般活动无须医务监测；较大强度活动时可用远程心电图监护系统监测；无并发症的患者可在护理员帮助下逐步过渡到无监护活动。所有上肢超过心脏平面的活动均为高强度运动，应该避免或减少。日常生活和工作时间应采用能量节约策略，如制订合理的工作或日常活动程序，减少不必要的动作和体力消耗等，以尽可能提高工作和体能效率。每周需要门诊随访一次，任何不适均应暂停运动，及时就诊。具体康复措施见表 5-5-1 到表 5-5-6。

表 5-5-1　冠心病Ⅱ期康复护理第一阶段的康复措施

• 活动：可以缓慢上下楼，但要避免任何疲劳
• 个人卫生：可以自己洗澡，但要避免洗澡水过热，也要避免过冷、过热的环境
• 家务：可以洗碗筷、洗菜、铺床、提 2 千克左右的重物、短时间园艺工作
• 娱乐：可以打扑克、下棋、看电视、阅读、针织、缝纫、短时间乘车
• 需要避免的活动：提举超过 2 千克的重物、过度弯腰、情绪沮丧、过度兴奋、应激状态

表 5-5-2　冠心病Ⅱ期康复护理第二阶段的康复措施

- 做个人卫生:可以外出理发
- 家务活动:可以洗小件衣服或使用洗衣机(但不可洗大件衣物)、晾衣服、坐位熨小件衣物、使用缝纫机、掸尘、擦桌子、梳头、简单烹饪、提 4 千克左右的重物
- 娱乐活动:可以进行有轻微的体力活动的娱乐
- 性生活:在患者可以上下两层楼或可以步行 1 千米而无任何不适时,可以恢复性生活
- 需要避免的活动:长时间活动、烫发之类的高温环境、提举超过 4 千克的重物、参与涉及经济或法律问题的活动

表 5-5-3　冠心病Ⅱ期康复护理第三阶段的康复措施

- 家务活动:可以长时间熨烫衣物、铺床、提 4.5 千克左右的重物
- 娱乐活动:轻度园艺工作,在家练习打高尔夫球、桌球,室内游戏(放松性),短距离公共交通,短距离开车,探亲访友
- 步行活动:连续步行 1 千米,每次 10~15 分钟,每天 1~2 次
- 需要避免的活动:提举过重的物体、活动时间过长

表 5-5-4　冠心病Ⅱ期康复护理第四阶段的康复措施

- 家务活动:可以与他人一起外出购物、正常烹饪、提 5 千克左右的重物
- 娱乐活动:小型油画或木工制作、家庭小修理、室外打扫
- 步行活动:连续步行每次 20~25 分钟,每天两次
- 需要避免的活动:提举过重的物体,使用电动工具,如电钻、电锯等

表 5-5-5　冠心病Ⅱ期康复护理第五阶段的康复措施

- 家务活动:可以独立外出购物,短时间吸尘或拖地、提 5.5 千克左右的重物
- 娱乐活动:家庭修理性活动、钓鱼、保龄球类活动
- 步行活动:连续步行每次 25~30 分钟,每天两次
- 需要避免的活动:提举过重的物体、过强的静态运动

表 5-5-6　冠心病Ⅱ期康复护理第六阶段的康复措施

- 家务活动:清洗浴缸、窗户,可以提 9 千克左右的重物(如果没有任何不适)
- 娱乐活动:慢节奏跳舞、外出野餐、去影院或剧场
- 步行活动:可列为日常生活活动项目,每次 30 分钟,每天两次
- 需要避免的活动:剧烈运动,如举重、锯木、开大卡车、攀高、挖掘等,以及竞技性活动,如各种比赛

（三）Ⅲ期康复护理

1. 康复目标

巩固Ⅱ期康复成果，控制危险因素，改善或提高体力活动能力和心血管功能，恢复发病前的生活和工作。此期可以在家庭进行。

2. 康复措施

全面康复方案包括有氧训练、柔韧性训练、医疗体操、作业训练、放松性训练、行为治疗、心理治疗等。在整体方案中，有氧训练是最重要的核心。本章节主要介绍有氧训练的基本方法。

3. 性功能障碍及康复

Ⅲ期康复应该将恢复性生活作为目标(除非患者没有需求)，在恢复性生活前应该经过充分的康复训练，并得到主治医生的认可。应该教育患者采用放松姿势和方式，避免大量进食后进行。必要时在开始恢复性生活时监测血压、心率等指标。

四、冠心病的有氧运动训练

日常的运动分为两种类型，一种是有氧运动，另一种是无氧运动。有氧运动又叫动态运动，特点是不同的肌群进行交替的收缩和舒张，肌肉的张力不变而长度变化，如步行、游泳、骑车、跑步、爬山、打太极拳和做操等；无氧运动又叫静态运动，特点是肌肉持续收缩，肌肉的长度不变而张力增加，如举重、拔河等。冠心病患者康复期间要以有氧代谢运动为主，应选择那些全身性的、有节奏的、容易放松的、便于全面监控的项目，如气功、太极拳、步行、娱乐性球类、郊游、垂钓等。冠心病患者可根据自己的身体状况、个人喜好和实际条件，选择合适的运动项目。

（一）运动方式

散步、骑自行车、游泳、太极拳等。慢跑曾经是推荐的运动，但是其运动强度较大，运动损伤较常见，近年来已经不主张广泛使用，只适用于轻症患者。

1. 散步及慢跑

(1)散步及慢跑的原则:散步指每小时行进 3 千米；快步指每小时行进 5 千米；疾步指每小时行进 6 千米；慢跑指每小时行进 8 千米。散步适用于各种冠心病患者，它是防治冠心病最简单易行的运动方法，主要是下肢肌肉运动，经常步行有利于小血管扩张，使血管阻力降低，血压下降，减轻心脏负担。因此，老年人应掌握正确的散步方法，以达到有效的散步效果。散步的时间，可选择早晨、黄昏或临睡前进行。散步的地点，应选择空气新鲜、环境优美的地方，如河边、湖旁等。应划定行走路线，以便掌握和控制活动量，如遇到上坡、下坡时应放慢速度。散步的持续时间，应根据自身条件而定，每次步行以3000~5000米为宜，每分钟80~100步，每日测一次血压。在运动后3~5分钟心率应该恢复正常，运动后疲劳感应在1~2小时内消除。只要运动后自我感觉良好，心跳和疲劳感经适当休息后很快消失，就说明运动量是适宜的。

慢跑的运动量比散步大，适用于轻症患者。冠心病患者慢跑时的最高心率可达120~136次/分钟，长期坚持锻炼，可使血压平稳下降，脉搏平稳，消化功能增强，症状减轻。跑步时间可由短逐渐增长，以15~30分钟为宜。速度宜慢，不宜快，患有冠心病的人则不宜长跑，以免发生意外。

(2)散步及慢跑的注意事项：散步及慢跑时注意衣服不宜穿着过多，冬天应注意保暖，鞋袜要合脚舒适。散步姿势应保持正确，眼平视、腹内收，抬头挺胸，自然放松，呼吸应有节律。散步时，应放松情绪，一边散步，一边欣赏大自然。另外，应随身携带急救药，一段时间后应根据既往记录调整运动量。合适运动量的主要指标包括：运动时稍出汗，轻度呼吸加快，但不影响对话，早晨起床时感觉舒适，无持续的疲劳感和其他不适感。

2. 太极拳

太极拳是中国传统的健身方式，其动作舒缓自然，动中有静，对防治冠心病有显著作用，尤其对合并高血压的冠心病者更为合适。

(1)冠心病患者打太极拳的好处

• 太极拳动作柔和，全身肌肉放松，促进血液循环。

• 打太极拳时用意念引导动作，思想集中，心境宁静，有助于消除精神紧张因素，有利血压下降。

• 太极拳包含着平衡性与协调性的动作，有助于改善冠心病患者动作的平衡性和协调性。

(2)进行太极拳锻炼的注意事项

• 根据自身情况合理选择动作。太极拳种类繁多，有繁有简，对于处在第Ⅲ期的冠心病患者，可以选择太极拳中一些最自然、放松的动作，编成太极操，如“云手”、“野马分鬃”、“左右揽雀尾”等，但要注意避免下肢独立，左、右蹬腿等难度较大的动作。

• 练拳前准备。一般来说，练拳以清晨为宜。最好能排空大小便，喝一点豆浆、麦乳精之类的饮料，或吃几片饼干，但千万不要吃饱，接着可结合散步做一些随意的准备活动，然后静立片刻，调匀呼吸，排除杂念，准备操拳。

• 练拳时用意不用力。太极拳的每一个动作都是由意识来支配的，从而达到精神和肌肉两方面的锻炼。老年人在操拳时，最好能选择一个清静避风的环境，以保持良好的心理状态，不要边练拳边与人交谈，以致失去锻炼的功效。同时，要根据各人不同的体质和健康状况，选择一定的架势，做到量力而行。例如年高体弱的，可采取姿势较高的架势，在做“分腿”、“踢腿”、“下势”等动作时，千万不要用力抬腿或下蹲。练拳时应尽量做到柔和、放松、自然、缓慢，呼吸顺畅，心无杂念，避免造成呼吸急促、心跳增快等副作用。心率最好在100~110次/分钟，

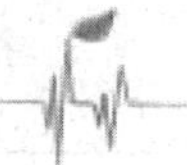

练习结束 3~5 分钟后，心率应恢复正常。

练拳时应控制呼吸，匀细深长的呼吸，不但可以提高“吐故纳新”的效果，同时也能改进血液循环和内脏活动功能。由于控制呼吸是一种与动作相结合的腹式运动，初学者可能感到有困难，应在锻炼中慢慢适应，不要急于求成，千万不要故意用力呼吸，以免出现头晕目眩、心跳气促等现象，影响自然呼吸。

总之，老年人练拳以适度为宜，久而久之，随着身体素质的增强，自会逐渐做到行气结合，得心应手，千万不可操之过急。

3. 骑自行车

骑自行车也是非常适合冠心病患者的一项运动项目，可选择功率自行车在室内进行，其优点是负荷量容易调整，运动量容易计算，也避免了马路交通拥挤而导致的精神紧张和发生意外。

4. 游泳

游泳是一个老少咸宜的运动，尤其对老年人，是一种非常值得推广的强身健体的好方法。游泳对呼吸系统非常有帮助，能使肺得到很好的锻炼。如果长期坚持游泳，会减少心脏跳动的次数，增强血管壁的弹性，会让心脏变得有力，由于水中的热量消耗比陆地上高很多，因此，皮肤血管的舒缩功能和中枢神经系统对体温的调节功能都大为加强。室外游泳时，还能够淋浴阳光，阳光中的紫外线可促进肠道对钙磷的吸收，有利于骨骼的钙化以维持正常功能。患冠心病的老年人如果长期坚持游泳，受益匪浅。但是游泳并不都适合每个冠心病患者。对于病情不稳定的冠心病老年人，暂不宜进行游泳。

冠心病老年人游泳的注意事项如下：

- 若病情不稳定，则不宜进行该项体育运动。
- 水温过低时不宜游泳，由于水温过低会引起血管收缩，甚至肌肉痉挛，易引发冠心病的发生。
- 不要单独游泳，下水前服用适合的药物或口中含服硝酸甘油。
- 为缩小水温与气温的差异，应做好下水前的身体预热锻炼。
- 游泳时间不要过长，时间以半小时至 1 小时为宜，游泳时间过久会引起肌肉痉挛和心绞痛发作。注意劳逸结合，避免劳累过度。
- 游泳速度不宜过快，距离不宜过远。

（二）运动的注意事项

运动康复作为冠心病患者的一种康复措施已日益被人们重视。正确的康复运动锻炼能够提高心肌利用氧气的能力，降低心肌耗氧量，促进侧支循环形成，增加心肌供血供氧量，改善心血管功能，增强身体素质，防止病情发展，消除或减轻诱发该病的危险因素。但运动不当同样会给冠心病患者带来危害，因此要听从医生的嘱咐，适当活动。在参加体育运动时，必须注意以下问题。

1. 不宜盲目进行运动

冠心病患者盲目进行康复运动,存在着潜在猝死的危险。许多冠心病老年人误以为运动量越大,对身体越有益处,或运动时间越长效果越佳。其实不然,据医学文献报道,冠心病患者在康复运动中或运动后出现猝死,大多数是因为进行超心脏负荷的运动引起的。另外,这些人往往运动前不做准备活动,尤其不重视运动终止前逐渐降低运动强度。因此,运动前应向医师咨询,以确定能否参加运动和体育锻炼,以及运动量的大小等。轻症稳定的患者可自我评估,连续下蹲 10~20 次或原地慢跑 15 秒,若无不适症状,则可进行康复运动。

2. 运动前准备

运动前应做 10~15 分钟的准备活动,运动后应有 5~10 分钟的放松时间,可以通过整理活动充分放松,避免运动突然开始或突然停止。如果在运动中出现胸闷、胸痛、憋气、头昏等不适症状,应立即停止活动,并及时到医院就诊。随身携带硝酸甘油等急救药品,出现心绞痛等症状时,可及时服用。不要进行爆发性或过于剧烈的运动,尤其是不要参加竞争性强的比赛或运动。运动前不宜饱餐,因为进食后人体的血液供应重新分配,流至胃肠帮助消化的血量增加,而心脏供血相对减少,易引起冠状动脉相对供血不足,从而发生心绞痛。运动后避免马上洗热水澡,因为全身浸在热水中,必然造成广泛的血管扩张,使心脏供血相对减少,应在休息 20 分钟后进行温水淋浴。提倡结伴锻炼,既增加运动的乐趣,便于长久坚持,又可彼此有个照应。另外运动时应避免穿得太厚,影响散热,增加心率,心率增快会使心肌耗氧量增加。

3. 运动时间选择

饭后不能立即运动,一般建议饭后 1~2 小时方可开始运动,晚饭后散步是很好的选择。阴天、闷热或寒冷天气时,应减少活动量或暂停活动。避免高温下运动,高龄患者出汗功能差,因此散热也慢,故不耐热,所以在气温高或湿度高的情况下,应暂停运动锻炼。

4. 避免情绪激动

运动前后避免情绪激动,因为精神紧张、情绪激动均可使血中儿茶酚胺增加,从而增加心室颤动风险。对于心绞痛发作 3 天之内,或者心肌梗死后半年之内的患者,不宜做比较剧烈的运动。

5. 适宜的运动量

运动宜从轻量级开始,如轮替活动肢体、屈膝,摆动双臂,活动颈、肩关节,起坐,随后可以下床,坐在椅子上,自己进餐、洗漱、如厕,逐渐增加活动量,以达到或接近心肌梗死前的活动度为准。运动要循序渐进,持之以恒,平时不运动者,不要突然从事剧烈的运动。

6. 运动的同时应服药

体育运动不能完全取代药物治疗,因此不要自行变更心脏病药物的使用剂量或方法。运动时应携带急救药品,必要时准备救生卡,写清姓名、年龄、地址、联系电话、疾病名和用药等。

第六节 偏瘫患者的康复护理

偏瘫又叫半身不遂，是指以同侧上下肢随意运动不全或完全丧失为主要临床表现的综合征。包括一侧上下肢、面肌和舌肌下部的运动障碍，是急性脑血管病的常见症状。轻度偏瘫患者虽然尚能活动，但走起路来，往往上肢屈曲，下肢伸直，瘫痪的下肢走一步划半个圈，这种特殊的走路姿势，称为偏瘫步态。严重者常卧床不起，丧失生活能力。

为了实现偏瘫患者回归家庭、回归社会的康复目标，偏瘫患者出院回家后必须继续进行康复护理。家庭康复护理延续了医院内的康复，让患者在家中，在亲人的关怀和熟悉的环境中得到如同医院的护理，既减轻了家庭经济和生活负担，免去了家庭、医院、单位往返的烦恼，同时又改善了偏瘫患者日常生活照顾，促进肢体运动功能恢复，降低长期卧床的并发症，提高生活质量。因此家庭康复护理对偏瘫患者的康复有重要作用。

一、病因及诱因

任何导致大脑损伤的原因都可引起偏瘫，如脑血管意外、脑外伤、脑肿瘤、脑炎和脑膜炎等脑内病变，其中以脑血管意外为主要发病原因。脑血管意外又称为脑卒中或脑中风，可简单地分为出血性和缺血性两大类疾病。存活者中约75%遗留不同程度的偏瘫等功能障碍，生活不能自理，给家庭和社会带来沉重的精神、经济压力。

（一）常见病因

(1)动脉粥样硬化：是中风最主要的原因，70%的中风患者患有动脉硬化，高脂血症是引起动脉硬化的主要原因之一。

(2)高血压：也是中风最常见的病因，脑出血患者93%有高血压病史。

(3)脑血管先天性异常：是蛛网膜下腔出血和脑出血的常见原因。

(4)心脏病：如心内膜炎，有可能产生附壁血栓，血栓脱落造成脑栓塞；心动过缓则可能引起脑供血不足。

(5)代谢性疾病：代谢性疾病中糖尿病与中风关系最密切，有30%~40%中风患者患有糖尿病。

（二）常见诱因

(1)情绪不佳：生气、激动等。

(2)饮食不节：暴饮暴食、饮酒不当。

(3)过度劳累：用力过猛；超量运动；突然坐起和起床等体位改变。

(4)气候变化:脑卒中发病有明显季节性,多发生在天气突然变化的季节。

(5)服药不当:如降压药使用不妥。

(6)其他:妊娠期、大便干结、看电视过久、用脑不当等。

二、偏瘫的分型

按照偏瘫的程度,可分为轻瘫、不完全性瘫痪和全瘫。

(1)轻瘫:表现为肌力减弱,肌力在 4~5 级,一般不影响日常生活。

(2)不完全性瘫痪:较轻瘫重,范围较大,肌力 2~4 级。

(3)全瘫:肌力 0~1 级,瘫痪肢体完全不能活动。

三、偏瘫患者常见的功能障碍

(一)运动障碍

初期, 瘫痪肢体多为弛缓性瘫痪, 表现为肌肉松弛、肌张力降低、腱反射减低或消失、不能进行自主性活动。经过数天或数周后, 大多数患者瘫痪肢体很快出现异常的姿势反射、痉挛和腱反射亢进, 发展成为痉挛性瘫痪。此时, 患者肢体因受到痉挛和原始反射的影响, 出现异常运动模式。在此阶段如不能有效地抑制原始反射和痉挛的发展, 患者的运动功能障碍将变得不可逆转。

此类功能障碍可分为屈曲型和伸展型。上肢偏瘫以屈曲型为主, 表现为: 肩胛带肌向上和向后, 肩关节屈曲、外展、外旋, 肘关节屈曲, 前臂旋后, 腕关节掌屈、尺屈, 手指屈曲, 拇指屈曲、内收。下肢偏瘫以伸展型为主, 表现为: 髋关节伸直、内收、内旋, 膝关节伸直, 踝关节跖屈、内翻, 足趾屈曲(跖屈、抓挖)。

(二)感觉障碍

偏瘫患者的感觉障碍主要表现为痛觉、温度觉、触觉、压觉、本体觉和视觉障碍, 患肢多有沉重、酸、麻木和胀痛感, 少数患者有感觉丧失。偏瘫患者若有严重、持久的感觉障碍, 将会严重地影响运动功能的恢复。

(三)语言 – 言语障碍

偏瘫患者伴有言语障碍者占 40%, 其障碍有失语症和构音障碍两类。由于病变部位、性质和程度的差别, 失语症的表现可以多种多样, 包括运动性失语、感觉性失语、混合性失语、命名性失语、阅读障碍、书写障碍。构音障碍是一种语音形成的障碍, 表现为发音不

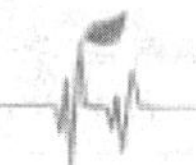

准、吐字不清、语调及速率异常、鼻音过重等。

(四)认知障碍

脑卒中及脑外伤患者所致偏瘫常不同程度地伴有认知功能障碍，包括定向力、注意力、记忆力、思维等方面的功能障碍。

(五)共济障碍

当大脑和小脑发生病变导致偏瘫时，四肢协调动作和行走时的身体平衡发生障碍，这种情况叫共济障碍，又叫共济失调。

四、偏瘫的治疗和护理原则

- 当患者无主动运动时，应当对患者进行完全的被动活动。
- 当患者有主动运动时，应当逐渐减少对患者的被动活动。
- 当患者主动运动正常时，应当停止对患者进行被动活动。
- 康复护理强调患者自我康复护理，强调患者家属或陪护参与，并遵循由简到繁、从易到难的方法进行。

五、偏瘫的基础护理

(一)家庭环境

由于患者行动不便，要为患者保持一个干净、舒适、温馨、朝阳的房间。室内温度20℃~25℃，湿度50%~60%。注意室内的空气新鲜，开窗通风，但应避免直接风吹患者。寒冷季节要注意保暖，预防感冒。室内物品摆放有序，便于患者拿取方便，有安全设施。生活用具经常消毒，被褥经常日晒等，营造良好的家庭康复环境。可播放患者喜爱的音乐，让患者保持乐观轻松的心情。

基本要求如下：

- 每天做基础护理，保持口腔、脸、手、足、皮肤、头发、床等的清洁。
- 保持室内清洁及良好通风，室内定期消毒，可用食醋熏蒸1次/周。
- 患者的内衣裤、床上用品勤换勤洗，以减少继发感染的机会。

(二)饮食护理

饮食原则：饮食应营养丰富品种多样，保证高蛋白、高维生素、高纤维素膳食，还应做到低胆固醇、低脂肪、低糖、低盐。

给予清淡、低脂、低胆固醇饮食，高血压患者低盐，糖尿病患者低糖，并保证足够热量的含纤维素食物、蛋白质、维生素和水的摄入。及时补充康复训练时机体消耗的能量，多食蔬菜、水果，避免便秘；多食优质蛋白食物，如鱼虾、红肉、蛋类；多饮水、少食高脂类食物。烹调得法，定时定量。如有吞咽困难，给予半流质饮食，必要时给予鼻饲，以支持机体的消耗和康复的需求。不能自己进食的患者要协助其进食。让患者采取坐位或半卧位，卧位时将患者的头和身体偏向健侧，可防止食物呛入气管。喂食时，速度不宜过快，每口量不能过大，不要催促患者。糊状饮食以1茶匙为宜，流食以匙喂，不要用吸管。饮水、进食后，令患者咳嗽或拍其后背数秒钟。

（三）服药指导

指导患病老年人及家属准确掌握药物名称、剂量及服用时间，了解药物的不良反应。患者服药时，不可随意增减药物。

（四）大小便护理

因患者行动不便，大小便后要及时帮助其用温水清洗会阴部位，保持衣物及床单的清洁干燥。长期卧床患者，肠蠕动减弱，为防止便秘，除饮食中应含有纤维素外，每次饭后可顺时针按摩腹部数分钟。如有便秘，应早期给予导泻剂。

六、偏瘫的康复护理措施

（一）体位护理

偏瘫患者的一半躯体是不能自主控制的，如果护理员和家人不予以帮助，将肢体正确摆放，一方面可能会发生压迫性褥疮，另一方面会令关节发生挛缩，这都不利于患者的恢复。护理不当会造成肌肉萎缩、关节僵硬、肩关节半脱位、足下垂、失用综合征等严重并发症，增加患者痛苦，加重家庭负担。所以，我们要按照下面的具体建议，帮助患者摆放出正确的体位。

1. 勾手抱胸、腿划圈位

由于多数偏瘫患者的上肢屈肌力量张力高，下肢伸肌的张力高，所以患者容易出现勾手抱胸、腿划圈的姿势，护理员和家属要不断提醒患者加以注意并且及时纠正，让上肢尽量保持伸展状态、下肢保持屈曲状态。

2. 仰卧位

仰卧位时受紧张迷路反射的影响，异常反射活动最强，而且容易发生褥疮，应尽量减少使用。注意枕头不要太高，使头与身体保持水平为最佳。偏瘫患者会有肩周肌肉力量不够、肩

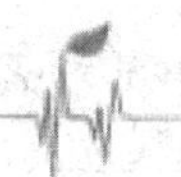

胛骨变形的问题,造成局部的塌陷,可以用枕头将塌陷处垫平。还要帮助患者将患侧的上肢伸开,保持伸展状态。患侧的下肢呈略屈曲状态。

要求如下:

- 床铺必须尽量平整。
- 头位要固定于枕头上,不要灵活能动。
- 偏瘫侧肩关节:固定于枕头上。
- 偏瘫侧上肢:固定于枕头上和躯干呈 90°角伸直,肘、腕、指关节尽量伸直。
- 偏瘫侧臀部:固定于枕头上。

3. 患侧卧位

现代康复学认为患侧卧位是首选体位,该体位可对患肢产生压力刺激,通过各种感受器的传入,有利于使患者获得患肢的实体感,促进感觉功能的恢复。同时使健肢解放,有利于患者自立;持续牵拉患侧躯干,减轻痉挛。先要将患侧的胳膊全部拉出来,以免受压。然后分别在健侧躯体的上、下肢下面各垫一个枕头,保证肩和肘在同一水平高度上,髋关节和膝关节在同一个水平高度(图 5–6–1 和图 5–6–2)。

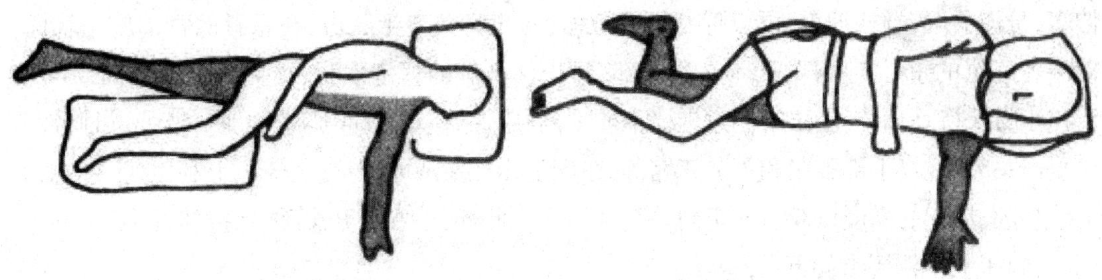

图 5–6–1 患侧卧位(1)　　图 5–6–2 患侧卧位(2)

要求如下:

- 床铺必须尽量平整。
- 头位要固定。
- 躯干略为后仰,背后和头部放一枕头固定。
- 偏瘫侧肩关节:向前平伸内旋。
- 偏瘫侧上肢和躯干呈 90°角,在床铺边放一小台子,手完全放上;肘关节尽量伸直,手掌向上。
- 偏瘫侧下肢的膝关节略为弯曲,臀部伸直。
- 健侧上肢放在身上或枕头上。
- 健侧下肢保持踏步姿势,放枕头上;膝关节和踝关节略为屈曲。

4. 健侧卧位

优点:这种体位对患者上肢屈肌痉挛、下肢伸肌痉挛有很大的防治作用。应分别在患侧躯体的上、下肢下面各垫一个枕头，保证肩关节和肘关节在同一水平高度上，髋关节和膝关节在同一个水平高度。

要求如下：

- 床铺必须尽量平整。
- 头位要固定，与躯干呈直线。
- 躯干略为前倾。
- 偏瘫侧肩关节：向前平伸。
- 偏瘫侧上肢放枕头上，和躯干呈100°角。
- 偏瘫侧下肢的膝关节、臀部略为弯曲；腿脚放枕头上。
- 健侧上肢的体位以患者感觉舒适为宜。
- 健侧下肢的膝关节、臀部伸直。

5. 半卧位

半卧位是最不提倡使用的体位，易引起紧张性反射。

6. 坐位护理

坐位时，在患者的前面放置一张桌子，将患者的上肢放于桌面，肘关节微曲。手心向下，手指伸直，身体前倾，脊柱伸展，可以抑制躯干短缩，防止肩关节半脱位，在患者的背部放一软枕，使患者座位的重心在臀部，而不在骶尾部，防止该部位的褥疮发生，患侧膝关节屈曲90°，使足与小腿保持垂直位，坐位时注意坐椅不能太高，应保持双脚整个脚掌着地。坐卧位时，为了防止肩关节脱位、手部肿胀和关节挛缩等，在床上用枕头或海绵垫，在椅子上利用扶手将患侧上肢垫起，垫起的高度以双肩处于同等高度为宜。此外，还要打开患手，保持伸展位。

(1)床上坐位要求如下：

- 床铺尽量平，患者下背部放枕头。
- 头部不要固定，能自由活动。
- 躯干伸直。
- 臀部呈90°屈曲，重量均匀分布于臀部两侧
- 上肢放在一张可调节桌上，桌上可置一枕头。

(2)坐在椅子或轮椅上，要求如下(图5-6-3和图5-6-4)：

- 上身要坐直，需要时在后背放置一个枕头。
- 患者双手前伸，肘放在桌上，转移双手正确姿势。
- 双足平放地上，或平凳上。

7. 站位护理

应站在患者的患侧，减轻患者的恐惧心理。引导患者向患侧转移，用健侧手指紧扣住患侧手指，并抱于胸前，双足分开10厘米左右。

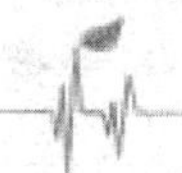

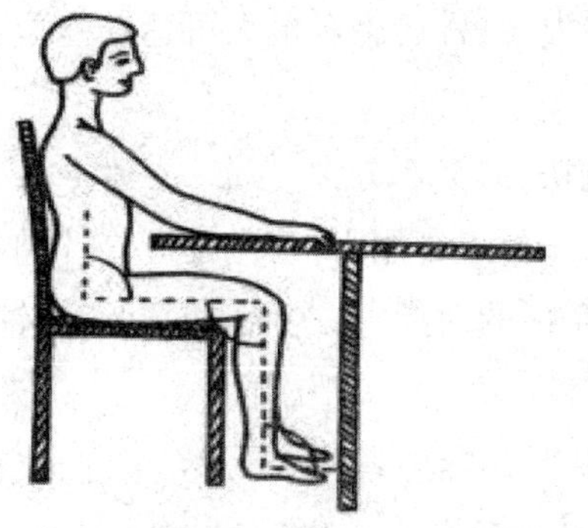

图 5-6-3　椅子上正确坐姿

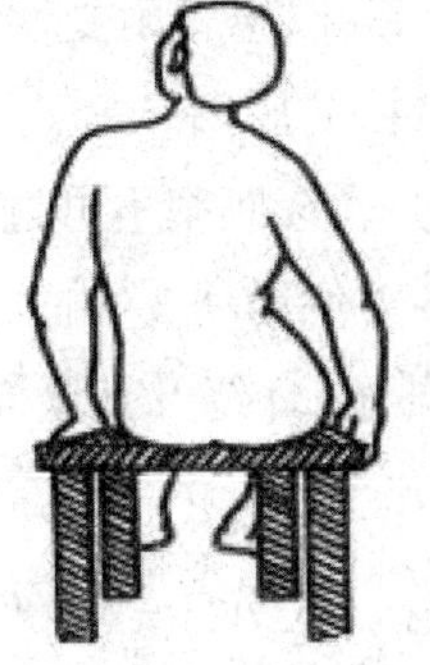

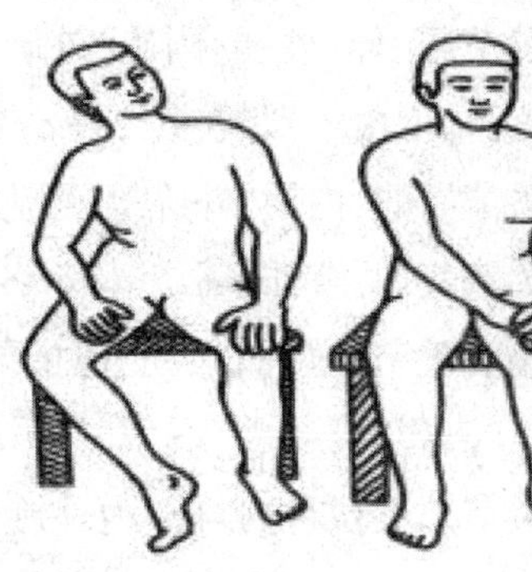

图 5-6-4　不良坐姿

（二）康复训练

1. 床上训练指导

为了减少偏瘫患者长期卧床带来的关节痉挛、肌肉萎缩等运动功能障碍，早期患者与家属做好以下工作。

(1)良肢位的摆放：床上良肢位是偏瘫早期治疗中极其重要的方面，良肢位能预防和减轻上肢屈肌、下肢伸肌的典型痉挛模式的出现和发生，这种痉挛模式会妨碍患者日后上肢的日常生活活动及步行时屈膝，易形成划圈步态。一般每 1~2 小时更换一次体位，以预防褥疮、肺部感染及痉挛模式的发生。良肢位与功能位不同，它是从康复的角度出发而设计的一种治疗性体位，有一定的强迫性，对患者身心舒适有影响，需向患者耐心讲解良肢位重要性，不可任由肢体随意摆放。

①平卧位时，肩关节屈 45°，外展 60°，无内外旋；肘关节伸展位；腕关节背伸位，手心向上；手指及各关节稍屈曲，可手握软毛巾等，注意保持拇指的对指中间位；髋关节伸直，防止内外旋；关节屈曲 20°~30°(约一拳高)，垫以软毛巾或软枕；踝关节于中间位，摆放时顺手托起足跟，防止足下垂，不要掖被或床尾双足部堆放物品下压双足，足底应垫软枕。

②健侧卧位时，健手屈曲外展，健肢屈曲，背部垫软枕，患手置于胸前并垫软枕，手心向下肘关节、腕关节伸直位；患肢置于软枕上，伸直或关节屈曲 20°~30°。

③患侧卧位时，背部垫软枕，60°~80°倾斜为佳，不可过度侧卧，以免引起窒息；患手可置屈曲 90°位于枕边，健手可置于胸前或身上；健肢屈曲，患肢呈迈步或屈曲状，双下肢间垫软枕，以免压迫患肢，影响血循环。

(2)被动锻炼：运动训练不仅可以锻炼局部肌肉，而且通过刺激提高中枢神经系统内有利于功能恢复的各种细胞因子的表达，促进脑损伤的恢复。护理员应指导家属为偏瘫肢体进行按摩、推拿，由健侧到患侧，由大关节到小关节循序进行，由轻到重、再到轻，切忌粗暴。对肘、趾(指)、踝、膝关节因其易发生强直，特别注意多运动，既要注意各方向运动到位，还要注意动作强度。每次全身锻炼约 15~30 分钟，每天 2~3 次。

①肩关节屈、伸、外展、内旋、外旋等，以患者耐受性为度，昏迷患者最大可达功能位，不能用力过度，幅度由小到大，共2~3分钟，防脱臼。

②肘关节屈曲、内旋、外旋等，用力适宜，频率不可过快，共2~3分钟。

③腕关节背屈、背伸、环绕等 。各方位活动3~4次，不可过分用力，以免骨折。

④手指各关节的屈曲活动、拇指外展、环绕及其余4指的对指，每次活动时间5分钟左右。

⑤髋关节外展位、内收位、内外旋位，以患者忍耐为度，昏迷患者外展15°~30°，内收、内旋、外旋均为5°左右，不可过力用猛，速度适当，共2~3分钟，各方位活动2~3次为宜。

⑥膝关节外展位、内旋、外旋等，以患者忍耐为度，共2~3分钟。

⑦踝关节跖屈、跖伸、环绕位等，共3分钟，不可用力过大，防止扭伤。

⑧趾关节各趾的屈、伸及环绕活动，共4~5分钟。被动运动每日可进行2~3次，并按摩足心、手心、合谷穴、曲池穴等，帮助患者按摩全身肌肉，防止肌肉萎缩。

(3)主动运动：当患者神志清楚，生命体征平稳后，即可开展床上主动训练，用正常一侧肢体协助患侧肢体活动，以利肢体功能恢复。

①床上训练。先让患者学会翻身、更换体位、床上坐起、使用便器等动作。尽早使患者学会向两侧翻身，以避免长期固定于一种姿势而出现压疮及肺部感染等并发症。

• 向健侧翻身。仰卧位双手交叉，患手拇指置于健手拇指之上，帮助患者将患手五指分开，健手拇指压在患侧拇指下面，余下4指对应交叉，并尽量向前伸展肘关节，以坚持健手带动患手上举，在30°、60°、90°、120°时，可视患者病情要求患者保持5~15分钟左右，要求患者手不要晃动，不要憋气或过度用力。或健手握住患手手腕，屈膝，健腿插入患腿下方。交叉的双手伸直举向上方，做左右侧方摆动，借助摆动的惯性，让双上肢和躯干一起翻向健侧。康复护理人员可协助其转动骨盆或肩胛(图5–6–5)。

• 向患侧翻身。患者仰卧位，双手相握，向上伸展上肢(或健侧上肢放腹部)，健侧下肢屈曲，双上肢左右侧方摆动，当摆向患侧时，顺势将身体翻向患侧(图5–6–6)。

②手的训练。手在前后、左右、上下各方取物训练，腕部的屈伸、旋转，手指的抓握、放松和精细动作协调性、灵活性的训练。

③桥式运动。在床上进行翻身训练的同时，必须加强患侧伸髋屈膝肌的练习。这对避免患者今后行走时出现偏瘫步态十分重要。作此活动时，抬高高度以患者最大能力为限，嘱患

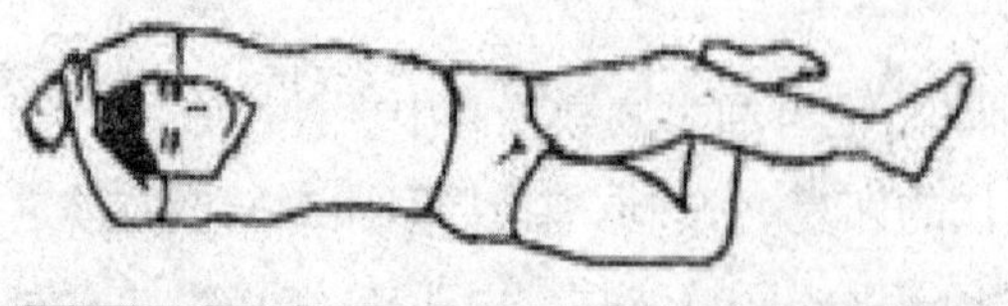
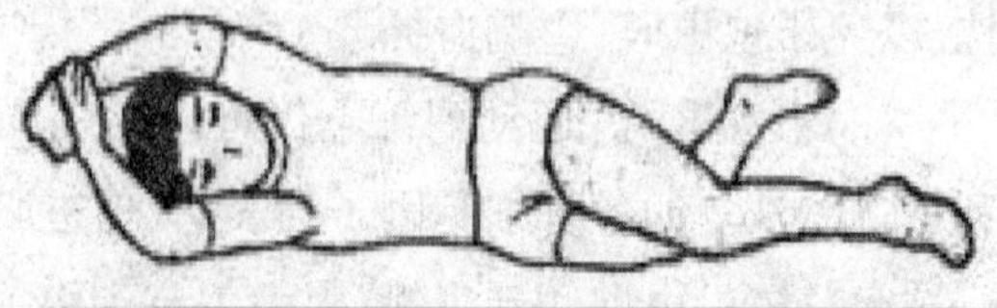

图5–6–5 向健侧翻身

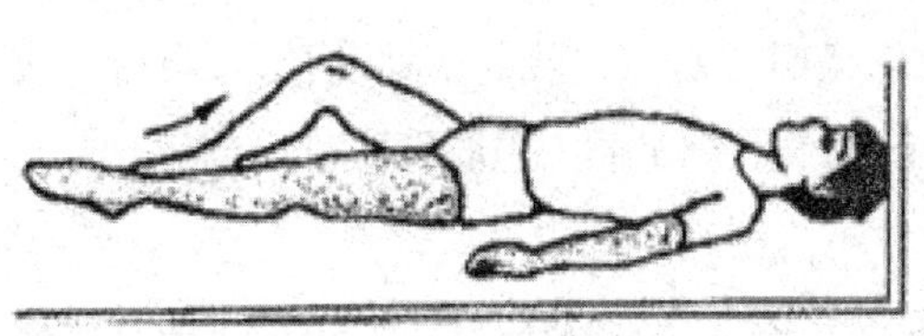

图 5-6-6 向患侧翻身

者保持平静呼吸，时间从 5 秒，渐至 1~2 分钟，每日 2~3 次，每次 5 下，这对腰背肌、臀肌、股四头肌均有锻炼意义，有助于防止甩髋、拖步等不良步态。

• 双侧桥式运动。患者仰卧，帮助患者将双膝屈曲，双足靠拢平踏床面，让患者伸髋将臀抬离床面。如患髋外旋外展不能支持，则帮助将患膝稳定住(图 5-6-7)。

• 单侧桥式运动。当患者能完成双桥动作后，可让患者伸展健腿，患腿完成屈膝、伸髋、抬臀的动作(图 5-6-8)。

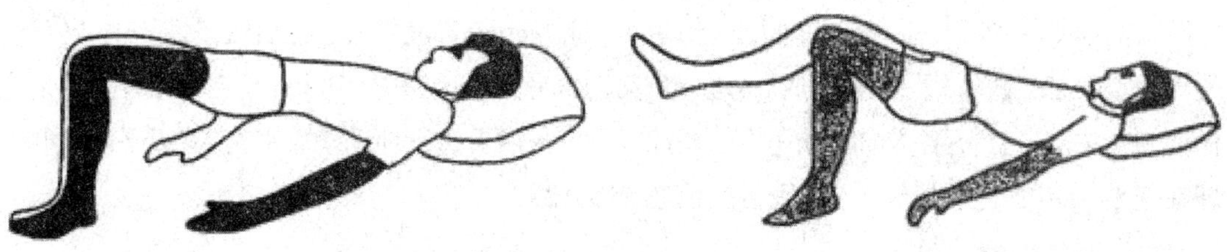

图 5-6-7 双侧桥式运动　　图 5-6-8 单侧桥式运动

• 动态桥式运动。为了获得下肢内收和外展控制能力，患者仰卧屈膝，双足踏住床面，双膝平行并拢，健腿保持不动，患腿做交替的幅度较小的内收和外展动作，并学会控制动作的幅度和速度。然后患腿保持中立位，健腿做内收外展练习，还可以把健腿放在患腿上，完成抬臀动作，此为“负重桥式”(图 5-6-9)。

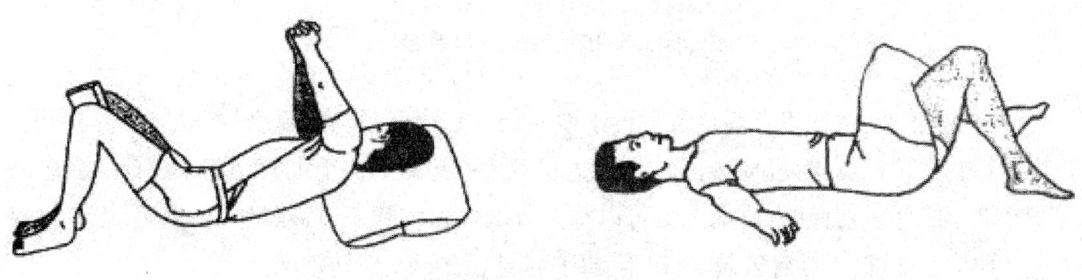

图 5-6-9 动态桥式运动

④床上移行。教会患者以健手为着力点,健肢为支点在床上进行上下移行。健手握紧床栏,健肢助患肢直立于床面,如桥式运动状,臀部抬离床面时顺势往上或往下移动,即可自行完成床上移动。若健手力量达5级,可教患者以手抓住床边护栏,健足插入患肢膝关节下翻身。

2. 床边活动指导

(1)起床:由健侧起,嘱患者以前面的方式握手并将上身尽量移近床边,带动患肢移出靠近床边,放下,以健手肘关节撑住床面,扶住患肩以帮助患者起床。患侧起,准备情况同健侧,起床时以手掌撑起以助起床。这两种起床方法省力、安全,患者习惯后,能自行起床。

(2)反复使用患侧肢体:强制性反复使用患侧肢体,并配合日常生活活动训练,如进食、洗漱、更衣、大小便,使用轮椅、助行器、矫行器等。

(3)坐位平衡训练:偏瘫患者患肢的髋关节和躯干肌还没有足够的平衡能力,因此坐起后常不能保持良好的稳定状态。帮助患者坐稳的关键是坐位平衡训练。静态平衡(一级平衡)训练包括左右平衡训练和前后平衡训练。

• 左右平衡训练。让患者坐位,护理人员坐于其患侧,一手放在患者腋下,一手放在其健侧腰部,嘱患者头部保持正直,将重心移向患侧,再逐渐将重心移向健侧,来回进行。

• 前后平衡训练。患者在护理人员的协助下身体向前或向后倾斜,然后慢慢恢复中立位,反复训练。静态平衡(一级平衡)完成后,进行自动动态平衡(二级平衡)训练,即要求患者的躯干能做前、后、左、右、上、下各方向不同角度的摆动运动。最后可进行他动动态平衡(三级平衡)训练,即在他人一定的外力推动下仍能保持平衡(图5-6-10)。

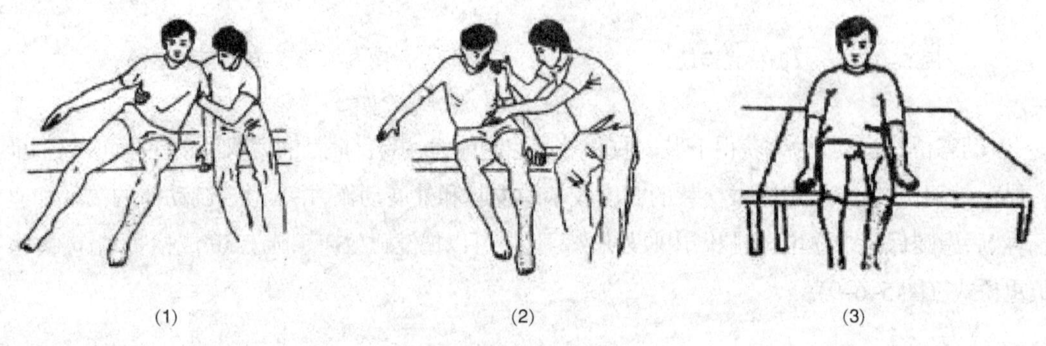

图5-6-10　坐位平衡训练

(4)坐站转换:帮助患者双足放平置于地面,两腿分开与宽肩,双手相握尽量向前伸展,低头、弯腰、收腹,重心渐移向双下肢,协助人员双手拉患者肩关节助其站起来。如患者患肢力量较弱不能踩实地面时,协助人员可以膝关节抵住患肢膝关节,双足夹住患足,患者将双手置于协助者腰部,以助轻松起立,但不要用力拉扯衣服等,以防跌倒。

(5)站立平衡训练:完成坐站转换后,可对患者依次进行扶站、平行杠间站立、徒手站立及站立三级平衡训练(图5-6-11)。教患者收腹、挺胸、抬头,放松肩、颈部肌肉,不要耸肩或

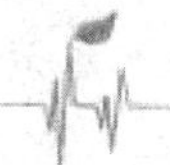

抬肩，腰部要伸直，伸髋，双下肢尽量伸直，可用穿衣镜来协助患者，自行纠正其站相中的不良姿势。

3. 下床活动指导

先在家人搀扶下站立，扶床拦站立，扶双拐站立，步行原地踏步，练习行走、上下楼梯等，循序渐进地增强肢体功能训练。

(1)行走训练指导：行走前，下肢肌力先达到4级，最好在康复医生指导下进行，以免产生误用综合征，遗留一些难以纠正步态。行走时要注意以下两点。

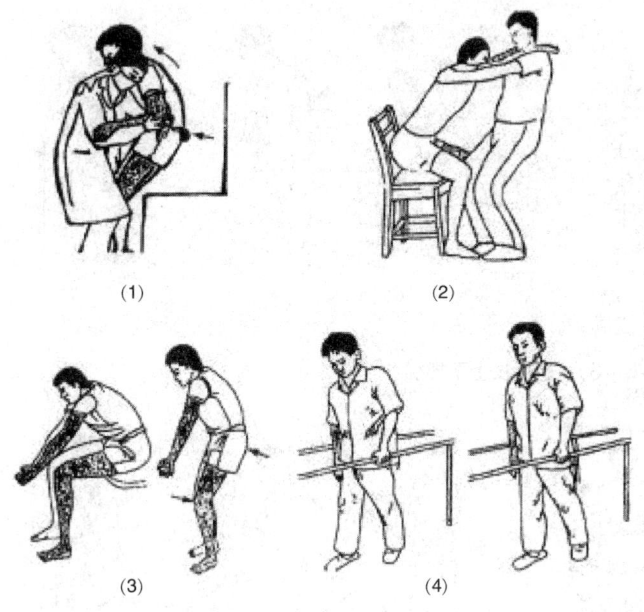

(1)　(2)　(3)　(4)

图 5–6–11　坐站转换及站立训练

- 步幅均匀，频率适中。
- 伸髋屈膝，先抬一足跟部，重心转移，另一脚足跟亦先着地，重心又转移至后足，开始下一个步活动。

患者患腿向前迈步时，要求其躯干伸直，用健手扶栏杆，重心移至健腿，膝关节轻度屈曲。护理员扶住其骨盆，帮助患侧骨盆向前下方运动，防止患腿迈步时外旋；当健腿向前迈步时，患者躯干伸直，健手扶栏杆，重心前移，护理员站在患者侧后方，一手放置于患腿膝部，防止患者迈步时膝关节突然屈曲及发生膝反张，另一手放置于患侧骨盆部，以防其后缩。健腿开始只迈至与患腿平齐位，随着患腿负重能力的提高，健腿可适当超过患足(图 5–6–12)。

(2)上下楼梯训练：上楼时，手杖和健足先放在上级台阶，伸直健腿，把患腿提到同一台阶；下楼时，手杖与患足先下到下一级台阶，然后健足迈下到同一级台阶(图 5–6–13)。步态逐渐稳定后，指导患者用双手扶楼梯栏杆独自上下楼梯，患者将患手搭在楼梯扶手上，用健手按住，按健足先上、患足先下的原则，慢慢地一步一移上下楼梯(图 5–6–14)。

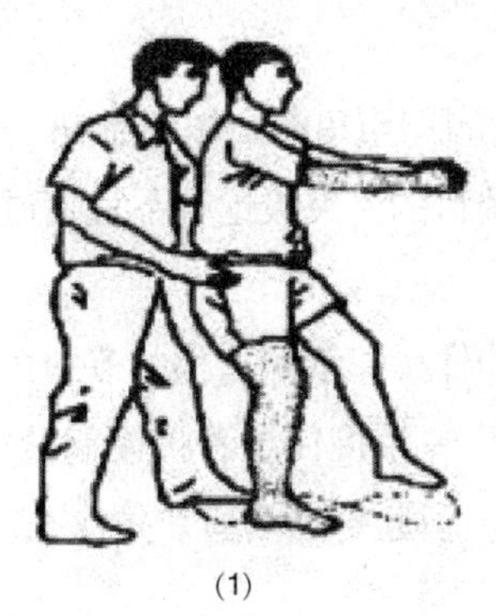

(1)

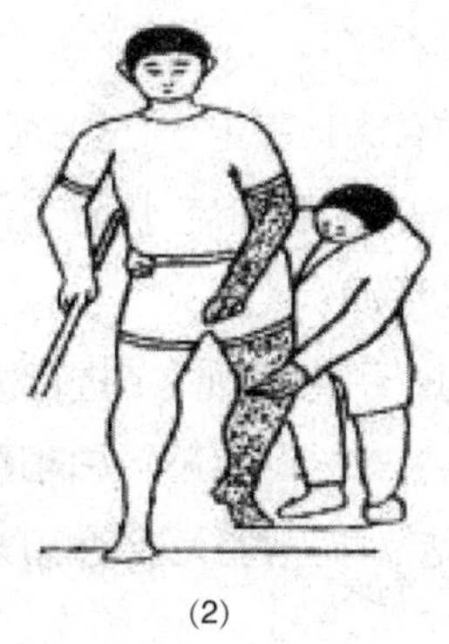

(2)

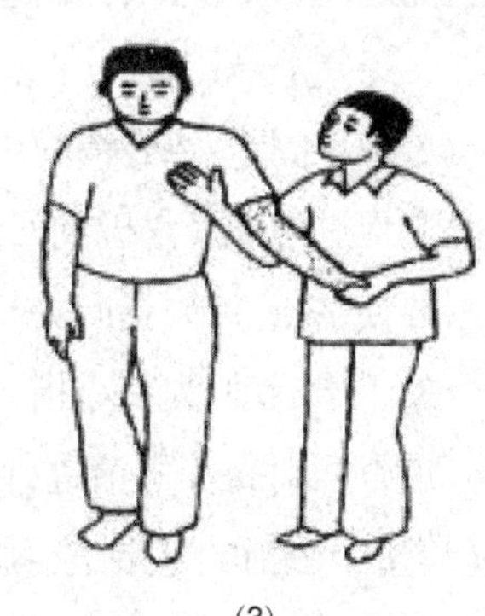

(3)

图 5–6–12　步行训练

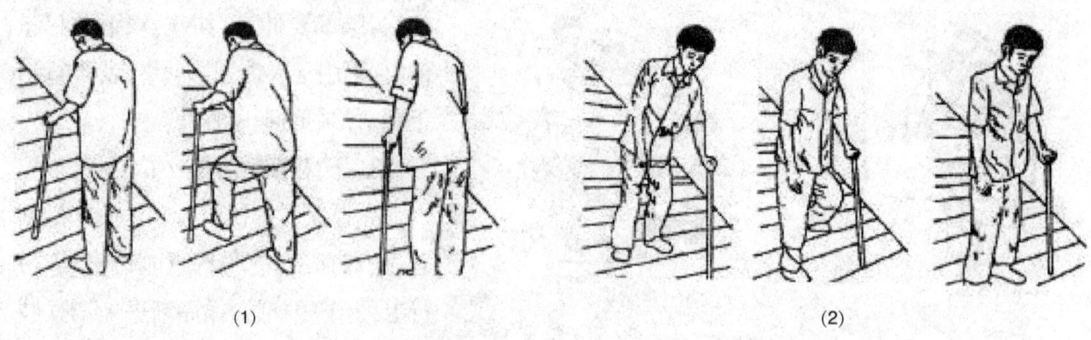

(1) (2)

图 5-6-13 握手杖上下楼梯

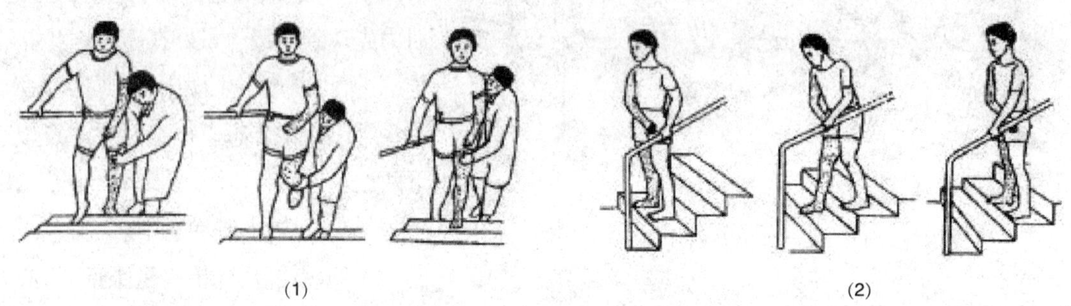

(1) (2)

图 5-6-14 扶栏上下楼梯

(3)重心转移训练:教患者立于床尾栏杆处,双手与肩同宽抓住栏杆,双目平视,双下肢与肩同宽站立,有条件的患者于足底垫一 30°斜角的木板,以利患肢膝关节伸直并与肩同宽站立,嘱患者收腹、挺胸、直腰慢慢往下半蹲,体会重心由髋部渐至双下肢的感觉。每日 2~3 次,每次 15 分钟,可达到纠正不良姿势的目的。

4. 手肿胀训练方法

(1)在急性期,抬高患手,保持正确体位,患者仰卧时,使肩胛骨充分前伸,上肢用枕头予以支撑,手保持功能位。患侧卧位时,防止患肢受压,躯干稍向后旋转,后背用枕头支撑,患肢充分前伸,避免患侧肩部受压,抬高患肢,肢体远端高于近端,近端高于心脏水平,有利于水肿消退。健侧卧位时,患侧上肢用枕头支撑。

(2)患手固定:患者夜间用掌侧前臂夹板固定,通过夹板可提高周围组织的压力,抑制进一步的渗出,促进组织经淋巴的回流和血液的静脉回流,从而达到消肿的目的。夹板远端不宜超过掌横纹,要使掌指关节、指间关节能主动活动。

(3)手指运动:先从小指开始对每个手指指间关节进行被动屈伸揉搓。依照从小关节到大关节运动顺序,对每个关节进行上、下、左、右、旋转五个方向运动,然后一手握住患者腕关节,另一手捏着每个手指的末端进行旋转摇晃,对拇指加大活动幅度,但以不引起疼痛为宜。每次 15 分钟,每日 2 次。

(4)手掌活动:对整个手掌进行推挤、揉搓按摩,以促进手指的伸展。三个月以内,不做握拳动

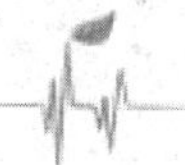

作,防止加重挛缩。对于痉挛或阻力较大的手指,可一手握住手掌,一手握住手指末端进行推挤,然后四指并拢一起被动屈伸,当处于伸展位时,可让患者停顿予伸展位 1~2 分钟。每次 15 分钟,每日 2 次。

(5)压力治疗:患手可佩戴等张力压力手套,佩戴时注意指蹼部位与手套紧贴,否则指蹼区没有压力,成为水肿液滞留区。24 小时连续佩戴(除洗澡、训练运动外),穿戴 3~4 周。

(6)温冷水交替泡手:床前放置温、冷水各一盆,温水温度在 45℃左右,冷水 20℃左右,患手在两盆水中交替进出,一盆水泡 2 分钟。进出各 5 次,以促进血液循环,减轻水肿。

(7)手的精细训练:在手有主动活动开始后,可做手的精细训练,督促患者用患手先从粗大的动作开始活动,再过渡到精细的动作。抓东西先抓大东西,如乒乓球、稍大的木棒等;再抓小东西,如玻璃球、花生等;再抓形态各异的东西,如三角形、菱形等。

5. 日常生活活动训练

日常生活能力训练是指导患者日常更衣、梳洗、进餐、坐起、轮椅转移等方面的训练,还可做以下活动以提高日常生活活动能力。

(1)击球:可教患者双手交替拍球,以训练患者的协同运动,促进患者无意识的自行活动。

(2)编织毛线:这属于精细动作训练,既有利于患者手眼配合,又有利于感觉、感官等知觉培养,有助于大脑神经功能恢复。

6. 语言训练

(1)口腔操:教患者撅嘴鼓腮、叩齿、弹舌等,每个动作重复 5~10 次。

(2)舌运动:张大嘴,做舌的外伸后缩运动;将舌尖尽量伸出口外,舔上、下嘴唇,左右口角;并做舌绕口唇的环绕运动、舌舔上腭的运动。每项运动重复 5 次,每天 2~3 次。

(3)学习发音:教患者学习发音(pa、ta、ka),先单个连贯重复,当患者能准确发音后,3 个音连在一起重复(即 pa、ta、ka),每日重复训练多次,直到患者训练好为止。

(4)看图识物: 利用图片、字卡、实物等强化患者记忆,早期还可利用抄写、自发书写、默写等方法加强患者的语音、记忆功能,要求患者多读、大声地读,以刺激记忆。

7. 呼吸训练

当患者存在呼吸不均匀现象时,应先训练患者呼吸;双手摸患者两胸肋部,嘱患者吸气,吸气末嘱患者稍停,双手向下轻压嘱患者均匀呼气,如此反复。亦可教患者先用口呼气,再用鼻呼气,以利调整呼吸气流,改善语言功能。

8. 康复训练的注意事项

康复训练做好防寒避暑及安全保护措施,防止跌倒和关节脱位,避免训练过度或不足。注意观察病情,防止直立性低血压,若原有病症加重、感冒发热、气促等应停止训练。运动以患者能耐受程度为宜,运动后所有不适与疼痛应在 3 小时内消除,注意保护关节,避免关节脱位与韧带、肌肉拉伤。

(三)并发症护理

1. 褥疮

褥疮是偏瘫最常见的并发症之一,见第四章第二节。

2. 坠积性肺炎

预防坠积性肺炎的方法如下。

(1)叩背咳痰:患者取坐位、半坐位或是侧卧位,护理员从背后操作。护理员五指并拢,微曲,手掌弓起成碗状,利用腕关节的力量在患者背部,由外向内,由下而上,单手叩击。叩击应避开脊柱、肩胛部位,力度以皮肤不发红为宜。叩击完一侧可换叩另一侧,叩击频率为60~80次/分钟。叩背时应在餐前30分钟或餐后2小时,叩背时注意观察患者的呼吸、咳嗽、咳痰反应。

(2)室内环境:室内温度20℃~25℃,湿度50%~60%。注意室内的空气新鲜,开窗通风,预防感冒。来访的客人如有呼吸道感染迹象,尽量避免接触。

3. 泌尿系感染

泌尿系感染也是最常见的并发症之一,因此要妥善管理导尿管,引流装置不可放置高于耻骨平面;用防反流尿袋可每周更换1~2次,普通尿袋应每日更换,更换时用碘伏消毒尿管口,避免感染;如出现尿液浑浊,絮状物多,应给予多饮水,按照医嘱冲洗膀胱。保持尿道口清洁,每晚擦洗会阴部;留置的尿管按照规定时间和方法更换。

4. 口腔护理

保持口腔清洁,能配合刷牙者饭后应刷牙漱口,不能配合或昏迷患者,应用生理盐水或白开水棉球清洁口腔,并每日检查口腔清洁度,出现溃疡或感染应及时处理。

5. 预防便秘

保证大便通畅。便秘是偏瘫患者常见的并发症,因此,日常生活中便秘的预防与护理十分重要。最好养成定时排便的习惯,久而久之就会形成习惯。每次排便的时间大约在15分钟以内,避免时间过长而疲劳。排便时不要过分用力,过分用力可以导致血压升高。如果排便过于困难,就应采取适当措施,给予解决。每个人排便的习惯和时间各不相同,以1天2次到2~3天1次,只要是软润的大便均为正常。应从以下几方面着手,来保证大便通畅:

- 注意多饮水,每日饮水量为1500~2000毫升左右。
- 多吃蔬菜、水果等富含纤维素的食物,特别是香蕉、梨、桃、橘子、芹菜、韭菜、菠菜、小白菜等。
- 适当进食粗粮也有利通便,如糙米、玉米、全麦粉、红薯等。
- 养成定时排便的习惯,可在晨起、早饭后或睡前等时间大便。
- 坚持适当的体育锻炼,增强胃肠运动,增加胃肠道分泌,有助于排便。运动方式因人、因病而异,如做腹部环形按摩、轻压肛门后部,通过局部刺激促进肠蠕动。
- 消除紧张心理,如床上排便者,应给以窗帘遮蔽,防止外界干扰。

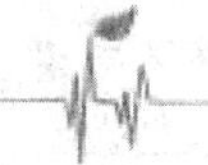

• 不喝茶水,因茶叶中含鞣酸,有收敛作用,可使大便干燥。

• 不吃不利于通便的食物,如高粱米、柿子等。

• 避免使用不利于大便的药物,应该向医生介绍患者情况,给药物时注意。

• 可用蜂蜜 2~3 汤匙,开水冲服,每天空腹 1 次, 或加香油 1 汤匙亦可。每日晨起饮 300 毫升温开水或淡盐水。

• 在医护人员的允许下可用开塞露塞灌入直肠。

• 注意保持会阴部清洁卫生,最好便后及时用温水清洗,无条件时,应每天晚上睡前清洗。

(四)心理护理

偏瘫患者康复是一个长期的过程,患者由于突然的疾病造成残疾,心理受到严重的打击和挫伤,易产生烦躁、悲观、抑郁、低落的情绪,对康复失去信心。家属和护理员要加强与患者的沟通交流,了解偏瘫患者的心理反应,根据不同的时期,尽快地帮助患者适应生活现状,建立新的人际关系,调动患者的主观能动性,满足患者的心理需要。鼓励患者以坚强的信念和愉快的心情接受康复治疗,进行功能锻炼。

心理护理是康复护理的先导。偏瘫患者由于肢体功能障碍,日常生活能力下降,日常活动受限,依赖性较强,易产生不良心理,如情绪低落、悲观烦躁、抑郁焦虑,常对生活失去信心,甚至产生绝望和担忧心态,在这个时期不论是患者还是家人都要调整好各自的心态,家属应以热情的态度、亲切的面容、谦和的姿态,启发、引导患者,正确对待疾病,鼓励其树立战胜疾病的信心,介绍家庭康复护理的重要性,介绍家庭康复护理的成功病例。对于语言功能障碍患者,要有同情心,要善于应用表情、手势、体态语言或用写字板等沟通方法,激发患者参与家庭康复护理的兴趣。家庭成员要经常陪伴在患者身边,给予关心、爱护、体贴,同时根据病情安排一些适宜的活动,如看电视、下棋、听广播、读报等,使患者感到家庭的温馨、生活的充实与美好,从而坚定其战胜疾病的信心,使其以最佳的心理状态接受家庭康复护理。

• 早期的心理护理:要注意密切观察患者的精神状态,及时了解思想变化,帮助患者正确面对现实,解除悲观情绪,消除顾虑。鼓励患者进行主动锻炼,要尽可能地让患者接受自己喜欢、依赖的治疗,这样会使他们产生自我安慰,有利于心理障碍的康复。

• 康复期的心理护理: 在偏瘫恢复期, 患者的心理问题较多。家属协助做好生活护理,如擦澡、洗脚、修剪指(趾)甲等;对患者进行语言安慰。关心体贴患者,消除焦虑抑郁心理; 尽量帮助患者摆脱孤独的境地,使患者对自己的病情有正确的认识;学会看懂患者的手势来代替语言的表达,要通过患者的面部表情、举止行为了解患者内心活动,采取与之吻合的护理。在患者能力范围内,鼓励其做适当的家务,减轻患者的自卑心理。

• 心理护理贯穿本病程始终,由于社会、家庭、经济等各方面的原因,患者需要护理人员和家属给予帮助和支持,在良好的心态下,神经抑制解除出现易化,这时神经肌肉调节达到最佳状态,可充分挖掘康复潜力并发挥残存功能。

第七节 慢性支气管炎患者的康复护理

慢性支气管炎是老年人比较多发的一种呼吸系统疾病，指的是由于感染或非感染因素引起气管、支气管黏膜及其周围组织的慢性非特异性炎症，临床上以咳嗽、咳痰或伴有喘息及反复发作的慢性过程为特征。临床常常简称“老慢支”。慢性支气管炎康复护理目标是提高患者的生活质量，减少急性发作次数和呼吸道感染，延长生存期，调动其主观能动性，积极配合康复护理，让患者提高对运动的耐力，从而提高广大老年慢性支气管炎患者的身体素质和生活质量。

一、基础护理

（一）生活护理

慢性支气管炎发病缓慢，病程较长，反复发作逐渐加重，为了延长缓解期，减少复发，防止疾病和呼吸道感染进一步发展，应重视家庭的预防及护理，主要预防方法有以下几个方面。

1. 戒烟

慢性支气管炎患者不但要首先戒烟，而且还要避免被动吸烟，因为烟中的化学物质如焦油、尼古丁、氰氢酸等，可作用于自主神经引起支气管的痉挛，从而增加呼吸道阻力，损伤支气管黏膜上皮细胞及其纤毛，使支气管黏膜分泌物增多降低肺的净化功能，易引起病原微生物在肺及支气管内的繁殖，引起支气管和肺的感染，加重病情。据统计，吸烟者慢性支气管炎的发病率比不吸烟者高 2~8 倍；在 65 岁以下的男性中，75%的慢性支气管炎、肺气肿患者的死亡原因是吸烟。戒烟后可使症状减轻或消失，病情缓解，甚至痊愈。

2. 加强锻炼

慢性支气管炎患者在缓解期要做适当的体育锻炼，以提高机体的免疫能力和心、肺的贮备能力，可根据自身体质选择锻炼的内容，如太极拳、保健操、散步、骑车、扩胸运动等。运动量要因人而异，以无明显疲劳和心跳加快或是呼吸急促为宜。

3. 预防感冒

注意个人保护，根据天气变化及时增减衣服，注意保暖；保持足够的睡眠，防止过度疲劳；感冒流行期间减少外出；如有可能最好接种预防流感的疫苗。鼓励患者多饮水，每天饮水量不少于 1500 毫升。

4. 创造良好的生活环境

- 室内要保持空气清新干燥，定时开窗通风；温湿度适宜，温度最好控制在 20°C~22°C，湿度控制在 50%~60%之间。

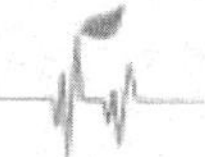

- 勤晒被褥,减少螨虫及细菌的传播。
- 最好不要饲养宠物,减少病菌的传播。

(二)饮食护理

慢性支气管炎饮食调理可以作为辅助治疗手段，饮食应注意清淡，以软食和半流食为主,禁止食用过咸、过酸、刺激性的食物,禁烟忌酒,注意营养的均衡。

日常饮食中应供给充足的维生素,尤其是维生素 A 和维生素 C,因为维生素 A 有增强支气管上皮细胞的作用,如果缺乏会影响支气管上皮细胞的防御能力,损害支气管纤毛。富含维生素 A 的食物有鱼肝油、蛋黄、牛奶、牛油和胡萝卜、菠菜、洋葱、圆白菜、茄子、西红柿、西兰花等;维生素 C 具有保护支气管上皮细胞,减少毛细血管通透性,参与形成抗体,促进创面愈合的作用,富含维生素 C 的食物有柚子、橙子、柑橘、柠檬、绿叶蔬菜、马铃薯等。

由于慢性支气管炎是慢性病,反复发作,常有咳痰、咳嗽的情况,造成蛋白质的丢失,蛋白质不足会影响受损的支气管黏膜的修复、体内抗体和免疫细胞的形成。这就要求在饮食上加以补充,每天需摄入蛋白质 70~100 克为宜,其中优质蛋白不少于 30%,瘦肉、鸡蛋、牛奶、鱼类等食物中含有优质蛋白。

补充新鲜蔬菜瓜果,蜂蜜、柚子、山药、白果、百合、核桃、樱桃、枇杷、梨等,可以缓解慢性咳嗽、平喘祛痰、温肺健脾。

(三)心理护理

慢性支气管炎病程长,患者情绪波动大,心理活动复杂,家庭护理人员要为患者创造温馨舒适的生活环境;鼓励其多与外界交流,让患者有被接纳和尊重的感觉;鼓励其做一些力所能及的运动,适当接触自然,让患者感觉自己与外界的联系依然存在,消除恐惧,增强对自己的信心。

二、康复护理

康复护理的内容主要包括:进行呼吸训练,训练有效咳嗽,保持呼吸道通畅,减轻呼吸困难的症状;提高活动能力训练,进行全身耐力及力量训练,增强心肺功能,提高日常活动能力;进行腹肌肌力训练,提高膈肌的功能,加强呼吸肌能力;运用能量节约技术,帮助患者避免不必要的人体耗氧量,减轻呼吸的负担,提高日常活动能力。

(一)呼吸及排痰训练

1. 训练有效咳嗽,保持呼吸道通畅,减轻呼吸困难的症状

有效的咳嗽是指能够将气管内的分泌物(即痰液)及时咳出体外的咳嗽。慢性支气管炎患者长期慢性咳喘,体力消耗较大,呼吸肌疲劳,常常无力咳痰,尤其是体弱年老者,可以致使痰液大量在支气管内滞留,加重呼吸困难症状。但并不是每个患者都会正确地咳嗽,所以患者应掌握有效的咳痰技巧,既可以节省体力,又可以保持呼吸道通畅,有效咳嗽对慢性支气管炎患者非常重要。

正确的咳嗽方法是:

第一步要深吸气,即达到必要的吸气量;

第二步吸气后有短暂的屏气过程,使气体在肺内得到更大的分布;

第三步关闭声门,使气体在肺内达到最大范围后,紧闭声门,以进一步增加肺内的压力;

第四步增加胸膜腔内压,紧闭声门以后可以通过增加腹压的方法间接升高胸膜腔内压;

第五步声门开放,气流冲出,当肺内压力明显升高以后,突然打开声门,即形成由肺内冲出的高速气流,从而带动分泌物的排出。

2. 呼吸排痰法

老慢支患者痰多易致呼吸道阻塞、心肺缺氧缺血,引起憋闷不畅。常做深长的腹式呼吸可以使黏附于支气管壁上的分泌物脱落,促使黏痰咳出,方法如下。

- 呼气时用手指轻叩胸背部,易促其咳出痰液来。
- 压迫上腹部,特别是咳嗽时用力压迫,有助痰咳出。
- 可先做5~6次深呼吸,然后上身稍向前弯,张口伸舌咳嗽至少2次。第1次咳嗽时松动粘液,第2次咳嗽使痰液向上呼吸道运行,咳出痰液。

略行休息,反复进行,排痰可比平时增加1倍以上。

还可采用低头位,包括侧卧、仰卧、俯卧位等,进行引流,以借助重力排出支气管内的痰液。引流时间每次5~10分钟,早晚各1次。痰多时可2小时1次,但不宜在饭后进行。

3. 按摩顺气法

胸闷憋气也是老慢支患者常见症状。当呼吸憋闷不畅时,可自行按摩。方法为:两手交替由一侧肩部从上至下呈斜线按摩至另侧肋下角部,每侧做10次。然后用两手掌开始沿胸廓自上而下拍10遍,再用两手握空拳,置后背部,呼气时由里向外拍打,同时上身稍前倾。吸气时由外向里拍打,同时挺胸,重拍10次。

4. 腹式呼吸法

腹式呼吸法指吸气时让腹部凸起,呼气时腹部凹入的呼吸法。训练腹式呼吸有助于增加通气量,降低呼吸频率,还可增加咳嗽、咳痰能力,缓解呼吸困难症状。锻炼的要点是取立位或坐位,一手放胸前,一手放腹部,吸气时用鼻吸入,尽力将腹部挺出,使腹内压下降,协助膈肌下降运动,帮助吸气。呼气时用口呼气,作吹口哨状。每次15分钟,每日2次,长期坚持,对改善呼吸功能,减轻呼吸困难症状,有一定帮助。可采取腹部加压暗示法帮助患病老年人建立正确的腹式呼吸,即用加压的方法诱导患者恢复生理性的腹式呼吸,宜在卧位或坐位下进行。用一手放在上腹部,呼气时腹部下陷,该手也随之下压,以增加腹压,使膈肌上抬。吸气时

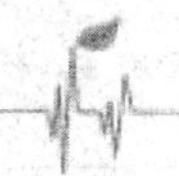

上腹部对抗手部所加的压力，将腹部慢慢鼓起。如此反复，就可促进膈肌收缩，增加膈肌活动范围；也可用宽布带交叉于下腹部，呼气时拉紧布带以挤压侧胸部，吸气时要对抗此布带的压力，扩张下胸部和上腹部，同时慢慢放松布带；也可将3~5千克的沙袋置于患者脐与耻骨中间，并嘱咐其练习腹式呼吸，每次30分钟，每天2次；还可以采用头低卧位，用垫枕抬高臀部，以利用腹腔脏器的重量将膈肌向胸腔推压，使得膈肌上抬，增加潮气量，每次30分钟，每天2次。

5. 缩唇呼吸训练

教会患者用鼻腔缓慢地吸气后，呼气时将嘴唇缩紧向前突出，如吹口哨样，缓慢呼气，一般吸气2秒后在4~6秒内将气体缓慢呼出，吸气与呼气之比为1:2或1:3，呼吸频率小于20次/分钟。

6. 吹蜡烛法

将点燃的蜡烛放在口前10厘米处，吸气后用力吹蜡烛，使蜡烛火焰飘动，每次训练3~5分钟，休息10分钟后再次进行。每1~2天将蜡烛与口的距离加大，直到距离增加到80厘米。

（二）提高活动能力训练

1. 全身耐力训练

全身耐力训练指的是经过长时间持续性的运动，可以提高心肺功能，加快血液循环，促进新陈代谢，并能改善患者的情绪，增强治病的信心。全身耐力训练的主要目的有以下几方面。

- 增加肺活量：经常参加体育锻炼，特别是做一些伸展扩胸运动，可使呼吸肌力量增强，胸廓扩大，有利于肺的扩张，使肺活量增加。体育锻炼时，经常性的深呼吸运动，也可促进肺活量的增加。
- 增加肺通气量：体育锻炼由于加强了呼吸力量，可使呼吸深度增加，以有效地增加肺的通气效率。因为在体育锻炼时如果过快地增加呼吸频率，会使气体往返于呼吸道，使进入肺内的气体量反而减少。适当地增加呼吸频率，从而使运动时的肺通气量大大增加。
- 增加氧利用能力：体育锻炼不仅可以提高肺的通气能力，更重要的是可以提高机体利用氧的能力。一般人在进行体育活动时只能利用其氧最大摄入量的60%左右，而经过体育锻炼后可以使这种能力大大提高。体育活动时，即使氧气的需要量增加，也能满足机体的需要，而不致使机体过分缺氧。

全身耐力训练的形式非常广泛，比如散步、太极拳、气功、呼吸操、慢跑、游泳等，运动选择取决于锻炼者的运动习惯、运动种类、运动强度及年龄、性别、体质状况等诸多因素，患者可选择以步行为主的有氧训练方式，锻炼强度可自行摸索，观察呼吸、心率的反应，以不感到气促或者轻微气促为宜。

快步走是一项全身运动，两腿迈动能促进腹部肌肉有节律地收缩，双臂的摆动能增加肺通气量,改善肺功能。其锻炼方法为:行走的速度可根据患者的心功能情况而定,慢速时每分钟60~80步,中速时每分钟80~100步,快速时每分钟100~120步。步行一般以每分钟80~120步为宜。若自觉费力程度较轻或自我感觉较好,还可以慢跑,不过,最好步行、慢跑交替进行。每次步行最多以2000~3000米为宜,在运动后3~5分钟或整理运动后,心率应该恢复正常,运动后疲劳感在1~2小时内应消除。只要运动后自我感觉良好,心跳和疲劳感经适当休息后很快消失,就说明运动量是适宜的。轻快步行对慢性支气管炎患者是简单易行的运动方法,因此,老年人应掌握下列正确的散步方法,以达到有效的散步效果。

• 一般可每日散步30分钟至1小时,若早、晚均有散步习惯者以20~30分钟为宜,每天1~2次。

• 步行的时间可选择上午、下午进行。

• 步行的地点可选择空气新鲜、环境优美的地方,如河边、湖旁等。应划定行走路线,以便掌握和控制活动量。

• 如遇上坡、下坡时应放慢速度。在步行过程中可根据具体情况适当地休息1~2次,每次3~5分钟。

• 步行时着装不宜太多,但冬天应注意保暖,鞋袜要合脚舒适,步行姿势应正确,眼平视、腹内收,抬头挺胸,自然放松,呼吸应有节律;应放松情绪,一边散步,一边欣赏大自然,应随身携带急救药。

如有条件,可以自备跑步机,在室内锻炼。

慢跑的运动量比散步大,也是很好的有氧健身锻炼方法,它可以保护心脏,提高呼吸功能,增强神经系统功能,促进人体新陈代谢。但慢跑要注意时间和速度,一般在15~30分钟为宜,每分钟的速度以150米为宜,速度要慢,不要快跑。对于体力明显欠佳者,以行走为适宜。

太极拳对慢性支气管炎患者来说也是一项十分有益的运动。打太极拳能提高肺通气量,避免代谢产物的堆积,免除肌肉疲劳,还可以放松大脑皮质的紧张状态,消除患者的焦虑,保持愉悦的情绪。练拳时要尽量放松,呼吸顺畅,心无杂念,心率最好在100~110次/分钟。练习结束3~5分钟后,心率应恢复正常。

练拳前要做好必要的准备活动,如排空大小便,喝一点豆浆、麦乳精之类的饮料,结合散步做一些随意的准备活动,然后静立片刻,调匀呼吸,排除杂念。练拳时尽可能做到柔、缓、松、轻相结合。由于老年人受到体力上的限制,练拳时应尽量柔和、放松、自然、缓慢,避免造成呼吸急促、心跳增快等不良反应,即使初学者,也要做到这一点,尤其身体较弱或患慢性病的老年人,更要掌握好这个要领。另外,练拳时同样应掌握匀细深长的呼吸。

2. 呼吸体操

第一部分

(1)头颈放松

[预备姿势]两足开立,双手叉腰。

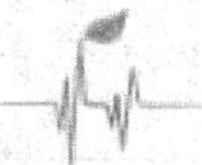

[动作说明]头颈向左右缓慢地转动，上身及腰部不要转动，意念想一个“松”字，头顶、眼、面、颈部逐一放松10~20次。

(2)肩背放松

[预备姿势]两足开立，双手叉腰，躯干稍前倾，双肘屈曲90°，肩、胸、背部放松。

[动作说明]双上臂及肩关节自前向后重复自后向前交替做环行运动10~20次，动作宜缓慢轻柔。

(3)摆臂放松

[预备姿势]两脚开立，两臂放松自然下垂。

[动作说明]上肢放松自然下垂然后慢慢摆动，幅度从小到大再慢慢减小，10~20次。

(4)胸腰骶部放松

[预备姿势]两脚开立，比肩稍宽。

[动作说明]两手先摩擦手掌、手背，然后叉腰拇指在前，两手用力从腰部、骶部、臀部向下按摩。腰部自左向后、右、前做回旋动作。再改为自右向后左前回旋，两腿始终伸直，膝勿屈，用手托腰部不要太用力，回旋的圈子要逐渐增大，胸、腰、臀部放松。

(5)全身放松

[预备姿势]静立，两臂自然下垂，双目轻闭，口自然闭合，舌尖抵住上颚，呼吸要调整得均匀平稳。

[动作说明]吸气要默想静字，呼气要默想松字，同时有意地放松全身，时间到全身放松为止。

第二部分

(1)悬臂划圈运动

[预备姿势]两脚开立比肩稍宽，两臂自然下垂。

[动作说明]两臂交叉划圈360°，圈的直径自小逐渐增大。

(2)转颈运动

[预备姿势]两脚开立，双手叉腰，拇指向前。

[动作说明]颈部放松，两眼盯视目标，自右髋、右肩、左肩、左髋、右髋慢慢转动反复数次。

(3)收肩运动

[预备姿势]两脚开立比肩稍宽，两臂自然下垂，头略后仰。

[动作说明]两肩胛骨向内收拢，同时深吸气，屏气几秒钟，放松同时缓慢呼气。

(4)双臂开合运动

[预备姿势]两脚开立，两掌横放在眼前，掌心向外，手指稍曲，肘斜向外。

[动作说明]两掌同时向左右分开，手掌渐握成虚拳，两前臂逐渐向地面垂直，胸部尽量向外挺出。两臂仍屈肘，两拳放开成掌，还原时含胸拔背。分开时吸气，还原时呼气；拉开时两臂平行伸开，不宜下垂，肩部及掌指稍用力。动作应慢，逐渐向后拉，使胸挺出，肩胛骨夹紧。

(5)双手举鼎

[预备姿势]两脚开立与肩同宽,两臂屈肘,双手虚握拳平放胸前。

[动作说明]两拳逐渐松开,掌心向上,两臂柔和地向上直举,眼跟随两掌上举而向上看。两手逐渐下降,下降时逐渐握成虚拳,手指稍用力恢复预备姿势。上举时吸气,下降时呼气。

(6)弯腰分臂运动

[预备姿势]两足开立,两手交叉于胸前。

[动作说明]双腿挺直,体向前弯。两臂伸直,两手在胸前交叉,眼看两手。直腰两手交叉举至头顶上端如向上攀物状,尽量使筋伸展,身体挺直。两臂向两侧分开,恢复预备姿势,弯腰时呼气,直腰时吸气。

(7)侧弯腰运动

[预备姿势]两脚开立与肩同宽,双手叉腰。

[动作说明]腰部左右侧弯,右侧弯时右臂伸向下方,左侧弯时左臂伸向下方,侧弯时呼气,直腰时吸气。

(8)压腹呼气

[预备姿势]坐位,两脚开立,与肩同宽。

[动作说明]深吸气时头微上仰,两手置于腹前,当呼气终末时双手按下腹部帮助呼气。

(9)折体呼吸

[预备姿势]坐位、站位均可,双臂前平举。

[动作说明]呼气时弯腰,双臂在大腿后交叉,同时腹肌收缩,吸气时直腰,双臂恢复前平举,腰微向后挺,腹肌放松,膈肌下降,腹部隆起。

第三部分

(1)下肋呼吸或肺段呼吸

[预备姿势]坐位、站位均可,双手轻松地放在下肋上以辅助深呼吸。

[动作说明]在深呼吸开始时,仅一只手加压辅助深呼吸,然后保持一定压力抵抗吸气,另一侧重复上述运动,直至单侧加压可以充分控制后即行双侧加压。这种方法可使该区域的肺段充分膨胀,一般在肺侧面、肋间、肺尖和后底段。

(2)横膈呼吸

[预备姿势]坐位、站位均可,双手放在肋膈角下方腹壁上。

[动作说明]要主动进行膈肌深呼吸,吸气时使膈肌移动,将注意力集中于腹部运动,腹部放松隆起,此时放在肋膈角下方的双手轻轻加压,用力呼吸,同时腹肌紧张膈肌上升,双手辅助给予腹部以压力,使气尽量呼出。

2. 提高上肢活动能力

上肢肩带部很多肌群既为上肢活动肌,又为辅助呼吸肌群,上肢固定时,这些肌群起辅助呼吸的作用。慢性支气管炎患者由于在上肢活动时失去了对这些肌肉的辅助呼吸的作用,

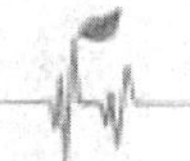

易产生气短气促,从而对上肢活动不能耐受。为了加强患者对上肢活动的耐受性,提高日常活动能力,慢性支气管炎患者应注意自觉加强上肢力量训练。上肢训练的方法有很多,主要介绍以下几种。

•运手:早晨起来第一件事就是活动手指和甩动手臂及手腕,好像玩健身球或做甩手动作,以促进血液循环,此动作可做1~2分钟。

•单车手:平躺仰卧,手臂向上伸直,好像用手去转动单车的踏脚一样活动,可做1~2分钟。

•飞翔:两臂伸向两旁,好像鸟拍翼似地慢慢挥动手臂,宜做1~2分钟。

•打沙包:想象面前有一个沙包,用拳头击过去,或是与一个假想的对手在打拳,可做10~20次。

•抛球:拿一个球抛向空中,落下时接住,或者让球弹在地上、墙上而接回。如果没有球,亦可做抛球的手势,左、右臂各做10次,稍稍休息,再做10次。

•手摇车训练:手摇车训练从无阻力开始,慢慢增量,运动时间为20~30分钟,速度为50圈/分,以运动时出现轻度气急、气促为宜。

3. 进行腹肌肌力训练

腹肌是主动呼气的主要肌群,有腹外斜肌、腹直肌、腹内斜肌和腹横肌。腹肌的收缩可以使下位肋骨下降向内,增加腹内压,使膈肌抬高,胸腔容积缩小。但是慢性支气管炎患者常常感觉腹肌无力,无力的腹肌常使腹腔失去有效的压力,减少对膈肌的支撑,减少了扩展下胸廓的能力。因此正确进行腹肌肌力训练有助于提高膈肌的功能,减轻呼吸困难的症状,改善呼吸功能。其方法如下:患者取仰卧位,两下肢屈髋屈膝,并使两膝尽量接近胸部,然后慢慢上举两下肢,还原反复进行;或在上腹部放置1~2千克的沙袋,吸气时肩和胸部保持不动并尽力挺腹,呼气时腹部内陷;体力较好的患者可以采用仰卧起坐或者俯卧撑练习,特别应注意的是避免屏气。

4. 能量节约技术

能量节约技术指省力和提高工作效率的方法, 用于体力和活动能力下降者提高日常活动的效率和持续时间。在日常生活中采用能量节约技术可以避免不必要的耗氧,减轻呼吸的负担。所以在活动前先做好计划安排,工作节拍快慢适度,轻重工作交替进行,活动中间休息,以尽量节省体力。

能量节约技术的基本方法如下:

•能在坐位下或卧位下进行活动, 就不在站位下进行; 能在站位工作就尽量不弯腰工作。

•工作中尽量采用不抗重力的工作方式。

•将复杂的动作分解成若干简单动作,然后再分次完成。

•有序摆放日常生活物品或用具,将其置于固定、易取的地方。

• 简化操作动作并使动作缓慢而连贯地进行。

• 工作时要经常休息,轻、重工作要交替进行。

5. 慢性支气管炎患者运动中应注意的问题

慢支气管炎患者适度的运动能增强体质,提高抗病能力和机体的免疫能力,可做些力所能及的家务劳动,也可选择一些柔和缓慢、运动量不大的运动项目,如散步、打太极拳、舞太极剑、做保健操、慢跑、健身气功等,但要禁止用力、憋气使劲、突然低头、猛然转身,或肌肉关节经常处于屈曲动作及竞争性比赛等,以免发生意外。运动前后要注意以下几方面的问题。

(1)运动前最好先做一些热身运动或活动前的准备,且运动前不宜吃得太饱。

(2)适当的服装和鞋:运动量较大时不要穿太多、太厚的衣服,选运动服的话要选择宽松、柔软、弹性好的运动衣,还要选择色彩明快、吸水性好的服装,以保证热量能够散发,如在日光强时活动还应戴帽子。运动鞋应具备透气性好、鞋面舒适贴脚和鞋底有弹性等特点。避免着凉,切忌运动后因出汗而脱衣服,这样很容易造成感冒。运动后皮肤出汗较多时,要及时擦干皮肤或热水淋浴后更换干净衣服,避免着凉。

(3)运动后不可立即休息:运动后如果立即停下来休息,会造成血压降低,出现脑部暂时缺血,引发心慌气短、头晕眼花、面色苍白甚至休克昏倒等症状。所以,剧烈运动后要继续做小运动量的动作,呼吸和心跳基本正常后再停下来休息。

(4)运动后不可马上洗浴:如果马上洗冷水浴,会因突然刺激血管立刻收缩,血液循环阻力加大,心脏负担加重,同时机体抵抗力降低,人就容易生病。而如果洗热水澡则会继续增加皮肤内的血液流量,血液过多地流进皮肤和肌肉中,导致心脏、大脑供血不足,轻者头昏眼花,重者虚脱休克,还容易诱发其他慢性疾病。所以,剧烈运动后一定要休息一会儿再洗浴。呼吸锻炼注意要点:做呼吸操锻炼时应注意开始锻炼时由慢而快,循序渐进,先从卧位开始,以后再取坐位、立位。

第八节 老年痴呆患者的康复护理

老年痴呆是因脑功能障碍而产生的持续性智能障碍综合征,患者在意识清醒状态下出现持久的、全面的智能衰退,是一类慢性、进行性精神衰退疾病,是一种脑部疾病。由于脑部功能逐渐衰退,患者会日益健忘、智力退化、自我照顾能力降低,甚至出现性格的改变,常常使患者的生活不能自理,严重地影响着老年人的生活质量。老年痴呆的病因各有不同,主要分为阿尔茨海默病、血管性痴呆、其他原因(抑郁、甲状腺分泌失调、药物中毒)性痴呆。因此,老年痴呆的家庭护理极其重要,适当有效的家庭康复护理可以预防病情加重。对于老年痴呆患者,康复护理的根本目的是维持日常生活自理能力,并通过调整周围环境,使之与老年患者的生活能力相适应,预防、延缓甚至暂时逆转某些生理病理性衰退,提高患者生活质量。

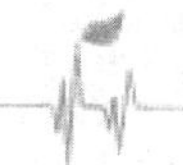

一、基础护理

(一)心理护理

老年痴呆患者多数生活不能自理,且大多数老年人都会有抑郁症,除了药物对症治疗外,对患者实施心理治疗和护理也很重要的。老年痴呆患者的心理护理如下。

1. 参加活动

鼓励患者参加一些学习和力所能及的社会家庭活动或是其他亲友聚会,以分散患者的不良情绪和注意力,唤起其对生活的信心。护理员及亲属对生活有困难的患者应当积极主动给予照顾,热情护理,以实际行动温暖他们的心灵。

2. 热情关心

护理员要关心爱护患者,注意尊重患者的人格,态度和蔼,经常与患者对话交流,善于聆听患者的说话,交谈时语速要慢一些,避免使用呆傻、愚笨等词语,保持与患者目光的接触,促进患者的语言能力和思维能力。在对话时要同时根据不同患者的心理特征采用安慰、鼓励、暗示等方法给予开导。对情绪悲观的患者,应该耐心解释并介绍一些治愈的典型病例,以唤起患者战胜疾病的勇气和信心。当患者出现情绪不稳定与行为反常时,护理员应以耐心亲切的态度,通过语言、动作、情景等信息交流手段给予患者鼓励与安慰;当患者出现幻觉、妄想时,不要与其争辩,可设法转移其注意力,再耐心解释。

3. 舒缓心情

人们常说,“笑一笑,十年少”,这充分说明了精神调养的重要性,注意保持乐观情绪,应节思虑、去忧愁、防惊恐,要宁静无惧,恬淡虚无,与世不争,知足常乐,清心寡欲。注意维持良好的人际关系,避免长期陷入忧郁的情绪及患上忧郁症,避免精神刺激,以防止大脑组织功能的损害。根据患者的文化修养和兴趣爱好选择性地给他们播放一些爱听的乐曲,以活跃其精神情绪。有实验研究证明,音乐能改善大脑皮层的功能,增加其供血供氧,较好地调节自主神经系统的功能。

4. 合理用药

对于患者的暴力、攻击行为,仍以疏导、解释、转移注意力等方法为主,并可在医生的指导下,短期应用镇静药物控制,同时应分析并找出引起患者不愉快的原因,防止再发生。如患者有疼痛或失眠时,医生要及时使用适当的药物,以减轻其痛苦和症状。

(二)饮食护理

在痴呆前期或早期及时发现并在饮食管理上采取相应措施,能改善痴呆症状,延缓病情发展。在膳食上,建议按以下原则调理。

(1)一日三餐应定量、定时,尽量保持患者平时的饮食习惯。

(2)患者常有拒食、贪食、随手乱抓东西吃的情况,照顾好患者的进食直接影响患者的健康,方法一般包括定时进餐,选择营养丰富、清淡宜口的食品,荤素搭配,食物温度适中,无刺、无骨,有营养、易消化的食物,而且要根据患者的喜好安排食谱,以免引起拒食。喂饭时要慢一些,以便患者有时间充分咀嚼食物。

(3)对吞咽有困难的患者应给以缓慢进食,必须等患者口腔内的食物全咽下去后,才能继续进食,不可催促,也不能太大口,以防噎食及呛咳。对少数食欲亢进、暴饮暴食者,要适当限制食量,以防止因消化吸收不良而出现呕吐、腹泻等。

(4)饮食宜均衡,不能偏食,应低盐、低脂、低胆固醇、低糖,多吃鱼、豆制品、牛奶、新鲜蔬菜、坚果类食物、水果和水等。

(5)禁烟,抽烟会损伤血管,使脑动脉痉挛,妨碍脑血液循环。

(6)选择适宜痴呆患者的食物,在给痴呆患者配制食物时,必须针对不同的健康状况考虑。如有心、肝、脾等脏腑虚弱者,应按其虚的脏腑给予有补益该脏器的饮食。而无明显症状者则可以补肾健脾、养心益智为原则摄取,但不可急于求成,而应长期坚持。

①主食的选择:选择小麦、粳米、黑米、黑芝麻等含矿物质丰富的食物。

②荤菜的选择:可选猪心、猪脑、猪髓、牛奶、牛髓、羊心、羊肾、驴肉、鸽肉、鲈鱼、鳜鱼、比目鱼、黄花鱼、平鱼、带鱼、胖头鱼、海参等蛋白质、维生素丰富的食物,如患者有高尿酸血症(痛风)则这些食物的摄入要控制。老年痴呆患者应多补充维生素D,除了常吃富含维生素D的多脂鱼和鸡蛋之外,更重要的是经常晒太阳。新研究发现,缺少维生素D的老年人罹患老年痴呆症的危险增加5倍。

③蔬菜的选择:选择圆白菜、山药、芋头、香菇、胡萝卜等维生素丰富的食物。

④水果的选择:选择莲子、百合、龙眼肉、酸枣、大枣、桑葚、葡萄干、荔枝肉等脂肪、蛋白质丰富的食物。

⑤其他:专家建议老年痴呆患者每天喝1杯茶或咖啡,就是最有效的老年痴呆的保健方法,因为这两种饮料都可以使记忆丧失危险下降40%。经研究发现与不喝茶或咖啡的老年人相比,经常喝茶或咖啡的65岁以上老年人,老年痴呆症症状分别减少37%和20%。

多补充一些有健脑功能的食物:核桃仁、芝麻、蜂蜜、玉米、小米、木耳、腐竹、金针菇及海藻类食物等。另外经常吃葱也可以补脑益智。

⑥食物的选择因人而异:由于食物有平性、寒性和热性之分,故应根据不同体质选用不同的食物。如体质偏热的可选用性质偏寒或平性的食物;体质偏寒的可选用性质偏热或平性的食物;如不清楚自己的体质,可向中医师了解或选用平性的食物。

• 平性的食物有:白米、莲子、动物脑、猪心、猪肉、鸡蛋、鹌鹑肉、鹌鹑蛋、鱼类、海参、蠔、牛奶、黑芝麻、黑豆、黄豆、葵花瓜子、花生、松子仁、榛子仁、南瓜子、芡实、香菇、黑木耳、银耳、葡萄、苹果、淮山药、茯苓、枸杞子、桑葚。

• 寒性的食物有:小米、薏苡仁、菱角、海带、紫菜、黄花菜、金针菇、香蕉、奇异果。

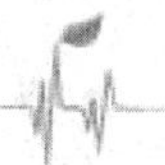

• 热性的食物有：糙米、糯米、猪肚、羊肉、鸡肉、黄鳝、虾、核桃、栗子、葱、蒜、龙眼、樱桃、杏、大枣、红糖。

（三）生活护理

1. 起居饮食要有规律，不能变化无常

一般应早睡早起，定时进食，定时排便，注意保持大便的通畅。老年痴呆患者往往有睡眠障碍，应改善患者的睡眠，白天尽量进行一些有益于身心健康活动，如养花、养鱼、画画、散步、太极拳、编织等，另外，也可读报、听广播、选择性地短时间看一些文娱性电视（忌看恐怖、惊险及伤感的节目），使患者充分感受生活的乐趣，保持轻松、愉快的心情。可在中午小睡片刻，或闭目养神以补充睡眠。睡前不要给老年人饮酒、吸烟、喝浓茶、咖啡，以免影响睡眠质量。对严重失眠者可给予药物辅助入睡，夜间不要让患者单独居住，以免发生意外。

2. 服装要求

为患病老年人准备的衣服要柔软舒适，最好选纯棉的，同时衣服要宽松，尽量不使用拉链，最好用按扣或布带代替拉链，防止拉链拉伤患者。在衣服上标明姓名、年龄、地址及联系电话。

3. 不要随意改变患者生活环境

尽量保持患者生活环境中的各种事物恒定不变，必须改变时要采用缓慢渐进的方式。痴呆患者学习新事物的能力很差，生活环境的改变会使其不知所措，加速自理能力的下降。但现实生活中变化总是难免的，护理者应尽量使这一变化小一点、慢一点，并反复教导和训练患者适应新环境。

4. 提供适当的帮助

照料痴呆患者并不等于替他做一切事，那将使其生活能力迅速下降。应鼓励他去做力所能及的所有事情，同时给予必要的帮助。痴呆患者就是在做最熟悉的事情时，也可能遇到困难而产生挫折感，进而退缩回避，并最终丧失做此事的能力，适当的帮助可避免此种情况的发生。

5. 简单原则

生活是复杂的，不要试图训练痴呆患者去完成那些复杂的工作，如做饭、用洗衣机等，那只会加重他们的挫折感，引起不必要的情绪反应。告诉他们在哪里上厕所、在哪里睡觉也许更重要。另一方面，在训练患者做那些简单的事情时，应使程序和步骤减到最少。

6. 重症患者护理

患者因长期卧床，大小便失禁，加之营养摄入不足，极度消瘦，肢体运动和感觉障碍，局部血循环差，如不注意保护患者皮肤，极易发生褥疮。因此在护理时要做到三勤，即勤翻身、勤按摩、勤换尿布。保持床铺、衣服、床单、被褥的平整、干燥、清洁。如发现患者有痰咳不出在翻身时应轻轻叩拍背部，鼓励将痰咳出，以防坠积性肺炎的发生。

(四)安全护理

老年痴呆患者感觉迟钝,行动不便,故平时要防止烫伤、跌伤、砸伤等意外伤害,也要预防自伤的发生,保证患者的安全。

1. 进食

进食时必须有人照看,餐具最好选择不易破碎的不锈钢制品,食鱼肉时要把骨刺提前剔除,不要让老年人使用尖锐的刀叉进食,食物要切成小块以方便入口,液体和固体食物要分开,不要让患者吃黏性食品。

2. 居住

居住房间要宽敞整洁,家具摆放要简单,不要经常更换位置,利用鲜明的标志区分卧室、卫生间、厨房,便于识别,室内无障碍,地面要防滑,刀剪及药品、杀虫剂等要收藏好,煤气、电源等开关要有安全装置,不能随意打开。

3. 行为

不要让患者单独外出,以免迷路、走失,衣袋中最好放一张写有患者姓名、地址、联系电话的卡片或布条,如万一走失,便于寻找。行走时应有人扶持或关照,以防跌倒、摔伤、骨折,对居住在高层楼房的痴呆老年人,更应防止其不慎坠楼。洗澡时注意不要烫伤。最好时时处处不离人,随时有人陪护。

二、康复护理

(一)记忆康复

记忆训练活动可作为一种辅助性的练习活动,甚至是一种刺激智能的方法,在设计此类活动时,可采用不同的形式,包括视觉、嗅觉、听觉及动作。

1. 记忆康复护理的方法

记忆的康复锻炼方法有以下几种,可根据不同的情况选择使用。

(1)瞬时记忆:护理人员可以念一串不按顺序排列的数字,从三位数起,每次增加一位。如 356. 6478、47298,念完后立即让患者复述,直至不能复述为止。

(2)短时记忆:给患者看几件物品,如手机、苹果、饭碗、电池等,然后马上收起来,让他回忆刚才看到了什么东西。物品数量可由少到多,逐渐增加,观看的时间可由长到短。

(3)长时记忆:不时让患者回忆一下家里亲戚、朋友、原来单位同事的姓名,前几天看过的电视和以前的照片等。

(4)强化记忆:在室内反复带患者辨认卧室和厕所,亲人们要经常和患者聊家常或讲述以前有趣的小故事,以强化其回忆和记忆。如能坚持长久的循序渐进的训练,可取得良好的

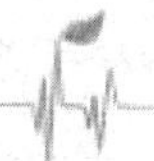

效果。日常生活中应随时进行患者的记忆锻炼，如陪同患者外出时尽量让患者自己辨别方向,或告诉患者该如何走。多培养、鼓励患者参加各种兴趣活动,如花草的种植和养护、宠物的行为观察等都能促进记忆恢复。

(5)其他活动内容

- “欢乐大托盘”:将日常物品如汤匙、叉、水杯、化妆品、项链、手表、发饰等放入托盘中,让患者逐一辨认;再用一块布覆盖所有物品,请患者说出盘中的物品名称。开始时可以先放一件物品,然后逐渐增加数量,在说出物品名称的同时,可以对其功能略加介绍。
- “成双成对”:准备两份相同的图片,在图片背面写一不同数字,让患者看清图案和数字,然后通过数字找到与其图案相同的另一张。
- “回声”:准备一盒录音带,其中可记录患者熟悉的不同声音,如动物叫、自然界声响、戏曲、相声等,播出不同的声音片段,让其说出播出的内容。

2. 记忆康复锻炼的注意点

(1)医护人员和亲属都要关心爱护患者,注意尊重患者的人格,在对话时要和颜悦色,避免使用呆傻、愚笨等词语。同时,要根据不同患者的心理特征,采用安慰、鼓励、暗示、奖励等方法,带动患者的积极性。

(2)对情绪悲观的患者,应该耐心解释,并介绍一些治愈的典型病例,以唤起患者战胜疾病的勇气和信心。对生活有困难的患者,护理人员应当积极主动给予照顾,热情护理,以实际行动温暖他们的心灵。

(3)训练要有耐心,不能认为训练一两周就会有效果,这是长期的过程,可从简单到复杂,但一定要持之以恒,坚持训练,不知不觉中患者的记忆能力就得到了改善。

(二)智力康复

勤于动脑,以延缓大脑老化。有研究显示,常用脑、常做有趣的事,可保持头脑灵敏,锻炼脑细胞反应敏捷度,整日无所事事的人患痴呆症的比例高。老年人应保持活力,多用脑,如多看书、学习新事物、培养多种业余爱好,可活跃脑细胞,防止大脑老化。广泛接触各方面人群,对维护脑力有益。和朋友聊天、打麻将、下棋、打球、娱乐等,都可刺激神经细胞活力。智力活动内容很丰富,如常识、社会适应能力、计算分析和综合能力、逻辑联想能力、思维的灵活性等,要持之以恒、循序渐进,从而达到改善患者智能的目的。

1. 逻辑联想、思维灵活性训练

可选择一些头脑智商之类的游戏题目、数字游戏如按规律填数字等,也可下中国象棋、玩魔方,做一些思维游戏,或从儿童玩具中去寻找一些有益于智力的玩具,如“逻辑狗”等。

2. 分析和综合能力训练

准备一些图片、实物、单词等,让患者按功能进行归纳和分类等。

3. 理解和表达能力训练

讲述一些患者感兴趣的事情或故事，讲完后可以提一些问题让患者回答，也可讲到一半让患者接下去讲。

4. 社会适应能力训练

尽可能地让患者多了解外部的信息，不要使其处于封闭的生活环境，鼓励与他人的接触交流。对于家庭生活中的事情应当有目的地让患者参与，并给予指导和帮助。

5. 常识训练

所谓的"常识"，有相当的内容属于患者曾经知道的、储存在记忆库里的东西，伴随病情加重不断丢失。如果能经常提取、再储存，遗忘速度会大大减慢。因此对于一些患者曾经知道的东西需要不断地重复，以加深记忆。

6. 数字概念和计算能力的训练

抽象的数字对于文化程度较低的老年人比较困难，更何况有认知障碍的患者，但在生活中处处存在数字概念和计算，只要我们留意，可以有许多让患者锻炼的机会，如开过汽车的车牌号，让患者回忆、复述等。

（三）老年痴呆康复护理技术

1. 缅怀治疗

缅怀可以不同形式进行，包括个别回想、与人面谈、参观展览等。随着痴呆患者的近期记忆衰退加上患者在判断能力、语言、思维、运算及理解能力的减退，患者会渐渐与社会脱节以致造成与人沟通的障碍。缅怀治疗是利用患者所拥有的记忆作媒介去鼓励患者与人沟通及交往。由于远期记忆是一些实在的材料，患者可以在没有压力下抒发自己的意见及情感。在分享过往光辉岁月及成就的时候，患者的个人尊严得以维护，有助于他们重新肯定自己。与此同时患者会感到被接纳和谅解，而分享也能给予一个学习和认同的机会，使患者得到更大的支持去面对疾病和困难。

2. 音乐治疗

指有计划地运用音乐去改善一些在智能、身体及社会方面有欠缺的人士在其生活环境的适应能力。它的多元化和力量涉及不同的层面，包括功能、感官、认知、社交和情绪。音乐能促进情绪改变，增强情感上的反应，促进情绪健康及改善社会技巧，可以加强人、物和地方的认知。可配合一些身体活动亦有助于促进健康。对一些有暴躁行为的痴呆症患者音乐也有安定和缓解的作用。音乐活动的种类繁多，包括听音乐、唱歌、音乐体操等，可融入日常生活中，在不同的时间播放不同的音乐，有助于患者对时间的认知。

3. 美术治疗

以美术活动作沟通媒介，通过治疗关系去满足参加者的情绪、社交发展的需要，治疗对象甚为广泛。美术治疗着重过程多于结果。通过不同形式的活动，参加者更能明白自己的需

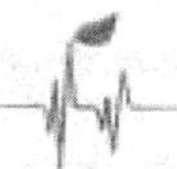

要和了解潜意识的想法。由于它揉合了情感、认知及人生经历，对参与者来说是一种独特的活动。而且美术能实现幻想，鼓励情感流露，给予身体各项感官刺激。

4. 感官刺激

指通过活动去感知有欠缺的人，有系统地提供有意义及熟悉的感官经验，包括嗅觉、触觉、视觉、听觉及味觉。“多感官刺激”治疗旨在提供既轻松又愉快的经历，让参加者在没有压力的气氛下自由自在地去探索周围的环境，使精神及身体得到松弛。

由于痴呆症的患者在智能和记忆方面的欠缺，加上对感官的认知能力衰退，使患者难以适应周围环境，有如置身于一个既陌生又毫无意义的环境中。感官刺激并不局限于任何模式，且应融于日常生活。在环境方面，可避免在墙壁和地面选取一些容易令患者混淆的图案；在简单的家居摆设加入不同色彩；妥善地控制环境中的噪声。

（四）运动康复

运动疗法是康复医学重要的治疗技术之一。运动疗法主要通过运动的方法，治疗患者的功能障碍，提高个人的生活活动能力，增强社会参与的适应性，改善患者的生活质量。指导、督促患者加强身体锻炼，保持老年痴呆患者良好的生理平衡，身体锻炼对老年痴呆患者的身心是有利的，不仅可使患者保持情绪平稳而且能够延长患者的睡眠时间，提高睡眠质量，有益于他们生理平衡。

根据痴呆患者运动障碍的特点，运动康复训练的常用技术主要可分为：①维持关节活动度和增强肌力的运动疗法；②增强肌肉协调能力改善日常生活能力的疗法；③恢复平衡和步行功能的康复训练方法；④增强肌肉耐力和心肺功能的有氧运动疗法；⑤改善运动技能和认知功能的运动再学习方案；⑥医疗体操、太极拳等。

第九节 高血压患者的康复护理

高血压是以血压升高为主要临床表现的综合征。高血压是多种心、脑血管疾病的重要病因和危险因素，影响重要脏器如心、脑、肾的结构与功能，最终导致这些器官的功能衰竭，迄今仍是心血管疾病死亡的主要原因之一。高血压病分为原发性和继发性两种，发病与高级精神活动紊乱有关，其他的危险因素有年龄（患病率随年龄而上升）、遗传、职业、体重超重、膳食不合理（高盐、低钾、低钙、低动物蛋白质、高脂肪饮食和中度以上饮酒）、血脂异常、缺少体力活动、糖尿病和胰岛素抵抗、精神、心理压力和社会因素等，另外高血压病患者不遵循医嘱执行个体化治疗方案也是重要的危险因素。近年来随着康复医学的发展，康复治疗可以有效地辅助降低血压，减少药物使用量及对靶器官的损害。干预高血压危险因素，能最大限度地降低心血管发病率和病死率，提高患者体力活动能力和生活质量，是高血压治疗的必要组成部分。随着高血压人群的增多，高血压的康复越来越受到重视。

一、高血压的分级

目前,我国采用国际上统一的标准,即收缩压≥140 毫米汞柱和(或)舒张压≥90 毫米汞柱即诊断为高血压。根据血压增高的水平,可分为 1 级、2 级、3 级(表 5-9-1)。

表 5-9-1 高血压分级

分 级	收缩压(毫米汞柱)	舒张压(毫米汞柱)
1 级高血压(轻度)	140~159	90~99
2 级高血压(轻度)	160~179	100~109
3 级高血压(轻度)	≥180	≥110

注:当收缩压和舒张压分属于不同分级时,以较高的级别作为标准。临床上测量血压是评估高血压病严重程度的主要手段,需反复多次监测,发现血压异常应及时告知患者和家属。

二、基础护理

早期高血压病即高血压病第一期患者,应正确对待疾病,不要紧张恐惧,也不要漠然置之。如从事高度紧张的工作,或在噪声大、人群多、很嘈杂的环境中工作,争取多休息。工作环境应较舒适,光线不宜太暗,室温不可太高,否则易引起疲劳,不应参加重体力劳动。晚期高血压患者虽已病久,不易治愈,但不应丧失治病的信心。此期更应注意患者情绪的调理,应经常保持乐观、镇定的情绪,增强战胜疾病的信心,这一点十分重要。在情绪上,最忌情绪激动,如暴怒。暴怒之后,肝火上升,血压会马上升高,可造成脑出血;如有心功能损害,可引起心律失常、心力衰竭;暴怒之后,微小血管收缩,使肾动脉缺血加剧,也加重肾功能损害。

(一)心理护理

早期高血压患者因无明显症状和体征,故常被忽视。当重要脏器受累时,患者及其家属易产生恐惧和焦虑情绪,加之头痛、头昏给患者生活和工作带来不便,心理上会有沉重的压力,不利于有效的治疗和控制血压。本病的发生发展与情绪波动密切相关,多项研究证明,高血压患者心理紧张水平显著高于血压正常者。高血压患者多易激动,行为常有冲动性、求全责备等特点。愤怒、恐惧、焦虑、压抑、过度紧张与激动等不良心态都会造成血压的剧烈波动,以致发生意外。

1. 观察

注意观察患者的情绪变化及血压对患者的生活、工作的影响,了解患者的个性特征、职

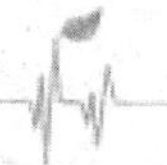

业及人际关系状况。教育患者保持乐观的情绪和稳定的心境,避免情绪激动和过度紧张,遇事冷静,多与他人交流,减少精神压力。

2. 放松

指导患者进行自我放松训练,学会自我转移、自我解脱、自我安慰。了解患者存在的各种思想顾虑,有针对性地进行心理疏导。

3. 疏导

教会患者掌握一定的心理应急方式,学会自我心理疏导、心理调节,提高心理承受能力,保持良好的心理状态,避免高血压诱发因素,以维持血压的稳定。

4. 沟通

常与患者沟通,询问用药情况及血压控制情况,进行心理疏导,帮助患者提高自控能力,保持平和愉快的心境。

5. 康复治疗

向患者讲述康复治疗(运动、营养、药物、心理)的重要性,使患者保持心理平衡,稳定血压。

(二)饮食护理

(1)限制主食量,以便于减肥。

(2)蛋白质需要量:每天每千克体重 1 克,如体重为 50 千克的人,每天宜吃 50 克蛋白质,其中一半需要来自动物蛋白。若同时伴有肾功能减退时,就不能吃那么多,要适当减量。食物中动物蛋白质有鱼肉、牛肉、鸭肉、鸡蛋、鸡肉及瘦猪肉等;另一半为植物蛋白,如大豆、花生等。

(3)脂肪:避免进食富含胆固醇的食物,如蛋黄、奶油、猪肝、猪脑等。脂肪种类以吃豆油、芝麻油、花生油等植物油较好,大约每天 40~50 克就够了。

(4)食盐:每天不超过 6 克。若耳鸣、眩晕、水肿、心衰时,每天吃的食盐则要小于 2 克。避免食用鱼肉罐头及腌制、熏烤的肉和鱼产品,可吃干蘑菇、冬菇、紫菜、土豆、白菜、油菜、芹菜、木耳等,因这些食物中含有利尿的钾盐。

(5)需多摄入的食物:绿叶蔬菜和新鲜水果。如芹菜、白菜、橘子、西红柿等。降低血压和血脂的食物,如芹菜、胡萝卜、香菇、大蒜。含碘较多的海带、海蜇等海产食物,有防止动脉硬化的发生和发展作用。

(三)生活护理

保证合理的休息及睡眠,避免劳累,提倡适当的体育活动,尤其对心率偏快的轻度高血压患者,进行有氧运动效果较好,如骑自行车、跑步、做体操及打太极拳等,但需注意劳逸结合,避免时间过长的剧烈活动,对自主神经功能紊乱者可适当使用镇静剂。严重的高血压患者应卧床休息;高血压危象者则应绝对卧床,并需在医院内进行观察。

(四)自我血压监控

高血压患者血压测量对血压的控制、用药的选择和并发症的预防起到积极的作用,要学会正确的测量血压的方法,每次就诊携带记录,作为医生调整剂量或选择用药的依据。

1. 日常测量时间的选择

多数人血压有明显的昼夜节律性,应于每日清晨睡醒时测血压,此时血压水平反映了药物作用的持续效果和夜间睡眠时的血压状况;若已服药应在服药后2~6小时测量血压。建议每天测量血压的时间、血压计及部位要相对固定并详细记录,这样可以较真实地反映血压水平,为服用药物提供指导。

2. 正确测量方法(图5-9-1)

选择合适的血压计,一般最常用的是水银式血压计,电子血压计亦常用。血压计的袖带宽度应能覆盖上臂长度的三分之二,同时袖带长度需达上臂周径的三分之二。如果袖带太窄则测得的血压值偏高,袖带太长则测得的血压值偏低。目前临床上测量血压均采用间接测量法,所用的血压计由气球、袖带及减压计三部分组成,三者形成一个密闭的管道系统。自我测量时可取坐位,被测的上臂应裸露,手掌向上平伸,肘部位于心脏水平,上肢胳膊与身躯呈45°角,袖带下缘与肘前间隙间距为2~3厘米,充气至桡动脉搏动消失后再加30毫米汞柱,此时为最大充气水平。如果加压过高会得到收缩压过高的结果。如果充气到达300毫米汞柱水平时,即会导致“气囊充气性高血压”。然后逐渐放气,速度为2毫米汞柱/秒,第一听诊音为收缩压,搏动音消失时为舒张压。充气压迫的时间不宜过长,否则易造成血压升高的假象。

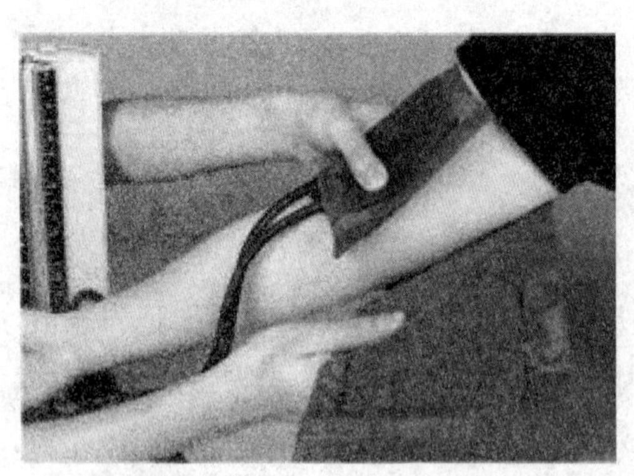

图5-9-1 正确测量血压

3. 其他

测量时至少安静休息5分钟,在测量前30分钟内禁止吸烟和饮咖啡,排空膀胱。

(五)改变不良生活习惯

高血压的发生、发展与人们的生活方式和行为习惯密切相关,指导教育高血压患者建立并形成有益健康长寿的行为习惯和生活方式,包括:戒烟限酒;预防便秘,因用力排便可使收缩压升高,甚至造成血管破裂;肥胖者将体重控制在标准体重的10%上下范围;指导患者制订个体化作息时间表,保持运动与休息平衡,养成良好的睡眠习惯,矫正不良生活习惯,建立和保持科学、规律的生活方式,积极配合治疗,以利于血压的稳定。

(六)按时服药

高血压需长期服药,要遵守医生的指导规律服用降压药,切记勿擅自乱用降压药,不要自己随意停药或减药。

(1)强调长期服药的重要性,服用降压药物使血压降至理想水平后应继续服用维持量,以保持血压相对稳定,对无症状者更应加强观察血压的变化。

(2)熟知有关降压药物的药名、剂量、用法、作用及不良反应。指导患者必须遵守医嘱按时按量服药,如果根据自觉症状来增减药物,或忘记服药后在下次服药时补服上次的药量均可导致血压波动。

(3)不能擅自停药,经治疗血压得到满意控制后可在医生指导下减少剂量。但如果突然停药可导致血压突然升高,冠心病患者突然停用β受体阻滞剂可诱发心绞痛、心肌梗死等。

三、康复护理

(一)康复目标

通过各种康复措施实施,改变患者的不良生活方式或生活习惯,预防或及时发现与控制高血压,最大限度地降低心血管病发生的危险,使患者保持稳定的情绪,积极主动进行自我调整,提高体力活动能力和生活质量。

(二)康复护理措施

1. 运动训练

运动训练可以减少药物用量,降低药物不良反应,稳定血压,提高心肺功能,增强运动系统功能,缓解心理压力。采用中、低强度有氧训练,如步行、慢跑、骑自行车、游泳、慢节奏的舞蹈及气功、太极拳、放松疗法等各类放松性活动。我国传统的气功疗法通过调神、调身、调息,对高血压病的治疗有独到的作用。运动训练时间为每次30~60分钟,每日1次,至少每周3天。运动训练强调持之以恒,通常开始训练2周后,血压就会明显下降,但一旦停止训练,血压又会恢复原有水平。但是切记,运动训练只是高血压病治疗的辅助方法,特别是2级以上患者,不要轻易撤除药物治疗。

要注重运动训练的准备活动和结束活动,训练的活动强度越大,准备活动和结束活动就越重要。

高血压患者在做运动康复过程中应注意以下事项:

- 运动疗法只适于轻、中度高血压及临界高血压,重度高血压患者在血压没得到有效控制时不宜做运动锻炼,以免发生严重并发症。

• 具体运动方式可根据个人条件选择，运动强度、时间和频度也应因人而异，量力而行，以运动后不感到明显疲劳为度。在参与运动前要接受全面的评估(一般评估还有运动试验)，以确定是不是适合运动训练，还有适于何种运动训练。

• 运动的安全教育也非常关键，特别是对于合并冠心病、脑动脉硬化的患者，要在运动期间做必要的监护还有指导。

• 运动锻炼一定要循序渐进，运动量应逐渐加大，而不要一开始即达预定量，也不能无限或突然加大运动量。

• 运动训练要包括适当的热身活动，以减少血压在运动过程中出现急剧变化的风险。

• 运动时心率一般每分钟不超过(170-年龄)次，运动后要充分放松，让患者身体更好地转换到运动前的状态，从而预防眩晕、胸闷等不适，停止活动后心率应在3~5分钟内恢复正常。

• 在运动过程中，鼓励高血压患者保持正常呼吸，特别是在抗阻训练中，防止引起的血压急剧升高。

• 不少高血压患者正在接受药物治疗(如血管紧张素转换酶抑制剂还有β受体阻滞剂)，这些药物也许会让血压对运动的反应发生改变，因此务必在医生的指导下进行运动康复，及时观察药物对运动训练的影响。

2. 放松训练

(1)全身放松训练

• 选择清静的环境，采取自然放松的姿势，卧位、坐位或站位姿势均可。

• 闭上双眼，做一次深呼吸，全身肌肉放松，精神放松。

• 意想自己身体各部分，从上至下逐一循序地放松：头部放松，依次颈部、肩膀、上肢、双手放松，再依次放松胸部、背部、腹部、腰部、臀部、下肢、双脚。

• 按上述方法反复2~3次，效果更佳。

(2)意念放松法又称想象放松法

• 静卧后，双目微闭，自我意念想象，头脑里出现了一幅幅图画，如平湖如镜，清澈安宁。

• 或想象一只美丽的天鹅浮过湖面，天上洁白的雪花轻轻飘落着；或美丽的、金光灿烂的日出，一个农民在田里犁地，一匹马拉着车子；或清澈的蓝天，绿色的草地，头上团团白云飘过等。

• 身处其境，感到格外的轻松、舒适和愉快。

• 在进行上述活动过程中，放松全身肌肉，默默念着"静"字。

• 其他放松措施还包括听音乐或放松指导语，数数字，施以热疗、光疗、热水浴等。

3. 降压体操

降压体操是一种运动量适中、节奏缓和、动作松弛的运动疗法项目，比较容易坚持，十分适合高血压病患者。

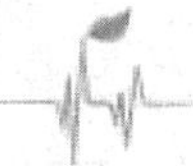

准备姿势如下：

• 吸气时，两臂由体侧慢慢提起，至侧平举，掌心向下。

• 呼气时，两臂由体侧向前，放松落下，同时两腿半蹲。

• 恢复预备姿势。重复操练 8 次(下同)。

(1)伸臂扩胸

• 站立位，两臂自然下垂，慢慢自体前向上高举过头。

• 两臂向两侧平举扩胸。

• 还原后重复。

(2)左右摆动

• 左臂屈肘于胸前，右臂外展平举，分腿直立。

• 左腿弯曲，同时两臂经下向左上方摆至左臂斜上举，右臂屈肘于胸前。

• 反方向重做。

(3)双手划桨

• 站立位，两手握拳至肩部，拳心向前。

• 左足向左前跨出成左弓步，重心前移，同时两臂经前上方成弧形向前下方推出。

• 身体后坐成右弓步，两臂经前上方收回至肩部。

• 还原后换方向再做。

(4)侧屈展臂

• 两臂侧平举，手心向上。

• 重心移至右腿成侧弓步，右臂上举，上体向左侧屈，掌心相对。

• 还原后换方向再做。

(5)马步举掌

开始为骑马步，两臂外展平举，再逐渐伸直上举。

• 两臂经体侧平举下落，同时两腿逐渐直立，双手收回至腰部。

• 缓慢逐渐还原。

(6)弓步推掌

• 直立，稍宽于肩，两臂屈肘握拳于腰侧，拳心向上。

• 上体向左转 45°，面向左斜前方成弓步，同时右手立掌，手指向上，向前方推出，左手握拳于腰侧。

• 逐渐还原后反方向再做。

(7)上托下按

• 两臂屈肘于胸前，掌心相对，左手在上，右手在下，两手相距 30 厘米左右，分腿直立与肩同宽。

• 右手向上穿掌至右臂上举成托掌，左手向下按掌至后下方，指尖向左，上体保持直立，同时屈右膝向右移重心成右弓步。

• 还原后反方向再做。

(8)两手托天

• 两手提至腹前,四指相对,掌心向上,同时鼓腹。

• 两手沿胸前上托至脸前,反掌上举,眼看两手,同时收腹,两臂由体侧下落,逐渐还原成立正姿势。

(9)拳击腰背

• 两足站立,与肩同宽,两手半握拳,放在腰脊两侧。

• 两拳由下向上捶击 4 次,同时上体逐渐前倾约 45°。

• 两拳由上向下捶击 4 次,同时上体逐渐后仰。

(10)前后踢腿

• 两手叉腰,脚与肩同宽。

• 前踢腿——左腿屈膝上提,同时绷直脚面,向前下方踢左腿;还原后做右侧前踢腿动作。

• 后踢腿——左腿屈膝向后踢;还原后右腿屈膝向后踢。

• 内踢腿——左腿屈膝向内踢;还原后做右腿屈膝向内踢。

• 外踢腿——左腿屈膝向左外侧踢;还原后做右腿屈膝向右外侧踢。

降压体操练习要求:运动时配合呼吸,缓慢放松,动作轻柔。每节做 2~4 个八拍。每天坚持效果更好。

4. 散步和跑步

步行主要是下肢肌肉运动,经常步行有利于小血管扩张,使血管阻力降低,血压下降,减轻心脏负担。国内的研究证明步行运动对老年原发性高血压病有非常明显的康复作用,步行组坚持每周至少 5 天,每次步行 35~45 分钟,每分钟 100~120 步,每周测一次血压,连续随访 3 个月,结果步行组明显优于对照组,即步行组的高血脂、高血黏度、高血糖和头痛、头晕、耳鸣等症状比对照组明显改善。

高血压患者步行一般以每分钟 80~120 步为宜。若自觉费力程度较轻或自我感觉较好,还可以慢跑,不过,最好步行、慢跑交替进行。每次步行以 2000~3000 米为宜,在整理运动后 3~5 分钟,心率应该恢复正常,运动后疲劳感在 1~2 小时内应消除。只要运动后自我感觉良好,心跳和疲劳感经适当休息后很快消失,就说明运动量是适宜的。

5. 太极拳

太极拳适用于各期高血压患者,它对防治高血压有显著作用。据北京地区调查,长期练习太极拳的 50~89 岁老年人,其血压平均值为 134.1/80.8 毫米汞柱,明显低于同年龄组的普通老年人(154.5/82.7 毫米汞柱)。太极拳锻炼动作柔和,姿势自然,肌肉放松,能够反射性地引起血管舒张,促使血压下降。目前,许多老年人特别是妇女,基本上不参加中等激烈的运动,这些人甚至惧怕中等激烈的运动,但是随处可以练习的太极拳,既不需特别服装,也不需

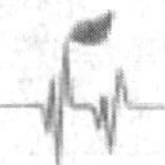

什么设备,对平时基本不做运动的老年人,可能是最理想、适宜的锻炼项目。国内专家认为对于处在第2、3期的高血压患者,可以选择太极拳中一些最自然、放松的动作,编成太极操,如“云手”、“野马分鬃”、“左右揽雀尾”、“倒卷肱”等。注意避免下肢独立,左、右蹬腿等难度较大的动作。练拳时要尽量放松、呼吸顺畅,心无杂念,心率最好在100~110次/分钟。练习结束3~5分钟后,心率应恢复正常。太极拳种类繁多,有繁有简,高血压患者可根据自身状况选择。

6. 气功锻炼

气功是我国特有的一种健身术,通过身形、气息、意念的锻炼,以充实肺腑之气,活跃经络之气,从而达到改善体质、防病治病的目的,其主要特点是强调调身、调息、调心的有机结合。气功的流派很多,可分为静功、动功两类,治疗高血压的常用气功疗法有:周天运行功、松静养心功、吐纳导引术、铜钟功。老年高血压者可任选上述疗法中的一种,每日早晨、上午、下午、晚上各练1次功,共4次,每次20~30分钟,后可延至40~60分钟;如果有工作的人可每日早晚各练功1次。

在进行气功锻炼时应注意以下问题:

- 运动量不可过大,可根据病情、年龄、身体素质的不同选择相应的功法和时间。
- 提倡集体练功,既可相互照顾,又有利于医生的观察和指导。
- 练功要循序渐进, 功量由小到大, 不可急于求成。练功过程中的最高心率不得超过120次/分钟,注意练功前后的血压和心率变化。
- 保持心态平和,做好练功前的准备工作,包括环境、衣着等。
- 练功时间不宜过长,应随身携带急救盒,若出现胸闷、气促、心绞痛等症状,应立即终止练功,并含服硝酸甘油,必要时去医院进一步诊治。
- 高血压急症未恢复者、心衰、严重心律失常或心绞痛反复发作者不宜练功。
- 不宜在饥饿、饱餐和情绪不稳定时练功。正确掌握练功要领:松静自然、动静结合、练养相兼、意气相依、准确活泼、循序渐进。

第十节　肥胖症的康复护理

肥胖症是一组包括遗传和生活习惯与环境在内的多种因素相互作用所引起的常见慢性代谢性疾病,当人体进食热量多于消耗热量时,多余热量以脂肪形式储存于体内,其量超过正常生理需要量, 且达一定值时遂发展为肥胖症。正常男性成人脂肪组织重量约占体重的15%~18%,女性约占20%~25%。随年龄增长,体脂所占比例相应增加。因体脂增加使体重超过标准体重20%或体重指数[BMI=体重(千克)/身高(米)^2]大于24者称为肥胖症。肥胖症可见于任何年龄,以40~50岁为多,60~70岁以上亦不少见。男性脂肪分布以颈部及躯干、腹部为主,四肢较少;女性则以腹部、臀部、胸部及四肢为主。

近十几年来，超重与肥胖的患病率以惊人的速度增长。据《中国居民营养与健康现状(2004年)》中报道，我国成人超重率为22.8%，肥胖率为7.1%。肥胖症与多种疾病如Ⅱ型糖尿病、血脂异常、高血压、冠心病、卒中和某些癌症密切相关。肥胖症及其相关疾病可损害患者的身心健康，使生活质量下降，预期寿命缩短，成为重要的世界性健康问题之一。因此肥胖症的康复及护理就显得尤为重要。

一、肥胖症的分类

(一)单纯性肥胖症

肥胖是临床上的主要表现，无明显神经、内分泌系统病变和功能改变，但伴有脂肪、糖代谢调节过程障碍。此类肥胖最为常见。

1. 体质性肥胖

体质性肥胖是由于脂肪细胞增生所致，与25岁以前营养过多有关。多半有家族性遗传历史，脂肪呈全身性分布。超重的儿童通常成为超重的成人。据报告，0~13岁时超重者中，到31岁时有42%的女性及18%的男性成为肥胖症患者。

2. 营养性肥胖

营养性肥胖亦称获得性(外源性)肥胖，多由于20~25岁以后营养过度，摄取热量超过机体各种新陈代谢活动过程所需要；或由于体力活动过少或因某种原因需较长期卧床休息，热量消耗少而引起肥胖。本类型肥胖主要以四肢肥胖为主，是脂肪细胞肥大和脂肪细胞增生所致。体质性肥胖，也可再发生获得性肥胖，而成为混合型。

以上两种肥胖，统称为单纯性肥胖，特别是城市里20~30岁妇女多见，中年以后男、女也有自发性肥胖倾向，绝经期妇女更易发生。

(二)继发性肥胖症

指继发于神经内分泌代谢紊乱基础上的肥胖症，常见的有下丘脑、垂体病、胰岛病、甲状腺功能减退症等。这类肥胖症多属症状性肥胖，临床上少见或罕见，仅占肥胖患者中的5%以下，且通过有效的病因治疗，可以康复。

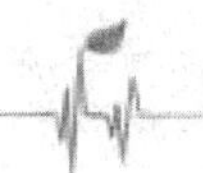

二、肥胖症的常见康复问题及措施(表 5-10-1)

表 5-10-1 肥胖症的康复问题

康复问题	康复措施
代谢功能障碍	主要表现为糖尿病(高胰岛素血症)和血脂异常(高胆固醇血症、高甘油三酯血症、低高密度脂蛋白血症)。其基本原因是能量物质摄入过多而运动不足导致消耗减少。饮食控制的同时,加强运动锻炼纠正代谢紊乱具有显著效果
心血管功能障碍	由于体力活动减少,体重的增加,常导致心血管功能减退、高血压、冠心病、循环功能降低。适当的运动可以改善心血管功能,同时降低体重
骨关节炎	肥胖不仅增加了负重关节所承受的负荷,也可引起姿势、步态及整个运动系统活动的改变。膝关节炎发病率高,多呈现膝内翻畸形,使负荷集中到膝关节中间部分的软骨上,表现为退行性改变。正确制订肥胖患者的运动方案,合理指导运动锻炼,注意保护负重关节避免损伤是减肥成功的关键
运动耐力降低	由于体重增加、缺乏运动、心肺功能减退等因素势必导致全身运动耐力即持续进行全身体力活动的能力减退,病理机制表现为骨骼肌氧化代谢能力障碍、肌肉萎缩、氧化酶活性降低、骨骼肌毛细血管密度减少。运动锻炼有助于逆转这种病理过程,恢复运动耐力
日常生活能力障碍	重度肥胖者常合并糖尿病、高脂血症、冠心病、骨关节炎等,导致运动系统功能障碍和运动耐力降低,影响日常生活活动和工作学习。在康复治疗方案中还应关注患者日常生活能力的训练,采用运动疗法和作业疗法中的相关技术,指导患者
心理功能障碍	肥胖患者因其体形或外观、性功能障碍等因素常常伴有抑郁、自卑、饮食行为异常等心理功能障碍,同时社交活动范围也受到一定的限制。因此,心理行为治疗必须贯穿于整个康复过程,也是治疗成功的可靠保证

三、肥胖症的康复治疗原则

(一)不良饮食行为的纠正——行为疗法

通过宣传教育使肥胖症老年人及其家属对肥胖症及其危害性有正确的认识,从而配合治疗,采取健康的生活方式、改变饮食和运动习惯,自觉地长期坚持是肥胖症治疗首位及最重要的措施。

(二)减少能量摄取、增加能量消耗——饮食及运动疗法

轻度肥胖者,控制进食总量,采用低热卡、低脂肪饮食,避免摄入高糖类食物,使每日总

热量低于消耗量,多进行体力劳动和体育锻炼,通常不必用药物治疗。中度以上肥胖更须严格控制总热量,并配合运动疗法以增加热量消耗。

(三)降低某些营养成分的吸收——药物治疗

对严重肥胖患者可应用药物减轻体重,然后继续维持。但临床上如何更好地应用这类药物仍有待探讨,用药可能产生药物副作用及耐药性,因而选择药物治疗的适应证必须十分慎重,根据患者的个体情况衡量可能得到的益处和潜在的危险(利弊得失),以做出决定。

(四)外科治疗

空回肠短路手术、胆管胰腺短路手术、胃短路手术、胃成形术、迷走神经切断术及胃气囊术等,可供选择。手术有效(指体重降低>20%)率可达95%,死亡率<1%,不少患者可获得长期疗效,术前并发症可不同程度地得到改善或治愈。但手术可能并发吸收不良、贫血、管道狭窄等,有一定的危险性,仅用于重度肥胖、减肥失败且有严重并发症,而这些并发症有可能通过体重减轻而改善者。术前要对患者的全身情况做出充分估计,特别是糖尿病、高血压和心肺功能等,给予相应的监测和处理。

四、肥胖症的营养康复

(一)日常膳食

1. 膳食与肥胖的关系

肥胖症与饮食习惯和行为有着十分密切的关系。人们进食量的多少是依靠食欲(饥饿感)和饱食感这两种主观感觉来进行调节的,当有了饥饿感就促使人们进食,吃进了一定量的食物后,便出现饱食感,从而停止进食。但通常在什么时间进食,进食多少后停止,则在很大程度上取决于饮食习惯和生活方式。习惯于好食、多食的人容易肥胖,肥胖的人都习惯于多食、贪食,常有食欲亢进。有些人平时习惯进大量食物,这是一种爱好,而不是因为饥饿。在某些家庭性肥胖中,其父母的饮食习惯常影响子女,常都有多食、贪食的不良习惯。这种习惯在青春前期和青春期,与肥胖症的关系不明显;到中老年后,运动量减少,而饮食习惯不变,能量往往容易过剩而在体内转化为脂肪堆积,造成中老年性肥胖。

在饮食习惯中,进食的频率减少也会促进肥胖,若是少餐多吃会使脂肪沉积而增加体重。就饮食嗜好来说,喜欢吃甜食、油腻食物及喜欢吃稀汤及细软食物而不愿吃纤维素食物的人,容易发生肥胖,而好吃零食及食后喜静卧的人,肥胖发生率也较高。另外,饭前喜欢少量饮酒之人,也易肥胖。

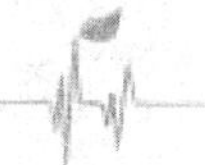

2. 确定合适的能量摄入量

老年人基础代谢减低，劳动强度变小，运动量也相对减少，能量消耗变小，常导致能量过剩而转化为脂肪储存，形成老年性肥胖症。在保证身体健康的前提下，应适当节食以减少每天的能量摄入，力求体重达到或接近理想体重。

(1)要养成良好的饮食行为和习惯：不要挑食，不要偏食，更不要随心所欲想吃就吃，要保持平衡饮食。

(2)减食要科学可行：根据自己每天的活动强度来估计每天需要的能量，酌情逐步减少能量摄入并维持一段时间，观察体重再做调整。

(3)采取少量多餐原则：一天可安排5~6餐，少量多餐，适合老年人的减轻体重和维持体重。

(4)早餐一定要吃：不吃早餐将会在上午出现能量不足的表现，如头晕、乏力、精神不佳等，而且经常性不吃早餐容易患上胆囊炎和胆石症。

(5)晚餐少食：因晚上活动偏少，消耗的能量也少，晚餐如果进食多，其一不利于心脏的保护，其二使过多能量转化成脂肪储存。

3. 适当的营养素分配比例

老年人的健康长寿与膳食营养有着密切的关系，合理的营养可以增进老年人的健康，减少疾病，延年益寿。老年人的膳食应合理挑选和组合，以保证获得身体所需要的营养素。膳食中能量分配应适当降低碳水化合物的比值，提高蛋白质比值，限制脂肪的摄入量。

(1)碳水化合物：碳水化合物(糖类)要以谷类为主，可适量吃粗粮和薯类，保证提供一定量的膳食纤维、蛋白质、矿物质和丰富的B族维生素，是最经济的能量来源。

(2)蛋白质：蛋白质要注重优质蛋白的提供，动物性蛋白要占1/3以上，荤素菜合理搭配，提倡每天吃奶类、豆类和鱼类蛋白。大豆类含有35%~40%优质蛋白质，其中富含的赖氨酸，正好补充谷物蛋白质中赖氨酸的不足，是最佳蛋白质的供应来源。

(3)脂肪：脂肪摄入要低，每天摄入占总能量的20%左右，尽量以植物脂肪为主。多选用富含不饱和脂肪酸的鱼、虾等水产品。

(4)蔬菜和水果：每天坚持吃新鲜蔬菜和水果。因各种不同颜色的新鲜蔬菜和水果含有丰富的β-胡萝卜素、维生素C、维生素E和微量元素等，还含有一定量的膳食纤维。

(5)矿物质和微量元素：膳食中注重钙、铁、锌的补充。口味宜清淡，食盐每日应少于6克，避免过多的钠在体内潴留，以免对老年人的血压控制和肾脏保护不利。对味精和酱油的使用都要注意，宜少用，而且它们所含的钠量都应包括在6克食盐之中。

4. 纠正不良的膳食习惯

单纯性肥胖往往与不良的膳食习惯有关。常见的不良个人饮食习惯概括为以下几个方面：多食、贪食、偏食、快食(即狼吞虎咽地进食)、爱吃零食、三餐不定时、不吃早餐、爱吃夜宵，以及喜好高能量饮食，如西式快餐、甜食、啤酒等。肥胖的人群大多数食欲亢进，但并不是因为饥饿而进食，而是因为平时习惯进食大量的食物。过多的能量在体内聚集，体重增加是必然的结果。家庭日常膳食管理的不良习惯往往也是引起肥胖的原因之一。

(1)炒菜时多放油、糖、盐，讲口味不讲营养：为了口味好，在炒菜时多放油多放糖或者喜欢用油炸、油煎食物等。

(2)肉类消费增加，饮食结构西方化：我国居民的食谱属于东方膳食结构，居民对粗粮、豆类、薯类、肉类食物都有一定的摄入量。但是目前部分居民的饮食结构出现了西方饮食文化倾向，食物中肉类、蛋类的比例剧增，而谷类相对减少。

(3)贪图味美，常吃油炸类食品：经过高温或者熏烤后的油条、麻花、烤羊肉串、熏鱼、熏肉等，不仅能量增高，而且含有一些致癌物质。

(4)一日三餐分布不均：部分人的早餐吃得太少甚至不吃，而晚餐却吃得太多太丰盛。这不仅能量分配不均匀，而且还会影响睡眠质量。平衡膳食要注意合理分配一日三餐，一般早、中、晚餐的能量分别占一天总能量的 30%、40%和 30%。

(二)肥胖症患者食物的选择

1. 天然食物的选择

(1)魔芋：俗称鬼芋、铁芋、星芋、黑芋头等。魔芋含有大量的食物纤维和水分，其中还含有一种葡萄糖甘露聚糖食物纤维的矿物质。葡萄糖甘露聚糖不能被消化酶分解，不能作为能量利用。所以魔芋是一种健康的食品。

(2)水产品：虾、章鱼、蛏子、海蜇、海参等一些水产品的蛋白质含量很高，而脂肪含量较低。对于不喜欢吃素食的肥胖者，适量摄入水产品，既能补充人体必需的蛋白质又控制了脂肪的摄入。

(3)冬瓜：冬瓜不含脂肪，含有丰富纤维、钙、磷、铁、胡萝卜素等。冬瓜有利尿清热功效，可阻止体内脂肪堆积，是肥胖症患者理想的食物。

(4)芹菜：芹菜大部分为水分及纤维素，含维生素 A 及维生素 C，味清凉，可调节血压、血脂，有清内热的作用，是肥胖症患者的好选择。

(5)香菇：香菇可以抑制胆固醇的增加。香菇的菌柄中纤维素含量极高，平时可以放在荤菜里一起煮，味道香醇。香菇有促进血液循环、抑制黑色素、滋养皮肤及抗肿瘤的作用。其他菌菇类，如金针菇、蘑菇、草菇等，也都是可供肥胖症患者选择的好食品。

(6)豆芽：豆芽含脂肪及能量低，含水分和纤维素较多，黄豆加工成豆芽后，胡萝卜素增加 3 倍、维生素 B_{12} 增加 4 倍、维生素 C 增加 4.5 倍。常吃豆芽对健康非常有益。炒时加入一点醋，既防止维生素 B 的流失，又可以促进控制体重。

(7)萝卜：常言道："冬吃萝卜夏吃姜，一年四季保安康"。萝卜能使肠管紧张度增高，肠蠕动增强，缩短食物在肠道的存留时间，利于食物代谢及废物的排出，不用节食而达到节食的功效。萝卜所含能量较低，一千克萝卜含 200 千卡能量，纤维素含量较多，吃后易产生饱腹

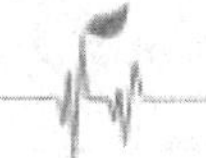

感，这些都有助于减肥。

(8)苹果：苹果的糖含量略高，但血糖指数较低，每天可吃一个小苹果。苹果富含多种维生素、矿物质和纤维素，肥胖症患者可选择。

2. 主食的选择

主食的能量是人体消耗能量的主要来源。肥胖者应适当减少主食的摄入。宜选择血糖指数为中或低的谷类，如小麦、大麦、黑米、荞麦、燕麦等。谷类食物富含维生素B类和膳食纤维。薯类、南瓜及玉米等除含有丰富的膳食纤维以外还含有一定量的β-胡萝卜素，是一种低能量高容量的食物，肥胖症患者应经常性选用。

3. 粥类的选择

有些粥对控制体重有一定促进作用，供肥胖症患者选用，如：白茯苓粥、荷叶粥、冬瓜粥、海带粥等。

4. 果蔬汁的选择

新鲜的蔬菜和水果做成汁饮用，可以补充人体所需的水分和水溶性维生素C、β-胡萝卜素及矿物质。它们的纤维素含量也较高，有利于肥胖者的血脂、血压和体重的有效控制。

5. 减肥食品的选择

目前市场上的减肥食品琳琅满目，让人目不暇接，大致可以分为三类：第一类为填充食品，多为低能量的纤维素，吃后有饱腹感；第二类是膨胀食品，吃到胃里容易产生饱腹感；第三类是低能量替代食品，只食用此类替代品而不吃主食，以消耗体内脂肪，达到减肥目的。

老年肥胖症选择减肥食品应遵循以下原则。

(1)减肥食品中营养素要全面，基本上能满足人体所必需的各种营养成分，食后无饥饿感。

(2)选用的减肥食品，在食用过程中要不腹泻、不乏力、不厌食。

(3)要仔细阅读所选用的减肥食品的成分，特别要注意是否含有减肥药。在使用过程中要观察尿量、血压与肝肾功能。在使用减肥食品期间，应注意补充复合营养素制剂。一般这类制剂均含有抗氧化营养素，如β-胡萝卜素、维生素C、维生素E及钙、铁、锌、硒等微量元素。

五、肥胖症的运动康复

(一)运动项目的选择

老年人随着年龄增加，不仅心肺功能降低，而且运动器官也逐渐衰退，如肌肉萎缩，兴奋性降低，速度减慢，骨质松脆等。另外老年人听觉、视觉、触觉、平衡器官功能也减退，表现为反应缓慢、灵敏度低、协调性差。应根据老年人这些生理变化特点选择运动项目和确定运动强度。强度大的运动项目有游泳、慢跑、跳绳和各种球类运动；强度小的运动项目有老年保健操、健身转腰运动、步行、保健按摩、太极拳、太极剑、气功法等。

运动项目的选择和强度可因人而异,必须根据个体的体质、健康状况、有无心血管疾病或其他慢性病、工作特点(如体力或脑力劳动)、生活环境、生活条件及个人爱好而定,关键是量力而行、持之以恒。例如轻中度单纯性肥胖的老年人可进行慢跑、快步走、游泳、爬楼梯、爬山等中等强度的活动;而重度肥胖或伴有一些并发症的患者可选择运动量较小的运动,如散步、做广播体操等;行动不便者可做一些简单的户内运动。

(二)适宜的运动项目

1. 步行

步行在运动项目中受伤的风险相对较低,又容易坚持,是身体虚弱的肥胖老年人也适合的减肥运动。步行还具有改善情绪、消除压力、振奋精神的作用,通过散步可使肌肉和骨骼更加强健,并能减少患心脏病和中风的危险,有助于增强免疫力。

正确的健身步行应当是挺胸抬头,迈大步,每分钟大致走60~80米。每天步行半小时至1小时,强度以体质适应为度,以微微出汗为宜。只要坚持3周就可见到明显减肥效果。如果身体状况允许,以3千米/小时速度行走1.5~2小时,可提高陈代谢率48%,每天步行15千米,每周可减轻体重1千克,如果肥胖程度较轻的老年人,可以提高步行速度,以每小时5千米的中等速度行走可以消耗更多的能量,较快减少体内脂肪,达到减肥的目的。

步行后回到家,最彻底放松。洗澡时注意用热水泡泡脚,可以缓解足部疲劳。洗完澡后,坐在床上,用手由下至上按摩双腿,能帮助促进新陈代谢和血液循环。

2. 扭秧歌和跳舞

这两种都是配合音乐的运动,使人不易感到枯燥,便于坚持训练。用小强度、慢速、持续地做多种姿势活动,对于强健肌肉、塑造健美体形更有其独到之处,与慢跑具有同样好的减肥效果。舞步应由易到难,由弱到强,让心脏有一个逐渐适应的过程,注意控制好运动量,如有胸闷、头晕不适感时则应暂时停止。在选择跳舞和扭秧歌运动时应注意以下几点。

(1)应穿软底鞋:老年人穿硬底鞋跳舞容易滑倒,要当心扭伤或发生骨折。选择穿适合老年人的有气垫的防滑软底鞋为最佳。

(2)选择空气流通、人员较少的场地:人多拥挤的地方空气较差。特别在开空调的地方,通风换气设备有限,对老年人的呼吸道卫生有影响,不利于身体健康

(3)不要饱腹跳舞:老年人消化道功能差,饱腹跳舞既会影响舞姿又会影响消化功能,导致胃肠道疾病的发生。在跳舞前喝少量温开水,保持水分的充足。

(4)不宜跳过于剧烈的舞:老年人心血管弹性较差,狂舞使交感神经过度兴奋,导致呼吸加剧、心率加快、血压骤升,可诱发或加剧心血管疾病。

3. 爬楼梯

爬楼梯运动每分钟消耗能量约14千卡,是跑步的4倍,步行的5倍,近似于登山,是一

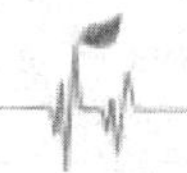

项很好的减肥活动。但老年肥胖者选择需谨慎,特别是膝关节有病变的不宜选择。中度以上的老年肥胖患者,刚开始进行爬楼梯训练时,可采用间歇的方法,即爬几分钟楼梯,休息几分钟,循环进行调节,以后逐渐延长爬楼梯的时间。每天以不超过20分钟为度。对居住楼房的患者,若楼层不高,上下楼可不乘电梯,自觉爬楼梯,既可以减少安排的特定锻炼时间,又可以达到以减肥为目的的体力锻炼。人到中年以后,身体的关节会逐渐发生退行性改变,进入老年后,骨关节老化容易受损伤。虽然爬楼梯可以消耗更多的热量,但锻炼强度过大,可加重关节的磨损,引起骨关节的病变。因此爬楼梯时一定要坚持慢上、慢下原则,等双腿同时落在一个台阶之后再迈下一步,并多借助楼梯扶手,以减轻体重对关节的压力。

4. 爬山

爬山是在野外进行的活动,特别是在春秋两季,到野外爬爬山,不但能呼吸新鲜空气,欣赏大自然的美景,同时又能消耗能量,起到减肥的效果。爬500米斜山坡,约消耗142克脂肪。在爬山时,人体对抗地心引力所做的功最大,必须对抗更多的重力,会使人感觉很疲劳,不仅肌肉和关节、骨骼要做功,而且心肺也做功。爬山的运动量以身体不感觉难受、出汗不太多为适宜标准。但爬山是比较激烈的运动,老年人爬山时应注意以下事项。

(1)个体化选择:爬山虽然是一项很好的健身活动,但并非人人适宜。如果患有心脏病,最好不要爬山。因为爬山体力消耗较大,血液循环加快,加重心脏负荷,易诱发心绞痛、心肌梗死。另外患有癫痫、眩晕症、高血压病、肺气肿的人,也不宜爬山。对于适宜爬山的老年人,爬山时也最好几个人结伴而行,相互有个照应,要找一些坡度不大的山慢慢爬,中途多休息几次。

(2)太阳出来再爬山:老年人一般都有早睡早起的习惯。但如果是冬天,早晨是一天中气温最低的时候,室内外温差很大,外出时一下子受到冷空气的刺激,容易发生血管痉挛,诱发心绞痛和心肌梗死。如果是大雾天,空气中有害气体含量较高,爬山时呼吸急促容易吸入某些有害气体。所以,一般以早饭后再去爬山为好。爬山时穿衣要注意宽松保暖,多穿两件单衣,以便容易脱下扎在腰间,避免发汗后一件厚的衣服脱掉不行,不脱掉又很热。应选择大小合适、鞋底柔软的鞋,最好穿轻便防滑的旅游鞋。爬山时还要多注意鞋带有否松开,以免踩到而跌倒。

(3)随时补充水分:早晨是人体血液黏稠度最高的时候,也是心脑血管病发生急症的高峰时段。爬山前习惯喝一杯水,可以稀释血液,减轻运动时的缺水程度。在爬山的过程中也要注意随时补充水分,不要等口干难受了再补水。有条件的可选择含有适当糖分及电解质的饮料,可以尽快减轻疲劳感,恢复体力。

(4)循序渐进:爬山前最好先做一些简单的热身活动,然后逐渐加大强度,避免呼吸频率在运动中发生突然增快。爬山的高度和时间应根据自己的体力和平时活动情况而定。如果自己感到疲劳和身体不适时,应该立即停止活动,就地休息,千万不可勉强坚持。

(5)防止摔倒:老年人各种器官功能都衰退,腿脚也不太灵便,特别是下山时,人体轻度前倾,一不小心就容易摔倒。因此,老年人爬山时最好拄一根拐杖,身体有意前倾,以适应向上攀登和前进的需要。要尽量选择较平坦的道路,防止摔倒或脚扭伤。在下山时速度要慢,心情放松,身体有意后倾,稳定重心,防止跌伤。

5. 游泳

在减肥疗法中,最安全、最有效的减肥手段是运动,而在各种运动中,最理想的减肥运动是游泳。游泳可塑造体形,减轻体重,使全身肌肉群都参与运动。游泳的运动强度与运动量比较容易调节。短时间达到运动的效果是游泳的特色。游泳即使是短时间进行,也会消耗较多能量。游泳不仅消耗的能量大,而且可以避免下肢和腰部的运动性损伤。在陆上进行减肥运动时,因肥胖者体重大,会使身体特别是下肢和腰部要承受很大的重力负荷,容易疲劳,并容易损伤下肢关节和骨骼,往往使减肥运动的参与者兴趣大打折扣。游泳在水中进行,肥胖者的体重有相当一部分被水的浮力承受,下肢和腰部会相对轻松,关节和骨骼损伤的危险性大大降低。中老年人在游泳锻炼时,以"极限强度"185 次/分钟为基本心率。在计算适宜强度时,用以下公式:185-本人年龄=心率次/分钟。运动强度限制在此心率次数之内,不宜超出。例如,年龄 65 岁的运动强度应为:185-65=120 次/分钟。在游泳时,可自行测试,随时了解自己游泳的速度是否超过这一范围,从而进行必要的调整。一般来说,中老年人游泳时最适宜的强度应在 90~100 次/分钟,以保持在中等强度的负荷最好。不会游泳者在水中步行、跑步、跳跃或游戏等也能达到相应的锻炼效果。中老年肥胖者要想获得良好的减肥效果,需要有计划地进行锻炼:初练者可以先连续游 3 分钟,然后休息 1~2 分钟,再游 2 次,每次也是 3 分钟。如果感觉不费很大力气便完成,就可以进入到第二阶段:不间断地匀速游 10 分钟,中间休息 3 分钟,一共进行 3 次共 30 分钟。如果仍然感到很轻松,就可以开始每次游 20 分钟,直到增加到每次游 30 分钟为止。如果感觉强度增加得太快,可以根据自身能够接受的进度进行调整。另外,游泳消耗的体力比较大,最好隔一天游泳一次,给身体一个恢复的时间。

老年人游泳注意事项有以下几点。

(1)游泳时,一定要有人陪伴或保护。要选择正规的有专人保护的游泳池。

(2)患有慢性病采用游泳进行治疗的中老年人,一定要遵照医嘱,并有专人指导,要有运动计划,坚持安全第一。

(3)游泳前,一定要先做热身操,使身体各部位有所准备,特别是四肢和各关节要活动好,使身体感到微有暖意以适应下水。下水前要先淋浴,不仅可以保持游泳池水的清洁,更重要的是让身体及皮肤适应水温,做好水中活动准备。

(4)要了解游泳池的深浅水区域,特别要清楚水的深度,不要盲目下水,以免发生伤害。

(5)在游泳时,一定要量力而行。特别对初学的中老年人,开始时不要在水中活动时间过长,一般以 15~20 分钟为宜。当学会后再逐步增加在水中的时间;如在水中有冷的感觉或嘴唇发紫时,应立即上岸休息,同时采取保暖措施。

(6)上岸休息时,一定要将身上的水擦干,披上浴巾,不要在风口处停留,防止感冒。上岸

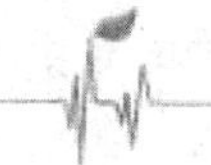

后做好耳中的积水排出，可以采用单足跳和侧转头，用手掌按压几次，即可将水排出。

(7)在游泳结束时，应进行淋浴，用眼药水滴眼睛，防止眼病。

6. 慢跑

慢跑是一项全身的健身运动，不仅能锻炼人的耐力，还能增强呼吸功能，可使肺活量增加，提高人体通气、换气和吸氧能力，增加心输出量，慢跑能促进全身新陈代谢，能改善脂类代谢，防止血脂过高。慢跑运动还可使人体产生一种低频振动，可使血管平滑肌得到锻炼，从而增加血管的张力。同时又能防止血脂在血管壁上的堆积，从而起到防治冠心病、高血压等老年性疾病的作用。能增强下肢肌力，并使人体的灵活性和适应性增强。每周慢跑 3 次，一次 3000 米或 20 分钟，会消耗大量的体内脂肪，加以适当节制饮食，就能达到瘦身减肥、控制体重的目标。此减肥办法有方便、安全、省钱、效果显著等特点，特别适合久坐办公室的中老年人减肥。

慢跑动作简单，易于掌握，运动量易调整，锻炼效果显著。慢跑中应注意以下事项：

- 跑步时躯体保持正直，身体微前倾，切勿后仰或左右摆动。
- 肌肉及关节要放松。
- 上肢要前后摆动，以保持前进时的动作及惯性，保证胸廓的正常扩张。
- 尽量用鼻子呼吸，这样可有效地防止咽炎、气管炎。
- 跑步时脚的前半部先着地，蹬地时亦为前半部用力，而不能整个脚掌同时着地或用力，脚掌不应有擦地动作，否则会加大前进阻力，易使脚掌疲劳、碰伤甚至使人摔倒。
- 量力而行，跑步过程中如遇胸部有紧束感、心悸、气促及头昏等情况，要改跑为走，慢慢停止，切勿突然停跑。

7. 太极拳

太极拳是一种柔性武术，在锻炼时通过各种柔和动作，配合一定的呼吸运动来促进心、肺、肠、胃等内脏的功能活动。同时，太极拳一个动作都用意念加以引导，起到调节中枢神经的功能，既有一般拳术活动肌肉筋骨的好处，又有调息养神的功效，所以特别受到中老年人的喜爱。做练习时，应注意尽可能做到柔、缓、松、轻相结合。由于老年人受到体力上的限制，练拳时应尽量柔和、放松、自然、缓慢，避免造成呼吸急促、心跳增快等副作用。

(三)运动注意事项

1. 运动环境的选择

老年人宜选择环境优雅、空气新鲜的树林、公园、操场、海滨、湖畔进行运动，这样对身心健康更为有益。夏季不宜在闷热的室内或封闭的环境中运动，以免中暑。冬季运动时要适当选穿运动服，在野外应选厚实保暖透气的运动服，以免着凉；如在室内做运动，宜打开窗户通风换气，以利于呼吸新鲜空气。如气候条件恶劣，如大风、大雪、酷暑、暴雨及大雾天则不宜到室外运动。运动也不宜在行人和车辆来往较多的场地进行，因为这些地方空气不新鲜、噪声大,而且容易发生意外伤害。

2. 运动时间和运动量的选择

运动时间的选择影响减肥效果。晚餐前 2 小时运动比其他时间能更有效地减少脂肪,因为运动后 1~2 小时可调整食欲,晚餐的摄入量会有减少。夜间是脂肪合成的高峰期,晚餐量的减少有助于减肥效果的提高。运动也可以选择在早晨,因为人体在清晨刚刚醒来时新陈代谢处于最低点,然后逐渐上升,到晚餐后达到最高点。但需要注意的是,早晨体内交感神经兴奋性增加,易促发心脑血管疾病的发生,对伴有心脑血管疾病的肥胖老年人不宜选择在早晨运动。如果身体适宜,运动可选早晚分两次进行,既可以提高减肥效果,又不会使身体过于疲劳。另外,要合理安排运动量。由于老年人容易疲乏,所以连续运动时间不宜过长,每天锻炼时间应保持在 1.5~2 小时左右,并分次进行,减肥效果会更好。每次运动时间控制在 30 分钟至 1 个小时之间。最佳运动频率为每周 4~5 次,两次之间间隔不超过 48 小时,至少每周运动 3 次。每次运动后身体感到轻松、舒畅、食欲佳、睡眠好、无头昏心悸等感觉,说明运动量适度,锻炼效果好。

3. 运动前应做好准备活动

老年肥胖患者在运动前要先做准备活动,即热身运动。通过充分热身和伸展运动,使身体的各运动器官、内脏器官做好准备,以逐步地适应进入活动状态,同时也可以有效地预防因运动而发生创伤。准备活动的内容,以连续性徒手体操、原地踏步或肢体屈伸等全身性活动形式为主,通常一般为 5~10 分钟,活动强度以身体微微出汗为度。对年龄较大、身体状况较差的老年肥胖患者或者在夏季锻炼,准备活动时间不宜太久,避免引起疲劳。当准备活动做完后,一般休息 1~3 分钟再开始进行正式的运动为最好,也可以直接进行锻炼。

4. 运动应做到循序渐进和持之以恒

肥胖老年患者锻炼应做到循序渐进和持之以恒。每次锻炼的运动量要适度,开始时运动量要小,让身体有一个适应的过程以稍觉疲劳为度。坚持一段时间之后,自觉不感到疲劳可再逐渐增加运动的强度。每天坚持有规律的运动,只有坚持不懈才能奏效,要有持之以恒的精神,养成长期运动的习惯。

5. 应正确设计个性化运动

减肥运动的形式很多,选择的运动项目和强度因人而异,老年人必须根据自己的体质、健康状况、有无心血管疾病或其他慢性病、工作状态、生活环境、生活条件及个人爱好而定。

6. 运动"五忌"

(1)忌激烈竞赛:老年人不论参加哪些项目运动,重在参与、健身,不能进行激烈竞赛,不能争强好胜,与别人争高低,否则不仅体力承受不了,而且还容易因碰撞、摔倒、激动而发生意外。

(2)忌憋气:患有肺气肿的老年人,当憋气用力,会引起肺泡破裂而发生气胸。憋气还会加重心脏负担,引起胸闷、心悸。憋气时因胸腔的压力增高,回心血量和脑供血减少,易发生

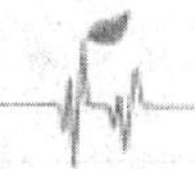

头晕目眩,甚至昏厥。当憋气结束,回心血量会骤然增加,血压升高,易发生脑血管意外。因此,像举重、拔河、硬气功、引体向上、跳绳等这些需憋气的运动项目,老年人不宜参加。

(3)忌急于求成:老年人体力负荷的适应能力差,因而在运动时应有较长时间的适应阶段,一定要循序渐进,切忌操之过急。

(4)忌头部位置过分转动:老年人不宜做低头、弯腰、仰头后侧、左右侧弯等动作,更不能做头向下的倒置动作,因这些动作容易使血液流向头部,老年人因血管壁硬化,弹性差,易发生血管破裂,引起脑出血。当恢复正常体位时,血液快速流向躯干和下肢,脑部发生供血不足,会出现两眼发黑,站立不稳,甚至摔倒。

(5)忌摇摆旋转:老年人的协调性和平衡能力都比较差,腿力发软,步履缓慢,肢体移动迟钝,像溜冰、荡秋千及各种旋转动作的运动应忌选,这些运动存在安全隐患,容易发生伤害和危险。

六、肥胖症的家庭护理

(一)日常护理

1. 建立生活的规律性

肥胖症老年人合理规律地安排起居生活,能够有利于减肥。

(1)起居:要早睡早起,合理安排睡眠时间,养成相对固定的起居时间。老年人吃饭后不能马上倒床呼呼大睡,吃了就睡最易导致肥胖。

(2)膳食:有计划地进食,每日 3~5 餐,晚餐减食;尽量不吃零食,少吃甜食;多吃清淡食物,不吃高脂肪食物;固定时间和地点进餐,养成睡前不吃食物的习惯;每天喝 8 杯左右的水,约 1600 毫升;多喝茶水,不喝饮料及酒水。

(3)运动:每日保证一定量的运动时间,坚持有选择性、规律性和持久性地运动。具体运动计划根据自己的体能、喜欢的运动项目来制订。

2. 居住环境的设计

居住环境与人的身材、体重有很大关系,肥胖症老年人可参考以下建议:

- 住宅在市区或离单位不太远的肥胖症患者选择自行车或步行,尽量不坐车。
- 充分利用社区的健身运动器材,进行计划性锻炼。
- 室内温度要适宜,不宜过低或过高,不适宜的室温会使人懒得运动。
- 老年人在早上起床前可在床上做自由操,平卧位时可动手、动腿、动关节,坐位时动头颈部,最简单的选择低头后仰左右转动,重复几次,但需注意速度要慢,对患有高血压、颈椎病、脑供血不足的患者要慎选。

(二)饮食护理

1. 平衡膳食与合理营养的重要意义

近年来,许多疾病与营养过剩或营养不平衡有关,被人们称为现代富贵性疾病。老年时期这种营养过剩或营养不平衡对健康的危害就更大。平衡膳食能促进人体的正常生理活动,改善人体的健康状况,增强人体的抗病能力,保持和提高免疫力。合理营养可使老年人精力充沛,工作效率得到提高,对抗老防衰、延年益寿都具有极其重要的作用,是健康的第一大基石。

2. 老年人膳食应遵循的基本原则

• 饮食宜清淡:清淡饮食对高血压、心脑血管病及肾脏病患者来说,也是很重要的。用盐过多会增加心血管和肾脏的负担而出现水肿和血压增高, 心脏负担逐日加重还会发生心脏病等情况。

• 饮食有节制:老年人胃肠道的适应能力较差,应避免暴饮暴食。

• 饭菜宜细软:老年人因牙齿磨损、松动或脱落,咀嚼能力降低,各种消化酶分泌减少,消化能力也偏差。因此食物应切碎煮软,肉类可做成肉糜,蔬菜切小段或多用嫩叶。烹调时尽量少用油,避免用猪油,少选用煎炸与油腻食品及刺激性调味品。

• 宜少食多餐:老年人肝脏合成糖原的能力降低,糖原储备较少,对低血糖耐受力差,容易感到饥饿和头晕。老年人可每天进五餐,每次进餐量不宜多。

• 食物温度适宜:由于老年人唾液分泌减少,口腔黏膜抵抗力下降,对温度觉敏感性差,过热食物会损伤口腔、食管黏膜。

• 水分要充足:老年人常吃汤、羹之类的菜,既补充了水分,又有利于消化。

• 宜细嚼慢咽:吃东西咀嚼时间长,唾液分泌量就多,有利于食物的消化,并帮助胃内的研磨。

• 多吃新鲜水果和蔬菜:这不仅保证多种维生素和无机盐的供给,其中果胶和纤维素还有促进胃肠蠕动的作用,可以防止粪便在肠内滞留,这对预防老年人便秘和肠道肿瘤的发生都有一定的作用。

• 多选用鱼类、坚果类食物:鱼类不仅蛋白质含量丰富,还富含不饱和脂肪酸,特别适合老年人食用。坚果类,如核桃、开心果等富含不饱和脂肪酸,也适合老年人食用。

3. 个性化的饮食护理

根据老年人的肥胖程度、年龄及健康状况,要选用不同的科学饮食调理方法。除保持一定量的主食、限制能量摄入外,每日进餐要定时定量,不要随意增加或减少进餐次数。食物要三餐合理分配,特别要避免晚餐过饱。尽量减少参加各种宴请、自助餐和茶座会友,以免进食难以控制或过量。保持愉快的进食环境,细嚼慢咽,这样既有利于消化也可以增加饱腹感。

（三）运动护理

老年人由于运动量减少，能量消耗变少，常导致体内能量过剩而转化为脂肪储存，形成老年性肥胖症。因此要多做运动，尤其要加强户外运动，运动能帮助消耗体内的脂肪和糖类，从而使多余的体内脂肪消耗而保持理想体重。

（四）老年人在减肥过程中应注意的问题

(1)以治疗疾病为主：高龄老年人肥胖合并疾病较多时，应以治疗疾病为主，减肥的目的在于更好地控制疾病。

(2)要有计划地进行：高龄老年人减肥，要有充足的心理准备，不要急于求成，不要时停时行。减肥应采取循序渐进的方式，要制订一个好计划，既能减肥，又能健身，有助于改善老年人的体质，进而预防各种疾病的发生。在减肥过程中以患者不感到饥饿、无疲劳感为佳。

(3)饮食减肥要搭配合理：饮食减肥，不要采用快速减肥法，也不要偏食，要尽可能在营养师的指导下，选择科学而适宜的减肥食谱。不以饱为度，而以营养合理搭配为准，加强对某些营养素的补充，可口服维生素制剂。

(4)运动量和方式要科学：运动减肥，每天应安排半小时至一小时的锻炼时间。运动量宜小，但要坚持。锻炼以活动四肢关节、颈部、腰部为主，可通过自由操、原地踏步、床上四肢运动等舒经活血，至少努力使体重不再继续增加。避免运动过度或无安全措施，以免发生伤害。老年肥胖老年人运动最好要有医疗监督，运动前后检查身体，记录运动前后的心率和血压，有条件时做心电图，根据反应情况，及时调整运动强度，必要时要更改运动项目。

第六章　临终关怀

第一节　概述

一、临终关怀组织的创立

19 世纪前的西方社会中，教堂或修道院的神甫、修女出于宗教旨意，往往在修道院旁附设房间，用于照顾长途跋涉的朝圣者或客商，无偿的为贫病者服务，而那些伤病严重、濒临死亡的患者，则在神甫、修女的照护和祷告下安详舒适地死去，并得到妥善的安葬。1905 年圣约瑟夫的爱尔兰天主教修女院在英国首次使用“Hospice”命名照护临终患者的机构，成为当代临终关怀的雏形。

当代临终关怀的建立是以桑德斯博士及其创办的圣克里斯托弗临终关怀院为标志。现代临终关怀的倡导者和奠基人桑德斯博士 1918 年出生于伦敦，在她做护理工作期间，就对医院的临终患者未能得到充分的照顾而深感内疚。她年轻时的恋人大卫·塔斯曼不幸患了晚期癌症，临终前他将仅剩的 500 英镑全部捐献给她，期望将来能用这笔钱建造临终病院的“一扇窗子”，这一切都激起桑德斯博士要创办一所专门为临终患者服务医院的愿望。她不懈努力，四处奔走，募集资金，经过十几年的筹划与准备，在她积极倡导、操办和许多热心奉献的人士帮助下，终于在 1967 年于英国伦敦东南方的希登汉成立了世界上第一个临终关怀机构——圣·克里斯多弗临终关怀病院(St. Christopher Hospice)。这家临终关怀院以其优良的服务品质、完善的设施而成为整个英国，乃至全世界临终关怀组织学习的典范，对世界各国开展临终关怀运动和研究死亡医学产生了重大影响。

二、临终关怀组织的发展

1974年,美国首家临终关怀医院建立。1982年,国会颁布法令在医疗保险计划(为老年人的卫生保健计划)中加入临终关怀内容,这为患者提供了享受临终关怀服务的财政支持,同时也为美国临终关怀产业的发展奠定了基础。美国的临终关怀产业迅速发展,临终关怀计划数量每年以将近17%的速度递增。如今,美国国家临终关怀组织(NHO)在50个州正在运行和计划之中的临终关怀计划超过3100个。仅1998年,美国约有54万患者和他们的家属接受了这项服务,2003年第一家为儿童服务的"乔治·马克儿童之家"的临终关怀院在旧金山成立,2007年1400万美国人即39%的临终患者得到临终关怀,2009年以后盈利性临终关怀机构超过非盈利性机构发展更快。

20世纪80年代初,"Hospice"的概念传入中国香港,并将"Hospice"译为善终服务。中国香港的圣母医院首先于1982年成立了关怀小组,为晚期癌症患者及家属提供善终服务,其后基督教联合医院、南朗医院等几家医院也陆续实施过这种服务。为统筹推动善终服务,1987年中国香港善终服务会创立,该会在主任钟淑子的带领下,积极推行善终服务活动,包括宣传教育、举办课程和研讨会、开设电话咨询、为公众印制参考资料、招收与训练义工参加服务、协助当地医疗机构或服务团体建立善终服务机构等。经过全体同仁的努力,该会取得了引人注目的业绩。

1988年5月,美籍华人黄天中博士访问中国,与天津医科大学崔以泰教授谈到合作开展"Hospice"课题研究的意向,当即决定合作研究,并在"Hospice"一词的译义上达成共识,决定译为"临终关怀"。同年7月成立了"天津医科大学临终关怀研究中心",此为中国大陆第一个临终关怀专门研究机构。美国临终关怀专家乔治·赖尔博士评论说:从研究起步是中国大陆临终关坏事业发展的特色。它的建立标志着中国跻身于世界临终关怀事业的行列。

自1988年在天津医科大学创办临终关怀研究中心之后,中国心理卫生协会临终关怀专业委员会和临终关怀基金也相继成立。北京临终关怀机构比较著名的是朝阳门医院"临终关怀"病区和松堂医院。朝阳门医院"临终关怀"病区是北京第一家由卫生局批准的老年关怀医院,有40张床位,收住多种心脑血管患者、癌症晚期患者,医护力量雄厚,提供24小时临床护理和生活护理。松堂医院的特点是护士与患者同住一病房,使患者昼夜得到护理,并得到学校及宗教界等志愿者的服务。在上海市退休职工管委会的领导下,上海的临终关怀机构发展了几十家,以杨浦日月星护理院最为突出。现有床位200余张,成为具有一定规模的临终关怀机构。南京鼓楼安怀医院是一座社会办医性质的临终关怀院,护理人员注重对临终患者的心理护理,并妥善地协助料理死者的后事,使家属感到满意。许多医院给予物质上的帮助,鼓楼区政府还筹建了一所能适应不同层次需要的临终关怀院。沈阳的临终关怀机构主要为中国医科大学附属中心医院的临终关怀病房,在两年多的时间内就收治临终患者近900人。

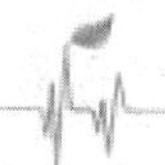

目前全国各地建立的临终关怀机构已超过120家，主要分布于大城市，正向部分中等城市延伸。2001年，香港李嘉诚基金会每年捐资2500万元，在全国15个省市设立了20所临终关怀的服务机构宁养医院，进一步推动了我国临终关怀事业的发展。2006年4月，中国生命关怀协会成立。该协会的成立标志着我国的临终关怀事业进入了一个新的发展时期，临终关怀有了一个全国性行业管理的社会团体。

第二节 临终关怀的组织形式

临终关怀主要有两种形式值得借鉴：一是美国采取的以家庭为核心的模式，在患者的家中提供临终照料，当患者无法选择家庭照料时，临终关怀照料才在医院、护理院或其他设施中进行；二是英国、加拿大和其他欧洲国家比较注重的临终关怀医院的模式。在实践中，两种方式各有利弊。

中国香港临终关怀的组织形式主要有临终关怀医院、社区(以家庭为主)、综合医院设立的临终关怀专科或临终关怀病床四种。香港很多公立医院和私立医院都设有“临终关怀”病房或“临终关怀”小组。香港圣母医院首先于1982年成立了关怀小组，为晚期癌症患者及家属提供善终服务，其后基督教联合医院、南朗医院等几家医院也陆续实施过这种服务。

随着中国人口老龄化程度的加剧，近年来各种形式的临终关怀组织、老年护理院和养老院在中国一些大中城市出现。目前中国临终关怀组织主要有：专门的临终关怀医院，数量屈指可数，最著名的是北京松堂关怀院；在医疗机构内设临终关怀病房或病区，至今约有200多所，其中天津医科大学第二医院临终关怀病房、上海市退休职工南汇护理院、北京朝阳门医院关怀病区、义乌市善终协会所属临终关怀机构等都是比较著名的临终关怀机构；还有家庭病房，2001年开始，知名实业家李嘉诚每年捐资逾1700万元在北京、天津、上海、广州等17所重点医院设立免费的宁养善终服务，成功探索出以家居服务为重点的宁养服务模式，引起国内强烈反响对中国临终关怀事业的发展是一个巨大推动。

第三节 临终和临终关怀的定义

临终，一般指由于疾病末期或意外事故造成人体主要器官的生理功能趋于衰竭，生命活动走向完结，死亡不可避免地将要发生的时候，即临近死亡的阶段。这其中的“临近”究竟是多长时间，并无较为明确的解释。对于临终时限目前世界上也无统一的界定标准，各国都有自己的观点，过程可长可短。

美国将临终定于患者已无治疗意义，估计只能存活6个月以内；日本以患者只有2~6个月存活时间为终末阶段；英国以预后2年或不到1年为临终期；其他不少国家倾向于以垂危患者住院治疗至死亡平均17.5天为标准。

但卫生界中约有81.38%的人认为临终时限应视病情而定。一般来讲,因为疾病或意外导致的猝死,其临终时限较短,有的意外急性死亡比猝死者还更短暂,而慢性疾病则相对较长一些。猝死的临终时限在6~24小时之内,而慢性疾病的临终时限相对长于猝死临终时限,以天数或月数计算。从大多数临终患者实际情况出发,我们从临床实用的角度对一般临终患者概念定义为:患者在医学上已经判明在当前医学技术水平条件下治愈无望的疾病或估计6个月内将要死亡的患者,称为临终患者。临终患者包括恶性肿瘤晚期患者,中风偏瘫并发危及生命者,衰老伴多种慢性疾病、全身情况极度衰竭将行死亡者,严重心肺疾病失代偿期病情危重者及其他处于濒死状态者。

临终关怀是一种特殊卫生保健服务,指由多学科、多方面的专业人员组成的临终关怀团队,为当前医疗条件下尚无治愈希望的临终患者及其家属提供全部的舒缓疗护,缓解临终患者的极端病痛,维护临终患者的尊严,得以舒适安宁地度过人生最后旅程。换言之,临终关怀团队的任务并不是使患者康复,而是使患者在有限的生存期间内,在充满人间温暖的氛围中,安详而平和、舒适而尊严、无憾无怨地离开人世。典型的临终关怀照料由一支专业队伍提供,这是一个由注册护士、内科医生、社会工作者和牧师或其他法律顾问组成的跨学科队伍。需要时,照料服务也提供助手、药剂师、身体治疗、语言治疗和培训过的志愿者。患者和其家属接受一天24小时、一周7天的服务。患者去世后,亲属和朋友可以接受周年丧葬服务。2010年,根据美国国家临终关怀组织统计,临终关怀患者中60%的人患有癌症,6%患有与心脏有关的病,4%患有艾滋病,1%患有肾脏病,2%有阿尔采默痴呆症,27%患有其他疾病。

进一步分析,临终关怀定义包括以下三层意思。

第一,临终关怀是一种特殊的缓和疗护服务项目,服务对象为目前医学条件下尚无救治希望的临终患者,目前在于缓解临终患者极端的身心痛苦,维护患者的生活尊严,以及增强人们对临终生理、心理状态的积极适应能力,帮助临终者安宁地度过生命的最后阶段。同时,对临终家属提供包括居丧期在内的生理、心理慰藉和支持也是临终关怀的特色服务目的。

第二,临终关怀也是一门新兴交叉学科。这门新兴学科主要是研究临终患者的生理、病理及心理发展规律,研究如何为临终患者及家属提供全面的照护,以便使临终患者能够在没有病痛折磨的情况下安宁舒适地离开人世,家属也能够较为平静地度过沮丧期,重新面对新的生活。临终关怀又可分为临终医学、临终护理学、临终心理学、临终关怀伦理学、临终关怀社会学、临终关怀管理学等分支学科。临终关怀所形成的新兴交叉学科——终关怀学,充分体现了现代医学模式——生物-心理-社会医学模式的特色。

第三,临终关怀还可以指一种缓和疗护机构和组成形式。临终关怀机构可以根据需要以临终关怀院型、临终关怀病房型、临终关怀社区型或临终关怀家庭型等多种形式存在。临终关怀有着特殊的组成形式,其执行者是由医生、护士、心理学家、社会工作者、神职人员和志愿者等多方人员组成的团队,在不同条件下从各个方面为临终者及其家属服务。

临终护理首先要减轻和控制因疾病带来的各种症状,尤其是疼痛这一最普遍、最重要的问题,它不仅限于生理范畴,而且还涉及心理、社会及精神等层面,因此缓解疼痛是首要任

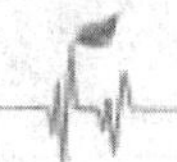

务，合理选择应用止痛药物和止痛方法，并指导患者使用非药物方法减轻疼痛，如热水浴、按摩、做手工、听音乐等。另外，在缓解疼痛的基础上做好生活护理，如饮食营养、皮肤、口腔及大小便的护理，根据个性设计装饰不同格调的病房、就餐室、手工制作间，为其提供并满足多方位的爱好空间，达到协调、安静、整洁、美观、舒适的效果。

在服务中把临终者看成具有身体、心理、社会和精神四个层面需求的人、一个正在完成他生命过程中重要阶段的人，给患者以真诚的关心，获得患者的信任感，让患者安心、放心，提高生命质量，获得人生的满足，能够有尊严、相对舒服地离开人世。循序渐进地做工作，合理安排日程，让患者感到你有时间与其交谈，帮助临终者解决心理上的痛苦，帮助患者正确认识疾病，正确认识死亡，激发患者潜在的生存意识和积极的心态，提高综合抗病能力，引导他们建立良好的生活愿望，正视现实、战胜自我，合理安排有限的生命时间。注重与临终者家人和朋友的沟通协作，护理员与患者家人的默契配合是实施心理调适的基础。护理员尽量多同患者家人和朋友会面交谈，及时从他们那里获取患者各方面的需求和喜好、心理状态、性格、行为、生活习惯等。学习并提供各种缓解压力的方法，患者家人因长时间照顾患者，心力交瘁，当患者的病情逐渐恶化，甚至死亡时，会产生失望、灰心及消沉情绪，护理人员同他们在一起，尽可能地提供各种帮助，对他们表示同情和安慰，稳定他们的情绪，为他们提供陪同住房，参与部分护理计划，与合作小组一起陪伴患者度过人生的最后时光。这样做既能减轻患者的孤独无助感，也能让患者感受到更深的亲情，同时有利于家人在患者临终阶段和去世后保持正常心态。在国外的临终关怀中心有一个小教堂或一间静思室，里面有蜡烛，并摆放逝世者的照片，护士和牧师、家人、患者、朋友一起参加，共同怀念逝世者，并让其他临终者感到人死后，我们大家还是对他非常好，还在怀念他，看到这些联想到自身，心里也会得到安慰。

生命的质量和生命的长度同等重要。临终关怀即指主要针对临终患者死亡过程的痛苦和由此产生的诸多问题，为患者提供温暖的医疗环境、坚强的精神支持和亲密的人际关系，帮助患者完成人生的最后旅途，并给予家属关怀和安抚的卫生医疗服务。

第四节　临终关怀教育与科研

正如海德格尔所说“逃避死亡的话题只会使自己更加远离死亡的真相”。诚然，人永远要面对生物学意义上的“死”，但是个体的死亡无论如何也是让人感到悲哀的，这不仅仅是因为人对生命的珍惜，还因为人的个体生命往往不能充分地承载其精神及文化生命。但也正因为如此，人们从现实生活中发展出死亡教育，以一种更为理性的方式实现了生对死的超越。

死亡教育起源于美国，最早可追溯到1928年哈布特·约翰发表的一篇对美国丧礼和殡仪制度评价的文章，而正式兴起则是在20世纪50年代末，赫尔曼于1959年发表第一部死亡教育的代表著作《死亡的意义》，而在1963年，罗伯特·富尔顿在美国明尼苏达州的大学里首次开设了美国大学的第一门正规死亡教育课程,杰·华特士于1968年在美国加州创建"阿南达村"学校,开始倡导和实践生命教育思想。在这种背景下,美国的死亡教育开始逐渐兴起,从幼稚园、小学到中学、大学,甚至到医院、社会服务机构都可见死亡教育课程。1974年,全美大学学院设有"死亡与死亡课程"等课的已达165所,中学程度以上的有关死亡教育的课程已达1100所以上,到1987年全美共有85%的药学专业和医学专业为学生提供死亡教育,1992年有52%的医学系及78%的护理系都设有三个必修学分的"死亡与濒死"课程。

我国死亡教育发展较晚,目前还处于边探索边实践的阶段。1943年,谢文斌先生将"On Death and Dying"译成《论死亡与濒死》;1975年,《护理》杂志以"濒死患者护理"为主题发表相关文章;1988年,天津医科大学成立了第一所临终关怀研究中心,出版了第一本专著《临终关怀学——生命临终阶段之管理》;1991年,天津医科大学临终关怀中心召开了"首次全国临终关怀学术研讨会暨讲习班";同年,武汉大学的段德智教授开设了"死亡哲学"的选修课,出版了《死亡哲学》,这是我国普通高等院校首次系统地讲授并研究死亡问题;1992~1995年先后召开了三次全国临终关怀学术研讨会;1994年,郑晓江教授在江西大学开设"中国死亡哲学"的选修课;1997年,烟台护校的陈元伦等编著《人的优逝》,这是我国医学院校有关死亡教育的第一本教材;2001年开始,香港李嘉诚基金会宁养服务计划办公室为大陆22家宁养院每年举办一次研讨会;2006年4月,中国生命关怀协会成立,该协会的成立标志着我国的临终关怀事业进入了一个新的发展时期,临终关怀有了一个全国性行业管理的社会团体;2009年开始,天津医科大学开始招收第一名临终关怀学科的硕士研究生。

第五节 开展临终护理在我国面临的难题

从1988年我国第一个临终关怀医院的出现至今,对普通公民甚至相当一部分医务人员来说,临终关怀还是个陌生的概念,几千年传统死亡文化的桎梏、"忠孝观"的束缚,给中国临终关怀事业的发展带来了很消极的影响,许多人不能正确地理解临终关怀的真正意义,致使临终关怀的发展举步维艰。因此,尽管社会的发展呼唤临终关怀的进一步普及,但在今后的工作中仍面临着极大的挑战。

开展临终关怀的医疗机构在经济上所面临的困境是阻碍其发展的一个重要因素。目前我国缺少应有的政策支持和社会资助来帮助临终关怀的发展,同时,从医院本身来说,不可能靠临终关怀服务赚取利润。临终关怀的患者不采用价格昂贵的治疗手段,用药也都是选用一些相对便宜的缓解病症的药物。临终关怀服务中,对患者及其家属的心理指导和安抚极其重要,医护人员必须花费大量的时间和精力开展情感护理,医院必须下大力气开展针对性的培训,但是这些服务项目都是无偿的。由于没有足够的资金,使许多本应开展临终关怀服务的医疗机构望而生畏。

缺乏应有的死亡教育和伦理道德教育是临终关怀理念发展的另一个巨大障碍。中国人

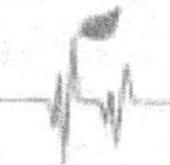

对死亡的看法深受传统文化如儒家、道家、佛家思想的影响，许多人对死亡的认识还很原始，仅仅处于恐惧和孤独痛苦中，而科学的死亡观是：不以延长生命为目的，而以减轻身心痛苦为宗旨，实际上就是为死亡寻求心理适应，这种良好的心理适应对于临终者的家属也同样必要。此外，对于部分家属来说，死亡是更大痛苦的开始，许多人会因为亲人的去世而严重影响工作和生活，甚至精神长期得不到恢复，这些人同样需要给予死亡教育。因此，在中国发展临终关怀，必须突破传统的思维定式，使更多的人彻底更新观念，完善死亡教育和伦理道德教育，建立正确的生死观。

现有的临终关怀机构现状堪忧。20 世纪 80 年代后期，真正意义上的临终关怀在我国开始起步，各种临终关怀机构相对集中在北京、上海、天津等一些大城市，且普遍存在着真正意义上的临终关怀医院少、设施差、患者少、病房空等问题。对于我国这样一个拥有 13 亿人口的大国来说，目前的临终关怀机构远远解决不了广大民众的迫切需要。

第七章　临终老年人的评估及护理

第一节　临终患者各阶段的心理、生理反应及护理

一、临终患者心理的、社会的和精神的需求

(一)临终期的心理反应阶段

一个人从得知自己患了不治之症开始,到晚期面临死亡的时候,其心理大致经历6个阶段:否认期、回避期、愤怒期、协议期、忧郁期及接受期。这6个阶段并无明显的分界线和先后次序,有些人可能无法越过某个阶段,有些人在两个阶段反复徘徊。每个临终患者会因为自身个体差异,表现出不同的反应。因此,临终关怀密切注意服务对象的心理变化,陪伴服务对象度过临终期各个心理反应阶段。

- 否认期:许多患者得知病情后的第一个心理反应就是否认,怀疑"医生是否搞错了"。患者用否认来防护突然降临的不幸,常要求去其他医院重新检查,试图否定诊断。一般认为否定是心理上的缓冲剂,可以缓和受打击的程度。对处于此期的患者,不要把病情全部揭穿,以维持他们的一点希望,让他们逐步适应。也可以顺应其意愿,予以各种检查,以缓和其受伤的心理。在这一时期,护理员说话要谨慎,绝不可以直言以对,要用坦诚的态度关心患者,倾听其谈话,了解其要求,要用热情的态度理解他们,并支持他们合理的愿望。对于已经知道自己病情的患者,应给予科学的解释与鼓励,使患者正确对待疾病。

- 回避期:指患者确诊为绝症时,患者、家属均知真情,但彼此隐瞒,故意回避这一问题的阶段。家属与患者很少谈论病情,更不谈论死亡。患者与家属为了不伤害对方情绪,假装不知病的真实情况,彼此心照不宣。"回避"的意义是针对患者和家属两方面而言。对患者我们可以采取相应的"回避"态度,在患者面前不谈论真实的病情。此期对家属的关怀同等重要,因为家属可能处于两难的境地。护理人员可以和家属商谈,正确面对患者的回避态度,共同

协助患者安适地度过此期。

• 愤怒期：当病情危重，患者知道预后不佳，否认态度无法坚持时，在求生欲望无法达到，美好理想成为泡影时，身心备受痛苦，促使患者克制力下降，产生恐惧心理，表现为易怒、烦躁、常迁怒于家属甚至于护理员，这种心态的持续必将导致病情的恶化，缩短生存时间。此期患者在临床上多见，医务人员及护理员常对此感到棘手。然而，此期患者恰是实施临终关怀的主要对象。护理员要理解、谅解和宽容患者，微笑对待，热情相助，切不可同患者争吵，同时还要向家属交代，说服他们也不要计较，不要难过，共同配合，让患者度过此期。

• 协议要求期：患者由愤怒期转入协议要求期后，心理状态显得较为平静、安详、友善，不再怨天尤人。他们往往向医务人员及护理员提出要求，希望他们想尽一切办法延长其生命；或向医务人员及护理员许愿，积极配合治疗；或对所做过的错事表示忏悔，希望宽容，或要求能够活到完成某些重要任务之后，等等。医务人员及护理员应在精神上给予鼓励，对有疼痛和焦虑的患者，要用最佳的对症治疗缓解症状，使患者感到舒适。在治疗上，如有可能，把治疗方案告诉患者，共同估计疗效，并让患者了解药物的副作用，使其有心理准备。出现副作用时不至于精神紧张和失去治疗的信心。

• 抑郁期：此期患者意识到自己即将离开人世，面对自己失去的一切而意志消沉、忧郁、叹息、悲伤地等待死亡的来临，从而使自己觉得症状加重，加速死亡的到来。他们会考虑到周围事物的安排，同时也急于做出交代，希望在这最后的时刻能见到某些人，要求哪些人在自己身旁陪护。此期重点在于鼓励与支持患者增加对疾病斗争的信心与勇气，要同情患者，尽量满足患者的要求，允许亲友来探望，让患者和亲人在一起度过更多的时刻，更要叮嘱患者亲友不要在患者面前过于忧伤，免得诱使患者更加悲伤。还要与家属密切配合，了解患者最关心的事宜，尽快予以解决。

• 接受期：此期患者对自己面临的死亡，心理上有所准备，他们认为已经处理好要处理的事，患者不再悲伤、恐惧，表现得平静，同时患者的体力处于极度疲劳、虚弱、衰竭，不愿与人交谈，不愿受外界干扰。这时应密切观察患者，关心他们，尤其是亲人不要离开，陪伴患者，给予精神上的安慰，使他们感到一直处在亲人的关心和照顾的环境中，为临终患者提供心理上的最大支持。

总之，患者各个阶段所反映的心理活动不同，护理员要进行细致的观察，找到心理症结，有针对性地进行细致的心理疏导。亲切的关怀，热情的服务，使患者尽量减少临终时的痛苦，解脱恐惧和不安，从容地走到生命的终点。

（二）临终患者心理的、社会的和精神的需求

临终者有心理、社会和精神的需求。他们可能希望家人和朋友出现；可能想和别人谈论他们的恐惧、担心和焦虑；而有些人想要独自待着。临终患者经常想在晚上交谈，因为晚上很安静，没有干扰，有更多的时间来思考。作为护理员，你应该做到以下两点：

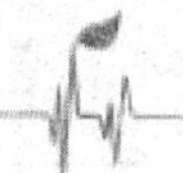

• 倾听。患者需要交谈和分享忧虑和关注。让患者以他自己的方式表达感觉和情感。不要担心讲了错误的事情或寻找令人欣慰的词语。你不需要讲什么。与患者待在一起就行了。

• 触摸。触摸能表达出语句所不能的关心和关注。有时患者不想讲话但需要你在旁边。不要觉得你需要讲话。安静，伴有触摸，就是一种有力的、有意义的交流方式。

二、临终患者的生理需求及护理需求

临终状态可能持续数分钟、数小时、数天或数周。临终患者大多患有一种或多种疾病，这些疾病的病理变化严重地干扰了患者的正常生理过程，临终患者的生理变化是一个渐进的过程，循环衰竭表现为皮肤苍白或发绀、湿冷、大量出汗、脉搏快而弱不规则、血压逐渐下降、少尿等；呼吸困难表现为呼吸频率变快或变慢、呼吸深度变深或变浅、出现鼻翼翕动、张口呼吸等；胃肠道紊乱表现为恶心、呕吐、腹胀、食欲缺乏、便秘或腹泻、脱水等；肌张力丧失、大小便失禁、吞咽困难、无法维持良好舒适的功能性体位、软弱无力等；感知觉意识改变、其他感觉能力丧失、睡眠障碍或淡漠、嗜睡、昏迷，也可以产生幻觉等。这些生理改变给患者带来了疼痛等诸多的躯体不适症状。

因此在临终关怀中，对于临终患者症状的控制就具有十分重要的意义。临终患者的常见的生理需求及疗护措施如下。

（一）视力、听力和语言

患者的视力变得模糊，逐渐丧失。眼睛可能是半睁着，眼角可能有分泌物。由于患者视力微弱，你需要向患者解释你在做什么，房间里有什么。人天性向往光明，暗淡的房间会让人感到害怕。房间要保持照明良好，但要避免强光和眩光。

好的眼睛护理是必需的。如果患者的眼睛始终睁开着，需要给予应用保护性的眼膏，这样眼睛就会有潮湿的保护免于受伤。

听力是最后丧失的功能之一。很多人直到死亡的最后一刻仍能听到，即使是无意识的人也能听到。要始终假定患者能听到。用正常的声音讲话和安慰患者，对护理行为要有解释。用让人舒适的语句，避免提及会让患者沮丧的话题。

患者的语言可能会变得难懂，让人难以理解。有时患者不能讲话，此时要预料患者的需求。不要提问很长的问题，尽量多问“是”或“不是”的问题。尽管患者讲话困难，你还是要必须跟他讲话。

（二）嘴、鼻和皮肤

口腔卫生能促进舒适感。如果患者能吃饭、喝水，要进行日常口腔护理。随着死亡临近，经口喝水困难，需要进行频繁的口腔护理。如果黏液在口腔聚集，患者不能吞咽时，应保证者的口腔卫生。

仔细清洁鼻子,必要时给予鼻润滑剂,氧气管或鼻胃管可能刺激鼻孔。

随着死亡临近,循环衰竭,体温升高。皮肤出现发凉、苍白和花斑,出汗增多。因此皮肤护理、洗澡、防止褥疮非常重要。床品和睡衣需要随时更换。虽然皮肤发凉,但仅需薄被遮盖。

(三)排便

对大、小便失禁患者,注意便后清洁局部皮肤,保持床褥干净平整,防止护理并发症。根据医生指导应用大、小便失禁的产品或床上防护用品。必要时给予会阴的护理。便秘和尿潴留也很常见,可能需要灌肠剂和导尿管,按护理要求进行灌肠剂和导尿管的使用。

(四)舒适

皮肤护理、个人卫生、背部按摩、口腔卫生能促进舒适感。维持舒适的体位,定时翻身叩背,避免同一部位长期受压,每天晨、晚间护理可用50%乙醇或红花液按摩受压处和骨突处。经常改变姿势和辅助设施也会促进舒适感,应轻柔缓慢地翻动患者。有呼吸困难的患者最好采取半卧位。

有些人有严重的疼痛。疼痛是临终患者特别是癌症临终患者常见的症状之一,疼痛控制的基本原则是以提高患者的生活质量为宗旨,采用综合治疗的方法,遵循癌痛药物治疗的基本原则和要求,及采用世界卫生组织(WHO)推荐的疼痛药物的"三阶梯"方法,护理员遵医嘱给予止痛药物。还可以指导患者使用非药物方法减轻疼痛,如松弛疗法,指应用某种身体活动或有规律地使肌肉紧张和松弛,以达到减轻疼痛的目的,如做节律性呼吸、在温水浴中做按摩等;或者意向干预法,指运用有目的的思想活动,达到某种目的,借此减轻疼痛,如听音乐、催眠、大声朗读。

(五)患者的房间

患者的房间应该舒适和令人愉快,同时要光线好、通风好。不必要的家具、家电(如吸尘器)移出房间。如果可能的话,不要把这些物品放在患者的视线之内。纪念品、照片、卡片、鲜花等物品会让人感觉舒适,将这些物品放在患者的视线内。护理人员和家属按照患者意愿布置房间,这有助于满足爱、归属和自尊的需求。房间应该突出患者的个性选择。若是在医院,尽可能将病房布置得家庭化,定时通风换气,调节适宜的温度、湿度,保持安静。

(六)饮食

给予患者足够的营养及水分,提供高蛋白、高热量、丰富维生素且易消化的食物,注意合理搭配和烹调方法,最好色、香、味齐全,允许患者吃随意饭以达到食欲的满足。

（七）睡眠

临终患者经常出现睡眠紊乱，注意睡眠环境安静、光线幽暗、被褥柔软舒适，尽量减少夜间操作，采取正确卧位、睡前喝热牛奶、听轻音乐等以促进入睡，必要时可给予适量的镇静剂或安眠药。

第二节　临终老年人的权利

一、老年人自我决定的权利

医护人员和患者之间，应对患者生命最后阶段的治疗选择和如何保证最好的生命质量等问题进行坦率的沟通。专业人员要对各种治疗的疗效、治愈和致残的可能性做出明确的评价，而患者则应该告诉医生和家庭成员，他想得到什么样的治疗和不希望怎样做。他也需要说明他倾向和可以接受治疗的限度，以及他对死亡地点的选择和当死亡来临时他有些什么治疗方面的要求。

临终的患者有如下的权利：

• 死前和死后的隐私权。非必要的情况下不要暴露患者。患者有权不让其他人看到自己的遗体。恰当的遮盖和屏蔽非常重要。

• 秘密会见他人的权利。如果患者虚弱得不能离开房间，其室友得离开。护士和护理员制订一个能让每个人满意的计划，将临终的人转运到一个私密的房间能提供私密性。家人也能待足够的时间。

• 死前和死后的保密权。仅仅那些参与护理的人需要知道患者的诊断和情况。最后的时刻和患者的死因也要保密。声明、谈话和家庭的反应等也要保密。

• 不受辱骂、虐待和忽视的权利。有些医护团队的成员回避临终的人，他们对死亡和临终感到不舒服。辱骂或虐待同样可能存在。家庭、朋友或工作人员可能是这些行为者。临终的人可能虚弱到不能报告这种虐待或辱骂，或可能觉得需要如此多的护理应得到惩罚。患者在死亡前后有得到仁慈的、有礼貌的护理的权利。

• 不受约束。除非有医嘱，否则不应受到约束。临终的人往往太虚弱，而不足以对自己或他人构成威胁。

• 拥有私人财产的权利。你必须保护患者的财产。患者可能想要照片和私人物品放在身边。保护患者的财产在死前及死后免于丢失或损坏。这些可能是家庭财富或纪念品。

• 有安全和如家一样的环境的权利。临终的人依赖他人得到安全感。护理中心是患者的家，试着保持设备和日常用品在视野之外。房间也应该没有让人不高兴的气味和噪声。尽最大的努力保持房间干净、整洁。

• 自己选择的权利。患者有权参与治疗和护理。临终的人可能拒绝治疗,预先指示很常见。有些人不能做出治疗的决定,家庭或法定代理人应代其做决定,决定可能允许患者在平静和有尊严中死去。医护团队必须尊重拒绝治疗或不延长生命的选择。

以上这些临终者的权利,都不应被忽视、被剥夺。不论家属、亲友或医护人员,都应该以对待常人的方式,对待临终患者,因为直到生命最后一分钟,他还是活生生的人。我们应该以尊重、慈悲的态度对待他,让他以自己的方式了解死亡的真相、面对死亡,让他活得有意义,死得有尊严。死亡是人生的终点,请别提早送他进坟墓。

患者身体的变化对他内心的希望,具有决定性影响。当患者疼痛如烈火灼身,对于活着,他一分一秒都无法忍受;但身上的疼痛消失了,却又渴望能多活一分一秒。求生或求死,对临终患者而言,反反复复,挣扎变换。这不是患者反复无常,而是临终过程的自然现象。因此,不能认为患者选择进到安宁病房,就表示他已经接受死亡,了无牵挂。这样一来,照顾者往往很容易忽略了患者所需要的希望和依靠。

二、拒绝复苏的权利

每一个临终患者都要面对最后的“生命句号”, 即是否允许复苏,这是医院中唯一自动提供的处置,但不是想象得那么有效和有意义,许多慢性疾病的患者不可能从复苏中受益。2013 年的一项系统性回顾研究证实对于患有癌症且身体状况很差、采用姑息治疗的患者,心肺复苏可能以失败告终。虚弱、年老接受姑息治疗的患者躺在地板上,衣衫不整,嘴里插着气管插管的情景并不是家属所期望的,患者家属对于所发生的一切无疑会感到痛苦。然而反对复苏,对于大多数患者来说就意味着等待死亡,做出这样的决定家庭无疑需要背上沉重的包袱。

2014 年国外杂志发表了一篇对一千多名医生的调查,结果显示 88%的医生希望在自己临终前不要复苏,因为即使复苏成功,也仅能短暂地维持他们的生存,而不是延长他们的生命。国内也有这方面的行动,2006 年,罗点点和她的朋友成立了“选择与尊严网站”,提倡“尊严死”,希望人们在意识清醒时在网上签署“生前预嘱”,这些国内的医护人员甚至很多为重症监护室的医护人员拒绝临终前住重症监护室,提倡应该走出技术万能的魔咒,因为机器意志永远无法取代人性的甘泉。

对于临终患者来讲,可能大多数永远也不可能完全明白心肺复苏的过程和意义,因此让一名不懂医学词汇的人选择是否心肺复苏有时的确是非常困难的事情, 国外在这方面也有争议。因此提倡重要的是有坦诚沟通的想法、环境和过程,让患者充分表达自己的意愿,需要什么、拒绝什么,更加重要。

第三节　临终老年人的护理原则

一、以照料为中心

对临终患者来讲，治愈希望已变得十分渺茫，最需要的是身体舒适、控制疼痛、生活护理和心理支持，因此，目标以由治疗为主转为对症处理和护理照顾为主。

二、维护人的尊严

患者尽管处于临终阶段，但个人尊严不应该因生命活力降低而递减，个人权利也不可因身体衰竭而被剥夺，只要未进入昏迷阶段，仍具有思想和感情，医护人员就应维护和支持其个人权利，如保留个人隐私和自己的生活方式、参与医疗护理方案的制订、选择死亡方式等。

三、提高临终生活质量

有些人片面地认为临终就是等待死亡，生活已没有价值，患者也变得消沉，对周围的一切失去兴趣，甚至，有的医护人员也这样认为，并表现出面孔冷漠，态度、语言生硬，操作粗鲁，不知该如何面对患者。临终关怀则认为，临终也是生活，是一种特殊类型的生活，所以正确认识和尊重患者最后生活的价值，提高其生活质量是对临终患者最有效的服务。

四、共同面对死亡

有生便有死，死亡和出生一样是客观世界的自然规律，不可违背，是每个人都要经历的事实，正是死亡才使生显得有意义。而临终患者只是比我们早些面对死亡的人，他们的现在也是我们的将来。死赋予生以意义，死是一个人的最终决断，所以，我们要珍惜生命、珍惜时间，要迎接挑战、勇敢面对。

因此，只有医护人员首先建立正确的生死观，才能坦然地指导患者面对死亡、接受死亡，珍惜即将结束的生命的价值；同时应和临终患者一起共同面对死亡，将他们的经历视为自己的体验，要有恰当的移情，站在他们的角度去想和处理一些事情。

第四节 老年人死亡后身体的护理

一、死亡的迹象

死亡临近是有迹象的。这些征象或快或慢,常表现为以下几点:

• 运动、肌张力和感觉的丧失。这经常始于脚和腿,并最终蔓延至身体的其他部分。当口部肌肉松弛,下巴就掉下来了。口可能持续张开着,面部表情常平静。

• 胃肠蠕动和其他功能减慢。腹胀、大小便失禁、胃肠道梗阻、恶心和呕吐很常见。

• 体温升高。患者感觉发冷、苍白、大量出汗。

• 循环衰竭。脉快,微弱和不规则,血压下降。

• 呼吸系统衰竭。呼吸呈潮式呼吸,慢或快和变浅。呼吸道黏液聚集。这可能引起死前的喉鸣。

• 随着患者失去意识,疼痛减弱。然而,有些人一直是意识清醒的直到死亡。

若在医院,由医生确定死亡的发生,宣告死亡。但死亡也经常发生在家里,如果患者死在家中,立即呼叫家属和120急救人员。在将患者的遗体运到殡仪馆之前,必须宣告患者死亡,这是法律的要求。

二、死后遗体的护理

死后遗体的护理称为死后护理。一般由护士进行死后护理,可能会需要护理员提供帮助。死后护理在医生宣告患者死亡后开始进行。尸体护理过程中,应尊重死者和家属的要求及民族习惯。死后护理是为了保持遗体的形象,防止弄污和皮肤损害。将贵重物品和个人物品整理在一起交给家属。隐私权和受到有尊严和尊重对待的权利在死后也适用。良好的尸体护理既是对死者的尊重,也是对家属心灵上的安慰,体现了人道主义精神和崇高的护理职业道德。

(一)死后护理的注意事项

在死后2~4小时,出现死后僵直。死后僵直是死后骨骼肌的僵直。在死后僵直出现前将遗体按照常规对准摆放。家人可能想要见见遗体。遗体应该呈现出舒适和自然的姿势。

死后护理可能涉及使遗体复位。例如,对弄脏的区域进行洗浴,遗体对准摆放。移动遗体可能引起肺、胃和小肠中留存的空气排出。当气体排出时,会产生声音。不要让这些声音惊恐或吓着你。这是常见和预料中的。

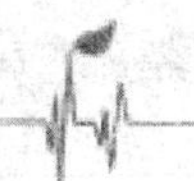

当协助死后护理时，你需要注意如下信息：

- 义齿是否插入或放入义齿容器。
- 管子是否移除还是留在原处。
- 家属是否想看遗体。
- 特殊机构政策和程序。
- 要遵循标准预防和血源性病原体标准。你可能接触感染的血液、体液、分泌物或排泄物。

（二）死后护理的具体方法

死后尸体护理需准备的物品：尸体识别卡 2 张、衣裤一套、绷带、不脱脂棉球、止血钳、剪刀、松节油、棉签、梳子 擦洗用具、屏风，有伤口者备换药敷料，必要时备隔离衣、手套等。

死后尸体护理具体做法如表 7-4-1。

表 7-4-1 死后尸体护理的方法

• 填写尸体识别卡 2 张，备齐用物携至床旁，用屏风遮挡，维护死者隐私，避免影响病友情绪
• 劝慰家属暂离病房，撤去一切治疗用物（如输液管、氧气管、导尿管等），放平床头支架，使尸体仰卧
• 头下垫一软枕(防止面部淤血、变色)，脱去衣裤，留一大单遮盖，洗脸，有义齿者代为装上，避免脸型改变
• 闭合口眼，若眼睑不能闭合，可用毛巾湿敷或于上眼睑下垫少量棉花，口不能闭合可轻揉下颌或用四头带托住
• 用棉球填塞口、鼻、耳、肛门、阴道等孔道，可防止体液外溢，但棉花勿外露，擦净全身，梳理头发，用松节油擦净胶布痕迹
• 有伤口者更换敷料，有引流管者应拔出后缝合伤口或用蝶形胶布封闭并包扎
• 穿上衣裤，撤去大单，将一张尸体识别卡系在尸体右手腕部
• 移尸体于平车上，盖上大单，将另一张尸体识别卡交于太平间工作人员
• 清点遗物交还家属，家属不在，应由两人清点，列出清单，交专人保管

第五节 临终老年人家属的反应及护理

患者的临终过程也是其家属心理应激的过程。临终患者常给家庭带来生理、心理、社会压力。他们在感情上难以接受即将失去亲人的现实，在行动上四处求医以求得奇迹出现，延长亲人的生命。当看到亲人死亡不可避免时，他们的心情十分沉重、苦恼、烦躁不安。

一、临终老年人家庭出现的变化

1. 个人需求的推迟或放弃

一人生病，牵动全家，尤其是面对临终患者，更会造成经济条件的改变、平静生活的失衡、精神支柱的倒塌。

2. 家庭中角色与职务的调整与再适应

家庭重新调整有关成员的角色，如慈母兼严父、长姐如母、长兄如父保持家庭的稳定。

3. 压力增加，社会性互动减少

照料临终患者期间，家属因精神的哀伤，体力、财力的消耗，而感到心理交瘁，可能对患者产生欲其生，有时又欲其死省得连累全家的矛盾心理，这也常引起家属的内疚与罪恶感。

二、对家属提供的护理

对临终老年人的家属，护理人员应尽量提供安慰，具体如下。

1. 满足家属照顾患者的需要

临终患者家属的需要常有：了解患者病情、参与患者的日常照顾、被关怀与支持、了解患者死亡后相关事宜等，护理员应尽量予以满足。

2. 鼓励家属表达感情

护理人员要与家属积极沟通，建立良好的关系，取得家属的信任。

3. 指导家属对患者的生活照料

指导、解释、示范有关的护理技术，使家属在照料亲人的过程中获得心理慰藉。

4. 协助维持家庭的完整性

协助家属在医院环境中，安排平时的家庭活动，以增进患者的心理调适，保持家庭完整性，如共进晚餐、看电视、下棋等。

5. 满足家属本身的生理需求

对家属多关心体贴，帮助其安排陪伴期间的生活，尽量解决实际困难。

参考文献

[1]刘美玲,杨宗香. 老年人家庭护理[M]. 北京:金盾出版社,2003.

[2]雷莹辉. 老年人的健康评估[J]. 今日科苑,2004(7):11.

[3]姜丽萍. 老年护理技术[M]. 杭州:浙江大学出版社,2011.

[4]诸葛毅,王小同. 老年护理技术实践教程[M]. 杭州:浙江大学出版社,2012.

[5]郭明贤,林爱华,崔艳. 冠心病患者健康评估中的辩证思维[J].现代护理,2006,12(5):483-484.

[6]田京利,刘福勇,仲伟红,等. 中老年健康体检综合评估方法的研究[J].中华保健医学,2006,4(4):228-229.

[7]张明园. 精神科评定量表手册[M].长沙:湖南科学技术出版社,1998.

[8]蹇在金. 老年病诊断:老年人检验参考值和健康评估[J]. 中华老年医学杂志,2004,23(3):215-216.

[9]第二次全国残疾人抽样调查办公室. 第二次全国残疾人抽样调查主要数据手册[M]. 北京:华夏出版社,2007.

[10]日常生活活动(ADL)量表(Barthel 指数)[J].中国微侵袭神经外科杂志,2004,94(4):192.

[11]王玉俊,李祉静. 浅析老年患者健康评估的主要内容[J].中外健康文摘,2011,8(24):223-224.

[12]化前珍. 老年护理学[M].2 版.北京:人民卫生出版社,2011.

[13]王芳,陈福国. 主观幸福感的影响因素[J].中国行为医学科学,2005,6(6):575-576.

[14]王拥军. 神经病学临床评定量表[M].北京:中国友谊出版公司,2005.

[15]孙鹃娟. 中国老年人生活质量研究[M].北京:知识产权出版社,2007.

[16]Sheila A. Sorrentino. Mosby's Textbook for Nursing Assistants.6ed. Mosby,2004.

[17]桂程丽,杜国琴. 老年人安全用药的护理干预[J].中国老年保健医学,2007,5(3):134.

[18]史宝欣. 老人关怀与家庭护理[M].重庆:重庆出版社,2007.

[19]刘美玲,杨宗香.老年人家庭护理[M].北京:金盾出版社,2003.

[20]郑彩娥. 实用康复护理学[M]. 北京:人民卫生出版社,2012.

[21]包家明. 慢性支气管炎的护理与康复[M]. 北京:人民卫生出版社,2010.

[22]张爱珍. 糖尿病的护理与康复[M]. 北京:人民卫生出版社,2008.

[23]张爱珍. 肥胖症的护理与康复[M]. 北京:人民卫生出版社,2009.

[24]包家明. 冠心病的护理与康复[M]. 北京:人民卫生出版社,2011.

[25]包家明. 高血压的护理与康复[M]. 北京:人民卫生出版社,2010.

[26]包家明. 肿瘤的护理与康复[M]. 北京:人民卫生出版社,2013.

[27]章冬瑛,陈雪萍. 老年慢性病康复护理[M]. 杭州:浙江大学出版社,2009.

[28]谢玮. 社区糖尿病患者实施健康教育初探[J]. 当代护士,2001,12(12):31,33.

[29]王雪梅. 综合营养护理干预对糖尿病肾病患者的影响[J]. 吉林医学,2010,15(15):2312-2312.

[30]毕晓飞,范黎黎,付欣. 心理护理干预改善 2 型糖尿病病人生活质量的研究[J]. 护理研究,2013,27(10):3186-3188.

[31]陈兰亭. 单纯性肥胖症的研究进展[J]. 山东医药,2009,49(25):112-113.

[32]张佑琏. 单纯性肥胖的运动处方[J]. 中国临床康复,2002,6(7):938-939.

[33]张晓厅,黄迎始. 成人肥胖的危险因素及干预策略[J]. 中华健康管理学杂志,2008,2(2):107-110.

[34]潘曼丽. 癌症患者的心理治疗[J]. 中国社会医学,1993,10(1):29.

[35]Melindas,Weber. Chemotherapy-inducednau-sea and vomiting[J]. TJN,1995,95(4):34.

[36]胡晓红. 有效地控制疼痛[J]. 国外医学. 护理分册,1999,18(6):282.

[37]吕广梅. 癌症患者的营养支持与护理[J]. 中华护理杂志,1996,31(9):497.

[38]孙兴玲. 浅谈心理护理对生活质量的影响[J]. 护理研究,2001,15(5):250.

[39]耿桂兰,云青. 肝癌介入治疗的心理护理[J]. 包头医学院学报,2007,23(6):650.

[40]张淑英,范淑杰. 护士的交流技巧在临床上的应用[J]. 中华实用医药杂志,2006,8(6):1720-1721.

[41]周建平. 住院病人的心理护理与保健法[J].中华临床护理杂志,2002,13(10):1648-1649.

[42]刘翠香. 对肿瘤患者的康复护理[J]. 包头医学院学报,2009,12(29):83-84.

[43]莫蓓蓉. 偏瘫早期康复程序的临床应用[J]. 中国临床康复,2002,6(24):3732.

[44]吴亚丽,任蕾蕾,廖颖,等. 脑出血偏瘫病人康复综合护理措施探讨[J]. 护士进修杂志,2010,25(18):1688-1689.

[45]刘忠良. 偏瘫的康复护理[J]. 国际护理学杂志,2006,25(8):670-672.

[46]周文萍,阚世锋,陈文华. 脑卒中后肩关节半脱位的研究进展[J]. 中国康复理论与实践,2013,19(9):831-833.

[47]崔欣,吴渭虹,欧阳荔莎. 脑梗死偏瘫患者手肿胀训练方法及效果分析[J]. 护士进修杂志,2003,18(7):618-619.

[48]顾玲. 功能位及肢体运动护理对脑卒中患者运动功能和日常生活活动能力的影响[J]. 中国临床康复,2004,8(7):1258.

[49]房秋燕,韩丹,何少雯. 良肢位在脑损伤性偏瘫患者康复中的作用[J]. 护士进修杂志,2012,27(2):170-171.

[50]徐荣. 综合护理干预对脑卒中偏瘫患者康复的影响[J]. 中国全科医学,2011,14(108):3318-3319.

[51]陈丽萍,陈倩维,杜爱华,等. 脑卒中患者肢体偏瘫的康复护理[J]. 辽宁中医杂志,2004,31(1):82-83.